国家出版基金项目
NATIONAL PUBLICATION FOUNDATION

整形美容外科学全书 **Vol.17**

手及上肢先天性畸形

主编 王 炜 姚建民

浙江出版联合集团 浙江科学技术出版社

图书在版编目(CIP)数据

手及上肢先天性畸形 / 王炜,姚建民主编. — 杭州:
浙江科学技术出版社,2015.3
（整形美容外科学全书）
ISBN 978-7-5341-6316-6

Ⅰ.①手… Ⅱ.①王… ②姚… Ⅲ.①上肢 – 先
天性畸形 – 整形外科学 Ⅳ.①R658.2

中国版本图书馆 CIP 数据核字（2014）第 260491 号

丛 书 名	整形美容外科学全书	
书 名	**手及上肢先天性畸形**	
主 编	王 炜 姚建民	

出版发行　**浙江科学技术出版社**
　　　　　杭州市体育场路 347 号　邮政编码:310006
　　　　　办公室电话:0571-85176593
　　　　　销售部电话:0571-85176040
　　　　　网　　址:www.zkpress.com
　　　　　E-mail:zkpress@zkpress.com
排　版　杭州兴邦电子印务有限公司
印　刷　浙江新华数码印务有限公司

开 本	890×1240　1/16		印 张	32
字 数	820 000			
版 次	2015 年 3 月第 1 版　2015 年 3 月第 1 次印刷			
书 号	ISBN 978-7-5341-6316-6		定 价	360.00 元

责任编辑　刘 丹 王 群 宋 东　　　　**责任校对**　张 宁
封面设计　孙 菁　　　　　　　　　　**责任印务**　徐忠雷

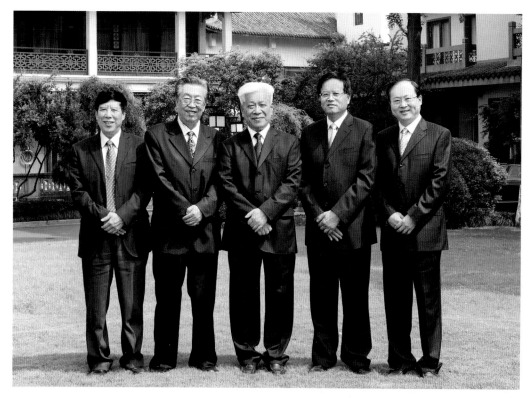

左起：艾玉峰、高景恒、王炜、张志愿、吴溯帆

《整形美容外科学全书》 总主编简介

王炜（Wang Wei），1937年生。整形外科终身教授，中国修复重建外科学会、中国医师协会整形美容分会的创始和筹建人之一，*Plastic and Reconstructive Surgery* 国际编委。在皮瓣移植、手畸形、食管缺损、晚期面瘫、腹壁整形、乳房整形、面部轮廓美化、年轻化及眼睑整形等方面有40余项国际国内领先创新。带教的医师成为大部分省、市的学科带头人，为美国、英国、意大利等国培养20多名教授和医师。编著中、英文图书70余部，发表论文300余篇，获国家发明奖等20余次。

张志愿（Zhang Zhiyuan），1951年生。口腔医学博士、主任医师、教授、博士生导师，国家级重点学科——口腔颌面外科学科带头人，中华口腔医学会副会长，中国抗癌协会头颈肿瘤专业委员会主任委员。发表学术论文313篇（SCI收录68篇），主编专著10部、副主编5部、参编11部（英文2部）；以第一负责人承担部委级课题18项，以第一完成人获国家科技进步二等奖2项。

高景恒（Gao Jingheng），1935年生。1985年破格晋升正高级职称，*Plastic and Reconstructive Surgery* 国际编委。主编专著5部，主审10余部，创刊杂志2本，现仍担任卫生部主管的《中国美容整形外科杂志》主编；在显微外科及修复重建外科临床研究中获得省部级科技进步奖3项。

艾玉峰（Ai Yufeng），1948年生。原西安第四军医大学西京医院整形外科主任医师、教授、硕士生导师、主任。现任四川华美紫馨医学美容医院院长、学科带头人。发表论文100余篇，主编、参编专著30余部。

吴溯帆（Wu Sufan），1964年生。1985年浙江大学本科毕业，2003年日本京都大学博士毕业，一直工作于浙江省人民医院整形外科。发表学术论文80余篇，其中SCI收录的英文论文18篇，主编、参编图书17部。

《手及上肢先天性畸形》 主编简介

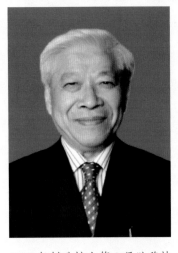

王炜（Wang Wei）

整形外科终身教授，中国修复重建外科学会、中国医师协会整形美容分会的创始和筹建人之一，*Plastic and Reconstructive Surgery* 国际编委，先后担任国内外 30 多个学会和杂志的主任、副主任委员、常委、副主编、编委等。

1961 年从事整形外科，研究生毕业；大学四年级被选任上海瑞金医院心脏内科医师，管理 26 张床半年；1981~1982 年为美国贝勒大学医学院等访问学者、客座教授。1967 年起担任学科组长、副主任（常务）、主任，上海市医学重点学科和教育部"211 工程"学科带头人。

1965 年报告《大块皮肤组织瓣游离再植的实验研究》；1975 年应用足背岛状皮瓣移植和游离移植；1977 年进行游离空肠、空肠襻移植颈食管再造，近端空肠带蒂、远端血管吻合移植颈胸段食管再造；1985 年被美国学者称为"世界上肠移植食管再造最有经验的医生"；1990 年创造胸大肌肌皮瓣移植颈部食管再造；1991 年创造背阔肌管状皮瓣移植颈段食管再造；1977 年创造扩大第 2 足趾移植；1979 年创新颞浅筋膜瓣加植皮治疗烧伤爪形手；1979 年进行足底内侧岛状皮瓣移植；1979 年将带 0.8cm×5.0cm 皮肤和神经血管的跖趾关节游离移植，用于手或颞颌关节再造；1980 年与杨果凡同年报告前臂游离皮瓣移植；1980 年编写的《医学百科全书》提出前臂游离皮瓣移植用于颈食管或阴茎再造，创造前臂逆行岛状皮瓣移植；1982 年报告肢体淋巴水肿的病因及分类；1982 年创造臀大肌瓣转移外伤性肛门括约肌再造，后用于直肠癌原位肛门括约肌再造；1985 年创造微小血管"Y"形吻合法；1989 年报告背阔肌游离移植一期治疗晚期面神经瘫痪；1995 年以多神经蒂腹内斜肌瓣移植一期治疗晚期面神经瘫痪；在拇指发育不良的分类、美学再造、现代腹壁整形、假体隆乳、面部轮廓美化、年轻化、眼睑及鼻整形等方面有多项创新；1984 年起实践"整形内科"与"美容内科"等，计 40 余项国内外领先成果在多国报告和发表。

为主管部门制定《中国整形外科医师培养目标细则》及《整形美容外科医疗范围和手术种类分类细则》。带教的医师成为大部分省、市的学科带头人，为美国、英国、意大利等国培养了 20 多名教授和医师。

编著中、英文图书 70 余部，发表论文 300 余篇。主编的《整形外科学》是主任医师晋升、考研的主要参考书，被新加坡教授在美国杂志撰文推荐为"整形外科教科书旗舰"。

获国家发明奖等 20 余次。被 *The History of Microsurgery* 一书及 *Who's Who* 等多个世界名人录收录。

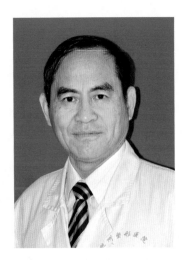

姚建民（Yao Jianmin）

主任医师，1991 年获杭州市首届"十佳"青年医生称号。1982 年毕业于浙江医科大学杭州分校。杭州市医学手外科重点专科学科带头人，浙江省医学会手外科分会常委，浙江省医学会整形外科学分会委员，浙江省康复医学会四肢功能重建专业委员会副主任委员，《中华显微外科杂志》第七、八届特约编委。

发表学术论文 49 篇，SCI 收录 11 篇，1997 年《指蹼筋膜蒂皮瓣后退插入法治疗单纯性并指》一文发表于 *Plastic and Reconstructive Surgery* 杂志；中华一级期刊 22 篇；获奖论文 12 篇次，分获全国性会议及省、市科学优秀论文三、二、一等奖。

"隆胸乳房分离器"的研制获国家专利。独立、合作完成研究课题 9 项，分别达到国内外领先、先进水平，获卫生部、省、市级科技成果三、二、一等奖。1995 年《再造拇指带有感觉的第二指蹼分叶岛状皮瓣急诊修复拇指脱套伤》课题，获浙江省科学技术进步三等奖；1997 年《手与前臂系列岛状皮瓣的显微解剖学研究和临床应用》课题，分获卫生部三等奖和杭州市科学技术进步一等奖。2006 年主编《手足部创面皮瓣修复临床手术图谱》。1997 年赴美国加利福尼亚大学 Beckman Laser Institute & Medical Clinic 学习，2007 年 9 月赴德国 Aachen Luisen 医院交流学习。1997 年被列入杭州市跨世纪人才第三层次培养人选。

《手及上肢先天性畸形》编委会

陈　辉　上海交通大学医学院附属第九人民医院
陈乙祯　浙江大学医学院附属第一医院
陈加亮　浙江大学医学院附属第一医院
林晓曦　上海交通大学医学院附属第九人民医院
侍　德　南通大学附属医院
金云波　上海交通大学医学院附属第九人民医院
周晟博　上海交通大学医学院附属第九人民医院
赵风景　杭州整形医院
赵俊会　北京积水潭医院
宫　旭　吉林大学第一医院
姚　平　杭州整形医院
姚旺祥　杭州市第一人民医院
姚建民　杭州整形医院
倪　锋　上海交通大学医学院附属第九人民医院
徐靖宏　浙江大学医学院附属第一医院
曹　怡　上海交通大学医学院附属第九人民医院
常　雷　上海交通大学医学院附属第九人民医院
蒋永康　上海交通大学医学院附属第九人民医院
韩　冬　上海交通大学医学院附属第九人民医院
曾碧薇　浙江大学医学院附属第一医院
谢庆平　浙江省人民医院
路来金　吉林大学第一医院
戴传昌　上海交通大学医学院附属第九人民医院

绘　　图　周洁琪

总 序 《整形美容外科学全书》

一

现代中国整形外科,若以1896年发表在《中华医学杂志》(英文版)上的一篇整形外科论文算起,至今已有118年的历史。在半殖民地半封建社会的旧中国,整形外科的发展较慢。1949年新中国成立以后,整形外科有了新的发展,尤其是改革开放后,整形外科获得了真正大发展的机遇。1977年,在上海召开的"医用硅橡胶在整形外科的应用交流会"期间,笔者统计了全国全职和兼职的整形外科医师为166人,床位732张,几乎是近600万人口中,才有1名整形外科医师。2011年有人统计,全国有3000多个整形外科医院、专科、诊所,有2万多名专业医师。30多年来,整形美容医疗的就诊人数、从医人员迅速增加,中国或许是整形美容医疗发展最快的国家之一。

整形外科的快速发展是不均衡的。重点医学院校的整形美容外科专业队伍,其临床实践能力和创新研究成果,与亚洲国家或欧美国家相比,都具有较强的竞争力,特别在显微再造外科方面,处于世界领先水平。但在新建立的许多专科、诊所中,具有较高学术水平的专业人员相对较少;受过系统和正规训练,受益于国内外学术交流并在实践中积累了丰富经验的高素质医师的数量,远远不能满足学科发展的需求,编著出版整形美容外科高水平的学术专著,是学科发展刻不容缓的任务。

1999年出版的两册《整形外科学》,已成为学界临床实践、研究、晋升、研究生考试的主要参考书。新加坡邱武才教授曾介绍:"《整形外科学》是包括日本、印度、澳大利亚、新西兰在内的最好的教科书,是东方整形外科的旗舰……"他还在美国《整形再造外科杂志》上撰文推荐。近年来,随着整形美容外科不断发展,需要有更新、更专业、涵盖学科发展和创新性研究成果的学术专著问世。笔者2006年策划,2009年12月向全国同行发起编撰《整形美容外科学全书》(以下简称《全书》)的邀请,迅速得到了国内外百余位教授、学者的积极响应。2010年9月由成都华美美容医院协助承办了《全书》的编写会议,有百余位相关人员参加,会议成为编撰《全书》的动员大会,以及明确编撰要求、拟定编撰大纲的学术研讨会。如今,《全书》第一辑10分册已于2013年出版,第二辑12分册拟在2014年出版。这项编撰整形外科学术专著的巨大工程已结出了硕果。

2012年3月《全书》第一辑被列为"2012年度国家出版基金资助项目",2013年4月《全书》第二辑被列为"2013年度国家出版基金资助项目",这是整形外科学历史上的第一次,让所有参编人员在完成巨著的"长征"中增添了力量。编撰者们希望她的出版,可为中国以及世界整形美容学界增添光彩,并为我国整形美容外科的发展提供一套现代的、科学的、全面的、实用的和经典的教科书式的学术专著。这对年青一代的迅速成长和中国整形美容外科全面向世界高水平的发展都会发挥作用。正如我们在筹划编撰这套书时所讲"是为下一代备点粮草"。

二

《全书》的编撰者,有来自大陆各地的整形美容外科教授、主任医师、博士生导师、长江学者、国家首席科学家,还有来自中国台湾,以及美国、加拿大、韩国、日本、巴西等国家的学者、教授;既有老一辈专家,又有一批实践在一线且造诣深厚的中青年学者、学科带头人。笔者参加了大部分分册的编撰和编审过程,深深感谢编撰者们为编著《全书》所作出的奉献。《全书》的编撰,是一次学术界同行集中学习、总结和提高的过程,编撰者们站到本学科前沿编著了整形美容外科的过去、现在,并展望中国以及世界整形美容外科的未来。编撰者们深有体会:这是一次再学习的好机会,是我国整形美容外科向更高水平发展的操练,也是我国整形美容外科历史上一次规模空前宏大的编撰尝试。

三

在当今世界整形美容外科学界的优秀学术专著中,美国 Mathes S. J.(2006)主编出版的《整形外科学》(8 分册)被认为是内容最经典和最全面的教科书式的学术专著,但它在中国发行量极少,并且其中有不少章节叙述较简洁,或有些临床需要的内容没有阐明,因此,编撰出版我们自己的《全书》,作为中国同行实践的教科书尤为迫切。

在《全书》22 个分册中,除了传统的整形内容外,《正颌外科学》、《手及上肢先天性畸形》、《唇腭裂序列治疗学》、《儿童整形外科学》、《头颈部肿瘤和创伤缺损修复外科学》等专著,较为集中地论述了中外学者的经验,是人体畸形、缺损修复的指南。值得一提的是《眶颧整形外科学》和《面部轮廓整形美容外科学》分册,这是我国学者在整形外科中前瞻性研究和实践的成果。笔者 1994 年在上海召开的“全国第二届整形外科学术交流会”闭幕词中,号召开展“眶颧外科”和“面部轮廓外科”的研究和实践。在笔者 1995 年开始主持的“上海市重点学科建设”项目中,以及在全国同行的实践中,研究和推广了“颧弓和下颌角改形的面部轮廓美容整形”,“下颌骨延长和面部中 1/3 骨延长”,“眶腔扩大、缩小、移位和再造研究与实践”,加上在眶部先天性和外伤后畸形修复再造中,应用再生医学成果和数字化技术,近 20 年来全国同行的数以万计的临床实践和总结,才有了《眶颧整形外科学》、《面部轮廓整形美容外科学》分册的面世。

《全书》中将《血管瘤和脉管畸形》列为分册。血管瘤、脉管畸形是常见疾病,不但损害患儿(者)的外形、功能,而且常常有致命性伤害。血管瘤、脉管畸形相关临床和基础研究,是近十多年来我国发展迅速的学科分支。对数十万计患儿(者)的治疗和研究积累,使得本分册的编撰者多次被邀请到美洲、欧洲和亚洲其他国家做主题演讲。世界著名的法国教授 Marchac 说:“今后我们有这样的病人,都转到你们中国去。”大量的实践和相关研究为本分册的高水平编撰打下了基础。

《肿瘤整形外科学》是一部填补空白的作品。它系统地介绍了肿瘤整形外科的基本概念、基本理论和临床实践,对肿瘤整形外科的命名、性质、范围、治疗原则和实践,以及组织工程技术在肿瘤整形外科的应用等做了详细论述。

《微创美容外科学》具体介绍了微创美容技术、软组织充填、细胞和干细胞抗衰老的应用和研究。

《全书》几乎涵盖了现今世界整形美容临床应用的各个方面,不仅有现代世界整形美容先进的基础知识和临床实践的论述,还有激光整形美容、再生医学、数字化技术、医用生物材料等医疗手段的应用指导,以及整形美容外科临床规范化、标准化研究和实践的最新成果。编撰者们力图为我国整形美容外科临床实践、研究、教育的发展建立航标。

从 1996 年《整形外科学》编撰起,到 2014 年《全书》全部出版,将历时 19 年,近百个单位、几百位学者参与。编撰者们参阅了中外文献几十万或百万篇,从数十万到数百万计的临床案例和经验总结中提炼出千余万字。中国现代整形外科发展的经验告诉我们,学习和创新是发展的第一要素,创新来自学习、实践和对结论的肯定与否定,经过认识→实践→肯定→否定→新认识→再实践→总结,不断循环前进。在学科前进的路途中,我们要清晰地认识自己,认识世界,要善于学习,不断创新,要有自己的语言和发展轨迹。

《全书》各个分册将陆续出版。虽然几经审校,错误和不足难以避免,恳切希望得到读者的批评和指正,以便再版时修正。

王炜

2014 年 4 月于上海

前 言 PREFACE

　　手及上肢先天性畸形是一类常见病,患者可能会到整形外科、儿外科、手外科、矫形外科、普通外科就诊。因此,认识、熟悉和治疗这类疾病,是相关医务人员所必需的。

　　1986年,在青岛召开的手外科第一次全国学术交流会和讲习班上,笔者报告了《手及上肢先天性畸形分类》,其后在上海、广州、北京、武汉等地多次进行手及上肢先天性畸形的相关讲座,并在《黄家驷外科学》以及笔者主编的《整形外科学》(1999)等书中,编著了手及上肢先天性畸形的有关章节。2004年,笔者协助洪光祥教授编著出版了《手部先天性畸形》一书,《手及上肢先天性畸形》一书是在上述基础上编著出版的。

　　在编著《手及上肢先天性畸形》一书时,笔者有幸邀请到中国南北方的整形外科、手外科、矫形外科以及美国Louisville大学医院手外科中心的教授和学者参与编写,全书完成历时两年有余。

　　在编著中,作者们总结了各自数十年的经验,复习回顾了数十万幅手畸形照片,参考了千余篇文献以及国外已出版的手及上肢先天性畸形相关书籍。

　　编著者在临床实践中发现,手及上肢先天性畸形有较多治疗失当的案例,多数是由于医师对于手畸形的形态、结构、功能缺陷的认识不够深入,治疗措施的选择不完全确当所致。因此,只有充分认识畸形手的形态、结构和功能缺陷,才能有最佳治疗方案的产生。为此,在本书中加入了手的检查方法和手功能评定的相关内容,在这方面美国Louisville大学医院手外科中心的著名学者Tsai教授积极参与编著,笔者对他们表示深深的感谢。

　　虽然《手及上肢先天性畸形》一书的编著者十分努力,但在编著过程中难免有不足之处,恳请读者给予批评指正。

王炜

2014年10月18日于上海海伦

目 录 CONTENTS

1 第一章 手及上肢先天性畸形的胚胎发育学、病因学和病理学

第一节　手及上肢的胚胎发育　1

第二节　手及上肢的功能发育　7

第三节　手及上肢先天性畸形的发病率、病因和发病机制　12

第四节　手及上肢先天性畸形的病理学和遗传学　18

23 第二章 手的功能解剖、检查和功能评定

第一节　手的功能解剖　23

第二节　手部检查和诊断　42

第三节　手功能的评定　48

71 第三章 手及上肢先天性畸形的分类和手术时机选择

第一节　手及上肢先天性畸形的分类　71

第二节　手及上肢先天性畸形的发育生物学与分类　85

第三节　手及上肢先天性畸形的手术时机选择　92

97 第四章 上肢形成障碍

第一节　概述　97

第二节　上肢横向形成障碍　98

第三节　肩下降不全　102

第四节　上肢肢带发育不良　106

第五节　上肢纵向形成障碍的发病机制　108

第六节　桡侧纵列缺损　109

第七节　中央纵列缺损　128

第八节　尺侧纵列缺损　136

141 第五章 先天性拇指发育不良

第一节 概述 141

第二节 先天性拇指发育不良的病因 144

第三节 先天性拇指发育不良的分类 144

第四节 先天性拇指发育不良的临床表现 148

第五节 先天性拇指发育不良的治疗 175

211 第六章 肢体分化障碍

第一节 并指畸形 211

第二节 先天性屈指畸形 231

第三节 斜指畸形 236

第四节 关节挛缩 241

第五节 先天性扳机指畸形 247

第六节 先天性拇指内收和屈曲畸形 250

第七节 先天性尺偏手畸形 256

第八节 关节松弛症 267

第九节 指甲发育不良 274

第十节 Kirner 畸形 278

第十一节 先天性尺桡上关节融合 280

285 第七章 孪生畸形

第一节 复拇指畸形 285

第二节 三节指骨拇指 316

第三节 尺侧多指畸形 319

第四节 中央多指畸形 323

第五节 镜影手畸形 327

第六节 先天性赘生手畸形 334

338 第八章 低度发育

第一节 短指畸形 338

第二节 短并指畸形 343

第三节 手屈肌、伸肌发育不良 344

第四节 Madelung 畸形 346

第五节　先天性手发育不良　352

358　第九章　过度生长

第一节　先天性巨肢(指)症　358
第二节　先天性单侧肢体肌源性肥大综合征　362

376　第十章　环状缩窄带综合征

386　第十一章　手及上肢先天性畸形与相关综合征

第一节　手及上肢先天性畸形与各种综合征　386
第二节　手及上肢先天性畸形与全身骨骼畸形综合征　390

401　第十二章　手部血管瘤和脉管畸形

第一节　血管瘤和脉管畸形的分类　401
第二节　婴幼儿血管瘤　408
第三节　葡萄酒色斑　414
第四节　静脉畸形　417
第五节　动静脉畸形　428
第六节　淋巴管畸形　435

440　第十三章　手及上肢先天性肿瘤

第一节　骨软骨瘤　440
第二节　内生软骨瘤　444
第三节　骨骺异常　448
第四节　纤维和骨纤维结构不良　452
第五节　纤维组织肿瘤　455
第六节　神经源性肿瘤　458

467　第十四章　显微再造外科技术在手部先天性畸形修复中的应用

第一节　患儿和家长的心理准备　467
第二节　游离组织移植治疗手畸形　468
第三节　游离组织瓣的应用　469

第四节　常见的游离组织瓣　470

第五节　血管化骨移植　474

第六节　功能性肌肉游离移植　476

第七节　足趾游离移植　479

483 第十五章 手部先天性畸形的遗传学研究和整复治疗进展

第一节　手部先天性畸形发病机制、病因研究的最新进展　483

第二节　手部先天性畸形的整复治疗进展　492

第一章
手及上肢先天性畸形的胚胎发育学、病因学和病理学

第一节　手及上肢的胚胎发育

　　胚胎发育期主要是指从卵子受精开始到机体的主要结构形成这段时期,对人而言,从受精后至胚胎形成的第 8 周末即为胚胎发育期。肢体的发育期和身体其他器官的发育期基本上是一致的,其时间跨度为胚胎形成的第 4~8 周。

一、体轴的形成及分化

　　肢体的发育是一个三维过程,发生在近心-远心轴、前-后轴和背-腹轴。胚胎发育早期,同源异型盒(homeobox, HOX)转录因子介导颅-尾轴启动体节的分化。大约在发育的第 4 周,上肢的生发区域确立,启动了 T-box(TBX5)、无翅型 MMTV(WNT)及成纤维细胞生长因子(fibroblast growth factor, FGF)的表达,肢体开始生长,覆盖着菲薄的外胚层表层的上肢芽自侧板中胚层膨出。肢芽诱导失败(tetra-amelia 综合征,四肢缺如)与 WNT3 及 FGF10 突变有关。TBX4 和 TBX5 分别与下肢和上肢的发育相关联,TBX5 突变(Holt-Oram 综合征、手-心畸形综合征)将导致一系列的上肢畸形。随着肢芽的形成,其发育在三个轴向上进行:近心-远心轴、前-后(桡-尺)轴以及背-腹轴(图 1-1)。

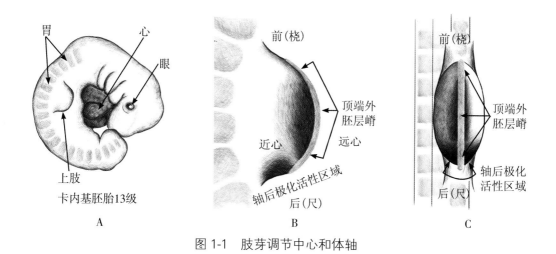

图 1-1　肢芽调节中心和体轴

（一）近心-远心轴
每个轴向的发育与分化由一群细胞控制,它们将发育信息传送给局部细胞及组织,我们将这

些细胞称为信号中心。中胚层的 FGF10 与外胚层的 radical fringe 基因（R-FNG）在背腹边界的顶端连接，使外胚层增厚以形成近心-远心轴的信号中心，称之为顶端外胚层嵴（apical ectodermal ridge，AER）。AER 能产生 WNT3 及一些 FGF（FGF4、FGF8、FGF9 和 FGF17），以维持中胚层 FGF10 的表达；而 FGF10 可以促进 AER 下区的细胞增殖，这些区域叫做进展区（progress zone），其内的中胚层细胞受信号中心的调控，以决定肢芽的最终分化。外胚层和中胚层 FGF/WNT 之间的相互作用，维持着近心-远心轴的发育生长。在人类，有 4 个 HOX 基因簇，分别标记为 A、B、C、D；在鼠类，相似的基因以小写字母代替（hoxa 11）。在发育中的肢体，HOX 家族基因以一种复杂的重叠方式顺序表达，即由近及远的正序表达。HOX9 在肱骨出现的时候表达，HOX11 在前臂区域表达，HOX12 在腕部区域表达，HOX13 在手部表达。在小鼠，敲除 hoxa 11 或者 hoxd 11 基因对其肢体发育并没有明显的影响，这样看来在基因系统中有一些多余的结构；然而，敲除 hoxa 11 或者 hoxd 11 基因在一个鼠系中导致了桡骨和尺骨的缺失。对于 HOX 基因的级联表达，部分由顶端外胚层嵴分泌的 FGF 调节，同时也受音猬因子（sonic hedgehog, SHH）信号路径的影响。

（二）前-后轴

研究表明，把肢芽轴后的一小块区域移植到轴前，将使轴前的手板发育向轴后转化，从而出现镜影手畸形。这是因为肢芽受轴后组织极化的影响，使轴前处变成了轴后极化活性区域（zone of polarizing activity, ZPA）。前-后（桡-尺）轴的发育与分化受控于中胚层后方的 ZPA，ZPA 增加肢体的宽度，使之向后（尺）方发育。极化活性区域的早期活性因子之一可能是维 A 酸，因为移植维 A 酸株可以复制移植 ZPA 的效果，但是后来的研究表明，维 A 酸并不能在肢体的正常发育中扮演生物学角色。ZPA 活性通过形态发生素 SHH 来实现。AER 和 ZPA 通过反馈回路紧密联系，维持生长过程中 AER 远端后（尺）方边界区 SHH 的表达（图 1-2）。

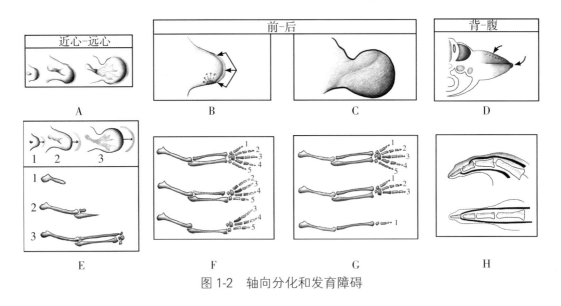

图 1-2　轴向分化和发育障碍

（三）背-腹轴

早期，肢芽清楚地分成两部分：背侧和腹侧，发育过程中没有细胞越过背、腹侧的边界。覆盖肢芽的外胚层对背-腹轴的分界面有一定影响，因为切割分离外胚层并使其背、腹侧换位，将导致肢体发育背、腹侧的位置逆转。Engrailed 1（En1）蛋白的表达严格限制在腹侧室内。En1 受一个或多个骨形态发生蛋白的控制，骨形态发生蛋白通过 En1 发挥其生物学效应。En1 抑制 WNT7a 在腹侧室内的活性。WNT7a 通过诱导 Lim 同源盒转录因子 LMX1B 使下层肢的中胚层向背侧生长，故 WNT7a 缺陷会导致肢体尺侧生长发育障碍，这也提示了 WNT7a 的另一个重要作用是维持与 ZPA 相关的 SHH 的产生。

信号中心同样能够通过常规及特殊的、不对称的分子通路调控下游靶组织如骨骼、血管、肌肉和神经的发生,比如,骨骼的发生需要几种因子在合适的时机和部位发挥调控作用,包括性别决定区 Y 相关的高迁移率族蛋白 9(SOX9),使骨原基浓集;WNTs 和生长分化因子 5(GDF5)调控关节的发育;类甲状旁腺素(PTHLH)、印度刺猬因子(Indian hedgehog, IHH)、胰岛素样生长因子(insulin-like growth factor, IGF)、骨形成蛋白(bone morphogenetic protein, BMP)、WNTs、FGF 以及成骨特异性转录因子 2(RUNX2)促进骨原基生长及后来的软骨内骨化。此外,矮小同源盒基因 2(SHOX2)在近心侧软骨膜得到上调表达,促进了肱骨的延长;同时,前臂软骨膜诱导 SHOX 以调节桡、尺骨的生长。因此,下游通路的正确诱导对于各轴向的完全分化至关重要。

二、肢芽的形成

胚胎第 26 天,于胚胎两边的腹外侧壁上、近颈节根部,相当于第 5～8 颈椎处,各出现一个中胚层隆起,外覆以外胚层,此即上肢肢芽(upper limb bud),也就是著名的 Wolff 顶部(图 1-3);第 28 天,上肢肢芽已明显可见(图 1-4)。

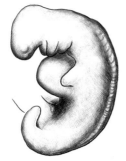 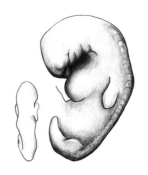

图 1-3　胚胎第 26 天,长 3.5mm,
在腹侧出现了上肢肢芽的痕迹

图 1-4　胚胎第 28 天,长 4～5mm,
上肢肢芽已明显可见

肢芽由中胚层的间充质组织及其外表的一层外胚层构成。在肢芽出现的早期,肢芽顶部的外胚层形成顶端外胚层嵴。不少研究证明,外胚层嵴直接影响并控制着肢体的发育及分化。有些肢体畸形,最早就是由顶端外胚层嵴分化不全或损伤等因素引起的。

三、肢体的发育

肢体的发育是按近端向远端的顺序发展的。胚胎第 5～8 周,上肢各段的发生如图 1-5 所示。

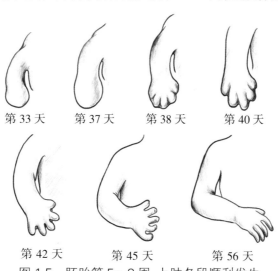

第 33 天　　第 37 天　　第 38 天　　第 40 天

第 42 天　　第 45 天　　第 56 天

图 1-5　胚胎第 5～8 周,上肢各段顺利发生

　　胚胎第28～30天，上肢肢芽增粗，并向体侧弯曲(图1-6)；第31～32天，上肢肢芽可分辨出圆柱形的近端部分及扁平的远端部分，后者称手板(hand plate)；第33天，上肢肢芽已能区分出上臂、前臂及手板，而且可分别看出手的分段结构，即腕、手板及指板，但没有任何分指迹象(图1-7)。

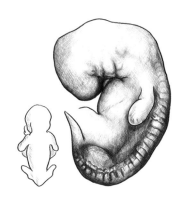

图1-6　胚胎第28～30天，长6～7mm，上肢肢芽已有分节

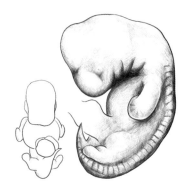

图1-7　胚胎第33天，长8～11mm，上肢肢芽可区分出上臂、前臂及手板，下肢肢芽也呈现分段结构

　　胚胎第35天，上肢肢芽的手板出现了分指痕迹，中胚层组织在肢芽中已可见到肌肉及骨组织，但此阶段还不能对骨及肌肉组织进行区别(图1-8)。胚胎第37天，上肢肢芽手板的发育经过鳍状、浆状，形成有痕迹的手指，其外观如蹼状，称为蹼状手指，并出现了肘部(图1-9)。

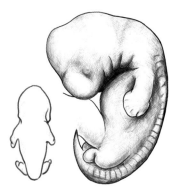

图1-8　胚胎第35天，长11～14mm，上肢肢芽的手板出现了分指痕迹

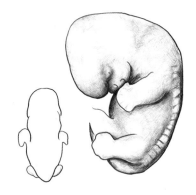

图1-9　胚胎第37天，上肢肢芽的手板已有明显的分指，呈蹼状手指

　　胚胎第39天，手掌面面相对(图1-10)；第40～45天，手指开始分化，增大成形，此时神经从脊髓进入肢芽的间充质组织中，而且肌肉成分也明显可见，其余间充质组织先演变成软骨组织的雏形，再骨化成骨(图1-11)；第56天，上肢发育成形(图1-12)。

　　随着肢体长度的增加，骨逐渐形成，成肌细胞聚集，然后分化成肢体的肌群，这些肌群分为背侧的伸肌群和腹侧的屈肌群。胚胎第7周，肢体的大部分结构均已形成，并出现了关节，特有的肌群及个别肌肉也能够被分辨出来；肢体由原先的伸向腹侧方向开始向相反方向旋转，最初，其屈肌面转向腹侧，伸肌面转向背侧。无论是上肢肢芽还是下肢肢芽，都有头侧及尾侧之分，头侧是指近胚胎头部的一侧，位于肢体长轴的前缘，称轴前缘；尾侧是指近胚胎尾部的一侧，位于肢体长轴的后缘，称轴后缘。轴前缘面向头端，轴后缘面向尾端(图1-13)。

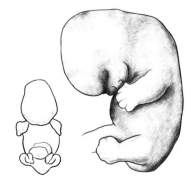

图 1-10　胚胎第 39 天，长 17～20mm，
手掌面面相对

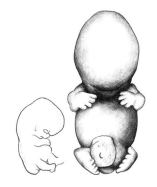

图 1-11　胚胎第 40～45 天，长
21～23mm，手指分指已完成

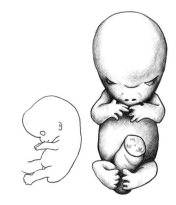

图 1-12　胚胎第 56 天，长 25～27mm，
上、下肢已发育成形

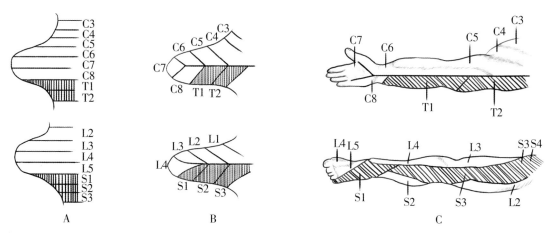

图 1-13　成人上、下肢皮神经的分布与胚胎时期神经发育过程的关系

四、骨骼的发育

在肢体形态发生初期，肢芽内的间充质变得致密，约在胚胎第 6 周初，出现成软骨细胞，包埋于嗜碱性的基质中，逐渐呈现出透明软骨的特征，并进一步以软骨内成骨的方式发生骨组织。

四肢骨包括肩带骨、盆带骨和上下肢的游离骨，它们出现骨化中心的时间和数量不同。锁骨为最早出现骨化的骨，发生于胚胎第 7 周，含 2 个骨化中心，其两端为软骨内成骨，中部为膜内成骨。肩胛骨的肩峰和肩胛冈有 1 个骨化中心，在喙突又有 1 个骨化中心。盆带骨的髂骨化中心比耻骨和坐骨出现得早，但均于青春期才完成骨化，并在 14～16 岁时相互愈合而成为髋骨。上肢骨骨化中心出现的顺序是：肱骨(8个)→桡骨(3个)→尺骨(3个)→远侧指节骨(2个)→掌骨(2个)→近侧指节骨(2个)→中指节骨(2个)→腕骨(1个)。一般来说，如果将胎儿四肢长骨的生长速度作比较，前臂骨和小腿骨的生长速度相同，但远侧节段的生长速度较近侧节段稍快；下肢上段的生长速度较上肢的相应节段快。女性的骨化中心比男性出现得早。

五、肌肉的发育

根据胚胎学和成体神经支配的追踪观察，一般认为四肢肌肉是由颈和腰区的生肌节向腹侧伸入肢芽所形成的，然而哺乳动物的胚胎追踪不到肢体肌肉的体节来源，因而目前大多数学者认为哺乳动物的四肢肌不来自体节。随着肢芽的伸长和肢芽中骨骼的形成，胚胎第7周时，由相应区段体壁中胚层间充质细胞演变而来的成肌细胞在局部聚集，并在肢芽内分化为成肌细胞，成肌细胞逐步转化为肌细胞。以骨为纵轴，可分为肢体背面的轴后肌(伸肌群)和腹面的轴前肌(屈肌群)。上肢肌的出现略早于下肢肌，肢体近端肌的出现先于远端肌，伸肌的出现先于屈肌。胚胎第7周初，四肢向腹侧延伸，至发育后期，上肢沿其长轴向外旋转90°，结果使未来的肘突向背侧，伸肌群移向背外侧，屈肌群移向腹内侧；而下肢则向其长轴内侧旋转近90°，使未来的膝突向前方即腹外侧，伸肌群转向腹侧，屈肌群转向背侧。一般于胚胎第8周，四肢的主要肌肉已接近成体状态。

六、血管的发育

肢体的动脉起源于肢芽发生的相应体节的节间动脉，节间动脉的外侧分支构成血管丛，它们沿着肢体的长轴生长，形成肢体的轴动脉及其分支。上肢轴动脉的来源两侧略有不同，左侧起源于左侧第7节间动脉，右侧起源于右侧第7节间动脉及第4动脉弓。轴动脉形成锁骨下动脉，向下延伸进入上肢，靠近正中神经下行，到达前臂骨间膜前面。在其行进过程中，血管发育成为腋动脉、肱动脉、骨间掌侧动脉及掌深动脉弓，而尺动脉及桡动脉则出现较晚。

肢体的浅静脉由上肢肢芽的边缘静脉形成。随着上肢肢芽的手指分化成为指排列时，上肢轴前缘的边缘静脉(即上肢头侧的静脉)发育成为头静脉，而轴后缘的边缘静脉(即上肢尾侧的静脉)则发育成为贵要静脉。在成人，其静脉的位置证明了肢体在胚胎发育过程中有过旋转的阶段。

七、神经的发育

随着胚胎体壁(外胚层及体壁中胚层)的发育，脊神经也随之进入肢体。成人肢体的皮肤感觉是严格按照脊神经的来源而分区的，即按皮节分布，每个皮节的界限是按其相应的脊神经及交感神经的分布而确定的。

肢体的神经来自各自的神经丛，如进入上肢的臂神经丛由来自颈下段及胸上段的脊神经前支所构成。这些神经在向肢体行进的过程中重新分束组合，构成不同的神经干及神经束，它们既是解剖学上的单元，又是一定的功能单位。如臂丛神经的内侧束及外侧束以支配屈肌群为主，而后束则以支配伸肌群为主。不过也有例外情况，如肱肌的神经支配既有来自支配屈肌群的肌皮神经，又有来自支配伸肌群的桡神经。

（徐靖宏　陈加亮　王炜　王斌）

第二节　手及上肢的功能发育

手及上肢是人类进行精细操作及日常活动的主要器官，它不仅有运动功能，能准确而有力地完成各种精细复杂的动作；同时还能发挥感觉器官的作用，尤其是实体感觉功能，这对手的灵活运动非常重要。意大利教育家 Maria Montessori（1909）在其著作中将手称为"智慧的工具"，手从生命开始的那一刻起就进行包括运动的、社会的、语言的、认知的各个方面的发育，手发育的长期性本身就说明了手功能的复杂性，正因为如此，人们常说"万能的手"。手功能的发育遵循整体运动发育的规律，即自上而下，从近到远，由泛化到集中，先正后反，由粗到细。

一、手及上肢功能发育的影响因素

（一）神经系统与手功能发育的关系

人类大脑皮质的进化使手具有很高的灵活性和技巧性，因此，手是大脑的执行者和承受者。单一手指的运动依赖于原始的运动皮质和锥体束，还依赖于到达原始感觉皮质的感觉反馈。比如，触觉可调节握力，并且通过持续的监测加以维持；在复杂动作（如系鞋带）的感觉信息（视觉、触觉和温度觉）整合中，大脑后顶部皮质发挥着重要作用。手的感觉对运动有重要的影响，它提供环境的各种信息并影响、调节手的运动。当人的手部运动时，感觉信息持续地传入大脑皮质，以指导和调整其运动。大脑皮质能整合来自触觉神经元的信息，使手的主动肌和拮抗肌协同工作，控制和协调手的运动。

在婴儿出生后最初几个月里，视觉和触觉（感觉和运动）的功能是分开的，随着生长发育，经过眼、手的协调，婴儿逐渐能够用双手摆弄视觉范围外的物体。前臂、腕及手的感觉神经与运动神经同等重要，通过触觉、痛觉和温度觉等体表感受器可探测物体的大小、重量、温度、质地等信息，并通过神经冲动将刺激传递到大脑皮质；肌肉和肌腱内神经末梢的深部感受器提供了本体感觉、运动觉及对压力和关节位置的知觉。

（二）运动性和稳定性与手功能发育的关系

Paillard（1970）认为，姿势的稳定性对完整的抓握运动至关重要，这种运动可分为三个重要阶段：①眼-头定位，决定手和臂的正确位置；②躯干的稳定性，确保有效的上肢移动；③控制手和臂各个关节的运动和稳定，从而完成精确的抓握过程。这个顺序和正常发育的顺序一致。

（三）解剖结构与手功能发育的关系

人体 27 块掌、指骨的排列，为手的功能提供了内部结构基础。骨和支持性软组织，如韧带、肌腱、肌肉的巧妙组合，为手部包括所有关节在内的各种活动提供了稳定性和运动性。在整个儿童阶段，手功能的发育与手的大小一样持续地成比例变化。在 6～11 岁儿童的手功能发育过程中，均显示出手的大小和力量的变化具有相关性，这种相关性可以使外科医师通过儿童的身高、年龄、性别、是否为优势手等参数预测处于发育中的儿童的手部手术的术后效果。

（四）环境与手功能发育的关系

手的各种功能活动需要外在环境或体位的相对稳定，相对稳定的肩、肘及腕关节可有效控制并调整手的运动方向和力量，手掌弓和手内在肌支配的五指分离运动同样依靠腕关节的稳定。重力在肢体的最终发育和完善过程中发挥着关键作用，重力产生的力学刺激为骨生长和建立关节周围软组织的完整性所必需。

二、手及上肢功能发育的过程

手功能发育包括从无意识的反射性活动到有意识的姿势维持、精细运动的建立与成熟的整个过程,如抓握能力的发育、对工具的最初感悟与使用、优势手的建立、对握持物体的操控能力的建立等。

(一)抓握能力的发育

抓握是个体最初和最基本的精细动作,抓握能力的不断发育,使人能掌握复杂、灵巧而准确的动作,使手能够使用工具。

出生3个月左右,随着握持反射的消失,婴儿开始出现无意识的抓握,这就标志着手功能开始发育了。到6个月左右,婴儿开始出现随意抓握动作,即拇指和其余四指对立的动作,在这个过程中,手眼协调能力逐渐发展完善。开始抓握时,往往是用手掌的尺侧握物,然后是全手掌抓握,再逐渐向桡侧发展,出现抓捏动作,最后发展到用手指捏物(图1-14~图1-16)。

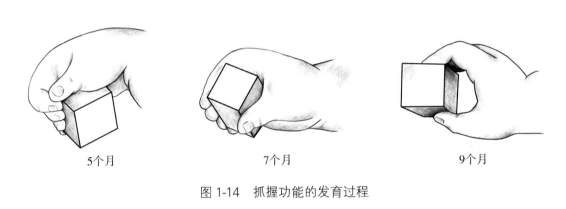

5个月 7个月 9个月

图 1-14 抓握功能的发育过程

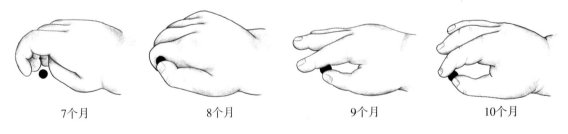

7个月 8个月 9个月 10个月

图 1-15 抓小糖丸动作的发育过程

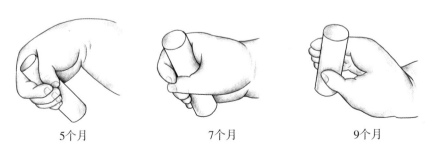

5个月 7个月 9个月

图 1-16 握圆柱物体的发育过程

（二）工具能引导和促进手功能的发育

婴儿进食时所使用工具的形态特征能影响其进食的功能和效率，如使用有凹槽柄的汤匙，能让婴儿更易于抓握，并易于盛食物。人们对工具的使用都经历着从笨拙的抓握到精巧的捏持的过程；而对物体的接触往往是从近端向远端移动的，其过程是腕关节逐渐由屈曲发展为背伸。

1～6岁儿童捏铅笔的动作已经表现出稳定和运动的有机结合（图1-17），神经肌肉的发育也是按照由近到远的方向进行。如在写和画时，其运动顺序是从肩关节到肘关节，再到腕关节，最后是掌指关节，近侧的大关节保持稳定性，而更远的关节则表现为灵活性。各种动作遵循一个相似的规律：每一个成功的动作都与上肢的稳定和恰当的运动相关，当手掌旋后握持时，需要肩关节运动配合；当手指旋前握持时，需要肘和前臂运动配合，更需要肩关节保持稳定；静态的三点握持时，常伴有腕关节以远的运动；而成熟动态的三点握持时，肩关节、肘关节、腕关节和掌指关节等都需要相对固定，手指才能做细微而精确的屈伸运动。

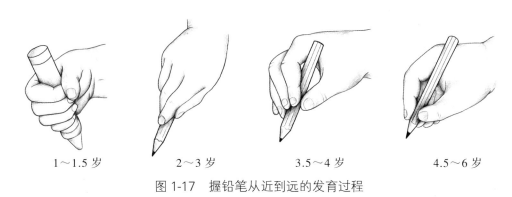

| 1～1.5岁 | 2～3岁 | 3.5～4岁 | 4.5～6岁 |

图1-17　握铅笔从近到远的发育过程

（三）优势手的建立

3岁以下儿童的优势手并不明显，直到8～9岁时才逐渐建立优势手。研究表明，1岁以内婴儿单手和双手的应用进程是通过许多阶段演变而来的，演变的结果使他们能单独或同时使用双手更为平衡地完成一个动作。从功能发育的需要来看，儿童更需要一个优势手来单独发挥作用，根据需要分主次或者共同完成，如双手完成一个推车的动作；剥香蕉时，一只手发挥主导作用，另一只手发挥辅助作用；系鞋带时，双手交替发挥作用。双手的主次分工对手功能发育至关重要，尤其是需要完成技巧较高的动作时。

（四）手内操控能力的建立

Napier（1967）观察并分析了手的静态握持状态，并将手的握持分为力量握持和精确握持两种。Exner（1992）认为手内操控是指使用单手在松手之前调整其内的物体，使之处于更为有效的位置的过程，如抓取几个硬币，将其在手内移至指尖，投入售货机中；拿钢笔时调整姿势，使拇指和其他手指捏紧笔的一端。手内操控的关键是稳定和运动的有机结合，当一个物体在手内移动时，通常由尺侧手指扮演使物体稳定的角色，如扣纽扣、拉拉链、系鞋带、使用剪刀或更为复杂的手指动作等。2岁左右，手的抓握功能已经基本发育完成，手内操控能力也开始出现。当然，手内操控能力的完善过程还需要双手共同来完成。

三、手功能发育的规律

手功能发育的顺序，首先是尺侧，然后是桡侧，最后是手指。取物时，先是四指与掌心的对捏，然后再发育到用拇指与食指抓物；先以抓取为主，随后才是有意识地松手。一般而言，婴儿出生3个月时开始出现一种手的不随意的抚摸动作，5个月以后才出现带有一定随意性的动作，5个手指的分工则要到半年以后才出现。

手功能发育的进程简述如下：

1　新生儿　因握持反射而出现反射性的强握,拇指内收,被动张开时有抵抗。

2　2个月　两手偶尔张开,张开的时间逐渐延长。

3　3个月　两手完全张开,并能握住放入其手中的物品;会偶尔拽自己的衣服,但不灵活。

4　4个月　注视自己的手,两手能握在一起;开始了正中位指向(两手可至身体中线)的发育和用手或口触物的动作,也能将手放入口内。

5　5个月　会将自己手中的任何物品放入口内,会用两只手做各种动作;出现有意识的抓握动作,抓握的方式是尺侧(小指侧)握物,但尚不能准确地抓握;仰卧位时会将手伸向上方去触摸玩具。

6　6个月　是婴幼儿手运动发育的转折时期,会伸手抓玩具,会用全手握住玩具,会敲击桌上的玩具,会拍打自己镜中的影像,会将玩具从自己的一只手递向另一只手。

7　7个月　开始桡侧(拇指侧)握物,会以拇、食、中三个手指为主抓取物品,会拾起掉下的物品。

8　8个月　仍为桡侧握物,会用拇、食指拿起葡萄干大小的物品,而其他三指处伸展位;偶尔会用两只手牢固地握住玩具。

9　9个月　会用拇、食指末节的腹侧捏物,并能随意地松开握在手中的物品;会用两只手或一只手握物;手会伸过身体的中线,即对角线地伸出。

10　10个月　两只手出现协调动作,会用两只手各握一物品互相敲击玩耍;在桌面上用前臂支撑身体时,能用拇指与食指对立捏物。

11　11个月　会用拇、食指的指尖捏物,但是捏物之后手仍要放在桌面上,不能拿起来。

12　12个月　会用拇、食指的指尖呈钳形捏物,捏物之后手可以抬起并离开桌面。

13　15个月　会把一个小的物品放入杯子或瓶子中,也可以从杯子或瓶子中倒出物品。

14　18个月　会搭2～3层积木,会把杯子中的水倒入另一个杯子中。

15　21个月　会搭4～6层积木,会用铅笔在纸上乱画。

16　2岁　会将2～3块积木排列成一横列,会拧开带螺旋的瓶盖并拿下来,会一页一页地翻书,会将细绳穿入珠子的小孔内。

17　2.5岁　会用剪刀乱剪纸和布。

18　3岁　会用积木搭成门或隧道的形状,在搭积木时手可以不触到桌面;会伸直上肢去抓球。

19　4岁　会在上肢屈曲的状态下抓取大的球,并能从头顶向外抛球。

20　5岁　会使用剪刀剪各种物品。

21　6岁　会用一只手扶持物品并用另一只手做事,会掷球、拍球。此阶段握笔的方式基本成熟,基本上与大人一样。

22　7岁　会使用锤子钉钉子,会做投掷和击打球的游戏。

23　8岁　会用一只手抓取球,会熟练地使用剪刀。

四、手功能发育的评定方法

精细运动年龄评价表(表1-1)可以对4个月～6岁的婴幼儿的精细运动能力进行评价,此表共有42个检查项目,总分为72分。得分越少,说明精细运动发育水平越低。

表 1-1　精细运动年龄评价表

月龄	检查项目	得分	评分
4	轻轻地握拳（单手）	4	
7	用手握住边长 2.5cm 的骰子	1	
	用拇指和其他手指握住边长 2.5cm 的骰子	1	
	将握住的边长 2.5cm 的骰子转移至另一只手	1	
10	用拇指和其他手指正确地捏起直径 0.6cm 的珠子	3	
12	捏起珠子放入直径为 5cm 的瓶中	1	
	将 2 个边长 3.7cm 的正方体叠起	1	
18	将 3 个边长 3.7cm 的正方体叠起	6	
21	将 5 个边长 3.7cm 的正方体叠起	3	
24	将 6 个边长 3.7cm 的正方体叠起	1	
	用手翻书（6 页中翻 4 页）	1	
	用细绳穿直径 1.2cm 的珠子小孔	1	
30	将 8 个边长 3.7cm 的正方体叠起	3	
	握住蜡笔书写	3	
36	将 9 个边长 3.7cm 的正方体叠起	3	
	将珠子放入瓶中（10 个,30 秒内完成）	3	
48	将珠子放入瓶中（10 个,25 秒内完成）	3	
	用笔画圆	3	
	用健手按 3 个按钮（10 秒内完成 9 次）	1.5	
	用患手按 3 个按钮（10 秒内完成 8 次）	1.5	
	将 45 根小棒竖起（180 秒内完成）	3	
60	用笔画四方形	6	
	将珠子放入瓶中（10 个,20 秒内完成）	6	
66	绕线团（30 秒内完成）	0.6	
	将 45 支钉竖起（140 秒内完成）	0.7	
	用镊子将 5 支钉竖起（60 秒内完成）	0.7	
	用健手按 3 个电按钮（10 秒内完成 10 次）	0.7	
	用患手按 3 个电按钮（10 秒内完成 9 次）	0.7	
	水平按 2 个电按钮（10 秒内按 6 次）	0.7	
	垂直按 2 个电按钮（10 秒内按 6 次）	0.7	
	用健手拧螺丝（55 秒内完成）	0.6	
	用患手拧螺丝（55 秒内完成）	0.6	
72	用笔画五角星	0.6	
	绕线团（15 秒内完成）	0.6	
	用镊子将 5 支钉竖起（35 秒内完成）	0.6	
	将 45 支钉竖起（130 秒内完成）	0.6	
	用健手按 3 个电按钮（10 秒内完成 11 次）	0.6	
	用患手按 3 个电按钮（10 秒内完成 10 次）	0.6	
	水平按 2 个电按钮（10 秒内按 8 次）	0.6	
	垂直按 2 个电按钮（10 秒内按 7 次）	0.6	
	用健手拧螺丝（50 秒内完成）	0.6	
	用患手拧螺丝（55 秒内完成）	0.6	

（徐靖宏　于一佳　陈博　姚建民）

11

第三节 手及上肢先天性畸形的发病率、病因和发病机制

一、发病率

手及上肢先天性畸形是一类常见病，国际手外科学会先天性畸形学会于 1982 年统计了英国、日本和美国的 7 个研究中心的报告结果，其发病率为 1.1‰。笔者等(1982)曾调查了上海市区 35 万新生儿的出生记录，手及上肢畸形的发生率为 0.85‰，由于某些医院的新生儿出生记录不完整，其实际发病率可能要高于此数值。欧洲报道，肢体先天性畸形发生率为活产新生儿的 59.1/10000。在人体先天性畸形中，肢体畸形占 26%。Lamb(1982)报道手及上肢先天性畸形的发生率为 1.8‰，由于同一新生儿可能有两种以上的手及上肢畸形，故其实际发生率为 1.09‰；lvy 报告上肢先天性畸形的发生率高达 8‰；Woolf 等报告了 1951～1967 年美国盐湖城活产新生儿上肢先天性畸形的发生率为 1/1064。

手及上肢先天性畸形可单独出现一种畸形，也可同时出现多种畸形，还可能是多种综合征的表现之一。Froster(1993)报告了 1213913 例活产新生儿，共有 659 例发生肢体缺损，其中 24 例由羊膜束带所致。Giele(2001)报告了西澳大利亚地区 11 年的先天性畸形手的发病率，为 1/506，其中 46% 伴有其他畸形，51% 是双手畸形，17% 是多发性手畸形；最常见的是分化障碍(占 35%)，其次为孪生畸形(占 33%)，形成障碍较少(占 15%)；白种人和黑种人没有区别。

除了总体发病率以外，各类畸形发病率的分类统计研究较少。Cheng 等在 1987 年对 8 个诊所的 1673 例手及上肢先天性畸形患儿的发病状况作了分类统计，有些内容可供参考(表 1-2)。

表 1-2 8 个诊所的 1673 例手及上肢先天性畸形患儿发病状况的分类统计

畸形类别	病例(指)数	所占百分比	比例范围
横向性缺失	128	5%	0.7%～32.5%
纵向性缺失	410	16%	6.6%～37.3%
发育不良	291	11.3%	4.3%～19.3%
环状缩窄	120	4.7%	0.9%～6.5%
赘生	626	24.3%	2.4%～35.9%
巨肢、巨指	22	0.9%	0.5%～2.1%
分化障碍	442	17.1%	8.3%～26.4%
移位	166	6.6%	2.5%～16%
软组织缺失	366	14.2%	1.2%～21.3%

Flatt A.(1994)在他的《先天性畸形手的治疗》一书中记录了 2758 例各类手及上肢先天性畸形的发生率，是有意义的(表 1-3)。

表 1-3　各类手及上肢先天性畸形的发生率

畸形类别	病例(指)数	所占百分比
并指	501	18.2%
多指(全部)	403	14.6%
桡侧多指	184	6.7%
尺侧多指	142	5.1%
中央多指	77	2.8%
指屈曲畸形	189	6.9%
断肢(全部)	186	6.7%
断肢、断手、断指	80	2.9%
断肢、断臂、断前臂	76	2.8%
断肢、断腕	30	1.1%
指侧屈畸形	151	5.5%
短指畸形	143	5.2%
桡侧球棒手	127	4.6%
中央列缺失(分裂手)	106	3.8%
拇指发育不良	97	3.5%
交叉性并指	92	3.3%
弹响指	63	2.3%
Apert 综合征	62	2.3%
Poland 综合征	60	2.2%
环状缩窄	56	2.0%
肌肉肌腱缺失	49	1.8%
肌肉肌腱畸形	45	1.6%
拇指缺失	39	1.4%
尺侧(骨)发育不良	34	1.2%
尺侧手指掌骨缺失	32	1.2%
尺桡骨融合	30	1.1%
尺侧球棒手	28	1.0%
全手发育不良	27	1.0%
巨指、巨肢	26	0.9%
三节指骨拇指	24	0.9%
海豹手	19	0.7%
拇指缺失	19	0.7%
桡侧(骨)发育不良	18	0.6%
指骨融合	15	0.5%
其他	117	4.2%

手及上肢先天性畸形可伴发心血管畸形、造血系统疾病、消化道畸形、颜面畸形、颅脑畸形、泌尿生殖器畸形及下肢畸形等。

约5%的手及上肢先天性畸形是综合征的表现之一。随着遗传学的发展，人们发现手畸形与综合征的关系如下：48种综合征有并指畸形，36种综合征有指侧屈畸形，20种综合征有指屈曲畸形，18种综合征有短指畸形。笔者发现，临床实际比这些统计数字还要多一些，以指屈曲畸形为例，有一半以上是不同综合征的症状之一。

McGuirk（2001）分析了1972～1974年以及1979～1994年美国波士顿地区161252例活产及死产新生儿，肢体畸形的发生率为0.69‰，其原因有：①单纯基因突变、家族遗传以及已知的综合征（24%）；②染色体畸变（6%）；③服用致畸剂（4%）；④血管性损害（35%）；⑤原因不明（31%）。

二、病因

先天性畸形的病因十分复杂，其确切的致畸原因和机制目前仍不十分清楚。致畸原因大致可概括为两种，一种为内因，即遗传因素；另一种为外因，即胚胎时期受外界因素的影响而发生畸形。

（一）遗传因素

遗传因素包括：①染色体异常：即染色体数目或结构异常，因其大多数导致流产、死产，故临床病例并不多见；②基因突变：10%～15%的先天性畸形由基因突变引起，但大多数基因突变并不引起先天性畸形。基因突变分为多基因突变和单基因突变，多基因突变可产生多种先天性畸形；单基因突变有时也可产生多种缺陷，如由单一显性基因引起的尖头并指（趾）畸形。

基因突变与先天性畸形关系密切。p63基因是p53基因家族的成员之一，其在结构上可分为反式激活区（TAD）、DNA结合域（DBD）、寡聚区（OD）和SAM结构域（SAM）（图1-18）。其编码产物为多种具有不同活性的异构体，可分成两大类：①从外显子1开始转录，且具有反式激活区的异构体称为TA异构体；②从另一个位于外显子3和4之间的转录起始位点开始转录，没有反式激活区的异构体称为ΔN异构体，同时，由于3'端剪切方式的不同而产生α、β和γ三种C端不同的异构体。现已证实，p63基因在各种上皮组织的发育、分化、形态发生以及胚胎形成过程中和外胚层的发育及分化中起重要作用。p63基因在人体组织中广泛表达，如食管、肺、皮肤、肌肉、乳腺、脾、淋巴细胞、神经组织、消化系统和泌尿生殖系统等都有不同程度的表达，但在这些组织细胞中的构成和亚细胞定位却有所不同。p63基因表达于肢芽AER，p63基因突变导致AER不能完成分化而保留其结构的完整性。目前已发现p63基因突变存在于先天性缺指（趾）-外胚层发育不良-唇腭裂综合征（ectrodactyly-ectodermal dysplasia-cleft lip/palate syndrome, EEC syndrome）、手足裂畸形（split-hand/split-foot malformation, SHFM）和睑缘粘连-外胚层发育不良-唇腭裂综合征（ankyloblepharon-ectodermal dysplasia-cleft lip/palate syndrome, AEC syndrome）。p63基因的杂合突变主要与外胚层发育不良、口面裂畸形和肢端畸形有关。迄今为止，在先天性缺指（趾）-外胚层发育不良-唇腭裂综合征患者中已发现31个突变点，包括5个突变热点（R204、R227、R279、R280和R304），它们位于p63基因的DNA结合域，影响p63基因与DNA的结合，造成其转录活性的降低（图1-19）。p63基因的SAM结构域在组织发育和分化过程中参与蛋白质之间的相互作用，因此推测，发生于此结构的突变会抑制特异性蛋白质之间的相互作用。

通过细胞染色体中的遗传因子将畸形遗传给下一代，是先天性畸形的主要病因。遗传因素在先天性畸形的发生中起着重要作用，据统计，约5%的手部畸形由遗传所致。由于血缘关系，在有畸形家族史的家庭成员中，畸形的发生率是正常人群的25倍。手部畸形大多为单基因遗传，遗传方式有常染色体显性或隐性遗传和伴性遗传，常见的为常染色体显性遗传。其遗传规律如下：

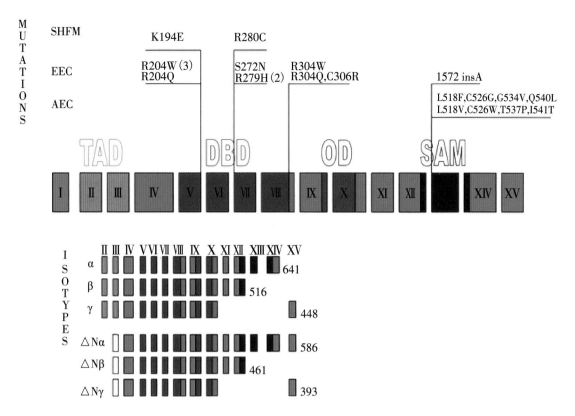

图 1-18　p63 基因的 SHFM、EEC、AEC 突变热点

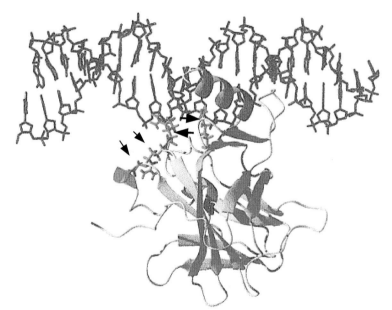

图 1-19　p63 基因的 DNA 结合域条带图
细箭头表示 SHFM 中突变的氨基酸残基(K194 和 R280),粗箭头表示 EEC 中突变的
氨基酸残基(R279 和 R304)

（1）致病显性基因在第 1～22 对常染色体中的某一对上。遗传与性别无关,家族中男女发病机会均等。

（2）每代都可有患者出现,家族中常见连续几代发病。

（3）患者与正常人结婚,其所生子女的畸形发生率为 50%;如果配偶双方均为患者,其子女的畸形发生率高达 75%。

（4）存在不同的表现度，即同一基因型的不同个体虽然都有发病，但病变的严重程度有所不同。

显性遗传所致的常见畸形有并指、短指、分裂手、多指等。隐性遗传常无明显的家族史。性连锁隐性遗传表现为男性发病，女性为致病因子携带者。

近亲结婚也是先天性畸形的主要病因，一般非近亲结婚时，其子女的畸形发生率为1‰；而在近亲婚配中，其子女的畸形发生率达25%～50%，是正常人群的250～500倍。

（二）外界因素

在胚胎时期受外界因素的影响也可发生手部畸形，特别是胚胎内的致畸因素。因为畸形的发生并不涉及染色体中的遗传因子，所以这类畸形在患者的后代中不再出现。导致胚胎发生畸形的关键时期是妊娠后的头3个月，可能与下列因素有关：

1 营养因素 动物实验研究表明，小鼠母体饮食中缺乏维生素C时，胎鼠出生后可发生肢体弯曲畸形。Warkany和Nelson给大白鼠喂饲缺乏维生素B_2的饲料，以后出生的484只小鼠中有189只（39.05%）发生各种先天性畸形，其中一半为前爪畸形。缺乏维生素A可影响胚胎软组织的发育，导致心、眼、横膈及泌尿生殖器等畸形。

在人类，母体缺乏营养的机会很少，但某些胎盘的病变会影响胎儿的营养供应，从而影响胚胎的发育，导致手部畸形的发生。

2 药物因素 许多药物都有致畸作用，如沙利度胺等镇静剂、抗癌药、口服避孕药等。动物实验证实皮质激素、锥虫蓝（台盼蓝）、芥子氮等均能使动物胚胎产生肢体畸形。Kosenow和Pfeiffer（1960）报道了海豹手畸形（上肢短，手直接连于肩部）的发生与妊娠早期服用沙利度胺有关，其发病率达20%以上。沙利度胺曾在1957～1961年间导致欧洲的几千名儿童产生无肢、短肢等畸形，此事件也推动了对先天性畸形的病因及病理研究。此外，有机汞、杀虫剂等也是重要的致畸因子。同一种药物，因其剂量、使用途径、吸收和代谢等的不同，其发生畸形的类型也不相同。

3 放射因素 放射线对胚胎的遗传特征具有决定性的影响，甚至可使发育停止。对大白鼠进行X线照射，发现胎鼠的爪部有水疱、血疱、血肿，胎鼠出生后形成缺肢、缺指、裂肢、多指、并指等多种畸形，同时还发生眼和肾的畸形。第二次世界大战后，随机抽查胚胎前半期受过原子弹爆炸影响的205名儿童，发现其中有28名发生畸形，占13%以上，其发生率远比一般人群高。

4 内分泌因素 Daraiswami在孵育追踪的鸡蛋壳内注入少量胰岛素，可使孵出的雏鸡产生多种畸形，但如果将烟酰胺及维生素B_2与胰岛素一同注入，则可防止畸形的发生。临床上，糖尿病患者的后代畸形发生率较一般正常人群高5～7倍。

5 疾病因素 母体在妊娠后头3个月受到某些病原体的感染，如风疹病毒、巨细胞病毒、弓形体、单纯疱疹病毒、亚洲流感病毒、流行性腮腺炎病毒、梅毒螺旋体等，可导致胎儿畸形。Greeg（1941）发现妊娠后头2个月患风疹者，其胎儿可发生各种先天性畸形，如白内障、听力下降、心脏畸形、骨发育障碍等，这可能是病毒通过胎盘直接影响胚胎的发育所致。也有人认为母体的健康状况不佳可能是导致具有某种畸形遗传因子的胎儿发生畸形的一种辅助因素。此外，母体糖尿病、慢性乙醇中毒等都可导致胎儿畸形。也有报道地中海贫血可造成指动脉栓塞，产生先天性截指畸形。

6 创伤因素 有人认为在胚胎早期，胚胎上的血肿可抑制胚胎某部分的发育，从而造成畸形。在妊娠后期，胎儿生长迅速，羊水逐渐减少，同时腹腔、盆腔压力逐渐增大，特别是双胎或子宫畸形、子宫肌瘤等都会使胎儿肢体受到压迫，活动受限，从而使胎儿肢体屈曲，发生畸形。此外，胎儿在宫内被羊膜束带或纤维环束缚也可产生宫内截肢（指）。

7 环境因素 Jones（1973）将乙醇中毒孕妇所生婴儿的头颅、颜面、四肢、心脏及外生殖器异常，伴有全身发育障碍、精神呆滞的症候群命名为胎儿乙醇综合征，以后有数百例的相关报道，所以孕妇中等度的饮酒已被警告对胎儿有一定的危险性。此外，孕妇吸烟与低出生体重儿有关，他们的平均体重可减少 150～250g。也有报道指出，吸烟可导致流产率与围生期死亡率上升，吸烟孕妇所生子女产生畸形的危险性要比不吸烟孕妇所生子女高 2～3 倍。

三、发病机制

现阶段对上肢先天性畸形真正的发病机制还知之甚少，目前有两种观点：一种认为，发育过程从一开始就是被基因编程好的；另一种认为，发育是序列的生物化学和物理作用的结果，并且受到四维时空的影响，这在畸形的发生上就引出了基因决定论和环境决定论。然而更多的资料表明，多数畸形是两种因素共同作用的结果，但环境因素的影响意义更大。笔者更相信，有些手及上肢先天性畸形是一开始就被基因编程好的，如指屈曲畸形、指侧屈畸形、分裂手和一些并指畸形等，患者常常有明显的家族遗传倾向；另外，环境因素可导致基因突变或改变基因的正常表达，如桡侧球棒手可能属于这一类，基因的缺陷在一定的环境因素作用下才会出现畸形。

在笔者治疗的患儿中，追问到一例家族中有明显的并指遗传病史（图 1-20），其祖辈 5 代，共有直系亲属 38 人，其中 21 人有先天性并指畸形，发生率为 55.3%。在畸形形态方面，均表现为中环指并指，大多为完全性并指，指甲合并，末节指骨融合，其中双手中环指并指 19 例，占 90.5%；单手中环指并指 2 例，占 9.5%。在性别方面，男性 9 例，占 42.9%；女性 12 例，占 57.1%。

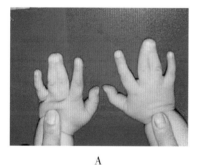 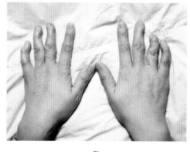 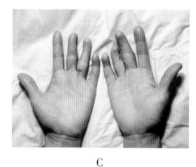

　　A　　　　　　　　　　　　　　B　　　　　　　　　　　　　　C

图 1-20　2 岁半女童，中环指完全性并指，有家族史
A. 患儿的手外观　B、C. 患儿母亲双手完全性并指手术后

Wilson 根据大量实验资料，从理论上把致畸的作用机制归纳为基因突变、染色体畸变、干扰有丝分裂、核酸功能与合成过程改变、蛋白质和酶生物合成前体物质缺乏、能量供应受阻、酶活性抑制、自稳功能紊乱及细胞膜特性改变 9 类。Beckman 和 Brent 从临床角度出发，将人类致畸源的作用机制分为细胞死亡、有丝分裂延迟、细胞周期延长、分化迟缓、强迫体位、血管供应不足、组织发生障碍、细胞迁移抑制等多种。

（王炜　姚建民）

第四节　手及上肢先天性畸形的病理学和遗传学

一、病理学

胚胎发育的全部过程都是在基因的调控下表达的,各组织细胞的发生按照一定的遗传信息在分化发育中相互制约,通过组织细胞的繁殖、分化、局部生长与退化、吸收等不同机制,形成各器官的原基。应该指出,发育区是胚胎中的一个区域或一组细胞,可作为一个整体对内源性或外源性刺激作出反应。发育区的缺陷与原始细胞的功能紊乱、多种组织间的相互作用有关,如嘴侧的中胚层发育失调可引起头面部的多发性畸形,下丘脑或血管组织的失调可引起生殖器和心脏的畸形。在胚胎发育过程中,任何水平上的干扰、障碍都会出现各种发育不良、功能障碍,导致各种先天性畸形、异常,甚至引起发育终止而死亡。在发育的各个水平上所产生的异常表型包括:①代谢障碍:可能表现为常染色体隐性或显性遗传病。②组织发生障碍:若影响2~3个胚层及其衍化的组织结构,则表现程度较重;反之,临床表现较轻,遗传方式也可能为显性或隐性。③器官形成障碍:即器官发生结构和功能上的缺陷,可出现各种先天性畸形,占新生儿畸形的2%~7%,1%的新生儿有多发畸形。④变形障碍:通常发生在受孕3个月以后的胎儿期,表现为身体有关部位的形态和结构发生明显改变,主要为局部受累。在胎儿期,无论是单卵双胎还是双卵双胎,均可因胎儿受挤而导致变形,这类变形占新生儿畸形的2%,可以在出生后进行矫正。

根据胚胎发育的规律,不同的发生方式可产生各种畸形,Patten曾提出6种方式:①生长过少;②吸收过少;③吸收过多;④在错误的部位吸收;⑤在异常的位置生长;⑥组织或结构的过度生长。Arey提出类似的9种方式:①不发育;②发育不全;③发育受阻;④相邻原基粘连;⑤生长过度;⑥错位;⑦错误迁移;⑧不典型;⑨返祖。Cohen(1981)所列的畸形发生方式如表1-4所示。

表 1-4　胚胎形态异常所致的先天性畸形

类型	临床表现
形态发育不全	
发育缺如	无臂、无鼻、肾不发育、无肛
发育不全	软骨发育不全、头畸形、小颌畸形
关闭不全	腭裂、唇裂、虹膜缺损
分隔不全	并指(趾)、动脉干永存
迁移不全	泄殖腔外翻(睾丸下降不全)
旋转不全	肠旋转不全(内脏转位)
消退不全	鼻后孔闭锁、Meckel憩室
早期位置保留	低位耳、隐睾
形态发生过多	多指(趾)、巨指(趾)、大耳垂
形态发生迷乱	纵隔甲状腺、睾丸旁脾

二、遗传学

(一)单基因遗传

在染色体上按直线顺序成对地排列于同源染色体上的等位基因可分为显性与隐性,显性基因通常以 A 表示,隐性基因以 a 表示。同源染色体上,若每对等位基因的性质相同,如共为显性(AA)或共为隐性(aa),即为纯合体;相反,若每对等位基因的性质不同,如 Aa,即为杂合体。一对等位基因中有一个基因存在,呈杂合体(Aa)即可表现遗传性状或遗传病者,称为显性基因;若一对等位基因只有呈纯合体(aa)方可表现遗传性状或遗传病者,称为隐性基因。隐性致病基因呈杂合体(Aa)时,由于有正常的显性基因 A,使隐性致病基因 a 的作用不能表达,此种杂合体不发病,即表型正常,但能将致病基因 a 传给后代,称为致病基因携带者。鉴于此,单基因遗传病可分为显性遗传与隐性遗传两类;由于单基因可位于常染色体或性染色体上,故又可分为常染色体显性、隐性遗传与性染色体显性、隐性遗传。

1 常染色体显性遗传　一种遗传性状或致病基因位于第 1～22 对常染色体上,其等位基因呈杂合体(Aa)即可表现遗传性状或遗传病者,称为常染色体显性遗传(autosomal dominant inheritance),简称常显遗传。其传递方式为:①基因型为杂合体(Aa)即可发病,若为纯合体(AA)则病情更重;②每次生育可有 1/2 的子代发病;③男女发病机会相等;④每代均有发病者;⑤若父母无病,子代有发病者,可能为基因突变或外显率不全。在先天性分裂手(足)畸形中,SHFM1(7q21.2～22.1,61、62)、SHFM3(10q24～25,37～40)、SHFM4(3q27)为常染色体显性遗传,由 p63 基因突变所引起。

与先天性畸形有关的常染色体显性遗传病主要有并指、多指、成骨发育不全、软骨发育障碍(不全)、多发性骨骺发育不良、马方综合征、神经纤维瘤等。

2 常染色体隐性遗传　一种遗传性状或致病基因位于 1～22 对染色体上,其等位基因呈纯合体(aa)方可表现遗传性状或遗传病者,称为常染色体隐性遗传(autosomal recessive inheritance),简称常隐遗传。其传递方式为:①基因型为纯合体(aa)方可发病;②子代有发病者,父母均为杂合体(Aa)表型正常的携带者;③每次生育可有 1/4 的子代发病,2/4 为携带者,1/4 为正常人;④男女均可发病;⑤一般散在发病;⑥近亲婚配者,其子代发病率明显增高。

3 X 染色体遗传(性连锁遗传)　是指一种遗传性状或致病基因位于性染色体上,其中多数位于 X 染色体上,故又称 X 连锁遗传。例如 SHFM2(Xq26)即为 X 染色体遗传位。位于 X 染色体上的致病基因有显性与隐性之别,显性者基因组合呈杂合体(Aa)时即可发病,称为 X 连锁显性遗传;隐性者基因组合只有呈纯合体(aa)时方可发病,杂合体(Aa)为携带者,称为 X 连锁隐性遗传。男性的性染色体中只有一条 X 染色体,Y 染色体较小,与 X 染色体无相应的等位基因,只有成对的等位基因中的一个基因,称为半合子(hemizygote),因此男性不可能有纯合体。尽管致病基因是隐性的,但男性只要有一致病基因呈半合子即可发病,所以性染色体遗传病患者多为男性,女性常为携带者。若一种遗传性状或致病基因位于 Y 染色体上,X 染色体上缺少相应的等位基因,此种基因将随 Y 染色体传递,即由父传子、子传孙,而女性没有 Y 染色体,就不能传递有关基因。在 Y 染色体上定位的基因较少,其中最重要的是:①睾丸决定因子,位于 Yp(Y 短臂 1 区 1 带 3 亚带);②精子缺乏基因,位于 Yq(Y 长臂 1 区 1 带);③身材因子(STA),位于 Yq(Y 长臂 1 区 2 带);④齿形大小基因,位于 Yq。

(二)多基因遗传

多基因遗传在诊断上除依据各病的临床表型外,不同于单基因遗传病的诊断。

许多遗传性状,如身高、体形、智力、血压、寿命等数量性状及多种遗传性疾病,控制它们的遗传基础不是1对单基因,而是2对以上的多基因,称为多基因遗传。确定某种疾病是否有多基因遗传基础,必须先调查该病在群体中的发病率和一级亲属的发病率,如有明显差异则提示有遗传基础,并可作为多基因遗传病的诊断依据之一。

多基因遗传病的病因较复杂,对其易感基因的定位和遗传分析是目前研究的新热点。国内外研究者从改进实验技术和分析方法等方面开展研究,包括连锁分析、受累同胞和受累家系成员分析、关联研究和动物模型的多基因分析等,目前已取得了一些进展,使多基因遗传病易感基因的定位和克隆得以开展,并使多基因遗传病的基因诊断和治疗成为可能。

(徐靖宏　陈加亮　王炜)

参考文献

［1］ Burke A C, Nelson C E, Morgan B A, et al. HOX genes and the evolution of vertebrate axial morphology[J]. Development, 1995,121(2): 333-346.

［2］ Ng J K, Kawakami Y, Buscher D, et al. The limb identity gene TBX5 promotes limb initiation by interacting with WNT2b and FGF10[J]. Development, 2002,129(22): 5161-5170.

［3］ Sekine K, Ohuchi H, Fujiwara M, et al. FGF10 is essential for limb and lung formation[J]. Nat Genet, 1999,21(1): 138-141.

［4］ Basson C T, Bachinsky D R, Lin R C, et al. Mutations in human TBX5 cause limb and cardiac malformation in Holt-Oram syndrome[J]. Nat Genet, 1997,15(1): 30-35.

［5］ Laufer E, Dahn R, Orozco O E, et al. Expression of radical fringe in limb-bud ectoderm regulates apical ectodermal ridge formation[J]. Nature, 1997,386(6623): 366-373.

［6］ Niemann S, Zhao C, Pascu F, et al. Homozygous WNT3 mutation causes tetra-amelia in a large consanguineous family[J]. Am J Hum Genet, 2004,74(3): 558-563.

［7］ Zakany J, Zacchetti G, Duboule D. Interactions between HOXD and Gli3 genes control the limb apical ectodermal ridge via FGF10[J]. Dev Biol, 2007,306(2): 883-893.

［8］ Rodriguez-Esteban C, Schwabe J W, De La Pena J, et al. Radical fringe positions the apical ectodermal ridge at the dorsoventral boundary of the vertebrate limb[J]. Nature, 1997,386(6623): 360-366.

［9］ Boehm B, Westerberg H, Lesnicar-Pucko G, et al. The role of spatially controlled cell proliferation in limb bud morphogenesis[J]. PLoS Biol, 2010,8(7): 1000420.

［10］ Barrow J R, Thomas K R, Boussadia-Zahui O, et al. Ectodermal WNT3/beta-catenin signaling is required for the establishment and maintenance of the apical ectodermal ridge[J]. Genes Dev, 2003,17(3): 394-409.

［11］ Kawakami Y, Capdevila J, Buscher D, et al. WNT signals control FGF-dependent limb initiation and AER induction in the chick embryo[J]. Cell, 2001,104(6): 891-900.

［12］ Saunders J W. Is the progress zone model a victim of progress?[J]. Cell, 2002,110(5): 541-543.

［13］ Johnson R L, Tabin C J. Molecular models for vertebrate limb development

［J］. Cell, 1997,90(6): 979-990.

［14］Zguricas J, Bakker W F, Heus H, et al. Genetics of limb development and congenital hand malformations［J］. Plast Reconstr Surg, 1998,101(4): 1126-1135.

［15］Parr B A, McMahon A P. Dorsalizing signal WNT7a required for normal polarity of D-V and A-P axes of mouse limb［J］. Nature, 1995,374(6520): 350-353.

［16］Simoneau M, Paillard J, Bard C, et al. Role of the feedforward command and reafferent information in the coordination of a passing prehension task［J］. Exp Brain Res, 1999,128: 236-242.

［17］刘斌,高英茂.人体胚胎学［M］.北京:人民卫生出版社,1996.

［18］王炜.整形外科学［M］.杭州:浙江科学技术出版社,1999:1214-1248.

［19］邹仲之.组织学与胚胎学［M］.第5版.北京:人民卫生出版社,2001.

［20］洪光祥,王炜.手部先天性畸形［M］.北京:人民卫生出版社,2004.

［21］Pehoski C, Henderson A. Hand function in the child: foundations for remediation ［M］. St. Louis: Mosby, 1995.

［22］Napier J R, Napier P H. A handbook of living primates［M］. New York: Academic Press, 1967.

［23］Erhardt R P. Developmental hand dysfunction: theory, assessment, and treatment ［M］. Tucson: Therapy Skill Builders, 1989.

［24］Gupta A, Kay S P, Scheker L R. The growing hand［M］. London: Mosby, 2000:71-81.

［25］Folio M R, Fewell R R. Peabody Developmental Motor Scales: examiner's manual ［M］. 2nd ed. Austin, TX: Pro-ed, 2000.

［26］Gebhard A R, Ottenbacher K J, Lane S J. Interrater reliability of the Peabody Developmental Motor Scales: fine motor scale［J］. Am J Occup Ther, 1994,48(11): 976-981.

［27］Palisano R J. Concurrent and predictive validities of the Bayley Motor Scale and the Peabody Developmental Motor Scales［J］. Phy Ther, 1986,66(11): 1714-1719.

［28］Hu Z J, Yu X F, Li Q H, et al. One family investigation and pathogeny research on ectrodactyly, absence of radius side part palm and split foot malformation［J］. Zhonghua Yi Xue Yi Chuan Xue Za Zhi, 2004,21(5): 482-484.

［29］Ianakiev P, Kilpatrick M W, Toudjarska I, et al. Split-hand/split-foot malformation is caused by mutations in the p63 gene on 3q27［J］. Am J Hum Genet, 2000,67(1): 59-66.

［30］Sifakis S, Basel D, Ianakiev P, et al. Distal limb malformations: underlying mechanisms and clinical associations［J］. Clin Genet, 2001,60(3): 165-172.

［31］李正,王慧贞,吉士俊.先天畸形学［M］.北京:人民卫生出版社,2000:18-19.

［32］Rios J J, Paria N, Burns D K, et al. Somatic gain-of-function mutations in PIK3CA in patients with macrodactyly［J］. Hum Mol Genet, 2013,22(3): 444-451.

［33］Krengel S, Fustes-Morales A, Carrasco D, et al. Macrodactyly: report of eight cases and review of the literature［J］. Pediatr Dermatol, 2000,17(4): 270-276.

［34］Al-Qattan M M, Al Abdulkareem I, Al Haidan Y, et al. A novel mutation in the SHH long-range regulator(ZRS) is associated with preaxial polydactyly, triphalangeal thumb, and severe radial ray deficiency［J］. Am J Med Genet A, 2012,158A(10): 2610-

2615.

　　[35] Celli J, Duijf P, Hamel B C, et al. Heterozygous germline mutations in the p53 homolog p63 are the cause of EEC syndrome[J]. Cell, 1999, 99(2): 143-153.

　　[36] Wessagowit V, Mellerio J E, Pembroke A C, et al. Heterozygous germline missense mutation in the p63 gene underlying EEC syndrome[J]. Clin Exp Dermatol, 2000, 25(5): 441-443.

第二章
手的功能解剖、检查和功能评定

第一节 手的功能解剖

人类的手具有非常精确和复杂的功能,其相关的解剖学包括臂丛神经、从肩胛带到指端的各类结构等。结合本专业特点,本节仅介绍腕和手部的功能解剖。

一、手的功能

(一)手的姿位

为了完成复杂的动作,手可以做出各种各样的姿势,这些姿势的完成既有赖于肌肉收缩产生足够的力量,又需要肌肉协调一致产生极其精准的动作。手的皮肤,尤其是掌侧的皮肤含有大量感觉感受器,它们可以感知物体的质地、外形及其产生的微小变化;在肌肉和关节部位存在大量本体感受器,它们可以感受手部姿势的微小变化,这些感受器可以保证手部动作精准而流畅。手的姿位有以下两种:

1 休息位 当睡眠或休息时,前臂及手部肌肉松弛,此时手呈现出一种特殊的自然状态,称为休息位。这种静止的位置是依靠韧带等组织来维持的,表现为腕关节背伸 10°～15°,轻度尺偏;拇指尖靠近食指中节桡侧,其余四指呈半屈曲状,屈曲程度由食指向小指逐渐增加,且指尖指向舟骨结节,这说明手屈侧的力量超过伸侧(图 2-1)。当被动屈、伸腕关节时,各手指随之出现相应的伸、屈动作。正确了解手的休息位及其变化是诊断和治疗手部伤病的重要基础,如某指屈肌腱断裂,该手指在休息位时不呈半屈状反而伸直;当采用肌腱移植术修复屈、伸肌腱时,将其调节到休息位作吻合,其张力最佳。

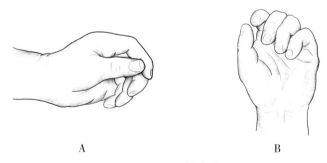

A   B

图 2-1 手的休息位

2 功能位 能最大限度地发挥手功能的体位称为功能位。此时腕背伸 25°～30°,尺偏约10°,

掌指关节屈30°～45°,近侧指间关节屈60°～80°,远侧指间关节屈10°～15°,拇指的腕掌关节充分外展,拇指呈对掌位,其他四指分开。如将一个网球握在手中,即可基本体现出手的功能位状态(图2-2)。在临床工作中,手部骨折复位或指关节融合时均应将手置于功能位。

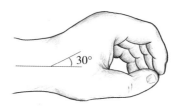

图2-2　手的功能位

（二）手的运动功能

1　捏持　是手指的精细动作,包括指腹捏持,指尖捏持,拇、食指的侧方捏持,以及多指的抓捏、旋扭等动作。

2　握　是手指和手掌用力屈曲的结果,用于粗重工作时。

3　提　是手指用力屈曲持物的动作。

4　夹　是两手指彼此靠近持轻细物体的动作。当指关节伸直夹物时，主要是骨间掌侧肌收缩；当指关节屈曲夹物时,则是骨间掌侧肌和屈指肌共同收缩。

5　推　是腕关节背伸,手掌触物,前臂和上臂肌肉共同用力的动作。

6　弹拨　是指端突然而急剧的屈、伸动作,可两指协同,也可单指进行。多见于某些弦乐演奏及生活动作中,与指甲的存在关系较大。

了解手的动作(图2-3)除了能在手伤病时用于体检外,对手康复的作业训练也有重要意义。

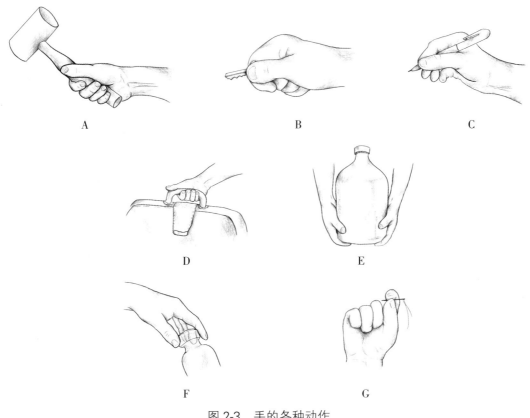

图2-3　手的各种动作
A. 握　B. 旋　C. 执　D. 提　E. 搬　F. 拧　G. 捏

（三）手的感觉功能

人体手部感觉最为敏感的部位是手掌侧，特别是指端，这对于手完成各种复杂的精细动作十分重要。以前经常过多地强调神经损伤后恢复运动功能的重要性，而对于感觉功能的恢复却重视不够，实际上，手部任何微小的感觉损伤都会对手的精细运动功能造成影响。手除具有灵敏的痛、温、触、压等感觉外，具有实体感觉是其特殊之处。实体感觉是指上述各种感觉以及生活经验的积累，通过大脑综合分析后所具有的一种特殊功能，它能使人类在不用眼看的情况下，仅靠手的接触就可辨别出物体的种类，并做出一些精细动作。当指腹皮肤缺损行皮片移植术后有可能恢复粗大的感觉，但实体感觉却不能恢复。强调手的感觉功能是为了在手损伤后的修复手术中重视感觉神经的修复。

（四）手的功能分区

从手的结构和功能方面可将手划分为三个区（图 2-4A）：

1　Ⅰ区　包括拇指及大鱼际区，主要行使对掌、对指功能。

2　Ⅱ区　包括食、中指及相应的第 2、3 掌骨，可协同拇指的对指功能；又因第 2、3 掌骨相对固定，其纵轴与桡骨纵轴接近重合，故起到力的传递作用。

3　Ⅲ区　包括环指、小指、小鱼际及第 4、5 掌骨，其主要功能是加强握力，形成横弓。

也有人将手划分为 4 个区（图 2-4B）。

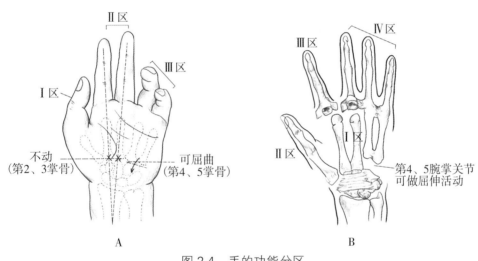

图 2-4　手的功能分区

（五）手功能的特殊性

（1）利手与非利手的功能差异较大，这在手功能重建及医疗鉴定中有一定的意义。

（2）手的代偿能力较强，对部分功能障碍有一定的代偿能力。尤其是儿童期发生的部分功能障碍，成年后往往出现令人惊异的代偿效果，故对儿童进行复杂的手功能重建术宜慎重。

（3）前臂旋转功能的好坏将直接影响手功能的正常发挥，故在处理前臂损伤时应注意保护旋转功能。

（4）与下肢假肢的效果相比较，目前尚无能恢复手部功能的理想假手。

（5）上肢短缩（特别是上臂短缩）对手功能的影响较小，这与下肢短缩对足功能的影响大不相同。

（6）利用肌腱、肌肉、神经移位或移植术重建手部功能的研究和应用较下肢多，也更为深入。

二、手的表面解剖

1　指纹　手指腹的皮纹各不相同，其具有强化指腹感觉等作用。指纹是刑事侦查中的一种重要依据,但随着指端修复中植皮或皮瓣的广泛应用,使指纹发生变化,成为指纹鉴定中一个值得注意的问题。

2 掌纹 手指近、远侧指间关节处的皮纹基本与关节线平行;指根部的皮纹则在近节指骨基部水平,远离掌指关节。远侧掌横纹与掌指关节水平相近,中间掌横纹是掌浅弓血管弧形的最高点。大鱼际皮纹与中指尺侧纵轴线的交点相当于掌深弓血管的远端和正中神经大鱼际肌支分支处。近侧腕横纹平行于桡腕关节面(图 2-5)。在掌纹的深面缺乏皮下组织,直接与屈肌腱鞘相连,故此处的切割伤往往累及腱鞘、屈肌腱及关节囊等。

3 鼻烟窝 腕关节在中立位,拇指背伸、轻度内收,在腕背桡侧可见一尖端向远侧的三角形凹陷,称为鼻烟窝。其尺侧缘为拇长伸肌腱,桡侧缘为拇短伸肌腱,远端是第 1 掌骨基部,近端是桡骨茎突,底部为大多角骨及舟骨结节背侧。在此窝内有头静脉、桡动脉深支及桡神经浅支经过(图 2-6)。当上述肌腱断裂时,鼻烟窝轮廓变得不清晰;舟骨骨折时可出现鼻烟窝肿胀,并有压痛。

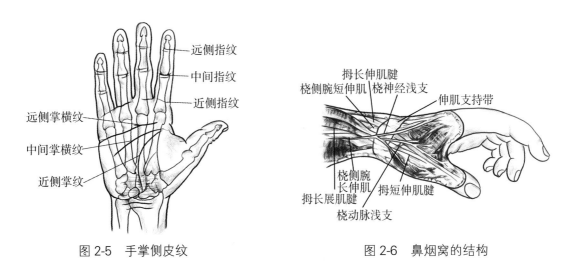

图 2-5　手掌侧皮纹　　　　　　　　图 2-6　鼻烟窝的结构

4 腕掌侧肌腱 腕关节于中立位,用力握拳,此时在腕横纹处可见到或摸到几根呈弦状隆起的肌腱,位于正中最明显者为掌长肌腱,其桡侧缘为桡侧腕屈肌腱,尺侧缘为尺侧腕屈肌腱。在尺侧腕屈肌腱和掌长肌腱之间有中、环指的指浅屈肌腱。正中神经位于掌长肌腱与桡侧腕屈肌腱之间,且略偏掌长肌腱侧,其位置较浅,作腕部正中神经阻滞时应注意此点。尺神经、尺动脉和尺静脉位于尺侧腕屈肌腱的桡侧,桡动脉位于桡侧腕屈肌腱的桡侧(图 2-7)。

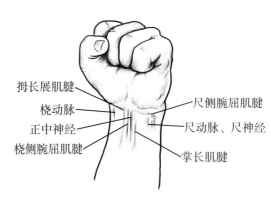

图 2-7　腕掌侧的表面解剖

5 肌性标志 手掌桡侧隆起为大鱼际肌,尺侧为小鱼际肌,手背各掌骨间为骨间背侧肌。当正中神经或尺神经损伤后,这些肌肉会相应地发生萎缩。

6　骨性标志　豌豆骨位于腕横纹远侧和小指尺侧纵轴的交点上,它与远侧的钩骨共同成为腕横韧带的附着点之一,尺神经和尺血管紧邻其桡侧。舟骨结节位于腕横纹远侧与中指桡侧纵轴的交点上,它是食、中、环、小指自然屈曲时的纵轴交点,也是掌、指骨骨折复位时判断是否有旋转移位的重要标志。桡骨茎突和尺骨茎突易于看到和扪及,是了解有无骨折移位、畸形以及桡腕关节、尺桡下关节是否稳定的标志。此外,桡骨茎突处压痛可提示拇短伸肌腱、拇长展肌腱腱鞘炎,尺骨茎突远侧压痛则可能有三角纤维软骨或韧带损伤。

7　虎口　位于第 1、2 掌骨间的软组织间隙称为虎口,相当于拇、食指间的指蹼。皮肤下面在背侧为第 1 骨间背侧肌,在掌侧为拇收肌。正常情况下,虎口可外展约 90°,其作用是有利于拇指对掌、加强指功能的发挥和增强握力。若发生内收肌挛缩或皮肤瘢痕挛缩造成虎口狭窄,将明显影响手的功能。虎口背侧皮肤感觉是桡神经的单一支配区,临床上常作为判断桡神经损伤的标准之一。

三、手的功能解剖

（一）皮肤的特点

1　掌面皮肤

（1）感觉敏感:在手掌皮内及皮下有密集的神经末梢结构及复合神经网,其密度超过身体中的任何一个部位,故感觉特别敏感。位于指腹表皮内的 Meissner 小体对轻微触觉敏感,而其下方的 Merkel 触盘可感受一般触觉。真皮内的 Ruffini 小体与热感觉有关、Krause 小体则与冷感觉有关,真皮深层的环层小体与压力觉有关,而痛觉则由末梢的无髓鞘纤维传导。

（2）持物较稳定:手掌部没有毛发及皮脂腺,故持物较稳定。由此也提示手掌侧包块不能诊断为皮脂腺囊肿。

（3）角质层厚:手掌的角质层特别厚,可增加对物理损伤的抵抗力。

（4）移动性较小,利于持物:手掌的真皮与深筋膜或骨膜(指端或关节)有一种复杂的纤维筋膜结构相连,并形成细小间隔,有脂肪组织充填于其间(与骨膜相连者又称为骨皮韧带),因此使得掌侧皮肤移动性较小,利于持物。掌侧皮肤缺损时用其他部位的皮瓣或皮肤移植修复后缺少了此种结构,在捏持细小或圆形物体时易于滚动、滑落。

（5）利于手指屈曲活动:掌、指横纹有利于手指屈曲活动。先天性痴呆症患者常见掌指横纹缺乏或走向异常,21-三体综合征患者常见"通贯手"掌纹。

2　手背皮肤

（1）薄而松弛:手背皮肤的角质层和透明层薄,皮下组织少,结缔组织松弛,静脉和淋巴管多,故易引起创伤,感染时容易扩散且肿胀明显。

（2）弹性好:手背皮肤弹性好、移动性大,有利于握拳及手指充分屈曲。

（二）指甲

指甲是指端的一种特殊结构,包括甲板、甲床、甲基质、甲上皮、甲下皮、甲半月和内侧的甲沟。甲板是表皮角质层的衍生物,而皮肤的颗粒层、棘细胞层和基底层则转化为甲基质和甲床。甲半月的形成尚不太清楚,目前认为可能是角质层中的细胞对光线散射后形成的。甲上皮与甲根背侧表皮相连;甲下皮则是指甲游离缘处甲床的延伸部分,与指端皮肤相连(图 2-8)。指甲的功能有:①甲床与指骨骨膜紧密相连,甲板坚硬,故是远节指骨的良好保护层,也是远节指骨骨折后的一种天然外固定物;②能防止指腹软组织向背侧旋转,使指端有良好的捏持功能;③指腹所受压力被指甲阻挡,并产生一反作用力,使指腹受压更明显,能起到增强指腹感觉的作用;④可辅助完成生活中的一些特殊动作,如剥果皮、搔抓、解绳结和弹拨小物体等;⑤指甲也是人体美的重要修饰部分,缺乏

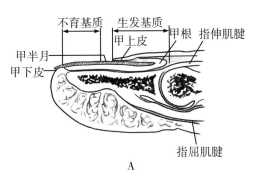
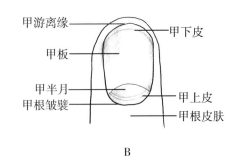

图 2-8 指甲的结构

A. 剖面 B. 表面

指甲的手指会给人一种怪异的感觉。指甲再生的时间因人而异,通常需要 3～6 个月。

（三）掌腱膜

掌腱膜是位于手掌皮下组织深面的一层坚实的筋膜,其近侧与掌长肌腱和腕横韧带相连;远侧分为四束,止于食、中、环、小指腱鞘和掌指关节侧副韧带上;中央呈三角形,较厚;两侧变薄,延伸为大、小鱼际筋膜(图 2-9)。掌腱膜与皮肤之间有纵行纤维相连,起到固定手掌皮肤的作用,并能增强手掌的持物功能。由于掌腱膜坚韧,使手掌深部的感染难以向掌侧穿出,故掌部感染时手背的表现反而更为明显。由于掌腱膜与屈肌腱鞘相连,故其挛缩时可使掌指关节及指间关节屈曲,不能伸直。

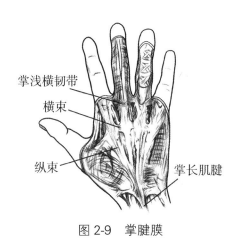

图 2-9 掌腱膜

（四）骨、关节和韧带

1 骨

（1）指骨:除拇指仅有近、远节指骨外,其他四指均由近、中、远三节指骨组成。从指骨的纵断面看,背侧呈一直线,掌侧呈轻微的弧形凹陷,这可能与屈肌腱较为粗大有关;从横断面看,均呈向背侧突出的双屈线。

（2）掌骨:有 5 根掌骨,其纵断面的形态近似指骨,横断面则近似于底边向背侧的三角形,这种结构使得手背皮下的掌骨面较平滑,较少有表面组织的摩擦和损伤。掌面三角形间隙容纳骨间掌侧肌,以尽可能少地减少掌侧厚度,以利于握物。

（3）腕骨:分近、远两排。近排腕骨包括舟骨、月骨、三角骨和豌豆骨,月骨和部分舟骨的近侧对应桡骨下端,形成桡腕关节。远排腕骨包括大多角骨、小多角骨、头状骨和钩骨,前三者分别与第1、2、3 掌骨,后者与第 4、5 掌骨形成腕掌关节。临床上以舟骨、月骨、大多角骨的问题较常见,这与它们的解剖结构有一定关系。舟骨的大部分为关节软骨面,仅在腰部后方及前方有血管经桡腕韧带进入骨内,故舟骨腰部或近端骨折时易发生近侧骨块的缺血性坏死。舟骨腰部外侧面在腕关节桡偏时可直接受到桡骨茎突的撞击,是发生骨折的解剖基础。舟骨的骨化中心有两个或更多,当为两个时则形成双舟骨变异,刚好在腰部一分为二,常易误诊为陈旧性骨折。月骨的尺、桡、远、近侧均为关节软骨面,其血供来自掌、背侧韧带的小血管,当完全脱位韧带断裂或慢性损伤血管闭塞时均可发生缺血性坏死。月骨是由两个骨化中心融合而成的,如不融合,小的一个称为月上小骨。月骨偶尔与三角骨融合为一,但两者之间仍存在一假性骨折线,这些均值得注意。大多角骨有三个关节面,其中最重要的是与第 1 掌骨形成的马鞍状关节,它是各掌指关节中活动度最大的关节,可直接影响拇指的功能。大多角骨掌面偏内有一条沟,桡侧腕屈肌腱通过其间;背面有两个隆起,拇长伸肌腱由此经过。

（4）籽骨:在拇指掌指关节掌侧有两个小的籽骨,拇长屈肌腱就位于两籽骨之间。若籽骨位置异常,则先天性腱鞘炎的发生率增加。此外,还可在拇指指间关节、食指和中指掌指关节掌侧,偶尔在环、小指掌指关节处发现籽骨。

（5）副骨:手部副骨均在腕骨附近,文献报道数目较多,但临床工作中并不常见。了解可能出现的副骨对腕部骨病损的鉴别诊断有一定的意义(图 2-10)。

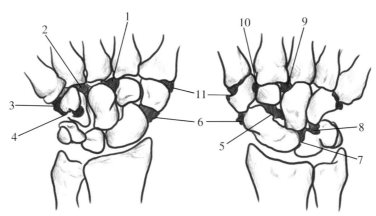

图 2-10　腕骨的副骨

（6）其他少见情况:一些儿童指骨骨骺密度极高,称为象牙骨骺,但一般不影响指骨发育,不能轻易判断为骨骺炎。儿童指骨骨骺呈锥状时,可能与骨骺中央供血不足有关。一般认为,单指锥状骨骺为一种先天性变异,而多指锥状骨骺常属病理性改变。

2　关节和韧带

（1）指间关节:是一种单轴关节,除拇指仅一个外,其他四指均有近侧和远侧两个指间关节。指间关节的关节囊较薄弱,靠四周的韧带和肌腱加强其稳定性。关节侧方有从指骨头侧上方斜向前下至另一指骨基底部的侧副韧带加强。侧副韧带可分为束状部和扇形部,后者又称为副侧副韧带。侧副韧带的束状部在伸直位时松弛,屈曲位时紧张,故指间关节在伸直位固定过久,松弛的束状部挛缩,手指就难以屈曲。反之,副侧副韧带在伸直位较紧张,屈曲位松弛,但由于其较薄弱,制动位置对关节活动影响不大,故侧副韧带挛缩时仅切除束状部即能矫正畸形(图 2-11)。在关节掌面有掌侧副韧带,即掌板,该韧带中、远侧部分由纤维软骨板组成,远端与指骨骨膜相连;近侧部分为纤维组织,与近端指骨骨膜相连;两侧与副侧副韧带连接。指间关节屈曲时主要是近侧纤维膜发生皱褶,而软骨板不会变形,从而保证了指屈肌腱在软骨板表面的正常滑动。因为掌侧副韧带远端是软骨板与骨膜相连处,两者抗张力的强度差别较大,故其发生撕裂的机会大大超过了近端的纤维膜与骨膜相连处。

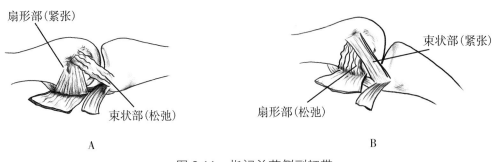

扇形部(紧张)

束状部(松弛)

A

束状部(紧张)

扇形部(松弛)

B

图 2-11　指间关节侧副韧带
A. 指间关节伸直位　B. 指间关节屈曲位

　　(2)掌指关节:属于多轴球窝关节,除了屈、伸动作外,在伸直位可有一定程度的侧向活动;拇指掌指关节还有轻度的旋转动作。掌指关节的韧带结构与指间关节基本相同,但侧副韧带的作用显得更为突出,而掌侧软骨板的强度却较指间关节薄弱。拇指掌指关节的掌板处含有两个籽骨,这与其他手指的掌指关节是有区别的。籽骨常被包裹在副侧副韧带与软骨板的连接处,如有必要切除籽骨,则应同时修复副侧副韧带和软骨板的连接处。

　　(3)掌骨头横韧带:在第 2～5 掌骨头之间有三条掌骨头横韧带,宽约 1cm,与相邻的掌侧软骨板相连。该韧带的主要作用是握物时控制掌骨不至于过度分散,从而加强握力。在韧带掌侧有指固有血管神经束,背侧有骨间肌腱膜。第 1、2 掌骨头之间无此种结构,以利于虎口的开大和拇指活动。

　　(4)掌骨间关节:在第 2～5 掌骨基底部的侧方有三个掌骨间关节,关节的掌侧和背侧分别有韧带加强。这是一种矢状面的微动关节,其关节囊与腕掌关节相通。

　　(5)腕掌关节:由掌骨基底部与远排腕骨构成,其组成关系前面已描述。在腕掌关节中,第 2、3腕掌关节最稳定,很少活动;环指腕掌关节有 15°左右的屈、伸活动;小指腕掌关节有 30°左右的屈、伸活动。拇指腕掌关节特别重要,有屈、伸、收、展和部分旋转动作,该关节一旦在非功能位发生强直,拇指的大部分功能就会丧失。

　　(6)腕骨间关节:包括近、远排的腕骨间关节(腕中关节)和各腕骨之间的关节。由于腕中关节近、远排的腕骨位置不在同一平面,故其关节线呈一开口较大的 U 形,其尺侧较平缓,桡侧较直。当舟骨腰部骨折后,腕中关节的活动力线就会通过骨折线,这是影响骨折愈合的原因之一(图 2-12)。各腕骨间关节较多,彼此之间以骨间韧带和掌、背侧的韧带相连,血供也从这些韧带进入各个腕骨。腕掌侧的桡腕韧带(包括桡头韧带、桡月韧带、桡舟韧带等)和头钩韧带之间有一间隙,刚好是月骨的远侧部,是掌侧韧带结构的薄弱区。此间隙在腕背伸时变大,掌屈时变小,故过度背伸位受力时,月骨易从此间隙向掌侧脱位(图 2-13)。

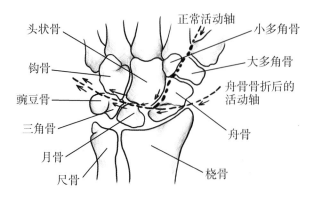

头状骨

钩骨

豌豆骨

三角骨

月骨

尺骨

正常活动轴

小多角骨

大多角骨

舟骨骨折后的活动轴

舟骨

桡骨

图 2-12　腕中关节力线和舟骨骨折后力线的变化

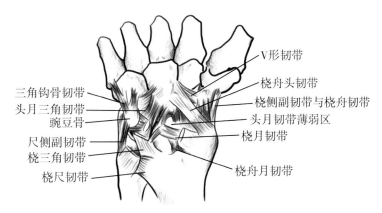

图 2-13　月骨掌侧脱位的解剖基础

（7）桡腕关节：由桡骨下端与舟、月骨组成。桡骨下端关节面存在向尺侧倾斜 20°、向掌侧倾斜 15°的生理角度，是桡骨下端骨折复位时的一个重要标志，也与腕部的正常活动范围有关。腕部的屈、伸动作由桡腕关节和腕中关节共同完成，由于活动范围不同，上述两关节的活动度也不同（图 2-14）。行桡腕关节固定术后，腕部仍能保留一部分屈、伸功能。

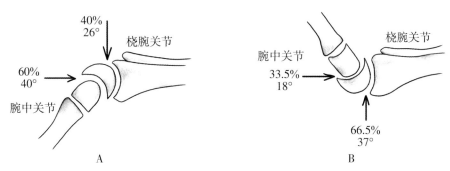

图 2-14　腕关节做屈、伸活动时，桡腕关节和腕中关节的活动度
A. 掌屈时　B. 背伸时

（8）桡尺下关节：桡尺下关节（远侧尺桡关节）有两个关节面，一是尺骨头环状面与桡骨尺侧切迹构成的旋转关节面，二是尺骨头远侧与三角软骨之间的屈、伸关节面，这两个关节面彼此相连，使关节腔呈 L 形。桡腕关节造影时，若造影剂进入桡尺下关节腔，多提示三角软骨破裂。桡尺下关节与桡尺上关节共同负责前臂的旋转功能，在前臂旋转时，无论是上关节还是下关节，均是桡骨围绕尺骨转动，而尺骨固定不动。从这一解剖特点看，尺桡骨干双骨折时，两骨均需作坚强固定，这样才能在早期训练旋转功能的同时又不影响骨折愈合。此外，当前臂的旋转功能发生障碍时，若行尺骨头切除，不但不能改善旋转功能，还会造成腕关节不稳，带来新的问题。

（五）肌肉和肌腱

肢体活动时，存在动力肌、协同肌和拮抗肌，如动力肌为伸指肌，协同肌则为伸腕肌。由于手部功能复杂，为了充分完成手功能或在修复手功能障碍时，均应注意不同肌组的作用。

1　前臂旋转肌　前臂旋后动作主要由正中神经支配的旋后肌产生，在屈肘位时，肱二头肌是协同肌；而在伸肘位时，拇长、短伸肌和拇长展肌起到协同肌的作用。前臂旋前动作由正中神经支配的旋前圆肌和旋前方肌控制，其他肌肉的协同作用不明显。当前臂肌发生缺血性挛缩时，旋前方肌易受累，从而产生旋前位固定畸形。

2　屈腕肌　动力肌为由正中神经支配的桡侧腕屈肌、掌长肌以及由尺神经支配的尺侧腕屈肌，所有屈指肌均为协同肌。掌长肌腱较细，长 14cm 左右，是自体肌腱移植时的首选材料，也是重建拇指对掌、外展、第 1 骨间背侧肌功能及治疗腕关节不稳定可选择的移位肌腱之一。桡神经损伤后，将腕屈肌腱移位到手背侧，可重建指总伸肌的功能。

3 伸腕肌　动力肌包括桡侧腕长、短伸肌及尺侧腕伸肌,均由桡神经支配,指伸肌为其协同肌。桡侧腕长伸肌腱移位可重建拇指对掌及环、小指指间关节伸直功能,尺侧腕伸肌腱移位可重建拇指内收及屈曲功能。

4 屈指肌　前臂屈指肌分深、浅两层。浅层为正中神经支配的指浅屈肌,起屈近侧指间关节的作用。其解剖特点是四条指浅屈肌腱完全独立,肌腹部分也可基本分开,特别是环指的指浅屈肌,具有独自的肌膜包裹。因此,食、中、环、小指可分别屈曲近侧指间关节。利用这一特点,用指浅屈肌腱移位(特别是环指)重建拇指对掌功能,可不屈曲其他手指而单独使拇指完成外展对掌动作。深层有指深屈肌和拇长屈肌。指深屈肌桡侧部分由正中神经支配,尺侧部分由尺神经支配,能屈曲近、远侧指间关节。食指的指深屈肌是独立的,故食指可单独屈曲;而中、环、小指的指深屈肌腱在起始部连成一片,故该三指不能各自独立屈曲。拇长屈肌是一个完全独立的单羽状肌,由正中神经支配,其腱索上无蚓状肌附着,故手掌部断裂后近端回缩较多,需扩大伤口才能找到。正因为如此,指部断裂后,可利用前臂下段肌腱的延伸性,直接将近侧断端前移到拇指末节以重建其功能,无须行肌腱移植术。另外,拇长屈肌腱跨越第 1 掌指关节进入近节指骨处的腱鞘十分坚韧,拇指活动时可产生较大的力量,常易致此处发生狭窄性腱鞘炎,俗称"弹响指"。

5 内在肌　手的内在肌虽然短小,但其起止点都在手的内部,故效率很高,通常分为四组:

(1) 大鱼际肌:包括拇短展肌、拇短屈肌、拇对掌肌和拇收肌。拇短展肌由正中神经支配,其除了能使拇指外展之外,还有部分纤维止于拇伸肌腱膜,故有协助伸拇的作用。在重建拇外展功能时,移位腱止点应从拇指近节指骨基部桡侧越过指背固定在尺侧,以保证伸拇力量不致减弱。拇短屈肌浅头为正中神经支配,拇收肌为尺神经支配。此外,由于拇短展肌、拇短屈肌、拇对掌肌及拇收肌斜头纤维的走行方向与虎口较为垂直,仅拇收肌横头和第 1 骨间背侧肌纤维的走行方向与虎口平行,故在虎口扩大矫形术中,以切断后两部分肌肉的腱止点为主,如剥离肌止点太多,术后拇内收能力将减弱,且重建的虎口呈深凹的 V 形,极不美观。

(2) 小鱼际肌:包括浅层的掌短肌和小指展肌,深层的小指短屈肌和小指对掌肌,均由尺神经支配。掌短肌收缩可使小鱼际皮肤下凹,并有轻度外展小指的作用。小指展肌除能外展小指外,还因部分纤维止于小指指背腱膜,故可协助屈掌指关节和伸指间关节,表现出类似蚓状肌的作用。小指短屈肌止于近节指骨的掌尺侧,故有屈掌指关节和外展小指的双重作用。小指对掌肌起到使小指和拇指相互捏持的作用。

(3) 骨间肌:分骨间掌侧肌和骨间背侧肌两组,均由尺神经支配。骨间掌侧肌共 3 块,为单羽状肌,收缩时使食、环、小指向中指靠拢。骨间背侧肌有 4 块,为双羽状肌,收缩时使食、环指离开中指,同时有使各掌骨相互接近的作用。小指和拇指的外展分别由各自的外展肌控制(图 2-15)。

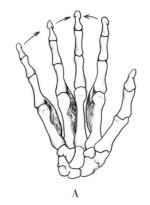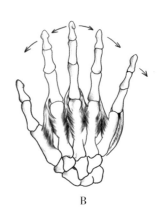

图 2-15　骨间肌
A. 骨间掌侧肌　B. 骨间背侧肌

（4）蚓状肌：共 4 条，分别起于掌部指深屈肌腱外膜的纤维结缔组织上。第 1、2 蚓状肌为单羽状肌，起于食、中指指深屈肌腱桡侧，其腱索绕过掌指关节桡侧，与骨间肌腱索共同形成伸肌腱膜的侧索，由正中神经支配；第 3、4 蚓状肌为双羽状肌，起于中-环指、环-小指指深屈肌腱的相邻两侧，其腱索同样参与形成伸指腱膜的侧索，由尺神经支配（图 2-16）。蚓状肌的单一动作是使掌指关节屈曲，指间关节伸直，但在日常活动中，它与骨间肌，特别是骨间掌侧肌共同产生作用。正是这种协调作用，手指才能完成许多精细动作。一旦发生蚓状肌、骨间肌瘫痪，目前的功能重建方法均不能满意地恢复手指的精细功能。尺神经损伤时，骨间肌和第 3、4 蚓状肌瘫痪，手指关节的动力失衡，就会发生环、小指掌指关节过伸，指间关节屈曲的爪形手畸形。正中神经损害时，虽有第 1、2 蚓状肌瘫痪，但骨间肌正常，手指的屈、伸肌力仍能相对平衡，基本上不会发生爪形手畸形。

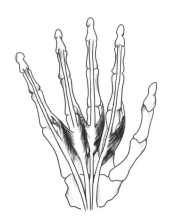

图 2-16 蚓状肌

6 指屈肌腱 共有 9 条，除拇指仅 1 条外，其他四指均有深、浅屈肌腱各 1 条。指浅屈肌腱末端分为 2 条，止于中节指骨掌面两侧；指深屈肌腱在其下方通过，止于远节指骨基部掌面（图 2-17）。指屈肌腱的腱纤维表面有腱内膜，多条纤维合成腱索，表面覆以束膜，肌腱的血管神经束即分布在肌腱后 1/2 的内膜和束膜之间，因此行肌腱吻合时，缝线宜穿过肌腱中部而在前方打结，以减少对肌腱血供的影响。整个肌腱外面包以腱外膜，在有腱鞘部分的腱外膜表面还有一层滑膜，其分泌的滑液有利于肌腱的营养。无腱鞘部分的腱外膜周围尚有一层薄的疏松结缔组织，在作腱游离移植时，应将移植腱和这一层疏松结缔组织膜一起完整取下，这样移植腱不易和新腱床直接粘连，有利于肌腱滑动。

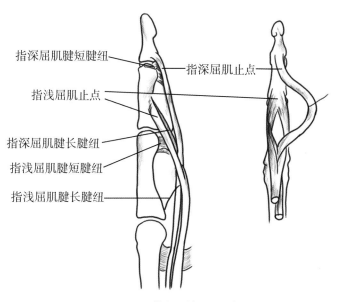

图 2-17 指深、浅屈肌腱

手部指屈肌腱根据解剖特点可分为5个区,对临床工作有一定的指导意义。Ⅰ区为腱末端区,从中节指骨的指浅屈肌腱止点到指深屈肌腱止点。此区仅有指深屈肌腱,损伤修复后效果良好。Ⅱ区为鞘管区,过去也称无人区,包括从远侧掌横纹到中节指骨的指浅屈肌腱止点之间。此区腱鞘窄而厚,指深、浅屈肌腱彼此重叠,损伤修复后粘连机会大,效果较差。Ⅲ区为手掌区,从腕横韧带远侧到屈肌腱鞘止点。蚓状肌即在此区内附着在指深屈肌腱表面。由于腱周疏松结缔组织较多,又有肌肉覆盖,故此区肌腱修复后效果较好。Ⅳ区为腕管区,9条屈肌腱被紧密地包裹在坚实的腕管内。指深、浅屈肌腱由尺侧滑囊包裹,而拇长屈肌腱则由桡侧滑囊包裹。9条肌腱排列成三层,浅层为中、环指指浅屈肌腱,中层为食、小指指浅屈肌腱,深层为拇长屈肌腱和4条指深屈肌腱。此区内如多条肌腱在同一平面断裂,修复后彼此粘连的机会较大,影响手指的精细动作。Ⅴ区为前臂区,从肌肉、肌腱交界处到腕管近侧。此区疏松结缔组织较多,即使同一平面的多条肌腱断裂,也易用腱周组织或筋膜瓣将吻合口分隔,从而减少彼此的粘连。拇长屈肌腱的分区与上述分区基本相同,仅因拇指无中节指骨,使Ⅱ区变得较短。但因拇指掌指关节的拇长屈肌腱两侧各有一个籽骨,形成一个小的骨纤维管道,修复后的肌腱容易在此处产生粘连。

过去文献强调Ⅱ区屈肌腱损伤后不宜一期修复,但随着显微外科技术的发展、肌腱缝合方法的改进和康复理疗的普及,加之各种预防粘连措施的开展,目前对任何部位的屈肌腱损伤均可作一期修复,包括深、浅屈肌腱和腱鞘同时修复,其中,指浅屈肌腱对于手部的力量和动作的精准也非常重要。

指屈肌腱在手部各关节的滑动距离有一定的差异,了解此点对肌腱修复或移植具有临床指导意义(表2-1)。

表2-1 指屈肌腱在手部各关节的滑动距离(mm)

指屈肌腱		远侧指间关节	近侧指间关节	掌指关节	腕关节	腕掌关节	共计
食指	指浅屈肌腱	0	16	16	16		48
	指深屈肌腱	5	20	15	16		56
中指	指浅屈肌腱	0	16	26	46		88
	指深屈肌腱	5	17	23	38		83
环指	指浅屈肌腱	0	11	21	40		72
	指深屈肌腱	5	12	15	45		77
小指	指浅屈肌腱	0	8	17	40		65
	指深屈肌腱	3.5	11	15	45		74.5
拇指				12	8	23	20	63

7 指屈肌腱鞘和滑囊

(1)指屈肌腱鞘:内层为滑膜性腱鞘,外层为纤维性腱鞘。滑膜性腱鞘分为两层,直接覆盖在肌腱表面者为脏层滑膜,位于纤维性腱鞘内面者为壁层滑膜,肌腱移动是两层滑膜间的移动。滑膜性腱鞘从掌指关节近侧开始,直至肌腱的远侧止点,拇指的滑膜性腱鞘与桡侧滑囊相通,小指的滑膜性腱鞘则与尺侧滑囊相通(图2-18)。纤维性腱鞘并非一完整管道,呈不规则节段性分布,在关节及指骨部的形态各不相同。由于纤维性腱鞘与指骨骨膜相连,形成骨纤维管,故可使屈肌腱在滑动时不离开骨面,保证充分屈指,也可挤压滑液进入腱纤维内,给予其营养。通常将纤维性腱鞘称为滑车,第 2~5 指滑车分为环形和交叉形两类,前者 5 个,后者 3 个;拇指滑车仅 3 个,其中 2 个环形,1 个斜形。由于滑车的功能较特殊,故在行肌腱移植术时需同时选择性修复 1~2 个滑车,特别是环状韧带 2 和 4(A2 和 A4)的完整性极为重要,可以使屈肌腱沿着近节和中节指骨掌面滑动,而不出现弓弦样弹起,以保证上述功能的完成(图 2-19)。

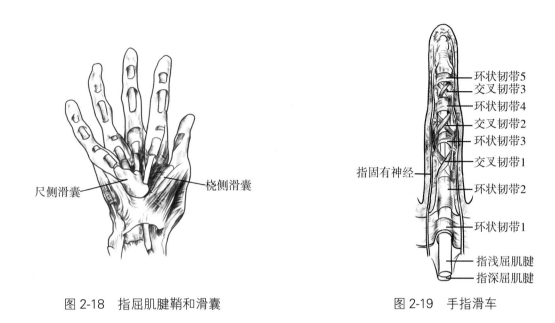

图 2-18 指屈肌腱鞘和滑囊

图 2-19 手指滑车

(2)腱系膜和腱纽:两者都是滑膜性腱鞘包裹肌腱后与深部组织的连接部分,因此都在肌腱的背侧。这种结构在掌、腕部呈长片状,称为腱系膜;在手指腱鞘内呈节段性分布,称为腱纽。腱系膜和腱纽内包含进入肌腱的血管、神经和淋巴管。在指深、浅屈肌腱的止点附近,腱纽呈三角形,较恒定,称为短腱纽;在指深、浅屈肌腱的近侧尚有细长的长腱纽,其位置、形态和数目变异较大,通常有 1~3 条(图 2-20)。由于腱鞘内屈肌腱腱纽是血供通道,故屈肌腱的血供也呈节段性,这点在行单纯指浅屈肌腱切除时甚为重要,除应注意保护指深屈肌腱的长腱纽外,还应保留指浅屈肌腱的短腱纽,因为多数指深屈肌腱的长腱纽起于指浅屈肌腱的短腱纽。

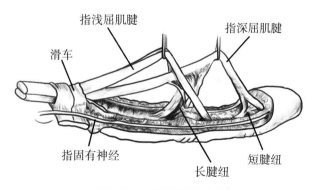

图 2-20 指屈肌腱腱纽

(3)滑液:滑液除了能润滑肌腱、减少物理损伤外,主要是为指屈肌腱前部 1/2 的无血管区提供营养。随着显微外科技术的发展,肌腱切割伤后,在修复肌腱的同时还能修复腱鞘,这给肌腱的愈合及减少粘连带来了明显的好处。

(4)腱鞘和指血管、神经的关系:由于指屈肌腱在掌指关节和指间关节处的结构不同,血管经腱纽进入肌腱的方式也不一样。由于掌指关节附近仅有指浅屈肌腱的长腱纽,故指固有血管分支经此进入指浅屈肌腱,但指深屈肌腱无血管进入;近侧指间关节的指固有血管分支则经指浅屈肌腱的短腱纽和指深屈肌腱的长腱纽分别进入,同时供应指深、浅屈肌腱;而远侧指间关节没有指浅屈肌腱,血管是经指深屈肌腱的短腱纽进入指深屈肌腱的(图 2-21)。当我们在腱鞘内注入亚甲蓝时,发现各指间关节附近有横行的细小通路与指血管神经束相连接,亚甲蓝由此通道流出,将指血管神经束节段性染色,这点可解释指屈肌腱鞘内麻醉的机制。

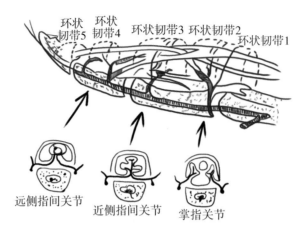

图 2-21　指屈肌腱的血供

8 指伸肌腱　骨间肌和蚓状肌复合装置具有伸指间关节的作用;拇短展肌止点汇入拇长伸肌,具有伸拇指的作用。除此之外,其余指伸肌腱均为手外在肌,由桡神经支配。

(1) 手背指伸肌腱:拇指有拇长、短伸肌腱各 1 条,前者止于远节指骨基部背侧,后者止于近节指骨基部背侧。拇短伸肌腱对稳定拇指掌指关节非常重要,即使拇长伸肌腱正常,拇短伸肌腱断裂后,拇指掌指关节也不能完全伸直,故两腱均应修复,这是非手外科医师容易忽视之处。指总伸肌腱在腕背呈扇形分布于第 2~5 指,且在手背伸肌腱之间彼此有斜行纤维相连,这种结构特点可以表现为腕背某一伸肌腱断裂后, 掌指关节尚可在邻近伸肌腱的牵拉下保留一定的伸直功能。此外,食指和小指也各有 1 条独立的固有伸肌腱,它们都位于指总伸肌腱的尺侧,当指总伸肌腱断裂或麻痹后,食指和小指仍能伸直,这一现象称为颈交感神经麻痹综合征(Horner 征)。拇长伸肌腱发生陈旧性损伤时,食指固有伸肌腱是最常用的移位腱。

(2) 指背伸肌腱:由于指背伸肌腱比较薄,故称为指背腱膜,是一个比较复杂的指背解剖结构。指背腱膜由指总伸肌腱、骨间肌腱和蚓状肌腱共同组成。指总伸肌腱在近节指骨背侧的延续部称为指背腱膜中央腱,止于中节指骨近侧,主要起伸掌指关节和近侧指间关节的作用。骨间肌腱和蚓状肌腱分别经掌骨头横韧带背侧和掌侧向远侧行走,在近节指骨侧方,两者会合成指背腱膜的外侧腱,然后分出一内侧索加入中央腱。在相似水平,中央腱则分出外侧索加入外侧腱,外侧腱绕过近侧指间关节侧方移行到中节指骨背侧。最后,尺、桡两侧的外侧腱会合后止于远节指骨背侧基底部,主要起伸远侧指间关节和协同伸近侧指间关节的作用。在接近外侧腱止点,两条外侧腱之间有横行的三角韧带相连;在近侧指间关节两侧的浅面各有一层较薄的纤维组织,它们绕过外侧腱在中央腱止点附近会合,其斜行部称为 Cleland 韧带,横行部称为 Grayson 韧带,以上三种韧带均有防止外侧腱过度移位和协调近、远侧指间关节的功能(图 2-22)。指背腱膜功能的发挥有赖于指屈肌肌力的平衡以及指总伸肌与骨间肌、蚓状肌肌力的平衡,特别是后者更为重要(表 2-2)。当骨间肌、蚓状肌肌力减弱时将发生爪形手畸形(掌指关节过伸,指间关节屈曲),当两者肌力过强时则出现鹅颈畸形(掌指关节和远侧指间关节屈曲,近侧指间关节过伸)。当中央腱止点断裂或内侧索、三角韧带、Cleland 韧带断裂时可发生纽扣指畸形,而指背腱膜止点断裂时则发生锤状指畸形(图 2-23)。

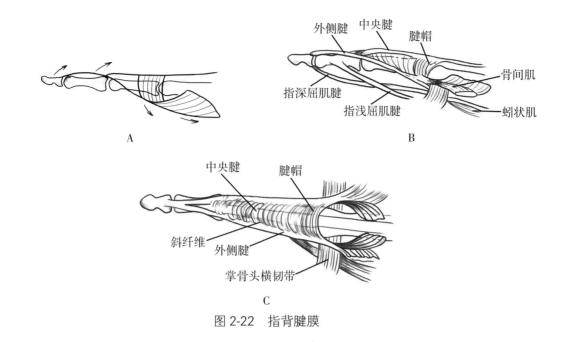

图 2-22 指背腱膜

表 2-2 手指关节肌力平衡的因素

关节	伸展力/屈曲力
掌指关节	指总伸肌/骨间肌、蚓状肌、指深屈肌、指浅屈肌
近侧指间关节	指总伸肌、骨间肌、蚓状肌/指深屈肌、指浅屈肌
远侧指间关节	骨间肌、蚓状肌/指深屈肌

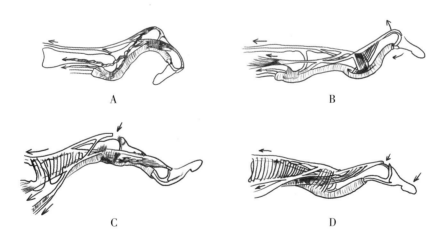

图 2-23 指背腱膜病变所致的畸形
A. 爪形手畸形 B. 鹅颈畸形 C. 纽扣指畸形 D. 锤状指畸形

拇指指背腱膜是以拇长伸肌腱为主体,桡侧加入拇短展肌和拇短屈肌腱索,尺侧加入拇收肌腱索,故尺侧面更为坚韧有力。拇短伸肌腱的功能主要是稳定掌指关节,以利于拇长伸肌充分发挥伸拇功能。临床工作中应注意的是,在拇指近节指骨背侧,上述腱索彼此呈膜状相连,仅主腱处略增厚,当拇长伸肌腱在该部位断裂时,不了解此点者常向近侧去寻找"回缩"的断端。实际上,由于有腱索与邻近肌腱相连,拇长伸肌腱在该部位断裂时不会产生明显回缩,切口近侧一增厚的腱膜就是近侧断端。

（六）骨纤维管

1 腕管　是腕部最主要的骨纤维管,其顶部为腕横韧带,后壁为桡腕关节和腕中关节,桡侧壁为舟骨结节和大多角骨结节,尺侧壁为豌豆骨及钩骨钩。腕管内有指深、浅屈肌腱各 4 条,拇长屈肌腱 1 条和正中神经。指屈肌腱被尺侧滑囊包裹,拇长屈肌腱被桡侧滑囊包裹,而正中神经位于滑囊之外,其位置最为表浅(图 2-24)。如腕管腔变小(如骨折移位),或内容物体积增大(如滑囊炎),或出现新的内容物(如占位性包块、变异肌腹),则腔内压力增加。在长期的屈伸活动中,首先受到这种压力变化影响的是正中神经,一旦出现相应的神经功能障碍,即产生腕管卡压综合征。

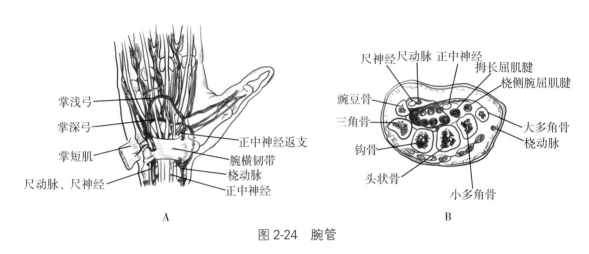

图 2-24　腕管

2 尺管　位于腕部尺侧,前壁为腕掌侧韧带及掌短肌,后壁为腕横韧带及豆钩韧带,尺侧壁为尺侧腕屈肌腱、豌豆骨及小指展肌,桡侧壁为钩骨钩。尺管可分为近、中、远三段,近段称为 Guyon管,相当于尺神经深、浅支分叉处;中段称为豆-钩管,是豌豆骨和钩骨钩部的一段斜形间隙,为小指短屈肌覆盖;远段称为对掌肌管,位于小指对掌肌深部。尺管内有尺神经、尺动脉和 2 条尺静脉经过,如尺神经在 Guyon 管处受压,则其手部支配区的感觉和运动均出现异常;如在豆-钩管处受压,则仅有内在肌功能障碍而无感觉异常;如在对掌肌管处受压,除无感觉障碍外,小指外展功能也往往没有障碍(图 2-25)。

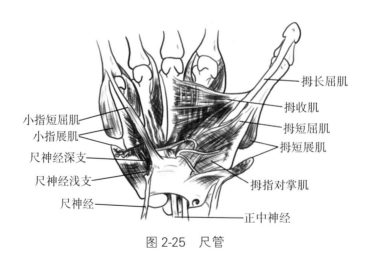

图 2-25　尺管

（七）血管

1 掌弓　尺、桡动脉的终末支在手掌形成深、浅两弓,以保证手的血供(图 2-26)。掌浅弓约60%由尺动脉终末支供血,约 30%由尺、桡动脉终末支均衡供血,其他 10%为各种少见变异。掌深弓以桡动脉终末支为主形成,约 95% 与尺动脉终末支吻合,形成完整的深弓;其余 5% 不与尺动脉终末支吻合。值得注意的是,掌浅弓有变异,掌深弓也常不完整,如尺、桡动脉之一突然不能供血,将导致手的相应半侧缺血性坏死,故在作尺、桡动脉结扎或切取尺、桡动脉皮瓣时,应常规预先检查掌弓是否完整。

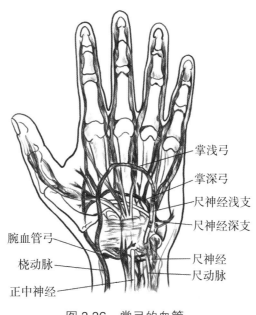

图 2-26 掌弓的血管

2 指动脉 包括指固有动脉和指背动脉,前者是手指血供的主要来源。拇指固有动脉约 80% 来源于桡动脉浅支发出的拇主要动脉,而拇指背动脉多数来源于桡动脉深支及其分支第 1 掌背动脉。食指桡侧固有动脉多由掌深弓或掌深、浅两弓共同发出,而尺侧固有动脉则由指总动脉发出;中、环指固有动脉由指总动脉发出;小指桡侧固有动脉由指总动脉发出,尺侧固有动脉由掌深、浅两弓共同发出。这 4 个手指的指背动脉均来源于掌背动脉,通常较纤细,两侧交通呈网状,且与指固有动脉相通,主要供应手指近、中节背侧结构(图 2-27)。每一手指的尺、桡侧固有动脉均在关节附近和指端部位相互交通,这是手指侧方逆行岛状皮瓣的解剖学基础。

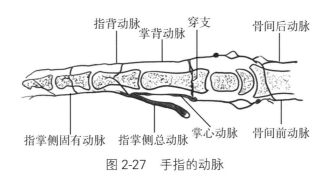

图 2-27 手指的动脉

3 掌背动脉 共 4 条,第 1 掌背动脉由桡动脉深支发出,第 2～4 掌背动脉由掌深弓的穿支和腕背动脉网的交通支吻合形成。各掌背动脉在指蹼处与指总动脉有交通支,由此可在手背形成以某一掌背动脉为轴心的顺行或逆行皮瓣。由于第 1 掌背动脉的位置较恒定,其终末支达食指背侧,故可以其为轴,制成有 4～5cm 长血管蒂的岛状皮瓣,用来修复虎口或拇指背侧的皮肤缺损。

4　骨间背侧动脉　是骨间总动脉的背支,为前臂伸肌群的营养血管,其上段有较多皮支供应前臂背侧皮肤,其末梢与尺、桡动脉腕背支和掌深弓穿支形成腕背血管网。因此可利用前臂背侧近端皮肤,以骨间背侧动脉远侧为蒂制成逆行岛状皮瓣修复手背皮肤缺损,特别是修复虎口处皮肤软组织缺损,外形较为美观,较用尺、桡动脉为蒂的皮瓣修复时创伤小,且不牺牲主要血管。

5　手指静脉　手指掌侧静脉是固有动脉的伴行静脉,分支少且细小,数目及位置也不恒定;而指背静脉粗,交通支多且恒定。手指静脉的瓣膜是由掌侧向背侧开放的,这就决定了指背静脉是手指血液回流的主干,故在手指血供重建时,指背静脉的通畅与否是一个极为重要的问题。

(八) 神经

1　尺神经

(1) 尺神经在前臂独立支配的肌肉只有尺侧腕屈肌,该肌肌力强,而尺神经肌支主要位于近端肌腹处,故临床上可以切断该肌在豌豆骨的止点,逆行分离至血管神经束入肌腹处,将腱端上移至上臂,这是一种重建屈肘功能的良好方法。

(2) 尺神经在前臂中下段发出掌侧皮支,支配手掌尺侧皮肤感觉;在腕关节近侧 5～7cm 处发出手背皮支,支配手背尺侧及环、小指近节背侧皮肤感觉,故腕背部尺神经损伤时,上述部位的感觉仍然存在。

(3) 在腕尺管内,尺神经分为深、浅两支,深支支配小鱼际肌、骨间肌、第 3 及第 4 蚓状肌、拇收肌及拇短屈肌深头,浅支支配掌尺侧近掌指关节及小、环指(多为尺侧)的皮肤感觉。

(4) 尺神经对手部精细功能的支配占主导地位,当前臂发生缺损后,有时可用牺牲正中神经来修复尺神经,而正中神经损害所致的对掌功能障碍可用肌腱移植术来纠正。

2　正中神经

(1) 前臂正中神经肌支支配除尺侧腕屈肌和指深屈肌尺侧头以外的所有屈肌,以及旋前圆肌、旋前方肌。

(2) 手部正中神经肌支支配大鱼际肌以及第 1、2 蚓状肌。大鱼际肌肌支多数在出腕管后发出,手掌刺伤时较易受损。蚓状肌肌支较纤细,少有单独损伤。

(3) 正中神经皮支支配手掌桡侧及桡侧三个半手指的感觉。大鱼际及掌心皮支在腕管近侧发出;而拇、食、中、环指桡侧皮肤分支均在手掌处先形成指总神经,再发出指固有神经到达相应的手指。

3　桡神经

(1) 前臂桡神经干仅包括从肱骨外上髁到旋后肌上缘这一段,无主要分支。肱桡肌及桡侧腕长伸肌肌支约 95% 起于肱骨外上髁上方,故前臂桡神经损伤后能保持大部分伸腕功能。

(2) 桡神经前臂肌支又称为骨间背侧神经,从桡神经干发出后即进入旋后肌管。旋后肌上缘通常由肌性和腱性组织共同形成,完全是腱性者(称为 Frohse 弓)仅 1/5;旋后肌下缘多为腱性组织。骨间背侧神经通过的旋后肌附近的潜在间隙称为旋后肌管(图 2-28),神经容易在此管的上、下缘受压而出现所有的指伸肌、尺侧腕伸肌及旋后肌麻痹。

(3) 桡神经浅支在肘关节下缘由桡神经干发出,下行后到达腕背及手背桡侧,虎口,拇、食、中指近节背侧,支配相应区域的皮肤感觉。

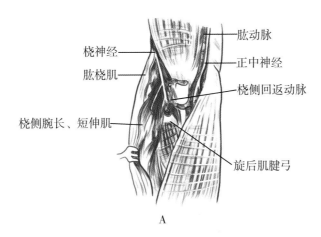

桡神经
肱桡肌
桡侧腕长、短伸肌

肱动脉
正中神经
桡侧回返动脉
旋后肌腱弓

A

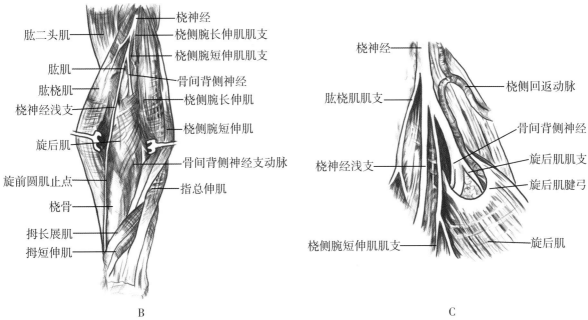

肱二头肌
肱肌
肱桡肌
桡神经浅支
旋后肌
旋前圆肌止点
桡骨
拇长展肌
拇短伸肌

桡神经
桡侧腕长伸肌肌支
桡侧腕短伸肌肌支
骨间背侧神经
桡侧腕长伸肌
桡侧腕短伸肌
骨间背侧神经支动脉
指总伸肌

B

桡神经
肱桡肌肌支
桡神经浅支
桡侧腕短伸肌肌支

桡侧回返动脉
骨间背侧神经
旋后肌肌支
旋后肌腱弓
旋后肌

C

图 2-28 旋后肌管及其相关结构

4 前臂皮肤的感觉神经 前臂皮肤的感觉神经均是上臂神经干发出的皮支。值得注意的是,前臂掌面偏桡侧的皮肤感觉不是正中神经、桡神经支配的,而是肌皮神经的一终末支(前臂外侧皮神经)支配的;同样,前臂掌面偏尺侧的皮肤感觉是前臂内侧皮神经支配的。

5 前臂的交通支 前臂及手部正中神经和尺神经之间常有不同程度和类型的交通支,这点在电生理检查中较为重要。临床上仅单根神经损伤时,电生理检查结果除此神经受损外,另一神经也有部分功能障碍,此时除考虑肢体外伤后水肿、炎症、废用等因素外,还应注意到两神经之间的分支交通问题,此点在术前诊断及法医学鉴定中有一定意义。

第二节　手部检查和诊断

手部检查和诊断与人体其他部位相同,包括病史、物理检查和特殊检查等项目,有的检查和诊断内容已在功能解剖中提到,以下重点介绍与手部病患相关性较大的问题。

一、病史

外科医师和康复科医师对患者的整个病史要有一个清晰的理解,尤其要充分把握手外伤或疾病对患者身体、精神和经济上的影响,这样才能保证整个治疗过程的顺利进行。

（一）畸形

首先应分清畸形是先天性还是后天性的,在多数情况下两者易于区别,而某些病例则易于混淆。如产伤所致颈 5、6 神经根损伤(上臂丛神经损伤,Erb 瘫)或颈 8、胸 1 神经根损伤(下臂丛神经损伤,Klumpke 瘫),虽然在出生后即可发现,但属于产伤类的后天性损伤;而先天性拇指腱鞘狭窄所致的扳机手,虽然在出生后不易发现,到 1～2 岁时才能注意到,但并不能认为是后天因素所致。此外,从出现畸形到就诊时间的长短将直接影响手术的难易和治疗效果。对先天性畸形的诊断不能只看到表面现象(如关节屈曲挛缩),而应考虑到内在结构(如血管、神经等)也可能存在问题,以免一次矫形过度而引起血管、神经损伤。另外,指甲和皮肤的改变往往与肾脏、肝脏、呼吸系统等疾病有关。

（二）疾病

手部疾病以关节炎症和良性包块多见,不同的年龄、性别和病程有一定的鉴别意义,如男性拇指掌指关节反复、骤发之关节炎可能是痛风的关节表现之一,中老年女性近侧指间关节、掌指关节对称性炎症以类风湿多见,老年人远侧指间关节慢性炎症和 Heberden 结节则是骨关节病的特征。手部良性包块以腱鞘囊肿多见,但在手指掌侧的腱鞘囊肿常较小而硬,易误诊为纤维性结节;指甲附近或甲下的痛性结节可能是血管球瘤;沿肌腱蔓延生长的包块可能是腱鞘巨细胞瘤或结核性滑膜炎;指骨膨胀性破坏以内生性软骨瘤较多见。

（三）创伤

外伤是手部损害中最常见和最复杂的问题,诊断较容易,治疗和功能重建却较为困难。在病史中需详细了解致伤原因,这里值得强调的是,应对高压注射伤、动物咬伤,特别是人咬伤和绞肉机损伤应予以重视,因为这类小型伤口若处理不当,极易发生难以控制的感染和组织坏死;还要了解致伤环境,包括污染程度、污染物性质、初期处理过程,以及从受伤到接受治疗的时间等;此外尚应了解有无影响组织愈合的因素或有无慢性疾病,如糖尿病、动脉硬化症、类风湿、结核及慢性肝病等。笔者曾比较过手外伤患者的术后感染率,发现伴有全身性疾病者其术后感染率高达 25%。

二、一般检查

（一）休息位的异常

休息位是手部内在肌和外在肌张力相对平衡的位置。休息位的异常表示这种平衡失调,通常发生在某一肌腱断裂、肌组织麻痹、关节强直或者周围神经损伤的情况下。

（二）畸形

1 爪形手畸形 尺神经损伤所致的爪形手局限在环、小指,且被动活动正常,伴手部尺侧感觉异常;而前臂缺血性挛缩所致的爪形手可累及全部手指,包括掌指关节甚至腕关节在内,被动活动也无法改善畸形;烧伤所致的爪形手掌面瘢痕明显,且病史清楚。

2 铲形手畸形 正中神经、尺神经低位损伤后,大、小鱼际肌均萎缩,掌指关节伸直,指间关节屈曲,掌弓消失,手掌变得平坦。此种畸形与手部伸直位管型固定过久所致的肌肉萎缩、关节伸直位强直表现类似,但两者的病因明显不同。先天性手发育不良引起的铲形手与外伤引起的铲形手易于区分。

3 鹅颈畸形 此即近侧指间关节过伸和远侧指间关节屈曲畸形,为手内在肌挛缩的典型表现,多发生在骨筋膜室综合征、脑性瘫痪,或类风湿关节炎掌指关节向尺侧偏斜、骨间肌被动牵张等情况下;也可能是多种原因引起的指总伸肌腱张力增加,或指浅屈肌腱、近侧指间关节掌板破裂引起的关节平衡失调。拇指的鹅颈畸形多为拇长伸肌腱止点断裂、拇短伸肌腱过度牵拉所致。手背烧伤也是鹅颈畸形的常见病因。

4 纽扣指畸形 此即近侧指间关节屈曲和远侧指间关节过伸畸形。指背腱膜的中央腱断裂或侧腱向掌侧滑脱,即产生纽扣指畸形。外伤、烧伤是常见的致病因素;有时因类风湿关节炎累及伸指结构,导致其松弛也可出现这种畸形。

5 锤状指畸形 此即指背腱膜远侧止点断裂或远节指骨背侧基底部撕脱性骨折引起的远侧指间关节屈曲畸形,常伴有近侧指间关节轻度过伸表现。

6 拇内收畸形 虎口瘢痕挛缩、正中神经损伤、拇外展肌麻痹等,均可发生拇内收畸形。过去最常见的是在合谷穴注射药物,导致拇收肌缺血性挛缩,严重者第 1 骨间背侧肌亦萎缩,可同时出现食指向桡侧偏斜。目前注射引起的拇内收畸形已较少见。

7 猿手畸形 低位正中神经损害可引起大鱼际肌萎缩,拇指对掌功能消失,只能屈指,如猿猴手的外观和动作。

（三）肿胀

手掌急性感染时肿胀明显,掌侧较硬且压痛剧烈,手背肿胀较手掌重,呈凹陷性水肿,但压痛较轻。腱鞘感染呈带状压痛特征,拇指与小指可分别通向桡侧滑膜囊和尺侧滑膜囊,并蔓延至腕部。与感染性肿胀相比,手部腱鞘囊肿多数质地较硬,小而局限,特别是腕背部,有时可误诊为骨性包块。腕掌侧腱鞘囊肿或结核性滑膜炎可经腕管至掌心或前臂呈葫芦状肿胀,后者在挤压时可感到包块内有不规则粒状物滑动。鱼际部的海绵状血管瘤压之有弹性,皮肤可见淡蓝色或暗红色痕迹。类风湿结节多在指背皮下,质硬,有一定的活动度。手部植入性囊肿多与皮肤粘连,质地中等,原损伤处常有色素沉着。

（四）关节活动

手指、腕的关节活动范围与个人的工作性质有关,精细工作者活动范围较大,而粗重劳动者活动范围较小,因此,不同书籍记载的手部关节正常活动范围略有差别。对每一个患者来说,评定伤手关节活动障碍程度的最佳标准是与健侧手的相同关节比较,只有在双手受伤时才参考有关的正常平均值(表 2-3)。

表 2-3　手部各关节活动范围平均值

关节	屈	伸	内收	外展
腕关节	70°～80°	60°～70°	20°～40°	10°～20°
近侧指间关节	80°～90°	0°	0°	0°
远侧指间关节	70°～80°	0°	0°	0°
掌指关节	80°～90°	0°～20°	30°	30°

注：①中指掌指关节无内收、外展功能；②腕关节的内收、外展应在上肢处于解剖位(手掌向前)时判断；③掌指关节的内收、外展应以靠近或离开中指为标准判断。

1975 年 Eaton 所提出的关节活动范围测量法是判断肌腱修复后关节主动活动的总测法，也是判断关节功能的一种良好方法。过去的测定指尖到掌心距离的方法虽然简单，但存在手指屈曲挛缩畸形时指尖虽与掌心很近，但两关节的功能却很差的问题，总测法完全排除了这种因素。总测法的内容包括：

1 TAF(total active flexion)　即主动屈曲范围等于掌指关节和近、远侧指间关节主动屈曲度数之和。

2 TEL(total extension lack)　即主动伸展缺失等于掌指关节和近、远侧指间关节伸直不足度数之和。

3 TAM(total active movement)　即主动活动范围，为 TAF-TEL。

4 TAM%　即主动活动范围，为患侧 TAM÷健侧 TAM×100%。结果 95%～100%为优，75%～94%为良，50%～74%为可，50%以下为劣。

三、血管神经功能检查

(一) Allen 试验

这是检查腕部尺、桡动脉及其形成的掌弓有无阻塞或先天性缺陷的方法。先令患者紧握拳，以驱出手部血液，然后检查者用双拇指压迫患者腕部的尺、桡动脉，此时再令患者伸指，可见手部变得苍白。如检查者放松尺动脉或桡动脉，手掌全面恢复红色，表示尺动脉或桡动脉干及掌弓均通畅。如检查者仅放松对桡动脉的压迫，手掌未变红润，表示腕部桡动脉有阻塞；如仅桡侧手部变红润，则提示掌弓阻塞或缺陷。仅放松对尺动脉压迫的方法，则是检查尺动脉和掌弓是否通畅的方法(图 2-29)。Allen 试验同样可以用来检测单个手指，方法同上，只是需要压迫和放松指固有动脉。

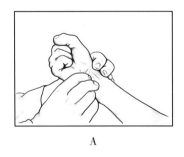

A

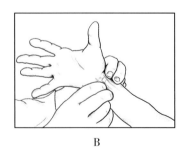

B

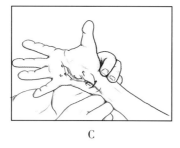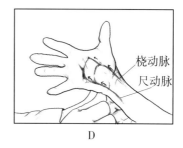

桡动脉
尺动脉

C
D

图 2-29 Allen 试验

（二）Finkelstein 试验

该试验又称握拳尺偏试验。检查时令患者屈拇指后握拳,腕关节尺偏,若此时出现桡骨茎突处疼痛即为阳性,提示拇短伸肌腱和拇长展肌腱在桡骨茎突处发生了腱鞘炎(图 2-30)。为便于区分拇长展肌腱和拇短伸肌腱是否同时患有腱鞘炎,有学者对这一方法进行了改良,即首先使腕关节保持尺偏位置,被动屈曲第 1 腕掌关节使拇长展肌腱紧张,如果桡骨茎突处有锐痛,说明拇长展肌腱患有腱鞘炎;然后保持第 1 腕掌关节屈曲位,被动屈曲拇指掌指关节,如果桡骨茎突处有锐痛,说明拇短伸肌腱患有腱鞘炎。

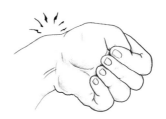

图 2-30 Finkelstein 试验

（三）Froment 试验

尺神经损伤后导致拇收肌麻痹,患者利用拇长屈肌收缩来代偿部分内收功能;又因拇短屈肌及拇短展肌部分麻痹,使拇指掌指关节不稳定而呈过伸状态,当令患者用拇、食指作侧方捏持或指腹捏持一小物体时,常出现患侧拇指指间关节屈曲、掌指关节过伸的现象(图 2-31)。

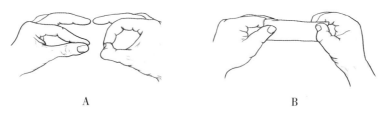

A
B

图 2-31 Froment 试验
A. 拇、食指侧方捏持,右手阳性,左手正常 B. 拇、食指捏纸,右手阳性,左手正常

（四）Wartenberg 征

当手指伸直时,小指处于外展位,不能内收,为 Wartenberg 征阳性。其产生机制为尺神经损伤后,手内在肌麻痹,小指丧失主动内收和外展功能,小指固有伸肌腱止点偏于小指尺侧,故伸直小指时出现被动外展畸形。此征阳性说明尺神经的运动支出现病变,但并不能定位尺神经损伤的具体位置。

（五）Phalen 试验

这是检查腕管综合征的可靠方法。令患者双腕对称性屈曲,如一侧有腕管综合征,则因腕管容积变小而进一步压迫正中神经,在 2 分钟内手部正中神经支配区即出现麻木或针刺样异常感觉

（图2-32），尤其是中指部位。如维持此位置1分钟而不出现感觉异常，可认为正中神经是正常的。

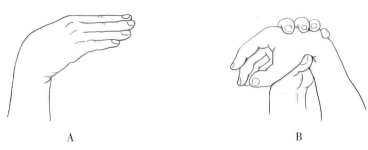

A   B

图 2-32　Phalen 试验

（六）Tinel 征

对神经损伤点进行叩击，如出现向该神经支配区的放射痛即为 Tinel 征阳性。其意义有两点：一是判断神经再生所到达的部位及再生速度，二是了解神经瘤的位置。在损伤后 4 个月内检查 Tinel 征尤为重要，如在损伤水平处 Tinel 征持续阳性，而在损伤水平以远呈阴性，则说明损伤神经未向远端再生；如在损伤水平以远 Tinel 征呈弱阳性，则说明神经再生质量差；只有当 Tinel 征持续强阳性并向远端不断推进，才证明神经再生是令人满意的。

（七）掌短肌放射试验

用力压迫腕部豌豆骨桡侧，刺激尺神经引起掌短肌收缩，可见小鱼际皮肤出现散在凹陷。如尺神经在腕部近侧损伤，则无此现象发生。

（八）两点鉴别试验

这是了解皮肤精细感觉的方法，分为静态两点分辨觉和动态两点分辨觉，可反映出感觉小体等的分布密度，特别是对神经损伤后恢复程度的评估有重要参考价值。手指是人体皮肤最敏感的部位之一，其分辨两刺激点距离的能力最强，最小分辨距离仅 2mm。在检查时用 Disk-Criminator，亦可用双足圆规（钝的末端）等代替。用两端同时轻触皮肤，且两刺激点的连线最好与手指纵轴平行（避免神经交叉分布带来的影响）。由于两点分辨觉因不同人、不同职业差异较大，故应检查自身的健、患指进行对比。神经损伤后，两点分辨能力随神经恢复而加强。

（九）茚三酮试验

本试验为检查手部皮肤是否出汗，以反映自主神经功能情况。先将被检查手在强白炽灯下照射数分钟，再将指腹压在涂过茚三酮药液的试纸上，如出现清晰的指纹，则表明手指汗腺功能正常，即自主神经功能正常。也可用碘酊涂抹被检查指，待其干燥后撒上一层面粉，再把手指置于强光下照射加温，如有出汗则见面粉变蓝色，否则不变色。此法简单易行，对缺乏相应设备的基层单位最为实用。

四、特殊检查

（一）X 线、CT 及 MRI 检查

1 X 线检查　X 线平片是检查腕部、手部各骨及其关节形态、结构和位置的基本方法，有关书籍均有详细介绍，这里要强调的是重视 X 线的投照位置。手指可通过正、侧位片充分显示出来；而掌骨在侧位片上重叠较多，需行掌侧和背侧斜位摄片方可分别显示。舟骨的轴位片是了解手部全貌的良好办法。腕背伸位 45°投照可显示钩骨钩，这种投照位是诊断钩骨钩骨折的唯一位置。

2 CT 检查　CT 也可用于腕部检查，对明确隐蔽的腕部骨折、骨折块的移位、骨折愈合及骨不连等都有重要作用，特别是对评估远侧尺桡关节的脱位和半脱位有帮助。

3 MRI 检查　MRI 是观察和明确软组织损伤的金标准,特别是对腕关节的韧带、三角纤维软骨盘、肌腱的损伤和腱鞘炎的诊断等很有帮助。不过,安装心脏起搏器和人工耳蜗的患者不能进行 MRI 检查。

（二）关节镜检查

用 1.5～3mm 的关节镜可对腕关节进行检查。通过关节镜可了解关节软骨的情况和有无三角软骨破裂;可进行腕关节不稳的病因检查,了解有无腕骨间韧带损伤;并可进行滑膜的观察和活检等。此外,通过关节镜可行肘管、腕管的切开减压及腱鞘炎的粘连松解,并可注入药物防止粘连;还可在直视下行桡骨下端关节内骨折块复位、经皮克氏针固定等治疗。但由于腕关节腔比较小,关节镜的操作难度较大。

（三）超声检查

超声检查是一种无损伤性的血流检查法,随着仪器制作水平的提高,可查出手指小血管的通畅度、血流速度,以及鉴别动、静脉等。

高频探头的 B 型超声可分辨手部包块的物理性质、毗邻关系,有助于鉴别诊断和术前手术方案的准备;还可显示血管的形态和走行方向,并在超声监控下行包块的诊断性穿刺。由于该法对患者无损害,易于重复,是一种实用和易普及的方法。近些年出现的三维彩色超声技术还可以立体定位血管的口径和走行方向,对于各种皮瓣的设计很有帮助。

（四）发射型计算机断层图像检查

发射型计算机断层图像检查(ECT)能早期发现手部骨骼有无病变,较 X 线检查可提早诊断 3 个月左右。此外,ECT 尚可协助诊断手部血管瘤和淋巴管瘤。利用核素行血管造影对尺、桡动脉较有效,而对手部小血管则欠清晰。

（五）电生理检查

1 肌电图检查　可鉴别肌肉收缩功能障碍的类型,即是神经源性、肌源性、神经-肌接头性的,还是心因性的,也可作为神经损害治疗后疗效判定的重要方法。对肌电图检查结果的判断与检查者的神经肌肉解剖知识关系较大,患者能否充分配合检查也是一个重要因素。必要时临床医师也应参与检查,并向检查者详细介绍临床体检情况,以便相互配合,得出准确的结论。

2 神经传导速度检查　包括运动神经传导速度(motor nerve conduction velocity, MNCV)和感觉神经传导速度(sensory nerve conduction velocity, SNCV)两种。运动神经传导速度等于近端潜伏期减去远端潜伏期除以两刺激点间的距离,感觉神经传导速度等于刺激点到记录点的潜伏期除以刺激点到记录点的距离。对于同一神经而言,近端的传导速度较远端快,成人的传导速度比儿童和老年人快。神经损伤后,其传导速度减慢,这是一种特异性的病理表现,不受患者主观因素的影响。当神经受到粘连或压迫时,运动神经传导速度有时可在正常范围内,但感觉神经传导速度已减慢,刺激后的潜伏期延长,波幅变低,其诊断意义较大。

3 体感诱发电位检查　体感诱发电位(somatosensory evoked potential, SEP)是躯体感觉系统的某一点受到刺激后,在该系统特定通路上的任何部位均能检测出的生物电反应。周围神经损伤后,SEP 将出现一些特征性的表现:①神经断裂后,感觉神经动作电位不能测出。如为不完全性损伤,即使少数轴索与中枢保持联系,也可记录到一级体感皮层原发电位。②当神经损伤后大部分恢复时,可出现基本正常的神经传导速度和肌电图,但此时作跨越原损伤点的 SEP,也能发现感觉神经动作电位消失。③神经损伤恢复期,跨越损伤点的感觉神经动作电位测不到,而相应的一级体感皮层原发电位能记录到,这是感觉神经纤维已经再生的证据,由此可作为判断神经再生,并用以了解神经再生速度的方法。④当神经为压迫性损害时,在受压点以远刺激相应的神经支配区,可见一级体感皮层原发电位波幅降低、潜伏期延长和时程增宽;刺激压迫点近侧,SEP 则在正常范围。

（安洪　韩冬）

第三节　手功能的评定

近年来我国手外科发展较快,断指再植、拇指再造,以及肌腱、肌肉、神经、骨与关节的重建等各种手术都有广泛开展,并达到了较高水平,但对各种手术的疗效评价则意见不一。长期以来,国内缺乏统一的手部功能评定标准,而美国的 Swanson 及美国医学协会（American Medical Association, AMA）手部功能评定法尚不能完全适用于我国。1989 年,中华医学会手外科学分会在广州举行了手部功能评定标准专题研讨会,同时决定由笔者所在科室于 1990 年进行国人正常手部测量,根据国人的手部形态及手指、手腕关节活动范围,为国人手部功能的评定提出一个正常参考值。中华医学会手外科学分会于 2000 年在无锡市提出了上肢功能的评定标准,并于当年 9 月发表在《中华手外科杂志》第 16 卷第 3 期上,建议在全国范围内试行。但无论使用何种评定方法,都要求获得的数据准确可靠,评定设备简单易用、可重复性强,才能达到检测目的。

各种评定方法都有其自身的局限性,比如,年龄因素很难从复杂的影响因素中单独剥离出来,但它确实影响着最终结果;患者的依从性和认知能力也会影响结果的准确性。疼痛是个很难准确评估的因素,尤其是一些相关疾病（如神经疾病）患者,评定方法本身很难解决。

现将我们的测量结果和美国 Swanson、AMA 手部功能评定及 DASH（disability of arm, shoulder and hand）评定方法选择介绍如下。

一、检查方法

上肢功能的评定应包括手部的解剖、外观、功能等几方面,以确切反映患者的手部功能状况。上肢解剖损害的评定来源于病史和对患者的仔细检查;外观评定是关于患者及社会对其伤情的反应;功能评定包含的内容较多,也是最重要的,它反映了上肢功能情况和从事日常生活活动的能力。

对每个患者来说,具有一份全面而完整的手术前和手术后随访检查记录表是重要的,前者是选择治疗程序的依据;而后者是疗效评定的依据,也是医务工作者总结经验教训不可缺少的宝贵资料。为了使功能评定标准统一,在制定标准的同时,有必要对有关疾病和外伤的检查记录有个统一的格式,以便使其逐步标准化与规格化。表 2-4、表 2-5 对患者的一般情况、诊断、病史、实验室检查和治疗作了概要的记录,并列出各种试验和测量项目,画出手掌侧和背侧损伤情况的草图。表中的条目用于记录各关节的活动范围和力量、握拳的形态、日常生活活动能力及活动状况、常见的临床异常,并列名和标以数码作为备注及索引。其中关于左利手和右利手的记录对于功能评定和康复有着重要意义。

拍摄一套标准的照片,包括手指屈、伸、抓、捏时手的各面观。连续的图片或各种功能试验有助于评定患者对日常生活功能需要的适应性。

标准的 X 线检查是记录的一部分,包括手和腕关节的后前位、侧位及斜位片,这些摄片必须是 3 个月以内的。为了显示畸形程度,常希望拍摄解剖放大片,但不必强求。X 线电影照相术有助于显示手指和腕关节的活动范围。

表 2-4 手部疾病术前或术后检查记录

姓名：_____ 性别：□男 □女 日期：_____ 出生年月：_____

地址：_____ 职业：_____ 优势手：□左 □右 医院：_____ 检查者：_____

诊断：_____

治疗计划或手术方法：_____ 手术日期：_____

发病日期：_____

发作部位：_____

检查下列是否都齐全：□X 线片 □照片 □电影 □放射电影图像

〔运动幅度（ROM）使用中立位 0°〕

（代号 1～25 表示观察和测量到的异常）

（严重程度用 a、b、c 表示轻、中、重，进而用代号 1～25 表示种类）

拇指	拇指使用代号：1、2、3、9、14、19、22		外展（第 1、2 掌骨间的角度）内收（指末节靠近第 5 掌指关节横纹的距离）对掌（指末节远离第 3 掌指关节横纹的距离）			临床异常的代号：	13. 滑膜肥大
	代号		关节	ROM		1. 拇指鹅颈畸形	14. 运动时弹响
	右	左		右	左	2. 拇指纽扣指畸形	15. 伸肌腱半脱位
			外展			3. 半脱位-脱位	16. 内翻角
			内收			4. 手指鹅颈畸形	17. 外翻角
			对掌			5. 手指纽扣指畸形	18. 旋转畸形
			MP			6. 手内肌紧张	19. 糜烂
			IP			7. 尺偏	20. 关节间隙狭窄

临床异常的代号（续）：
8. 桡偏
9. 关节强直
10. 不稳定
11. 肌腱断裂
12. 缩窄性腱鞘炎
21. 软骨下硬化
22. 关节活动时疼痛
23. 神经压迫
24. 血管炎
25. 结节

手指使用代号：3～15、19、22～25 ROM

食指	MP
	PIP
	DIP
DIP 屈纹到掌横纹的距离（cm）	

中指	MP
	PIP
	DIP
DIP 屈纹到掌横纹的距离（cm）	

环指	MP
	PIP
	DIP
DIP 屈纹到掌横纹的距离（cm）	

小指	MP
	PIP
	DIP
DIP 屈纹到掌横纹的距离（cm）	

腕	使用代号：3、7～14、19、20、22、23	屈
		伸
		尺偏
		桡偏

抓握模式：检查是否有能力

抓		右	左
圆柱体	2.5cm		
	5cm		
	7.5cm		
	10cm		
球形体	5cm		
	7.5cm		
	10cm		
	12.5cm		

力量：□lb（磅） □kg □kPa		右	左
指腹捏	食指		
	中指		
	环指		
	小指		
侧捏或匙捏			
夹			

尺神经 拇短屈肌 _ 第 3、4 蚓状肌 _ 尺侧腕屈肌 _ 指深屈肌 _ 拇收肌 _ 小指展肌 _ 小指短肌 _ 小指对掌肌 _ 拇短屈肌深头 _ 蚓状肌 _ 骨间掌侧肌 _ 骨间背侧肌 _

感觉损害或截断手指平面

掌面右　　　掌面左

肌力测定：

桡神经 肱桡肌 _ 桡侧腕长、短伸肌 _ 旋后肌 _ 指总伸肌 _ 尺侧腕伸肌 _ 拇长展肌 _ 拇短伸肌 _ 拇长伸肌 _ 食指固有伸肌 _ 小指固有伸肌 _

正中神经 旋前圆肌 _ 旋前方肌 _ 桡侧腕屈肌 _ 掌长肌 _ 指浅屈肌 _ 拇长屈肌 _ 指深屈肌 _ 拇短展肌 _ 拇对掌肌 _

注：MP 代表掌指关节，IP 代表指间关节，PIP 代表近节指间关节，DIP 代表远节指间关节。

表 2-5　手外伤术前或术后手功能检查记录

姓名：_____　　年龄：_____　　日期：_____　　优势手：_____

职业：_____　　X 线片：_____　　照片：_____

病史：_____

肩关节：左　　　　右	腕关节：左　　　　右	周径：左　　　　右
向前_____	背屈_____	肱二头肌_____
向后_____	掌屈_____	前臂_____
外展_____	桡偏_____	前臂：旋前_____
内收_____	尺偏_____	旋后_____
内旋_____	肘关节：屈_____	握力：左_____
外旋_____	伸_____	右_____

拇指		MP	IP		功能损害（%）
	屈			外展（第 1、2 掌骨间的角度）	
	伸			内收（末节靠近第 5 掌指关节的距离）	
	关节强直			对掌（末节远离第 3 掌指关节的距离）	

食指		MP	PIP	DIP	指腹屈纹到中间掌横纹	
	屈					
	伸					
	关节强直					
中指	屈					
	伸					
	关节强直					
环指	屈					
	伸					
	关节强直					
小指	屈					
	伸					
	关节强直					

临床异常的代号：　　　　　　　　　　　　　　　　总计（%）_____

1. 截肢　　　　　　　　　　　　两点分辨觉
2. 瘢痕　　　　　　　　　　　　茚三酮试验（发汗试验）
3. 皮肤-皮下组织缺损　　　　　15. 握
4. 甲床损伤　　　　　　　　　　　　抓
5. 主要神经缺损：R.M.U.　　　　　捏：指腹
6. 指神经束缺损　　　　　　　　　　　指尖
7. 神经瘤　　　　　　　　　　　　　　指侧
8. 疼痛和肌腱　　　　　　　　　钩：远端
9. 骨损伤　　　　　　　　　　　　　　近端
10. 关节损伤　　　　　　　　　　　　摇
11. 屈肌腱缺损　　　　　　　　16. 最大改善
12. 伸肌腱缺损　　　　　　　　17. 康复需要
13. 韧带损伤　　　　　　　　　18. 进一步治疗
14. 感觉——拣物试验　　　　　19. 分类
　　注：运动程度按左/右记录

右手的背面或
左手的掌面　　　　左手的背面或
　　　　　　　　　右手的掌面

（一）解剖检查

解剖检查应包含整个肢体及其全部结构，包括皮肤、甲床、神经、血管、肌肉、肌腱、骨和关节，然后作两侧肢体环状面的测量。手指检查包括拇指、食指、中指、环指和小指，了解每一关节的状况，了解有无滑膜炎，有无骨关节的不稳定、半脱位、僵硬、挛缩、侧偏畸形及其程度等。

（二）关节活动范围的测量

测量关节活动范围时应遵循关节活动中立位为0°的原则，即所有关节活动的测量都以0°为起始位。关节活动角度的测量有助于判断关节的运动幅度。主动活动由全部屈肌或伸肌肌力获得，被动活动的测量要克服正常软组织对运动的阻力（在指关节大约为0.5kg）。

伸是指反向于屈曲朝向0°起始位的运动，可见于手指、肘、膝关节的伸直运动中。如果伸超过0°起始位则称为过伸，用正号表示过伸的角度；从某一屈曲位不能完全伸至0°起始位，为伸直运动缺陷，用负号表示角度。例如，一手指有15°～45°屈曲挛缩，记为-15°～45°；手指关节过伸15°至屈曲45°，记为+15°～45°。

手指各关节运动的测量应该用表格的形式记录，并用角度表示其运动范围。当测量远侧关节时，近侧关节应置于中立位或伸直位。指距和其强度也要测量。

拇指运动的测量包括桡侧外展、内收、屈、伸、对掌、前移和后移等。

腕关节运动的测量包括背伸、掌屈、桡偏和尺偏的范围，有些评定方法亦增加旋前和旋后的范围。

肘、肩关节运动的测量包括屈、伸、旋前、旋后、外展、内收、前屈、后伸以及旋转的范围（图2-33～图2-38）。

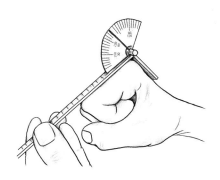

图2-33　应用关节角度测量尺测量握拳时掌指关节的屈曲范围

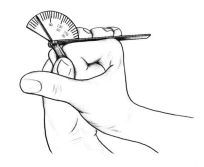

图2-34　应用关节角度测量尺测量握拳时近侧指间关节的屈曲范围

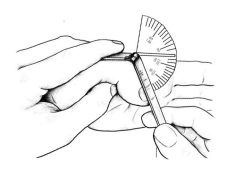

图2-35　应用关节角度测量尺测量拇指指间关节的活动范围

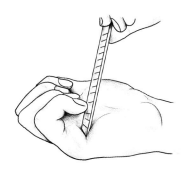

图2-36　应用测量尺测量主动、被动活动时指腹与远侧掌横纹之间的距离

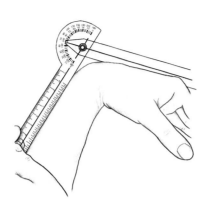

图 2-37　应用关节角度测量尺测量腕关节屈曲的范围

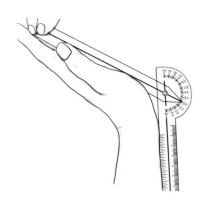

图 2-38　应用关节角度测量尺测量腕关节背伸的范围

（三）抓、握力量的检查

抓、握力量可以利用测力仪检查，也可以采取检查者与被检查者对比的方法进行前臂和手力量的检查。但对一只力量虚弱的手也许要改用血压计，将血压计的袖带卷成直径 5cm 的圆柱，并充气至 6.67kPa（50mmHg），当握紧袖带时，超过 6.67kPa 的部分就记录下来作为抓的力量。年龄、营养状况、疼痛、疲劳、一天内不同的时间以及患者的合作情况等，都可能成为影响抓握力量的因素。

图 2-39～图 2-42 中的检测方法对评定手功能力量十分重要，这些检查与完成日常生活的各种动作密切相关。

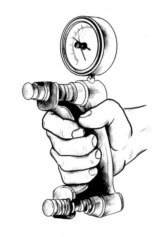

图 2-39　用液压原理的测力计测量手的握力，结果精准可靠

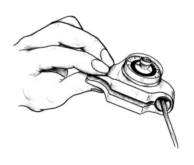

图 2-40　三指捏力测量

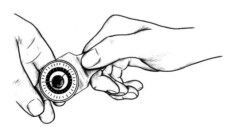

图 2-41　拇指和食指侧面捏力测量

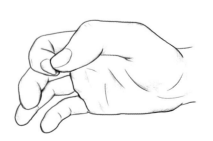

图 2-42　指尖捏力测量

（四）肌力检查

患者肢体的康复往往需要 1～2 年,肌力检查的结果可以反映最终状态。

如果患者的肢体存在运动受限、疼痛和部分截肢时,则不能进行肌力测试,因为其结果往往是不准确的。医师进行肌力检查的目的是明确是否存在肌力下降或查找肌力下降的原因。

1912 年,Lovett 根据肌肉收缩时对抗阻力的大小,将肌力分成 6 级,以百分率表示:①100%,5 级,正常肌力;②75%,4 级,肌肉能对抗部分阻力,带动关节运动;③50%,3 级,肌肉能对抗地心引力,但不能对抗阻力;④25%,2 级,在排除地心引力的情况下,肌肉能带动关节运动;⑤10%,1 级,肌肉仅能作微弱收缩,无关节运动;⑥0,0 级,肌肉无任何收缩。

将运动功能分为 M_5、M_4、M_3、M_2、M_1 和 M_0 6 级,是评定运动功能恢复程度的最常用的方法。

国外学者对手握力及指捏力测定的平均值,对手功能的评定有参考价值(表 2-6～表 2-10)。

表 2-6　握力与职业的关系(Swanson)

职业	握力(kg)			
	男性		女性	
	正手	反手	正手	反手
技术工作	47.0	45.4	26.8	24.4
坐着工作	47.2	44.1	23.1	21.1
手工工作	48.5	44.6	24.2	22.0
平均	47.6	45.0	24.6	22.4

表 2-7　握力与年龄的关系(Swanson)

年龄	握力(kg)			
	男性		女性	
	正手	反手	正手	反手
20 岁	45.2	42.6	23.8	22.8
20～30 岁	48.5	46.2	24.6	22.7
30～40 岁	49.2	44.5	30.8	28.0
40～50 岁	49.0	47.3	23.4	21.5
50～60 岁	45.9	43.5	22.3	18.2

表 2-8　三指握力与职业的关系(Swanson)

职业	三指握力(kg)			
	男性		女性	
	正手	反手	正手	反手
技术工作	7.3	7.2	5.4	4.6
坐着工作	8.4	7.3	4.2	4.0
手工工作	8.5	7.6	6.1	5.6
平均	7.9	7.5	5.2	4.9

表 2-9　不同手指的指腹捏力（Swanson）

手指	指腹捏力（kg）			
	男性		女性	
	正手	反手	正手	反手
食指	5.3	4.8	3.6	3.3
中指	5.6	5.7	3.8	3.4
环指	3.8	3.6	2.5	2.4
小指	2.3	2.2	1.7	1.6

表 2-10　指侧捏力与职业的关系（Swanson）

职业	指侧捏力（kg）			
	男性		女性	
	正手	反手	正手	反手
技术工作	6.6	6.4	4.4	4.3
坐着工作	6.3	6.1	4.1	3.9
手工工作	8.5	7.7	6.0	5.5
平均	7.5	7.1	4.9	4.7

（五）感觉检查

手的感觉是手功能中极为重要的部分，手没有感觉，犹如人没有眼睛一样。手的综合感觉能识别物体、传播情感，双目失明者还可用手读书、识字等。

交感神经和感觉神经在手上的行程近似，当神经损伤后，感觉丧失的区域和交感神经功能障碍的区域相近，因此，临床上常把交感神经和感觉神经的功能检查结合在一起，结果更为精确可靠。但在神经部分损伤或者神经再生不完全的情况下，交感神经的功能有可能得以恢复，而感觉神经的功能却持续障碍。临床医师在检查时可观察手指的饱满度和是否有汗，凡有局部凹陷及干燥者，均为神经损伤的表现。

1　排水试验　这是测定手神经断裂修复后手部饱满程度变化的试验（图 2-43）。末节手指的体积测量是通过排水试验，以末节手指指间关节的屈侧及背侧横纹为界测定排水量的。该方法较麻烦，而且不够准确，现已较少应用。

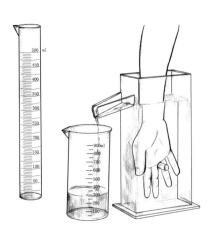

图 2-43　排水试验

2 泌汗试验　这是检查神经有无损伤的方法，也是检查神经康复与否的早期证据。泌汗试验有两种方法，一是碘淀粉试验，二是在显微镜放大的情况下观察手部的泌汗情况。

3 静态及动态两点分辨觉测定　两点分辨觉，特别是动态两点分辨觉测定是检查手指感觉简单易行而且有效的方法，也是纯粹的感觉检查法；其他如闭眼拣物试验、活动时间测定法虽然也是检查感觉的方法，但都是以运动功能良好为前提的。

静态两点分辨觉可用 Disk-Criminator 或者圆规来检测（图 2-44），动态两点分辨觉则可应用回形针来检测。检查动态两点分辨觉时，先将回形针弯成两只脚，并将其尖端粗糙的部分予以磨平，然后将回形针的两只脚并拢，沿着手指的一侧由近心端向远心端滑动，询问患者是一点在移动还是两点在移动；再将回形针两只脚间的距离分开 5～8mm，由近心端向远心端移动，询问患者的感觉。当患者知道这种检查方法后再从另一手指正式开始检查，先从 5～8mm 开始，然后慢慢缩小距离，直到 2mm 为止。有时患者不能清楚地回答是一点移动还是两点移动，则可重复试验数次，直到多数回答相类似为止。

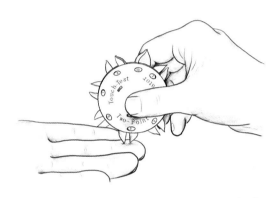

图 2-44　Disk-Criminator 检测两点分辨觉

李迪仁对 32 名 4～83 岁正常人的 39 只手进行了动态两点分辨觉测定，拇指指腹的动态两点分辨觉为 2mm 左右，左手与右手没有区别，手指尺侧与桡侧类同，与性别及年龄也没有明显的关系。该试验常用于神经修复后的效果检查，也可作为神经压迫综合征的诊断依据。

4 其他检查　尚有触、痛、冷、热觉检查及音叉检查等。

可依据运动及感觉的缺乏状况确定神经损伤的程度。神经感觉的测定包括触痛、过敏、灼痛等。茚三酮试验（发汗试验）是测定神经功能的重要方法。两点分辨觉是测定触觉灵敏度的有效手段，正常拇指的两点分辨觉为 1～4mm，当两点分辨觉大于 20mm 时，应考虑为触觉完全消失。闭眼拣物试验是手指综合性感觉功能的测试方法，检查时让患者闭眼，用手辨别物体，观察其闭眼时能否识别回形针、大头针、塑料制品、螺钉螺帽等物品，若两点分辨觉在 12mm 以内，则表示有分辨物体的能力（表 2-11～表 2-15）。

表 2-11　AMA 手指感觉功能两点分辨觉的测试标准

两点分辨觉	神经损害
<6mm	0
7～15mm	50%
>15mm	100%

表2-12　手指掌面两点分辨觉正常值(mm)

作者	末节手指	有老茧手指	中节手指	近节手指
Moberg	2～4	4～6		4～6
Parry	0.5～4		1～6	4～6
Gellis,Pool	2～4			
Millesi,Rinderer	1.5～6			

表2-13　手指背面两点分辨觉正常值(mm)

作者	末节手指	中节手指	近节手指
Parry	1～6	1～8	1～12
Gellis,Pool		2～7	

表2-14　手部两点分辨觉正常值(mm)

作者	手背	手背虎口	手掌大鱼际区	掌中部	手掌小鱼际区
Moberg	8～11				
Parry			4～11	4～15	5～9
Gellis,Pool		5～15	4～8	4～15	4～8

表2-15　闭眼拣物试验识别物体的平均时间(Parry)

物体	平均识别时间(秒)	物体	平均识别时间(秒)
小硬币	2	钥匙	2
大硬币	3	回形针	2
塑料块	4	软木塞	2
小木块	5	火柴棒	2
砂纸	2	螺丝钉	2
橡皮筋	1	安全别针	2

　　手部的感觉功能是手功能的重要组成部分。第二次世界大战期间,将感觉分为0～5级。1954年英国医学研究会将该法加以修改完善,制定了0～4级分级法,该法已被多数学者采纳,成为目前常用的感觉评定方法。

　　0～4级分级法:S_0,感觉缺失;S_1,深感觉缺失;S_2,部分浅痛觉和触觉恢复,可保护伤指免受损伤;S_2^+,同S_2,但有感觉过敏现象;S_3,浅痛觉和触觉恢复,无皮肤感觉过敏现象;S_3^+,同S_3,有良好的定位能力,两点分辨觉接近正常;S_4,感觉正常。

　　(六)疼痛的评估

　　对慢性疼痛的评估是非常困难的。疼痛可以定义为"由传入神经刺激引起伴随个体感情状态的,并被其过去的经验、诱导和精神状态所修饰的一种不舒适的感觉",其基础是许多不同成分的复合物。检查可以确定疼痛与解剖异常有关,还是与神经功能失调有关,或者是假装的。疼痛所致的持久性功能损害要在最适当的物理调整和最大的医疗恢复后才可以确定。与近中枢脊神经病变有关的疼痛可以按其对完成动作的干扰情况分成四级:①最弱(0～25%),即是否不适;②轻微(26%～50%),即是否干扰活动;③中度(51%～75%),即是否阻碍活动;④重度(76%～100%),即是否阻碍活动并引起苦恼。疼痛或不适所致的功能减损可以与评判该部位感觉缺失或截指时的功能减损作类似的分级,并用百分率表示(例如有严重诱因的患者可以 100%地丧失肢体的实用价值)。AMA对于复杂的区域性疼痛综合征(complex regional pain syndrome, CRPS)的损害标准进行了分级(表2-16),对临床工作的诊断和治疗有借鉴意义。

表 2-16　AMA 对于复杂的区域性疼痛综合征的损害标准分级

诊断分级	0级	1级					2级					3级					4级				
损伤范围（上肢）	0	1%～13%					14%～25%					26%～49%					50%～100%				
触发点数量		≥4个					≥6个					≥8个					≥8个				
严重程度		轻微					中等					严重					十分严重				
分级	0	A	B	C	D	E	A	B	C	D	E	A	B	C	D	E	A	B	C	D	E
阴性诊断		1	3	7	11	13	14	17	20	23	25	26	32	38	44	49	50	60	70	80	90

（七）手的外观检查

手的外观检查有被动和主动两种,休息时正常手的体位为被动外观,这是通用的人工手模仿的形态;当手在空间运动时的体位则是主动外观。医师按手休息和做动作时的体位评价手的外观,手的瘢痕、僵硬、关节不平衡、旋转畸形等应记录在手的外观检查中。

二、评判标准

（一）截肢(指)损害的评定

AMA 对于肢体损害程度的分级和定义(表 2-17)有助于对其他评定标准的理解和阐释。

表 2-17　AMA 对于肢体损害程度的分级和定义

分级	存在问题	损害程度	
		占整个上肢的比例	占整个身体的比例
0 级	无	0	0
1 级	轻微	1%～13%	1%～8%
2 级	中等	14%～25%	9%～15%
3 级	严重	26%～49%	16%～29%
4 级	非常严重	50%～100%	30%～60%

整个上肢的截肢或 100%的上肢缺失,被定为整个人体功能 60%的丧失。肘部肱二头肌远端附着处水平截肢,表示一侧上肢的功能丧失 95%;掌指关节近侧水平截肢,表示一侧上肢的功能丧失 90%。

手指和拇指截指,表示一侧手的功能丧失 100%,或一侧上肢的功能丧失 90%。因为一侧上肢的缺失相当于整个人体功能 60%的丧失,所以当一侧上肢的功能丧失 90%时,等于整个人体功能54%的丧失。通过这种方法,可以计算出手的各部分缺损与上肢甚至对整个人体功能损害的关系(图2-45)。

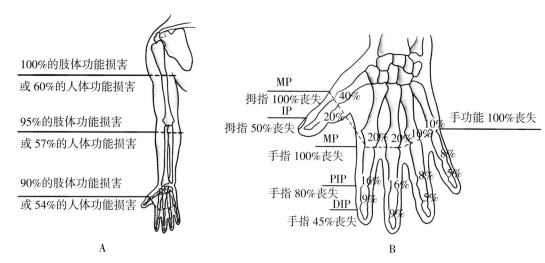

图 2-45　不同截肢平面所对应的手指、手、单侧上肢及上肢功能损害的百分比

在整个手功能中，拇指占 40%，食指及中指各占 20%，环指和小指各占 10%。

手指各部占整个手指功能的百分比为：拇指的近节和远节各占拇指功能的 50%；其他手指的远节和中节各占该指功能的 40%，近节占该指功能的 20%（图 2-46）。

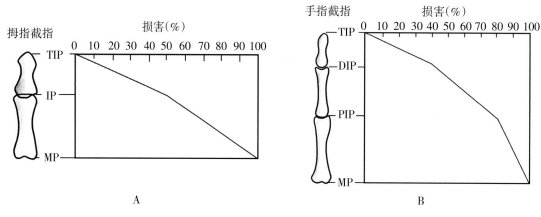

图 2-46　拇指和其他手指截指损害的百分比

根据手指各部占整个手指功能的百分比，可以计算出手指各部缺损与整个手、上肢甚至整个人体功能损害的关系。例如，食指完全性缺损，表示整个手功能缺失 20%；食指 PIP 截指，表示食指功能缺失 80%，相当于整个手功能缺失 16%（80%×20%）。遇有多个手指缺失时，将各部分功能缺失的百分比相加，计算出总和，可反映出整个手功能缺失的程度。例如，拇指完全性截指，等于整个手功能缺失 40%；伴有食指 DIP 水平截指，表示该食指功能缺失 40%，而食指占手功能的 20%，也就是整个手功能缺失 8%（40%×20%）。所以拇指完全性截指伴有食指 DIP 水平截指，可造成整个手功能丧失 48%。

AMA 对于截肢损害的评定制定了一系列表格，可以根据表格直接查找损伤造成手、上肢及整个身体功能缺失的程度。表 2-18 是截肢损害的诊断标准。

表 2-18 AMA 截肢损害的诊断标准

诊断标准	0级	1级					2级					3级					4级				
损害范围	0	1%~13%（占上肢百分比）					14%~25%（占上肢百分比）					26%~49%（占上肢百分比）					50%~100%（占上肢百分比）				
分级		A	B	C	D	E	A	B	C	D	E	A	B	C	D	E	A	B	C	D	E
拇指							18%	18%	18%	20%	22%	36%	36%	36%	38%	40%					
							指间关节					掌指关节									
												37%	37%	37%	39%	41%					
												1/2 掌骨									
												38%	38%	38%	40%	42%					
												腕掌关节									
食指或者中指		8%	8%	8%	9%	10%	14%	14%	14%	16%	18%										
		远侧指间关节					近侧指间关节														
							18%	18%	18%	20%	22%										
							掌指关节														
							19%	19%	19%	21%	23%										
							1/2 掌骨														
							20%	20%	20%	22%	24%										
							腕掌关节														
环指或者小指		5%	5%	5%	6%	7%															
		远侧指间关节																			
		7%	7%	7%	8%	9%															
		近侧指间关节																			
		9%	9%	9%	10%	11%															
		掌指关节																			
		11%	11%	11%	12%	13%															
		1/2 掌骨																			
		12%	12%	12%	13%	13%															
		腕掌关节																			
手																	54%	54%	54%	58%	58%
																	除拇指外，所有手指的掌指关节				
																	90%	90%	90%	92%	94%
																	所有手指的掌指关节				
																	92%	92%	92%	94%	96%
																	从肱二头肌止点到掌指关节				
臂																	92%	92%	92%	94%	96%
																	从三角肌止点到肱二头肌止点				
																	100%	100%	100%	100%	100%
																	三角肌止点以近				
肩																	100%	100%	100%	100%	100%
																	肩关节处				

（二）感觉损害的评定

任何由感觉障碍、疼痛、不适所致的功能缺失必须是不含糊的和持续的。手指背侧的感觉丧失不是致残性的，而手指掌侧的感觉丧失才对手指功能起致残性的作用。

1 感觉完全丧失　掌侧感觉完全丧失，被认为手功能丧失了50%。例如，拇指两侧的末梢神经功能丧失，表示该指功能丧失了50%（图2-47）。由于拇指功能占手功能的40%，因此拇指感觉完全丧失，可造成手功能丧失20%（50%×40%）。以此类推，食指、中指感觉完全丧失，各造成手功能丧失10%；而环指、小指感觉完全丧失，各造成手功能丧失5%。

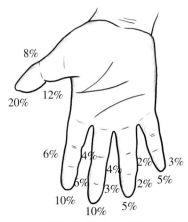

图2-47　手指感觉完全丧失对整个手功能的损害，按截指损害的50%计算

Swanson制定了各指神经损伤后的功能评定标准（表2-19、表2-20），可以根据损伤情况直接在表格中查找评定结果。

表2-19　拇指和小指神经损伤后的功能评定标准（Swanson）

占手指长度的百分比	手指损伤的百分比					
	横向缺失		纵向缺失			
	双侧指神经		尺侧指神经		桡侧指神经	
	全部	部分	全部	部分	全部	部分
100%	50%	25%	30%	15%	20%	10%
90%	45%	23%	27%	14%	18%	9%
80%	40%	20%	24%	12%	16%	8%
70%	35%	18%	21%	11%	14%	7%
60%	30%	15%	18%	9%	12%	6%
50%	25%	13%	15%	8%	10%	5%
40%	20%	10%	12%	6%	8%	4%
30%	15%	8%	9%	5%	6%	3%
20%	10%	5%	6%	3%	4%	2%
10%	5%	3%	3%	2%	2%	1%

表 2-20　食、中、环指神经损伤后的功能评定标准（Swanson）

占手指长度的百分比	手指损伤的百分比					
	横向缺失		纵向缺失			
	双侧指神经		尺侧指神经		桡侧指神经	
	全部	部分	全部	部分	全部	部分
100%	50%	25%	20%	10%	30%	15%
90%	45%	23%	18%	9%	27%	14%
80%	40%	20%	16%	8%	24%	12%
70%	35%	18%	14%	7%	21%	11%
60%	30%	15%	12%	6%	18%	9%
50%	25%	13%	10%	5%	15%	8%
40%	20%	10%	8%	4%	12%	6%
30%	15%	8%	6%	3%	9%	5%
20%	10%	5%	4%	2%	6%	3%
10%	5%	3%	2%	1%	3%	2%

2　横向性（节段性）感觉丧失　用手指各部分占手功能的百分比来计算。例如，拇指 IP 水平的感觉丧失，相当于从 IP 水平截指，即拇指功能丧失 25%（50%×50%），或相当于整个手功能丧失 10%（25%×40%）。

3　纵向性感觉丧失　因手指两侧的感觉功能的重要性不同，故感觉丧失后对手功能的损害也不同（参见图 2-47）。拇指桡侧的感觉丧失可造成拇指 40% 的功能损害，而尺侧的感觉丧失可造成拇指 60% 的功能损害。其余手指尺侧的感觉丧失可造成该指 40% 的功能损害，但小指除外，因为小指尺侧的感觉更重要。然后将各个手指的功能损害再转换成整个手的功能损害，例如，拇指感觉完全丧失相当于整个手功能损害 20%，而拇指尺侧纵向感觉丧失相当于拇指功能损害 60%，即整个手功能损害 12%（60%×50%×40%）。

（三）运动损害的评定

手的运动功能丧失是各种手部疾患的最终临床表现，多由于关节、肌腱、肌肉、神经、血管的病变所致。在临床上，若对上述因素逐一进行单项指标的评定，实在是困难且不现实的。因此，手的运动功能丧失的影响因素很多，不少学者一直在探索临床的综合评定方法。

多少年来，有关手的运动功能丧失，Boyes、Litchmon、Paslay、Vant、Heiple、White、Tubiana 等提出了不同的评定方法，认为 Swanson 在 AMA"四肢和腰背持续性损伤评定"的基础上，结合 Boyes 的直线测量法公式"A%＋B%×（100%－A%）＝A%＋B%的复合值"的评定方法较为系统和实用，且被国际手外科学会所认可，我国亦推广使用该方法。

按照 AMA 指导，关节强直和屈曲损害值的计算是假定正常的背伸在 MP 和 IP 关节都是 0° 的基础上。Swanson 提出了一种评定背伸能力的补偿方法，他对 MP 关节正常地向上 20° 的过伸作了特别的补偿。

一个关节的运动幅度，是指从最大背伸到最大屈曲运动所构成的角度的总和。在确定运动幅度时，测量极度运动并用英文字母 V 表示如下：$V_屈$（Vflex）＝可达到的最大屈曲度，$V_伸$（Vext）＝可达到的最大背伸度。

1　掌指关节的运动幅度（V）评定　MP 关节的正常运动幅度为 0°～90°，计值为 $V_屈$＝90° 和

$V_伸=0°$，表示没有运动损害。对正常 MP 关节的过伸将在后面讨论。

（1）关节丧失的屈曲度（F）：计算关节屈曲度时，其丧失的屈曲度用 F 表示，相当于理论上最大的 $V_屈$ 减去测量到的 $V_屈$ 值（图 2-48）。对于一个伸 0°、屈 60° 的 MP 关节，其丧失的屈曲度可表示为 $F=90°$（最大的 $V_屈$）$-60°$（测量到的 $V_屈$）$=30°$。

（2）关节丧失的背伸度（E）：如果关节有背伸 20° 的丧失，则表示为 $V_伸=20°$（图 2-49）。关节丧失的背伸度用 E 表示，相当于测量到的 $V_伸$ 值减去理论上最小的 $V_伸$ 值。对于一个丧失 20° 背伸的 MP 关节，可表示为 $E=20°$（测量到的 $V_伸$）$-0°$（最小的 $V_伸$）$=20°$。

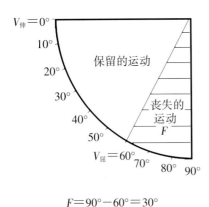

$F=90°-60°=30°$

图 2-48　关节丧失的屈曲度的计算

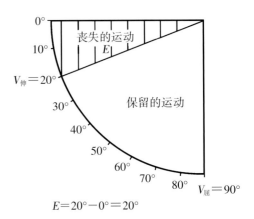

$E=20°-0°=20°$

图 2-49　关节丧失的背伸度的计算

（3）关节强直（A）：关节屈曲度减少时，$V_屈$ 减小；而背伸度减少时，$V_伸$ 增大，这两个值最终可停留在同一角度上，即 $V_伸=V_屈$，此时呈关节强直（图 2-50）。关节运动功能完全丧失用 A 表示，这并不是指关节强直发生在这一角度，而是指由强直引起的背伸度减少（E）和屈曲度减少（F）的总和。关节运动完全丧失可表示为 $A=E+F$。如果关节强直于 40°，则 $V_伸=V_屈=40°$，$E=40°$，$F=90°-40°=50°$，$A=40°+50°=90°$。

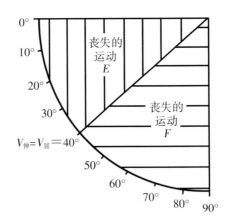

图 2-50　关节强直时运动完全丧失（A），相当于
背伸丧失（E）40°＋屈曲丧失（F）50°，即 $A=90$

应该注意到，A 值反映了关节运动的总丧失度，并且总是与该关节的正常运动幅度相等。对 MP 关节来说，无论强直发生在运动弧的什么地方，只要 $V_屈=V_伸$，则 $A=90°$。强直在 30° 位，$A=30°$（E）$+60°$（F）$=90°$；强直在 80° 位，$A=80°$（E）$+10°$（F）$=90°$。

手指功能损伤可以由背伸的丧失（E）、屈曲的丧失（F）或关节强直（A）引起，因此，手指功能损害的百分比可以用 I_E、I_F、I_A 表示，即 I_E 为背伸损害，I_F 为屈曲损害，I_A 为强直损害（这些可以在检查时测量到)。更专业化一点,损伤的百分比可表示为:I_E 是 $V_伸$(测量到的最小背伸角度)的功能,当 $V_伸$ 达到其理论最小值(在 MP 关节为 0°)时,I_E 为 0;I_F 是 $V_屈$(测量到的最大屈曲角度)的功能,当 $V_屈$ 达到其理论最大值(在 MP 关节为 90°)时,I_F 为 0;当 $V_屈 = V_伸$ 时,$I_A = I_E + I_F$。

　　功能损害用百分比表示,并且将受影响的功能丧失反映到 100% 刻度上。AMA 指导提供了屈曲功能丧失(F)和关节强直(A)所致 MP 关节从 0°～90°手指功能损害的百分值(表 2-21、表 2-22),这一百分值也可用图表示(图 2-51、图 2-52)。根据公式 $A = E + F$(或 $E = A - F$),我们可以按公式 $I_E = I_A - I_F$ 得到某一角度的背伸功能损害(I_E)。例如关节强直于 30°位,根据 AMA 表格,$I_A = 45\%$,而 $I_F = 37\%$,这样即可得到 I_E 值:$I_E = 45\%(I_A) - 37\%(I_F) = 8\%$。此步骤同样可用于 0°～90°运动弧上的每一角度,从而获得各自的 I_E 值(图 2-53)。如果关节背伸损伤 40°,$I_E = 54\%(I_A) - 31\%(I_F) = 23\%$。$I_E$ 是 $V_伸$ 的功能,并且当 $V_伸 = 0°$ 或 $E = 0°$ 时为 0。但是 AMA 指导没有考虑 MP 关节的过伸值,所以我们将 AMA 指导(表 2-21)的 I_F 值稍加改良,以计算被认为也是正常的 MP 关节过伸 20°的值(图2-54),这样关节强直于 30°位时,I_F 就由 33% 替换了表 2-21 中的 37%, 按上述公式,$I_E = 45\%(I_A) - 33\%(I_F) = 12\%$。

表 2-21　MP 关节不同屈曲位功能丧失引起的手指功能损害率

关节屈曲角度	丧失的屈曲度(F)	手指功能损害率(I_F)
0°	90°	55%
10°	80°	49%
20°	70°	43%
30°	60°	37%
40°	50°	31%
50°	40°	24%
60°	30°	18%
70°	20°	12%
80°	10°	6%
90°	0°	0

表 2-22　MP 关节不同强直位引起的手指功能损害率

关节强直角度	手指功能损害率(I_A)
0°	55%
10°	52%
20°	48%
30°	45%
40°	54%
50°	63%
60°	72%
70°	82%
80°	91%
90°	100%

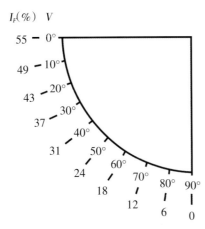

图 2-51 屈曲功能丧失(F)引起的手指功能损害率(Iꜰ),将 AMA 的 Iꜰ 值(表 2-21)转换成弧形运动

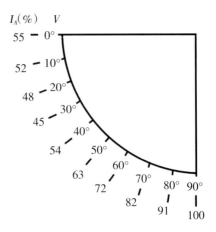

图 2-52 关节强直(A)引起的手指功能损害率(Iᴀ),将 AMA 的 Iᴀ 值(表 2-22)转换成弧形运动

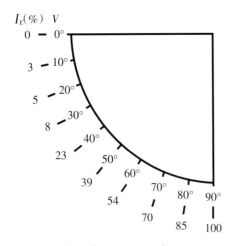

图 2-53 按公式 $I_A = I_E + I_F$ 或 $I_E = I_A - I_F$,得出各自的 I_E 值

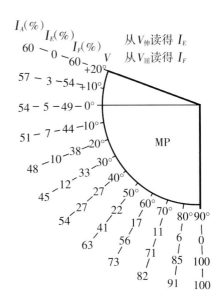

图 2-54 MP 关节功能损害率 I_A 在 30°或其功能位时最低(45%)。图中包括了过伸位畸形的功能损害率

I_E 的衍生是十分重要的,它提供了 I_E 和 I_F 的数值,以便正确估计功能损伤的百分率,这不仅反映了运动丧失的度数,更重要的是反映了在手指运动弧中功能丧失的位置。

例如,一个 MP 关节有 30°的活动幅度,假设从伸-10°到屈 40°,其功能损害没有从伸-50°到屈 80°时严重。从伸-10°到屈 40°的 MP 关节,$I_E = 7\%$,$I_F = 27\%$,其总损害率为 34%;而从伸-50°到屈 80°的 MP 关节,$I_E = 41\%$,$I_F = 6\%$,其总损害率为 47%。如果 MP 关节强直在 30°位(即功能位),$I_A = 12\%(I_E) + 33\%(I_F) = 45\%$,在较低值;若 MP 关节强直在 80°位,其损害程度就严重得多,即 $I_A = 85\%(I_E) + 6\%(I_F) = 91\%$。

手指、拇指、腕、肘和肩关节的功能损害图表都是由上述基本公式衍生出来的。

2 食、中、环、小指功能损害的评定 在图 2-55、图 2-56 中显示了每个指关节(MP、PIP、DIP)的三种不同的功能损害(I_A、I_F、I_E),每一关节的功能位取自 AMA 指导并加上过伸的资料。正常的手,MP 关节可以过伸 20°,丧失这一过伸功能,只标出了很小的损害率。MP 关节在背伸 0°位时 $I_E = 5\%$,PIP 和 DIP 关节正常背伸为 0°,所以这些关节在背伸 0°位时 $I_E = 0$。然而,将这些关节的过伸角度考虑进去,在关节强直发生于过伸位时就可以判断出屈曲功能的损害率,例如 PIP 关节强直于 30°位时,可以定为 80% 的功能损害。

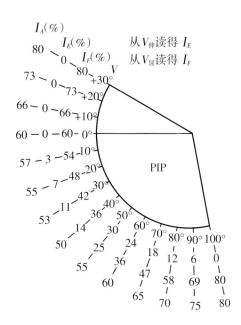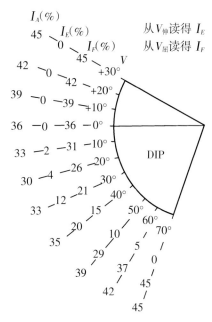

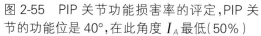

图 2-55　PIP 关节功能损害率的评定,PIP 关节的功能位是 40°,在此角度 I_A 最低(50%)

图 2-56　DIP 关节功能(包括过伸位)损害率的评定,DIP 关节的功能位是 20°,在此角度 I_A 最低(30%)

每个关节强直所致的功能减损(I_A),在功能位时达最低值,如 MP 关节 I_A 在 30°时为 45%,PIP 关节 I_A 在 40°时为 50%,DIP 关节 I_A 在 20°时为 30%。

图 2-54 可用作测量运动幅度,并对其功能损害进行评价。例如 -20°~60°的 MP 关节活动,这一角度的背伸损害要在标记 I_E 的一行查看,即 I_E 为 10% 的背伸损伤;屈曲损害则要在标记 I_F 的一行查看,即 I_F 为 17%。这一病例的功能损害总计为 10%+17%=27%。

3　拇指功能损害的评定　拇指占整个手功能的 40%,并由三方面的功能所组成:①MP 和 IP 关节的屈、伸功能;②内收、外展功能;③对掌功能。其中 MP 和 IP 关节的屈、伸功能共占拇指运动功能的 20%,内收功能占拇指运动功能的 20%,对掌功能占拇指运动功能的 60%。

(1) 内收、对掌功能损害:图 2-57、图 2-58 显示,整个拇指的功能损害是通过将拇指的每一功能值相加而获得的。拇指内收功能的测量是从拇指 IP 关节掌侧纹到远侧掌横纹与小指 MP 关节处的直线距离。在图 2-57 中,曲线表明拇指内收功能的损害率与内收功能丧失有关,而不是与整个拇指的功能有关。由于内收功能占拇指全部功能的 20%,故图中的损害率要乘以 20% 才是整个拇指功能的损害率,如表 2-23 所示。拇指对掌功能的测量是从拇指 IP 关节掌侧纹到远侧掌横纹与中指 MP 关节处的最大距离。在图 2-58 中,曲线表明拇指对掌功能的损害率与对掌功能丧失有关,而不是与整个拇指功能有关。由于对掌功能占拇指全部功能的 60%,故图中的损害率要乘以 60% 才是整个拇指功能的损害率,如表 2-23 所示。

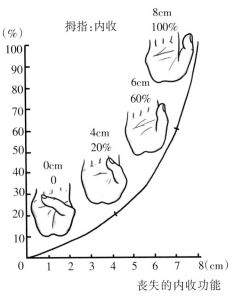

图 2-57　拇指内收功能损害率的测量

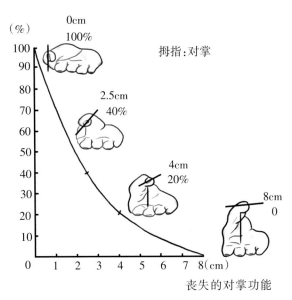

图 2-58　拇指对掌功能损害率的测量

表 2-23　拇指内收、对掌功能损害率占整个拇指功能损害的百分率
（采用了内收、对掌功能分别占拇指功能的 20% 和 60% 的概念）

距离（cm）	拇指内收功能损害率（%）	拇指对掌功能损害率（%）
0	0	60
1	0	42
2	1	29
3	3	19
4	4	12
5	6	7
6	8	3
7	13	2
8	20	0

（2）屈、伸功能损害和关节强直：图 2-59 和图 2-60 分别表明了 MP 和 IP 关节因丧失屈、伸功能或者关节强直时对手功能的损害率，其中屈、伸功能占拇指全部功能的 20%。拇指 MP 和 IP 关节功能位确定为屈 20°，因此其 I_A 值在此角度最低，为 7% 的强直损害。

在实际使用中，每一部分的功能可以按图 2-57～图 2-60 和表 2-23 评定，以确定每一个直接损害值对整个拇指功能的影响，然后将这些值直接相加得出拇指的全部功能损害率，而不用复合表。表 2-24 是 AMA 对包括肘和腕在内的运动功能损害评定标准，可以直接查询。

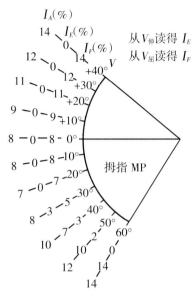

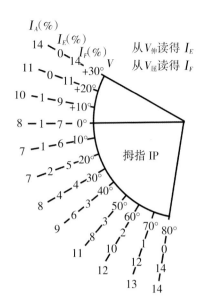

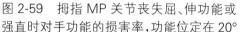

图 2-59　拇指 MP 关节丧失屈、伸功能或强直时对手功能的损害率,功能位定在 20°　　图 2-60　拇指 IP 关节丧失屈、伸功能或强直时对手功能的损害率,功能位定在 20°

表 2-24　AMA 运动功能损害指导标准

各部位运动功能	<10%的运动功能损害	>10%的运动功能损害
肘关节		
屈曲	≥120°	<120°
伸直	≥-40°	<-40°
腕关节		
旋后	≥20°	<20°
旋前	≥45°	<45°
屈曲	≥45°	<45°
伸直	≥45°	<45°
桡偏	≥10°	<10°
尺偏	≥20°	<20°
拇指		
外展	≥40°	<40°
内收	≤2.5cm	>2.5cm
食指		
掌指关节屈曲	≥70°	<70°
掌指关节伸直	≥-10°	<-10°

（四）DASH 调查表

1996 年,Hudak 等首次使用了 DASH 调查表来评价患者的肩、臂、手功能缺陷状况,从此以后,DASH 调查表越来越被世界范围内的临床医师所重视。DASH 调查表共包括 34 个选项,主要用于评估和日常活动密切相关的功能情况以及由此产生的症状。每个选项采用 5 分评分制,分数越高,说明功能缺陷越严重;对于运动员和音乐人,还有附加选项进行评估。尽管 DASH 调查表称不上完美,但其简单易用,可靠性及重复性强,适用范围广泛,从而被译成多种语言,在多个国家广泛使用。

DASH 调查表分成 A、B、C 三部分，A 部分（表 2-25）用于了解上肢的功能活动情况，B 部分（表 2-26）用于调查上肢的不适症状，C 部分（表 2-27）用于调查运动员和音乐人的上肢功能。大部分患者仅应用 A 和 B 两部分即可。其计算方法是将 A、B 两部分的所有选择数字相加，然后按照以下公式计算：

DASH 功能障碍（症状）得分 = [(n 个作答得分的平均分) − 1] × 25，其中 n 代表已答题目的数量。

DASH 值为 0 时，表示上肢功能完全正常；DASH 值为 100 时，表示上肢功能严重缺陷。

DASH 调查表在于了解患者上肢的症状及从事日常活动的能力，患者应根据上周内的活动情况，在表中项目相应等级的数字上画圈，并请务必回答每一个问题。如果患者在上周没有机会从事该项活动，可以请他设想一下，哪个项目与他的上肢活动情况最相符，并在相应的数字上画圈。请患者注意，无论活动是用哪只手完成的，也不管是如何完成的，只要求根据相应的能力进行回答即可。

表 2-25　DASH 调查表（A）

	项目	活动能力				
		无困难	有点困难	明显困难，但能做到	很困难	不能
1	拧开已拧紧的或新的玻璃瓶盖	1	2	3	4	5
2	写字	1	2	3	4	5
3	用钥匙开门	1	2	3	4	5
4	准备饭菜	1	2	3	4	5
5	推开一扇大门	1	2	3	4	5
6	将物品放入头部上方的小柜子里	1	2	3	4	5
7	从事繁重的家务劳动（如擦地板、洗刷墙壁）	1	2	3	4	5
8	从事花园及院子的劳动（如打扫卫生、松土、割草、修剪花草树木）	1	2	3	4	5
9	铺床	1	2	3	4	5
10	拎购物袋或文件箱	1	2	3	4	5
11	搬运重物（超过 5kg）	1	2	3	4	5
12	更换头部上方的灯泡	1	2	3	4	5
13	洗发或吹干头发	1	2	3	4	5
14	擦洗背部	1	2	3	4	5
15	穿毛衣	1	2	3	4	5
16	用刀切食品	1	2	3	4	5
17	做轻微体力的业余活动（如打牌、织毛衣）	1	2	3	4	5
18	做使用臂部力量或冲击力的业余活动（如使用锤子，打高尔夫球、网球）	1	2	3	4	5
19	做灵活使用臂部的业余活动（如打羽毛球、壁球、玩飞盘）	1	2	3	4	5
20	驾驶、乘坐交通工具	1	2	3	4	5
21	性功能	1	2	3	4	5
22	影响您同家人、朋友、邻居以及其他人群社会交往的程度	1	2	3	4	5
23	影响您的工作或其他日常活动的程度	1	2	3	4	5

注：请您评估在上周内进行的上述活动的能力，并在相应等级的数字上画圈。

表 2-26　DASH 调查表（B）

项目		症状严重程度			
	无	轻微	中度	重度	极度
1 休息时肩、臂或手部疼痛	1	2	3	4	5
2 活动时肩、臂或手部疼痛	1	2	3	4	5
3 肩、臂或手部麻木、针刺样疼痛	1	2	3	4	5
4 肩、臂或手部无力	1	2	3	4	5
5 肩、臂或手部僵硬	1	2	3	4	5
6 肩、臂或手部疼痛对睡眠的影响	1	2	3	4	5
7 肩、臂或手功能障碍使您感到能力下降、缺乏自信	1	2	3	4	5

注:①请您评估在上周内上述症状的严重程度,并在相应等级的数字上画圈;②如果有 3 个以上的遗漏项目,DASH 分数不予计算。

表 2-27　DASH 调查表（C）

项目		活动能力			
	无困难	有点困难	明显困难,但能做到	很困难	不能
1 用以往惯用的方式演奏乐器或进行体育活动	1	2	3	4	5
2 肩、臂或手部疼痛影响演奏乐器或进行体育活动	1	2	3	4	5
3 可以达到您要求的那样演奏乐器或进行体育活动	1	2	3	4	5
4 能像以往一样长时间地演奏乐器或进行体育活动	1	2	3	4	5

注:①调查您的肩、臂及手功能障碍对您从事音乐或体育活动的影响;②如果您使用多种乐器或者从事多项体育活动,请写出您认为最重要的乐器以及体育活动项目;③请您根据上周的活动能力,在相应等级的数字上画圈。

选填模块分数计算法:每道题目分数相加后除以 4(题目数),减去 1,乘以 25。如果有任意一题被遗漏,选填模块的分数不予计算。

如果有超过 10%的题目(即超过 3 题)不作答,DASH 功能障碍(症状)分数不能根据本规则计算。同理,在高表现体育(或表演艺术)工作模块中,因为仅由 4 题组成,所以必须作答每一道题。本表的遗漏项目规则适用于原始版和修订版评分方法。

（侍德　韩冬　王炜　陈博　姚建民　赵风景）

［1］Hudak P L, Amadio P C, Bombardier C. Development of an upper extremity outcome measure: the DASH(disabilities of the arm, shoulder and hand)［J］. Am J Ind Med, 1996, 29(6): 602-608.

［2］Davis A M, Beaton D E, Hudak P, et al. Measuring disability of the upper extremity: a rationale supporting the use of a regional outcome measure［J］. J Hand Ther, 1999, 12(4): 269-274.

［3］McDowell I, Newell C. Measuring health: a guide to rating scales and questionnaires ［M］. 2nd ed. New York: Oxford University Press, 1996:106-115.

手及上肢先天性畸形

第三章
手及上肢先天性畸形的分类和手术时机选择

第一节　手及上肢先天性畸形的分类

上肢先天性畸形纷繁复杂,建立上肢先天性畸形完整的分类系统,有利于对畸形形成的认识,有利于临床治疗规划的设计,有利于临床治疗和病因的研究,有利于对手及上肢先天性畸形知识的传播和学术交流。

手及上肢先天性畸形的分类包括手及上肢先天性畸形的总体分类,每一种畸形又可分为不同的类型。手及上肢先天性畸形至今尚没有一个很完全的分类方法,这是因为:首先,手及上肢先天性畸形在形态上千变万化,其发生和发展是没有终止的;其次,手及上肢先天性畸形在功能缺陷上的表现各有特点;第三,在不同的患者中存在着解剖结构和发育缺陷上的差异,并且在成长发育过程中,畸形的发生发展会出现变化,有的尚未被人们所认识;第四,手及上肢先天性畸形常伴有其他畸形,这些畸形也是变化多端的,虽然许多作者不断地进行发现和补充,但还是有新的复合畸形不断被发现;第五,在手及上肢先天性畸形的病因方面尚有许多问题有待研究。这一切说明,手及上肢先天性畸形的分类是一项复杂的任务,手及上肢先天性畸形的发生和发展在变化之中。因此,全世界手外科学界至今尚没有一个完善的手及上肢先天性畸形分类系统。当前世界上手外科和整形外科医师们所采用的是 Swanson 于 1964 年提出的手及上肢先天性畸形分类系统,该方案已在 1974 年被国际手外科学会联合会(International Federation for Society of Surgery of the Hand, IFSSH)所采纳。该分类系统是手及上肢先天性畸形较为完善的分类方法,虽然没有包罗万象,不能涵盖所有的手及上肢先天性畸形,但是它结合了先天性上肢畸形的胚胎学、病因学、解剖学特点,并根据形态学和结构特点进行分类, 较为系统和详尽。现将 Swanson 手及上肢先天性畸形分类系统(IFSSH 分类)介绍如下。

一、I 型:肢体形成障碍

(一) 横向性肢体缺损

1　肩水平　无肢畸形。

(1) 肩以下缺上肢畸形(先天性无肢症)。

(2) 锁骨以下缺上肢畸形。

2　上臂水平　先天性断上臂,臂以下缺上肢畸形。

(1) 肘上高位肢体缺失。

（2）肘上低位肢体缺失。

3　肘水平　先天性断肘，肘以下缺上肢畸形。

4　前臂水平　先天性断前臂，前臂以下缺上肢畸形（图3-1）。

（1）肘下高位肢体缺失。

（2）肘下低位肢体缺失。

5　桡腕关节水平　先天性断腕，腕以下缺肢畸形（无手症）。

6　腕骨水平　先天性断腕，腕骨以下缺手畸形（图3-2）。

（1）近排腕骨下缺手畸形。

（2）远排腕骨下缺手畸形。

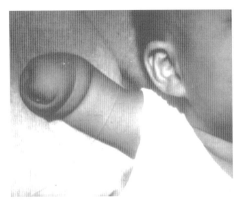 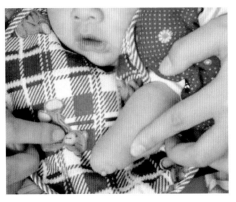

图3-1　先天性断前臂畸形　　　　　　图3-2　先天性断腕畸形

7　掌骨水平　先天性断掌，无指畸形（图3-3）。

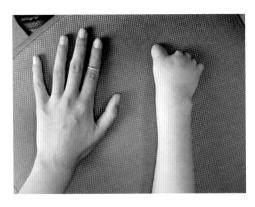

图3-3　先天性断掌畸形

8　指骨水平　先天性断指，缺指畸形。

（1）近节水平缺指畸形。

（2）中节水平缺指畸形。

（3）远节水平缺指畸形。

（二）纵向性肢体缺损

1　桡侧纵列缺损（radial ray deficiency）（轴前）　桡侧纵列缺损畸形（桡侧球棒手）（图3-4）。

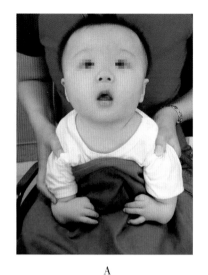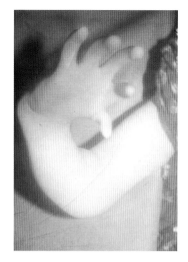

A   B

图 3-4 桡侧纵列缺损畸形(桡侧球棒手)
A. 双侧 B. 单侧

（1）正常桡骨型：①拇指发育不良（功能型）；②拇指发育不良（无功能型）；③拇指缺失。

（2）桡骨发育不良（桡骨细小，但完整）：①拇指发育不良（功能型）；②拇指发育不良（无功能型）；③拇指缺失；④Madelung 畸形；⑤其他。

（3）桡骨部分缺失：①拇指发育不良（功能型）；②拇指发育不良（无功能型）；③拇指缺失。

（4）桡骨完全缺失：①拇指发育不良（功能型）；②拇指发育不良（无功能型）；③拇指缺失。

（5）其他：①大鱼际发育不良或缺失；②伸肌发育不良或缺失；③屈肌发育不良或缺失。

2 尺侧纵列缺损（ulnar ray deficiency）（轴后） 尺侧纵列缺损畸形（尺侧球棒手）。

（1）正常尺骨型：①掌骨指骨发育不良；②掌骨发育不良，指骨缺失；③掌骨指骨均缺失。

（2）尺骨发育不良（尺骨细小，但完整）：①掌骨指骨发育不良；②掌骨发育不良，指骨缺失；③掌骨指骨均缺失。

（3）尺骨部分缺失：①掌骨指骨发育不良；②掌骨发育不良，指骨缺失；③掌骨指骨均缺失。

（4）尺骨完全缺失：①掌骨指骨发育不良；②掌骨发育不良，指骨缺失；③掌骨指骨均缺失。

（5）尺骨缺失合并肱桡关节融合。

（6）小鱼际肌缺失或发育不良。

（7）伸肌缺失或发育不良。

（8）屈肌缺失或发育不良。

3 中央纵列缺损（central ray deficiency） 中央纵列缺损畸形（分裂手）（图 3-5～图 3-7）。

（1）典型分裂手：①掌骨指骨发育不良；②掌骨发育不良，指骨缺失；③掌骨指骨均缺失。

（2）非典型性分裂手：①并指型分裂手；②多指型分裂手；③单指型分裂手；④其他。

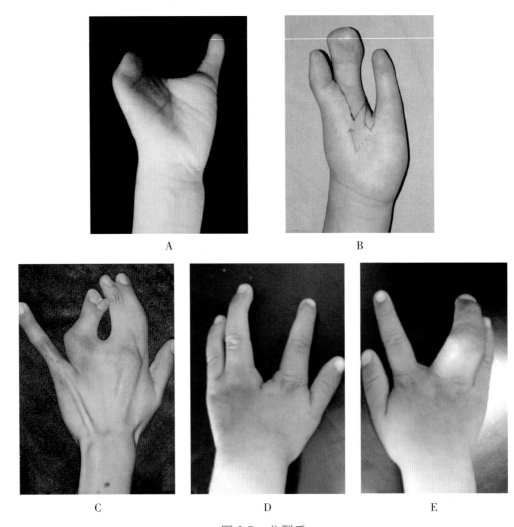

图 3-5　分裂手

A. 二指分裂手　B. 三指分裂手　C. 四指分裂手　D. 五指分裂手　E. 六指分裂手伴并指畸形

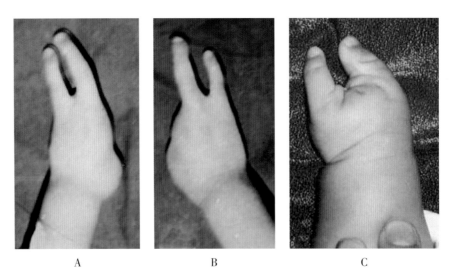

图 3-6　二指分裂手

A、B. 为同一患儿的左右手　C. 为另一患儿的左手

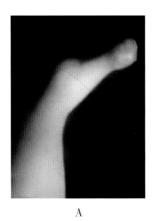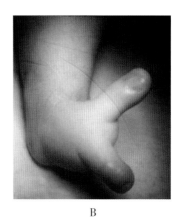

A   B

图 3-7　分裂手和分裂足（同一患儿）
A. 一指分裂手　B. 分裂足

（三）节段性肢体缺损（中空性发育障碍）

1　海豹手（图 3-8）

（1）近端型：上臂缺失。

（2）远端型：前臂缺失。

（3）完全型：上臂前臂均缺失。

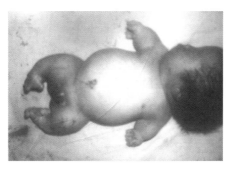

图 3-8　海豹手（足）

2　其他

二、Ⅱ型：肢体分化障碍

（一）罹及软组织性

1　多部位散发性　多发性关节弯曲（包括先天性多关节屈曲畸形）（图 3-9）。

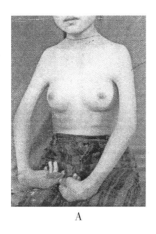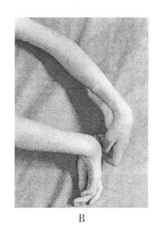

A   B

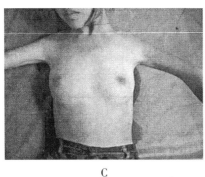
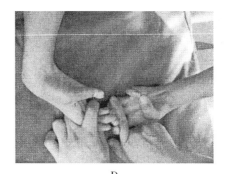

C   D

图 3-9　先天性多发性伸肌发育不良多关节屈曲畸形

患者手畸形的形态类似双侧桡侧纵列缺损畸形（桡侧球棒手），但不是桡侧球棒手，表现为：①多发性伸肌发育不良，三角肌、肱三头肌、拇伸肌、指伸肌发育不良；②多处关节屈曲畸形伴腋蹼，腕关节、拇指及所有手指均屈曲畸形，手的形态类似尺侧偏斜手（风吹手），但大小鱼际肌发育尚好

（1）重度。

（2）中度。

（3）轻度。

2 肩水平

（1）耸肩畸形（肩下降不全、Sprengel 肩）（图 3-10）。

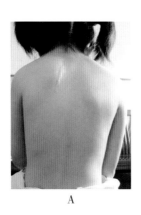
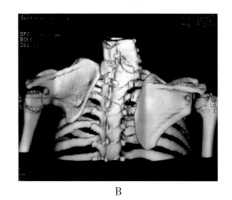

A   B

图 3-10　耸肩畸形（肩下降不全）

A. 背侧观　B. 三维影像片

（2）胸肌缺失（含 Poland 综合征）（图 3-11、图 3-12）：①胸大肌缺失；②胸大、小肌缺失；③其他。

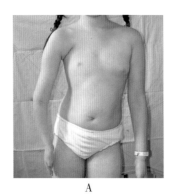
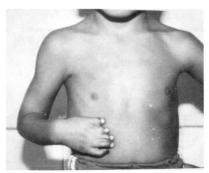

A   B

图 3-11　两女性患儿,右胸肌缺失伴右侧短肢、短指、并指畸形（Poland 综合征）,乳房发育不良

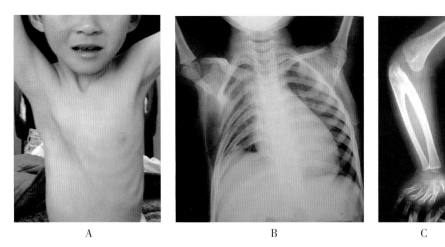

图 3-12　男性患儿,先天性右胸廓发育不良,右胸廓畸形,右胸肌缺失,第 2～6 肋
骨部分缺损,伴多发性骨关节畸形,尺桡骨融合,腕骨发育不良,指骨畸形

3　肘和前臂水平

(1)手长屈肌畸变(图 3-13)。

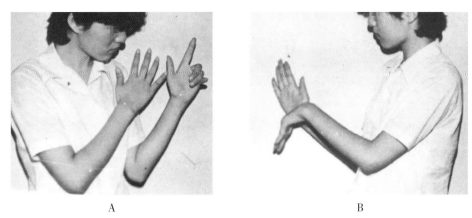

图 3-13　女性患者,左手长屈肌畸变
A. 左手中、环、小指不能伸直　B. 屈曲左腕关节时中、环、小指才能伸直

(2)手长伸肌畸变。

(3)手内肌畸变。

(4)其他。

4　腕和手水平

(1)并指畸形(完全性、不完全性):①桡侧型,第 1 指蹼;②中央型,第 2、3 指蹼;③尺侧型,第 3 指蹼;④联合型,①+②或③。

(2)先天性指屈曲畸形:①小指(图 3-14);②其他指。

(3)掌心拇指畸形。

(4)非骨性偏指畸形(肌肉、韧带、关节囊发育不良致关节松弛):①单独指偏斜;②尺侧偏斜畸形手(风吹手畸形)(图 3-15);③其他。

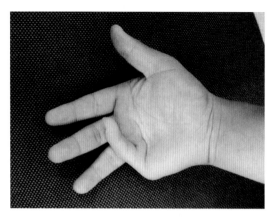

图 3-14　先天性小指屈曲畸形

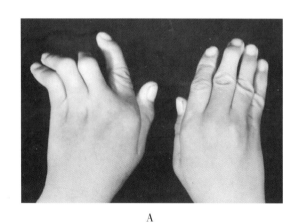

A

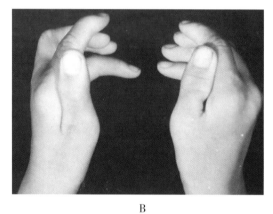

B

图 3-15　风吹手畸形

（5）先天性扳机指。

（6）其他。

5　皮肤和附属器

（1）翼状腋蹼肘蹼畸形（翼蹼状综合征）。

（2）皮肤发育不良。

（3）杵状指畸形（图 3-16）。

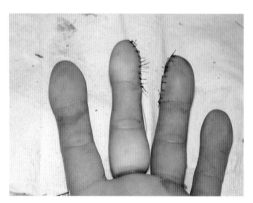

图 3-16　先天性杵状指畸形（中、环指已完
成整形手术，食、小指未做手术）

（4）长甲畸形。

（5）其他。

（二）罹及骨性（含掌侧指甲-反甲畸形）

1　肩水平

（1）先天性肱骨内弯。

（2）其他。

2　肘水平　肘关节骨融合（图 3-17）。

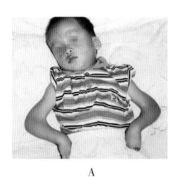
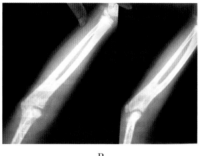
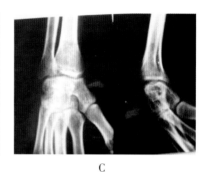

A   B   C

图 3-17　男性患儿，先天性肘关节和腕关节骨融合，双侧肘关节和腕关节屈曲畸形
A. 畸形外观　B、C. X 线片显示近端尺桡关节骨融合，腕关节骨融合

（1）肱骨桡骨骨融合。

（2）肱骨尺骨骨融合。

（3）肘部完全性骨融合。

3　前臂水平

（1）近端桡尺关节骨融合：①有桡骨小头脱位；②无桡骨小头脱位。

（2）远端桡尺关节骨融合。

4　腕和手

（1）腕骨骨融合：①月骨-三角骨融合；②头状骨-钩骨融合；③舟骨-月骨融合；④其他。

（2）掌骨骨融合：①环指-小指掌骨骨融合；②其他。

（3）指骨骨融合：①桡侧型，第 1、2 指指骨融合；②中央型，第 2、3 指或第 3、4 指指骨融合；③尺侧型，第 4、5 指指骨融合；④铲形手（含 Apert 综合征）（图 3-18）；⑤其他。

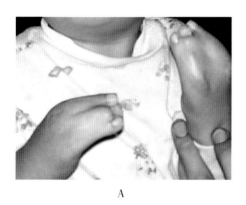
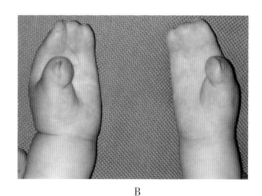

A   B

图 3-18　Apert 综合征之铲形手

（4）指间关节骨融合：①远侧指间关节骨融合；②其他。

（5）指侧屈畸形（图 3-19）：①小指（包括三角形指骨）；②拇指（包括三角形指骨）；③其他指。

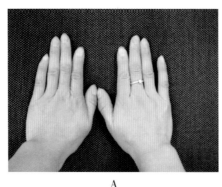

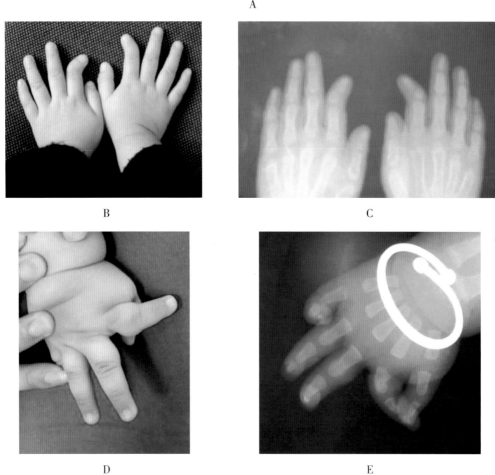

图 3-19　先天性指侧屈畸形

A. 食指、小指侧屈畸形（左手）　B、C. 双手食指侧屈畸形，X 线示食指中节三角形指骨

D、E. 右手食指侧屈畸形，伴骨、关节、肌肉、腱膜、韧带畸形

（6）多节指骨畸形：①三节指骨拇指畸形（图 3-20）；②其他。

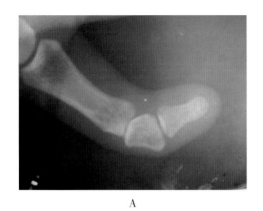 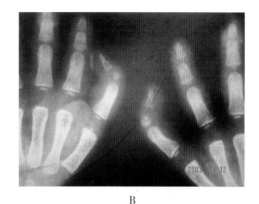

A   B

图 3-20 三节指骨拇指畸形

（三）先天性肿瘤致畸

1 脉管性

（1）血管瘤。

（2）脉管畸形：①毛细血管畸形（含葡萄酒色斑）；②静脉畸形；③静脉淋巴管畸形；④动脉畸形（含动静脉瘘）；⑤淋巴管畸形；⑥其他。

2 神经源性

（1）神经纤维瘤。

（2）神经母细胞瘤。

（3）其他。

3 结缔组织源性

（1）幼稚腱膜纤维瘤。

（2）其他。

4 骨骼性（不含过度生长综合征）

（1）骨软骨瘤病（含多发性遗传性外生骨疣）。

（2）内生软骨瘤病。

（3）纤维结构发育不良。

（4）骨骺异常。

（5）其他。

三、Ⅲ型：孪生畸形

1 整个肢体 赘生手。

2 双肱骨

3 双桡骨

4 双尺骨

（1）镜影手畸形（图 3-21）。

（2）其他。

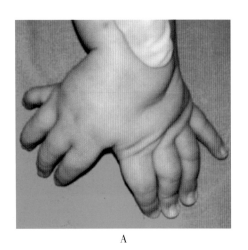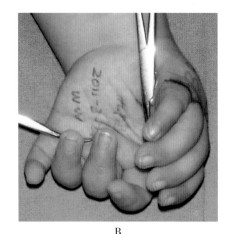

A   B

图 3-21　双尺骨,镜影手畸形

5　多指　多指畸形。

（1）桡侧列（轴前）:拇指多指,或复拇指畸形。

（2）中央列。

（3）尺侧列（轴后）:小指多指。

（4）复合性:同时存在上述两者之一。

6　骨骺重复（多余骨骺畸形）

（1）拇指纵列。

（2）食指纵列。

（3）其他。

四、IV型:生长过度

1　整个肢体

（1）半身生长过度（图 3-22）。

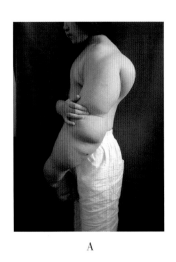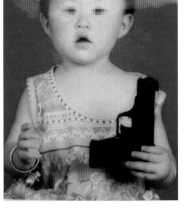

A   B

图 3-22　半身生长过度

A. 6 岁女孩,整个左上肢,包括肩部、肩胛骨、胸廓间软组织无序生长

B. 5 年前患儿 1 岁时,左右上肢差距不大

（2）伴有脉管畸形。

（3）其他。

2　部分肢体

（1）伴有脉管畸形。

（2）其他。

3　手指　巨指畸形（图 3-23、图 3-24）。

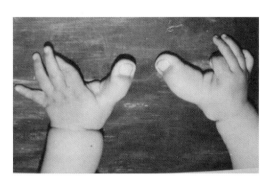

图 3-23　1 岁男孩，双拇指巨指畸形

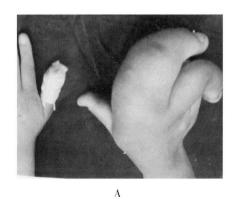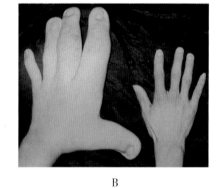

A　　　　　　　　　　　　　　　　　B

图 3-24　疯长型巨指畸形
A. 右手食指、中指巨指畸形　B. 左手拇指、食指、中指、环指巨指畸形

（1）伴有脉管畸形。

（2）伴有神经纤维瘤。

（3）伴有骨软骨疣。

五、V型:低度发育

1　整个肢体

2　前臂

3　手　手发育不良。

（1）全手发育不良。

（2）部分手发育不良。

4　掌骨　掌骨短小畸形。

（1）第 5 掌骨短小畸形。

（2）其他。

5 手指 手指短小畸形。

（1）短指并指畸形：①伴有胸肌缺失（Poland 综合征）（图 3-25）；②不伴胸肌缺失。

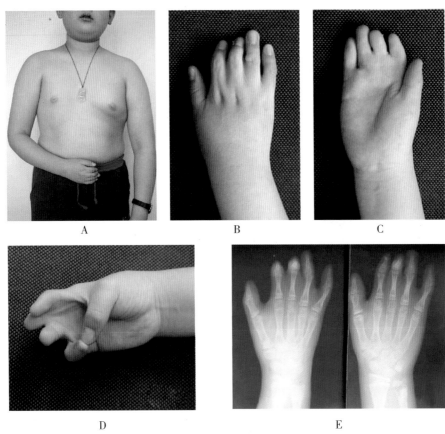

A B C

D E

图 3-25 短指并指畸形，伴有胸肌缺失（Poland 综合征）
A. 身体外形 B～D. 手外形 E. 手部 X 线表现

（2）短指畸形：①中节指骨缺失；②两节或多节指骨缺失；③近节或远节指骨缺失；④其他。

六、Ⅵ型：环状缩窄带综合征

1 局灶性坏死

（1）缩窄带（部分或一周）：①有淋巴水肿；②无淋巴水肿。

（2）指端并指。

2 宫内截肢（指）（图 3-26） ①腕；②手掌；③指骨；④联合型，①+②或②+③；⑤其他。

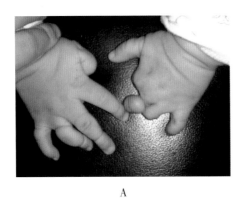
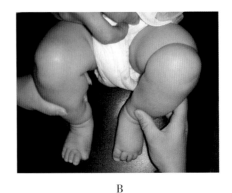

A B

图 3-26 宫内截肢（指）
A. 双手环状缩窄，伴有左手截指 B. 左大腿环状缩窄

七、VII型：全身性骨骼畸形和综合征

1 Holt-Oram 综合征（Holt-Oram syndrome）

2 吹口哨面容综合征（whistling face syndrome）

3 颅-面-体综合征（cranio-facial-corporal syndrome）

4 眼-牙-指综合征（oculo-dento-digital syndrome）

5 口-面-指综合征（oro-facial-digital syndrome）

6 Aarskog 综合征（Aarskog syndrome）

7 Teebi-Shalfout 综合征（Teebi-Shalfout syndrome）

8 Robinow 综合征（Robinow syndrome）

9 CHARGE 综合征 ［（coloboma of the eye, heart defects, atresia of the choanae, retardation of growth, genital abnormalities, ear abnormalities）syndrome］

10 Gordon 综合征（Gordon syndrome）

11 先天性缺指（趾）-外胚层发育不良-唇腭裂综合征（ectrodactyly-ectodermal dysplasia-cleft lip/palate syndrome, EEC syndrome）

12 Shprintzen-Goldberg 综合征（Shprintzen-Goldberg syndrome）

13 Fryns 综合征（Fryns syndrome）

14 Klippel-Trenaunay 综合征（Klippel-Trenaunay syndrome）

Swanson 手及上肢先天性畸形分类系统（IFSSH 分类）是当今较为实用的分类方法，但它还不是尽善尽美的。De Smet L.等（1997）分析了 650 例上肢先天性畸形患者的 925 只手，涉及 1013 个手部畸形，其中伴有其他畸形的占 26.7%。在上述畸形中，能纳入分类的占 86%，难以分类的占 6.6%，无法分类的占 7.8%。虽然如此，IFSSH 分类仍然是被当今整形外科医师、手外科医师、骨科医师最为推荐的分类方法。

（王炜）

第二节 手及上肢先天性畸形的发育生物学与分类

约 600 个新生儿中就有 1 个存在不同程度的上肢畸形，因此对于协调四肢发育的分子学机制的研究成为数十年来研究的焦点。近年来研究发现，不同分子通路的中断与上肢畸形存在相关性。

通过一项精确的方法来描述与分类这些畸形，不仅有助于临床的诊断及治疗，而且有利于临床医师与科研人员对分类方案与畸形发生发展的联系进行讨论交流。现今最常用的分类方法是基于 1964 年 Swanson 提出的方案，此方案在 1974 年被国际手外科学会联合会所采纳。该分类方法结合了四肢发育的形态学认识及临床手术学的观点，且简单易用，几乎被全世界的手外科医师所采纳。然而，该方案对于病因的分类包含了描述性及推测性的内容，其简单性也导致无法对一些发育相关性畸形进行分类，容易造成误诊或多元诊断。随着对发育生物学的不断深入了解，这些描述性术语已经不能准确地概括疾病的特点，因此，该分类方法开始遭到异议。

Manske 和 Oberg 近来在临床经验及发育生物学的基础上对原分类方法进行了改进。而本文旨

在概述发育生物学,提出上肢畸形的病理遗传学的最新概念,以利于改进畸形的分类方法,使之更精确适用。

一、肢体发育——体轴的形成与分化

在胚胎发育早期,同源异型盒(HOX)转录因子介导颅-尾轴启动体节的分化。大约在胚胎发育的第 4 周,上肢的生发区域确立,启动了 T-box(TBX5)、无翅型 MMTV(WNT)及成纤维细胞生长因子(FGF)的表达,肢体的生长便开始了,覆盖着菲薄的外胚层表层的上肢芽自侧板中胚层膨出(参见图 1-1)。肢芽诱导失败(tetra-amelia 综合征,四肢缺如)与 WNT3 及 FGF10 突变有关,TBX4 和 TBX5 分别与下肢和上肢的发育相关联,TBX5 突变(如 Holt-Oram 综合征、手-心畸形综合征)将导致一系列的上肢畸形。

随着肢芽的形成,发育在近心-远心、前-后(桡-尺)、背-腹三个轴向上进行,每个轴向的发育与分化由一群细胞控制,它们将发育信息传送给局部细胞及组织,我们将这群细胞称为信号中心。中胚层的 FGF10 与外胚层的 radical fringe 基因(R-FNG)在背腹边界的顶端连接,使外胚层增厚,以形成近心-远心轴的信号中心,称为顶端外胚层嵴(AER)。AER 能产生 WNT3 及一些 FGF(FGF4、8、9 及 17),以维持中胚层 FGF10 的表达;而 FGF10 可以促进 AER 下区的细胞增殖,这些区域叫做进展区(progress zone)。进展区内的中胚层细胞受信号中心的调控,以决定其最终分化。外胚层和中胚层 FGF/WNT 之间的相互作用,维持着近心-远心轴的发育生长。

前-后(桡-尺)轴的发育与分化受控于中胚层后方的极化活性区(ZPA)。ZPA 增加肢体的宽度,使之向后(尺)方发育,它通过产生形态发生素——音猬因子(SHH)发生作用。AER 和 ZPA 通过反馈回路紧密联系,维持生长过程中 AER 远端后(尺)方边界区 SHH 的表达(参见图 1-2)。

外胚层背侧产生的 WNT7a 调控着肢体背-腹轴的发育。WNT7a 通过诱导 Lim 同源盒转录因子 LMX1B 使下层肢的中胚层向背侧生长,故 WNT7a 缺陷会导致肢体尺侧生长发育障碍,这也提示了 WNT7a 的另一个重要作用是维持与 ZPA 相关的 SHH 的产生。可以说,SHH 在肢体发育中扮演着重要的角色,与近心-远心轴、前-后(桡-尺)轴和背-腹轴的发育相关联。

信号中心同样也能通过常规及特殊的、不对称的分子通路调控下游靶组织如骨骼、血管、肌肉和神经的发生。比如,骨骼的发生需要几种因子在合适的时机和部位发挥调控作用,包括性别决定区 Y 相关的高迁移率族蛋白 9(SOX9),使骨原基浓集;WNTs、生长分化因子 5(GDF5)调控关节发育;类甲状旁腺素(PTHLH)、印度刺猬因子(IHH)、胰岛素样生长因子(IGF)、成骨蛋白(BMP)、WNTs、FGF 以及成骨特异性转录因子 2(RUNX2)促进骨原基生长及后来的软骨内骨化。此外,矮小同源盒基因 2(SHOX2)在近心侧软骨膜得到上调表达,促进了肱骨的延长;同时前臂软骨膜诱导 SHOX,以调节桡尺骨的生长。因此,下游通路的正确诱导对于各轴向的完全分化至关重要。

(一)近心-远心轴缺陷(横向缺陷)

AER 产生的 FGF 促进了和 ZPA 相关联的肢体的生长。彻底去除 AER 或者阻断 FGF 受体,将会同时中断肢体在近心-远心轴向上的发育,临床上表现为横向生长阻断。动物实验提示,横向生长阻断的程度与该轴破坏的时间相关。

最近,Winkel 等发现在 B1 型短指畸形(brachydactylia B1,BDB1)中 WNT 及酪氨酸激酶受体(ROR2)常出现变异。WNTs 在 AER 相关的 FGF 调控下,通过 ROR2 受体促进整个肢体的延长,因此 AER 功能障碍常导致短指畸形,亦属于近心-远心轴发育障碍。

肢节缺失或者海豹肢畸形一般不属于单纯的发育过程问题,它们中的大部分往往伴随着严重的纵向或桡-尺轴缺陷。然而,近来对于 SHOX2 及 SHOX 在近心-远心轴生长过程中的机制和潜能的研究提示,它们可能与一些罕见的肢节缺失畸形有关。

（二）桡-尺轴缺陷（纵向缺陷）

AER 相关的 FGF 功能丧失常导致横向缺失,而 FGF 功能不足可导致纵向缺失。FGF 功能减退可引起肢体生长减慢,形体缩小,尽管 ZPA 作用下的尺侧生长及增殖仍在进行中,其发展结果表现为同类畸形分类中的桡侧纵列缺失。FGF 受体 2 突变的畸形综合征,如 Apert 综合征、Pfeiffer 综合征或Saethre-Chotzen 综合征,表现为桡（前）侧关节异常、前臂骨间连结形成。

SHH 诱导上肢尺骨及手部尺侧指骨的形成,此外,SHH 与后（尺）侧肢体的生长相关。肢体发育过程中 SHH 表达减少或者靶向信号暂时中断,可使肢体生长减慢,形体缩小。SHH 缺失的发展结果表现为分类中的尺侧纵列缺失,其临床表现随 SHH 缺失的时间点、程度及持续时间的不同而异。而且,SHH 缺失可反馈性地引起 FGF 表达减少,因此,除了肢体的长度、大小及 FGF 表达减少以外,桡侧结构尤其是拇指的发育也潜在性地受到影响,临床上表现为拇指及尺侧列的缺失。

过去,几种并发近侧肢体缺如的纵向缺失属于节段性缺失这一分类。对其中很多病例重新仔细体检,可见远端缺陷与桡侧列或尺侧列相一致,提示近端的畸形为纵列畸形的延续。

（三）背-腹轴缺陷（背向缺陷）

外胚层背侧的 WNT7a 或中胚层背侧的 LMX1B 减少或缺失可影响背向发育［背向指胚胎期肢体旋转之前和之后上肢的后侧（伸直侧）及下肢的前侧（伸直侧）］。在小鼠模型中,单倍剂量不足不会产生表现型;而在人类,LMX1B 单个等位基因缺陷可致背向发育不全,如甲-髌综合征,即肘与指甲的发育异常。

二、手板的形成与分化

在胚胎发育的第 5 周,手板可见。HOX 转录因子（尤其是 HOXD9～13 和 HOXA9～13）与 SHH 相互作用,确定了手指的数目与指别。SHH 同时也诱导产生自后向前（尺侧向桡侧）的 BMP 梯度,这在手指的发育分化中至少有两个作用:首先,BMP 能够诱导指间细胞凋亡或程序性细胞死亡,这可通过抑制 AER 的 FGF 表达部分实现;其次,BMP 通过指骨形成区参与完成手指的区分,指骨形成区位于手指远端的骨原基,其通过上调表达 SOX9 调控软骨形成,维持 FGF 表达,促进手指持续生长。然而,对于这些 BMP 家族（如 BMP2～7 及 GDG5、6）如何在细胞凋亡与软骨形成中周期性地转换功能,目前仍不明了（图 3-27）。

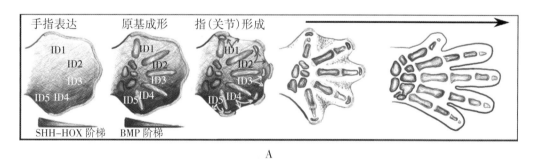

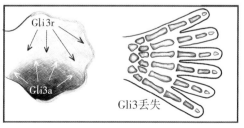

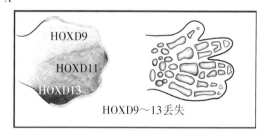

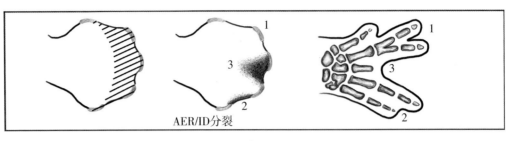

AER/ID分裂

D

图 3-27　手板形成与分化障碍

（一）指间区形成与分化缺陷（软组织缺陷）

有些动物的趾间存在蹼，比如鸭子和蝙蝠。在这些动物模型中，指间区有 BMP 拮抗剂 Gremlin（GREM）的表达，从而限制了细胞凋亡。指间区 BMP 拮抗剂的异位或过度表达，以及 AER 或中胚层的 FGF 功能的持续，抑制了指间区的细胞凋亡，导致并指畸形。BMP 拮抗剂 Noggin（NOG）的突变与关节骨融合、并指及多指有关联，提示了 BMP 在其中的作用。

Apert 综合征的并指是由 FGF 受体 2（FGFR2）突变引起的，FGFR2 突变导致了 FGF 及氨基葡聚糖与受体结合的活性增加，使受体处于持续激活状态，FGF 功能的不断作用，覆盖了 BMP 的信号机制，从而导致复杂的并指畸形。

而背腹侧及各手指的韧带或肌腱的形成和附丽，其机制还没有很好地阐明。候补基因也许与屈曲-挛缩畸形有关，如僵直小指可能源于神经肌肉的相互影响和（或）细胞外基质结构（如PRG4）。对于这些手部相关软组织畸形的病因学基础，仍需要深入地研究。

（二）手指形成与分化缺陷（骨缺陷）

同前所述，缺乏 SHH 将导致尺侧手指的缺失及桡-尺轴的缺陷，然而，SHH 信号系统的异常也能导致多指畸形。在 SHH 信号传递中，转录因子 Gli3 体现出了桡-尺轴上 SHH 梯度的作用。在肢芽的桡侧面，Gli3 经转录后表达为短效抑制剂形式，阻断了 SHH 功能。在 ZPA 区，SHH 阻断 Gli3 的转化，成为全程的激活剂形式。这种双功能的转录因子的突变可致尺侧多指症（也称轴后多指A 型、B 型）及桡侧多指症（也称轴前多指Ⅳ型）合并多指。在小鼠模型中，Gli3 的完全缺失使得其各趾缺失的特征在形态上类似于人类的五指手畸形或三节拇指畸形。此外，肢体的 SHH 调节区变异可导致SHH 在前侧（桡侧）表达异常，也可导致三节拇指畸形。

HOXD13 缺陷或整个 HOXD9～13 区域的缺失可导致各种并指、多指畸形，手指与指间的结构与形态均可发生紊乱。HOXA13 功能的缺失与手-足-生殖器综合征有关，表现为发育不全的中节指骨及手指偏移。

手指的成形、分节及软骨发育涉及数个因子及通道，因此，它们的变异或者缺陷可导致短指畸形。HOXD13 变异可导致 D 型或 E1 型短指畸形。软骨发育中的因子，包括 IHH（A1 型）、BMPR1B（A1 型和 A2 型）、GDF5（A2 型和 C 型）、ROR2（B1 型）、NOG（B2 型）和 PTHLH（E2 型），它们的变异也可导致短指畸形。

在指骨发育分化过程中，BMP 调节着 AER 上层 SOX9 的活化及维持 FGF 间的过渡。SOX9 的完全缺失可致肢体退化，亦无法诱导软骨的生成。SOX9 的单倍剂量不足可致骨屈曲发育不良，表现为软骨减少，长骨弓形以及短指。

Ogino 使用烷化剂白消安建立了中央缺失（分裂手）的模型。在手板形成期，他观察到致畸因子使远侧进展区和 AER 的细胞凋亡增加,可导致中央分裂、中央并指及中央多指。手板细胞凋亡的增加也导致了 AER 相关的 FGF 表达缺陷,使 AER 及其下中胚层 BMP 分泌减少及紊乱,也使 ZPA 相关的 SHH 表达减少,这些构成了中央分裂、并指、多指在手板形成过程中的一般机制,尽管在分子学方面的机制很复杂。

三、手部发育生物学与分类的关系

手部发育生物学特点与 IFSSH/Swanson 分类法并不一致。分子通道调控着上肢这一独特的不对称的发育过程,包括近心-远心轴、前-后轴(桡-尺轴)及背-腹轴。这些分子通路的破坏将影响整个肢体在各个轴向上的发育。在 IFSSH/Swanson 分类法下,IFSSH 1 型为形成障碍型,着重于影响近侧肢体轴的相关性,并有可能延伸至手部的畸形。相应地,将其归类于能够反映病因学及整体影响的类型是比较合理的,我们把这一分类称为轴形成(分化)缺陷-全上肢型,并以具体哪一轴为主包括子类目。

IFSSH 2 型为分化障碍型,着重于描述手板的结构与分化的缺陷,而不仅仅只是手板分化的缺陷;当前属于 IFSSH 3 型的多指畸形也包含了涉及前-后(桡-尺)轴的形成与分化障碍,因此,将多指从 1 型和 2 型中排除显然不合逻辑。这些手板缺陷所致的畸形可以根据是否存在轴的形成和(或)分化障碍而分成各子类,比如多指畸形,一般确定为前-后(桡-尺)轴缺陷;也可以根据是否存在手板的形成和(或)分化障碍而分成各子类,如并指畸形。此外,没有哪一个 IFSSH 分组能够适当地归类分裂手这一具有多样性的畸形,因此日本手外科学会在 IFSSH/Swanson 分类中增加了一组——指列形成障碍型。

IFSSH 4 型为生长过度型,这是一个描述性的术语,不包含发病机制。同样,IFSSH5 型为生长不足型,也无病因学的信息及特征,而且将其归入分类显得随意。生长不足(如短指畸形或指蹼畸形)和横向缺陷或纵向缺陷一样涉及分子通道障碍,这一类应该从此分型中排除。

IFSSH 7 型为全身性骨骼畸形和综合征,常包含上肢畸形及多种多样的骨骼异常,一般为遗传性综合征。和描述畸形的形态相比,将其细分类的意义更小。

随着我们对于肢体形态发生及畸形产生的认识的不断深入,发现 IFSSH 分类存在着问题,这将激励着外科医师、病理学家以及遗传学家们在肢体先天性畸形这一领域共同努力,并对该分类法提出质疑。

畸形学为肢体先天性畸形的病因研究提供了框架。畸形是指身体某一部分或复合组织的异常形成;而变形与畸形不同,它是在组织正常形成后由损伤所致。发育不良是指大小、形状以及组织内细胞组成的异常。畸形学还描述了第 4 期,即 disruption。因为在这个过程中有成形组织的改变,为了完成分类,就将其归入变形这一类。

尽管有些特殊畸形的发病机制仍未明了,但将先天性上肢畸形分为畸形、变形、发育不良三类是合理可靠的。所以,为了将 IFSSH 分类与我们在分子水平上对肢体发育的认识相结合,我们提出了三个大的分类——畸形、变形和发育不良,然后根据发生缺陷的主要轴以及缺陷发生在整个肢体还是以手部为主,将畸形类再进行细分。下面的新分类法结合了这些原则。

（一）畸形

1 轴形成或分化障碍——整个上肢　为了更准确地反映 IFSSH 1 型中众多畸形的发病机制,我们根据不同的轴缺陷将其分为三个子类。我们将影响整个肢体的短指畸形(短指粘连畸形和短指畸形B1 型)和横向缺陷、节段、缺陷一起,归入近心-远心轴缺陷这一类。桡-尺轴缺陷不仅包括桡尺侧纵向缺失,还包括桡尺侧结构的重复畸形,如尺骨复肢畸形及桡尺骨融合(过去分别属于 IFSSH 3 型中的孪生畸形型及 IFSSH 2 型中的分化障碍型)。我们还加入了背-腹轴缺陷这一型,如甲-髌综合征。

2 轴形成或分化障碍——手板 局限于手板的轴缺陷被分为第二小类。过去,多指畸形被归入孪生畸形这一类,然而,这属于典型的轴信号通道障碍。比如,桡-尺轴中的转录因子 Gli3 功能障碍将导致桡侧(轴前)多指症(Ⅳ型或多指并指畸形)和尺侧(轴后)多指症(A1 型)。

我们也把三节拇指畸形归入此类。最近对于桡侧多指畸形(轴前多指 Ⅱ 型)的遗传学研究发现,SHH 调节区存在点突变或者成对。在动物模型中,类似的点突变将引起桡侧 SHH 异位表达及轴前多指症。

背-腹轴的缺陷也可局限于手板,如背侧复肢畸形,所以这类畸形也属于这一子类。

3 手板形成与分化缺陷——非特定轴 该类畸形列于 IFSSH 分类中的 2 型,即分化障碍型,主要指手板发育缺陷,但不是唯一。我们将局限于手板但不存在轴缺陷的畸形归入此类,例如,与调控指蹼形成及指骨分化的分子通道有关的畸形。我们也将可能涉及多个分子通路的畸形归入此类,如并指多指畸形和分裂手畸形。Ogino 和他的同事演示了发育中的手板受到损伤后将导致并指、中央多指及分裂手,提示这些因素之间存在着联系,但其中的一个并不一定与其他的有关联。

（二）变形

依照畸形学的命名法,我们确定了第二大类,界定已成形的肢体各部位的变形与破坏。在该分类中包括了痉挛性缩窄环,它可以是综合征的一种表现,也可与羊膜带有关。关节弯曲或先天性挛缩可单发或涉及数个关节,病因可包括神经、肌肉或结缔组织因素。关节弯曲也被归入此类,因为挛缩的形成时间大约在孕中期,即骨关节发育成形后。扳机指也属此类,其在儿童期的发生多于胎儿期。由病毒感染、血管损伤或机械刺激引起的变形或破坏并不遵循一个固定的模式,但为了便于分类,可以将其并入 D 子类——无特殊。

（三）发育不良

此分类包括那些和外形、细胞异型或肿瘤有关的特殊类型的畸形,如肢体肥大常与肿瘤生成有关,巨指症与现在仍不明确的细胞发育不良有关。这些畸形过去被分类为 IFSSH 2 型——分化障碍(肿瘤因素),或仅作为描述性的术语而归入 IFSSH 4 型——生长过度。这些究竟属于畸形还是变形,也许还存在异议,但将来对于发育生物学的进一步深入了解会使我们弄清畸形和变形的实质。

手及上肢先天性畸形需要一个可重复的和连贯一致的命名法,只有世界范围内通用的语言才能支持对于复杂的临床实例的讨论、治疗适应证的选择以及疗效的对比。随着我们对形态发生和畸形产生的分子学理论的基本了解,对这些畸形的分类也会更加精练。这个分类方法将来也许还需要修改,但是我们相信畸形学的命名法将会提供一个合适的框架,以适应将来的需要(表 3-1)。

表 3-1 **IFSSH 分类与新分类的比较**

IFSSH 分类	新分类
1. 形成障碍 （1）横向缺失 （2）纵向缺失 　　1）桡侧纵列缺失 　　2）尺侧纵列缺失 　　3）中央纵列缺失 （3）节段性缺失 2. 分化障碍 （1）软组织缺失 （2）骨缺失 3. 孪生畸形 （1）赘生手 （2）双肱骨 （3）双桡骨 （4）双尺骨(镜影手) （5）多指 　　1）桡侧多指 　　2）尺侧多指 4. 生长过度 5. 低度发育(发育不良) 6. 环状缩窄带综合征 7. 全身性骨骼畸形综合征	1. 畸形 （1）轴形成或分化障碍——整个上肢 　　1）近心-远心轴缺陷 　　　　短指畸形 　　　　横向缺失 　　　　节段缺失 　　2）桡-尺轴缺陷 　　　　桡侧纵列缺失 　　　　尺侧纵列缺失 　　　　尺侧复肢畸形 　　　　桡尺骨融合 　　　　肱桡骨融合 　　3）背-腹轴缺陷 　　　　甲-髌综合征 （2）轴形成或分化障碍——手板 　　1）桡-尺轴缺陷 　　　　桡侧多指 　　　　尺侧多指 　　　　三节指骨拇指 　　2）背-腹轴缺陷 　　　　背侧复肢(掌侧指甲) 　　　　指甲发育不全 （3）手板形成与分化障碍——非特定轴 　　1）软组织异常 　　　　并指 　　　　屈指 　　2）骨异常 　　　　短指 　　　　斜指 　　　　Kirner 畸形 　　　　掌腕骨融合 　　3）复合型 　　　　分裂手 　　　　多指并指 　　　　Apert 手 2. 变形 （1）环状缩窄 （2）关节挛缩 （3）扳机指 （4）其他 3. 发育不良 （1）巨肢(指) （2）肿瘤

（王斌　倪锋）

第三节　手及上肢先天性畸形的手术时机选择

一、手术时机的选择原则

手及上肢先天性畸形手术时机的选择是国内外学者常感困惑的议题。早期手术矫正畸形是重要原则,有利于患儿的身心发育,有利于家长的身心健康。但是,早期手术除应考虑到外科手术技术的可能性、安全性,取得最佳疗效的可能以及远期疗效的预测之外,尚应考虑患儿免疫系统及其他重要脏器的发育对手术的影响。综合以上各项影响因素,笔者认为手及上肢先天性畸形手术时机的选择应遵循如下原则:

（一）在婴幼儿时期进行整形

争取在婴幼儿时期进行手及上肢先天性畸形的整形,有利于被修复的手及上肢解剖结构和功能的发育重建,有利于患儿的心理发育,有利于家长的身心健康,有利于减少手术后局部瘢痕的残留。

（二）应保证手术及麻醉的安全性

手及上肢先天性畸形患儿常伴有心血管、消化道、泌尿系统及呼吸系统畸形,这会给麻醉及手术的安全性带来影响,故在婴幼儿时期手术宜首先矫正主要脏器的畸形。另一方面,在婴幼儿期,手及上肢多发性畸形的手术宜分期进行,以保证其安全性,并达到形态、功能良好的效果。

（三）根据实际情况决定是否进行手术

考虑到婴幼儿时期手及上肢的组织结构细小,往往会给畸形修复手术带来困难,因此,外科医师应根据医院的设备条件及本身的技术能力,决定是否在婴幼儿时期实施手术。目前,只要有精细的手外科及显微外科器械和设备,细小的组织结构的整形再造均能完成。特别是国内众多的整形外科医师、手外科医师,大部分经过显微外科的训练,显然已不能成为婴幼儿时期手术的障碍。

（四）权衡利弊决定是否早期手术

在婴幼儿时期进行畸形矫正手术,术后是否会影响手及上肢的正常发育,这往往是手外科及整形外科医师感到困惑的问题。应根据不同病种选择不同的手术时机,同时又要权衡各类畸形对患儿手功能及身心发育的影响程度,以决定是否进行早期手术。

（五）不必因免疫系统发育不全而推迟手术

Netscher(1990)总结了 60 余位作者有关手及上肢先天性畸形手术时机选择的论述,提出婴幼儿免疫系统发育不全,需推迟手术。从笔者对唇裂、腭裂以及许多手及上肢先天性畸形整形的经验来看,对出生后数小时到数个月患儿的手术矫正,并没有因为其免疫系统发育不全而影响手术效果。因此,笔者认为,只要条件成熟,不必因免疫系统发育不全而推迟婴幼儿时期的矫正手术。

（六）特殊病例可延期进行手术矫正

笔者是赞成在婴幼儿期进行手术矫正的,除非有些随着生长会减轻的畸形,如先天性扳机指等,可以延期进行手术矫正;对于绝大多数肢体形成障碍、手指挛缩畸形、肿瘤性指畸、环状缩窄以及一些发育不良的畸形等,都可以在出生后 6 个月左右进行手术矫正。尚有一些病例需要先进行手术前的康复治疗,例如对并指畸形患儿,手术前应进行 3～6 个月的指蹼按摩,以增加并指间皮肤的宽度及长度。《坎贝尔矫形外科手术学》的作者建议并指手术安排在学龄前完成,其目的是增加并指之间皮肤的松弛度。笔者相信,有些中国孩子的父母对此是不能接受的,他们希望儿女的畸形手在第一次见到客人之前就能矫正。特别是全手并指多指畸形患儿,常常表现为双手蹼状手畸形,笔者建议患儿出生后其父母就应对其双手进行按摩和牵张,待3个月后患儿有抓握动作时,即应分次进行分指和拇指再造手术。

有些挛缩性畸形需先进行夹板支架固定等辅助物理治疗,这些患儿也应争取在2～4岁进行手术矫正,延缓手术会影响手术矫正的效果。尺侧偏斜手(即风吹手畸形)患儿宜在手术前进行支架牵张治疗,然后在幼儿时期进行手术,否则延缓手术时机将导致术后效果不良(图3-28、图3-29)。

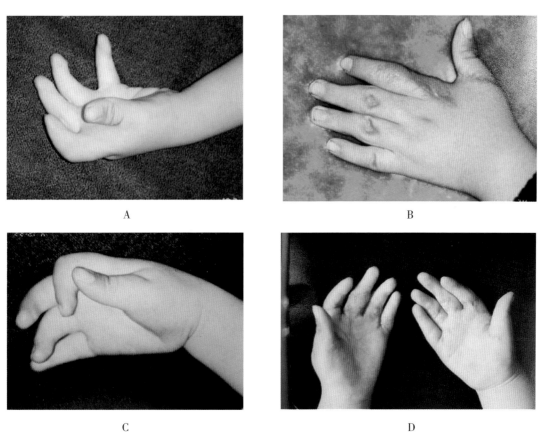

图 3-28　4 岁女孩,双侧风吹手畸形手术前后
A. 左手术前　B. 左手术后　C. 右手术前　D. 术后效果良好

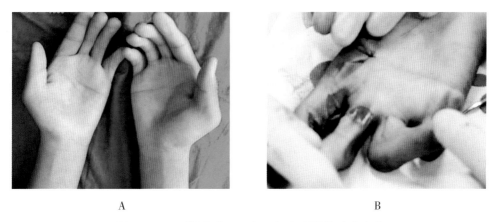

图 3-29　14 岁男孩,双手风吹手畸形的手术治疗
A. 术前　B. 手术过程中可见中指血管神经束十分紧张,难以使手指屈曲矫正

二、手术时机的选择

（一）在1岁以内进行手及上肢先天性畸形的整形

在1岁以内进行手及上肢先天性畸形整形的适应证包括：①严重的手及上肢先天性畸形，影响手及上肢的功能或危及肢体成活的患儿，如有严重的肢体环状缩窄，应尽早予以手术矫正，否则可能造成患肢狭窄远端的严重淋巴水肿，甚至因并发症而产生坏疽；②手及上肢先天性畸形病情很轻，只需进行简易手术即能矫正畸形、改善功能者，如第7型复拇指畸形、没有其他手部关节畸形的桡侧多指或尺侧多指畸形；③能在2~4小时内矫正的手部畸形，如分裂手畸形、部分移位生长的赘生手畸形、单纯性并指、部分手发育不良、拇指发育不良等。

对于镜影手等需要做拇指再造等复杂手术的病例，笔者也建议在出生后7个月，患儿具有抓捏、握持功能时进行矫正手术。

（二）在2岁以内进行手及上肢先天性畸形的整形

2岁以内是进行手及上肢先天性整形手术的主要时机，先天性畸形患儿都应争取在这一阶段做第一次整形手术，或完成整个畸形的矫正，包括拇指发育不良的整形，拇指再造，拇内收畸形的肌腱转移修复矫正，复杂复拇指畸形的修复，复杂的并指畸形、多指畸形、镜影手的手术治疗，复杂分裂手的整形，较轻的肢体环状缩窄的整形，部分风吹手畸形的整形等。

但需注意，如果是可能造成骨骺破坏或者影响其血供的手术，则宜推迟整形手术的时期。

（三）在2岁以后进行手及上肢先天性畸形的整形

2岁以后的手及上肢先天性畸形整形手术的适应证包括骨关节融合、巨指（肢）畸形、风吹手畸形、指屈曲或侧屈畸形、复杂的赘生手畸形、短指（肢）畸形等。先天性腱鞘狭窄的整形手术也宜在2岁以后进行，因为很多先天性腱鞘狭窄患儿在2~3岁有自愈的可能。另外，桡侧或尺侧球棒手的整形，因为需要用夹板支架矫正其偏斜畸形，并随年龄的增长而更换夹板支架，其矫正手术可安排在2岁以后至学龄前完成。

（王炜）

［1］Gupta A, Kay S P J, Scheker L R. The growing hand: diagnosis and management of the upper extremity in children［M］. London: Mosby, 2000:125-135.

［2］Luijsterburg A J, Sonneveld G J, Vermeij-Keers C, et al. Recording congenital differences of the upper limb［J］. J Hand Surg Br, 2003, 28(3): 205-214.

［3］Manske P R, Oberg K C. Classification and developmental biology of congenital anomalies of the hand and upper extremity［J］. J Bone Joint Surg Am, 2009, 91(4): 3-18.

［4］Tonkin M A. Description of congenital hand anomalies: a personal view［J］. J Hand Surg Br, 2006, 31(5): 489-497.

［5］Mathes S J, Hentz V R. Plastic surgery: the hand and upper limb［M］. Philadelphia: Saunders Elsevier, 2006:32-35.

［6］Ng J K, Kawakami Y, Buscher D, et al. The limb identity gene TBX5 promotes limb initiation by interacting with WNT2b and FGF10［J］. Development, 2002, 129(22): 5161-5170.

［7］Niemann S, Zhao C, Pascu F, et al. Homozygous WNT3 mutation causes tetra-amelia in a large consanguineous family［J］. Am J Hum Genet, 2004, 74(3): 558-563.

［8］Sekine K, Ohuchi H, Fujiwara M, et al. FGF10 is essential for limb and lung formation［J］. Nat Genet, 1999,21(1): 138-141.

［9］Laufer E, Dahn R, Orozco O E, et al. Expression of radical fringe in limb-bud ectoderm regulates apical ectodermal ridge formation［J］. Nature, 1997,386(6623): 366-373.

［10］Zakany J, Zacchetti G, Duboule D. Interactions between HOXD and Gli3 genes control the limb apical ectodermal ridge via FGF10［J］. Dev Biol, 2007,306(2): 883-893.

［11］Rodriguez-Esteban C, Schwabe J W, De La Pena J, et al. Radical fringe positions the apical ectodermal ridge at the dorsoventral boundary of the vertebrate limb［J］. Nature, 1997,386(6623): 360-366.

［12］Barrow J R, Thomas K R, Boussadia-Zahui O, et al. Ectodermal WNT3/beta-catenin signaling is required for the establishment and maintenance of the apical ectodermal ridge［J］. Genes Dev, 2003,17(3): 394-409.

［13］Kawakami Y, Capdevila J, Buscher D, et al. WNT signals control FGF-dependent limb initiation and AER induction in the chick embryo［J］. Cell, 2001,104(6): 891-900.

［14］Sun X, Lewandoski M, Meyers E N, et al. Conditional inactivation of FGF4 reveals complexity of signalling during limb bud development［J］. Nat Genet, 2000,25(1): 83-86.

［15］Woods C G, Stricker S, Seemann P, et al. Mutations in WNT7a cause a range of limb malformations, including Fuhrmann syndrome and Al-Awadi/Raas-Rothschild/Schinzel phocomelia syndrome［J］. Am J Hum Genet, 2006,79(2): 402-408.

［16］Mackie E J, Ahmed Y A, Tatarczuch L, et al. Endochondral ossification: how cartilage is converted into bone in the developing skeleton［J］. Int J Biochem Cell Biol, 2008,40(1): 46-62.

［17］Clement-Jones M, Schiller S, Rao E, et al. The short stature homeobox gene SHOX is involved in skeletal abnormalities in Turner syndrome［J］. Hum Mol Genet, 2000,9(5): 695-702.

［18］Cobb J, Dierich A, Huss-Garcia Y, et al. A mouse model for human short-stature syndromes identifies SHOX2 as an upstream regulator of RUNX2 during long-bone development［J］. Proc Natl Acad Sci USA, 2006,103(12): 4511-4515.

［19］Yu K, Ornitz D M. FGF signaling regulates mesenchymal differentiation and skeletal patterning along the limb bud proximodistal axis［J］. Development, 2008,135(3): 483-491.

［20］Lu P, Yu Y, Perdue Y, et al. The apical ectodermal ridge is a timer for generating distal limb progenitors［J］. Development, 2008,135(8): 1395-1405.

［21］Winkel A, Stricker S, Tylzanowski P, et al. WNT-ligand-dependent interaction of TAK1 (TGF-beta-activated kinase-1) with the receptor tyrosine kinase ROR2 modulates canonical WNT-signalling［J］. Cell Signal, 2008,20(11): 2134-2144.

［22］Galloway J L, Delgado I, Ros M A, et al. A reevaluation of X-irradiation-induced phocomelia and proximodistal limb patterning［J］. Nature, 2009,460(7253): 400-404.

［23］Mariani F V, Ahn C P, Martin G R. Genetic evidence that FGFs have an instructive role in limb proximal-distal patterning［J］. Nature, 2008,453(7193): 401-405.

［24］Towers M, Mahood R, Yin Y, et al. Integration of growth and specification in chick wing digit-patterning［J］. Nature, 2008,452(7189): 882-886.

［25］Weatherbee S D, Behringer R R, Rasweiler J J, et al. Interdigital webbing retention in bat wings illustrates genetic changes underlying amniote limb diversification [J]. Proc Natl Acad Sci USA, 2006, 103(41): 15103-15107.

[26] Furniss D, Critchley P, Giele H, et al. Nonsense-mediated decay and the molecular pathogenesis of mutations in SALL1 and Gli3[J]. Am J Med Genet, 2007, 143 (24): 3150-3160.

[27] Wieczorek D, Pawlik B, Li Y, et al. A specific mutation in the distant sonic hedgehog (SHH) cis-regulator (ZRS) causes Werner mesomelic syndrome (WMS) while complete ZRS duplications underlie Haas type polysyndactyly and preaxial polydactyly (PPD) with or without triphalangeal thumb[J]. Hum Mutat, 2010, 31(1): 81-89.

[28] Giele H, Giele C, Bower C, et al. The incidence and epidemiology of congenital upper limb anomalies: a total population study[J]. J Hand Surg Am, 2001, 26(4): 628-634.

[29] McGuirk C K, Westgate M N, Holmes L B. Limb deficiencies in newborn infants[J]. Pediatrics, 2001, 108(4): E64.

[30] Flatt A E. The care of congenital hand anomalies[M]. 2nd ed. St. Louis: Quality Medical Publishing, 1994.

[31] De Smet L, Matton G, Monstrey S, et al. Application of the IFSSH(3)-classification for congenital anomalies of the hand; results and problems[J]. Acta Orthop Belg, 1997, 63 (3): 182-188.

[32] 王炜.整形外科学[M].杭州:浙江科学技术出版社,1999.

第四章
上肢形成障碍

第一节　概述

　　胚胎时期的上肢形成障碍将导致上肢横向或纵向两种发育畸形，横向者表现为缺肢或缺指，纵向者则表现为分裂肢体或分裂手。肢体部分节段性或纵向的发育不良,将形成各种肢(指)体短小畸形,其表现形态会变得多样而又复杂。

一、病因

　　迄今为止,多数肢体形成障碍的病因仍不完全清楚,相关的因素有以下三种:

（一）遗传因素

　　遗传的物质基础是基因,它们呈直线形排列于染色体上,在染色体上各有其特定的位置。基因可决定人体的形态特征及生理生化特性;同样,通过细胞染色体中的基因,可将各种先天性畸形遗传给下一代。手的各种先天性畸形也不例外,有的甚至可在本家族中进行数代遗传。有人认为无臂畸形是长距离的遗传,即返祖现象。

（二）胚胎学因素

　　在胚胎发育过程中,上肢的基本成分主要在胚胎第 3～7 周内形成。在这一时期内,如果胚胎的肢芽发育受到各种因素的影响,就会导致先天性畸形。致畸因素作用在不同时期,将形成不同的畸形,如作用在第 3 周,可形成无臂、短肢、缺肢等畸形;作用在第 6 周,则可形成缺指、短指、并指等畸形。一种致畸因素常不限于影响胚胎的一个肢芽,还可能影响其他部位的分化发育,故临床上手部先天性畸形的病例常伴有身体其他部位的畸形,应予以注意,避免漏诊。

（三）胚胎期的外界因素

　　在胚胎时期,外界的某些因素也会导致一些畸形的发生,这与染色体中的基因遗传无关,故无遗传现象。引起胚胎发生畸形的外界因素很多,目前,经动物实验和临床观察证实的外界因素包括以下几种:

　　1　营养因素　实验证明,当大白鼠母体的饮食中缺乏维生素 A、C 等时,小鼠出生后可发现肢体弯曲,软组织发育受影响;当其饮食中缺乏维生素 B_2 时,小鼠可发生多种畸形,其中前爪的畸形占一半。

　　2　药物因素　实验证明,皮质激素、氮芥、台盼蓝等药物可引起肢体畸形。在鸡蛋壳内注入少量胰岛素,小雏鸡出生后可见裂足;如在注入胰岛素的同时再注入一些维生素 B_2 等,此畸形可不出现。

3 疾病因素　母体在怀孕期间患病也会影响胎儿的发育，如母体在怀孕后第4周内受到风疹病毒的感染，其胎儿可发生多种先天性畸形。

4 放射线因素　用 X 线对大白鼠母体照射，小鼠可发生缺趾、并趾、多趾及缺肢等畸形，还可伴有眼、肾的畸形。实验证明，放射线可使胚胎发育受到抑制或停止，从而产生各种畸形。

二、病理基础

肢体横向或纵向发育不良时，受累的骨、关节、肌肉、血管及神经等均可受损或缺失，从而造成上肢及手的各种短缺或分裂畸形，伴有相应的功能障碍。

三、分类

按上肢缺失的平面、方向和轴线，可将肢体形成障碍分成两类，即横行形成障碍和纵行形成障碍。前者表现为从肩部到手指不同平面的缺损或截肢（指）；后者表现为桡侧纵列缺损（下肢为胫侧）、尺侧纵列缺损（下肢为腓侧）以及中央纵列缺损，中央纵列缺损常表现为分裂手（分裂足）畸形，即分裂肢体或裂指。

第二节　上肢横向形成障碍

先天性肢体（手指）横向性缺失称为先天性缺肢（指）畸形（congenital ectrodactyly），缺失的平面自肩水平、上臂、肘水平、前臂至腕、手掌、手指不等，最常见的平面是肘关节以下或前臂远端，几乎都是单侧发病。从胚胎发育的过程来看，受损的孕期越早，缺损的平面越高；反之则越低。如在孕期第3周受累，畸形的平面在手臂；而在孕期第6周受累，畸形的平面在手指。临床所见受累平面越高时，患者越有可能伴有综合征。

一、先天性缺肢（指）畸形

（一）病因和流行病学

先天性肢体（手指）横向性缺失呈散发性，其病因学理论是肢芽发育的血管损害学或顶端外胚层嵴损伤学，其危险因子包括孕期使用米索前列醇、乙醇、烟草和可卡因。

（二）临床表现

先天性缺肢（指）可发生在任何水平，从先天性无肢症到先天性断指畸形。断肢（指）的水平往往与肢体环状缩窄的水平类似，但两者的病因不同。先天性缺肢（指）可分为先天性断臂，前臂以下、肘以下、腕以下、掌以下缺肢和缺指畸形等（图4-1～图4-3）。

先天性缺肢（指）患者常伴有脑积水、脊柱裂、脑脊膜膨出、马蹄足、尺桡骨融合及桡骨头脱位等。由于先天性缺肢（指）患者常伴有骨骼、肌肉的缺失及畸形，因此在制订治疗方案时应对其他畸形有所考虑。

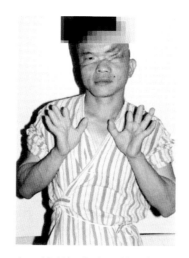

图 4-1　先天性断指患者及其头部的环状缩窄

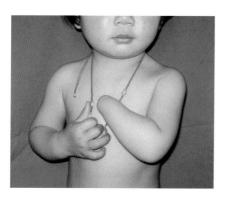

图 4-2　左手缺如,腕平面先天性缺失

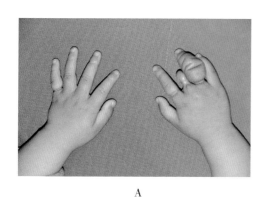
A

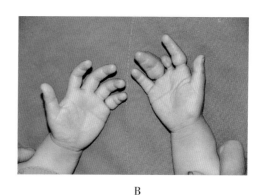
B

图 4-3　先天性右中指断指伴环状缩窄

（三）治疗

对无肢(指)症患者的治疗选择较为困难。

安装义肢(指)可对某些先天性断臂、前臂、腕以下缺肢及缺指畸形起到功能上的补偿和外形上的改善作用。通常建议在婴幼儿 6 个月或可以独立起坐时就使用义肢(指),开始时可使用被动型义肢(指);到孩子 2～3 岁时作个评估,以便使用主动型义肢(指)。主动型义肢(指)根据控制源的不同可分为肌电类和躯体驱动类两种。Crandall R. C.等对 34 名患者进行了为期平均 14 年的随访,发现 15 名选择美容义肢(指)(被动型),14 名选择躯体驱动类义肢(指),而选择肌电类义肢(指)的只有 5 名。

对双侧低位先天性断前臂、腕以下缺肢者,尤其是双目失明者,采用前臂分叉术(Krukenberg重建术),不失为一种良好的选择。其经典手术步骤如图4-4所示。

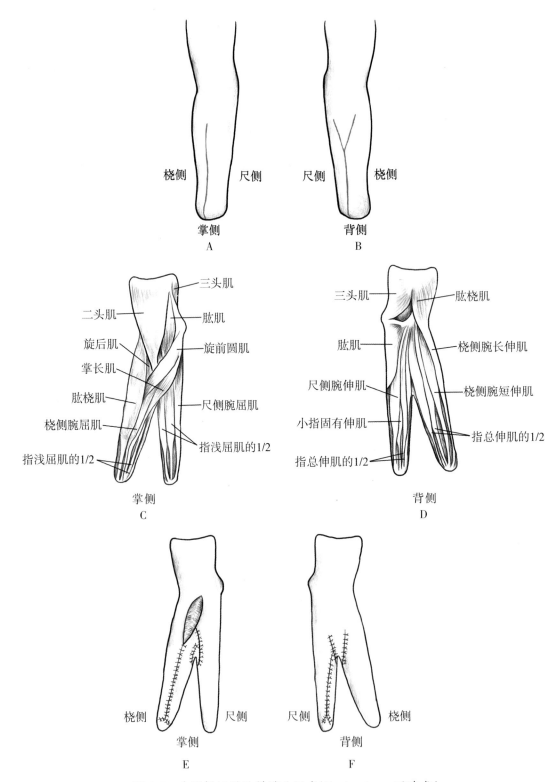

图 4-4　先天性缺肢的前臂分叉术(Krukenberg 重建术)

A、B. 前臂切口设计　C、D. 将前臂肌肉分为两组　E. 关闭掌侧切口(椭圆形区域为皮肤缺损区,可行中厚植皮)
F. 关闭背侧切口

对于先天性断掌以下的缺肢和缺指,有条件者可采用足趾移植、扩大足趾移植等手术进行拇指或手指的再造。

也可采用肢体骨延长术,首先选择好骨延长器,每天延长 1～2mm,对多种水平的缺肢(指)均有帮助。该手术可作为治疗性手术,也可作为其他手术(如足趾移植)的准备手术,但要警惕其较高的并发症发生率。Alekberov C.等应用 Ilizarov 技术(牵拉成骨技术)对 6 个肘关节水平缺肢患者(均安装和使用了义肢)进行了骨延长术,随访 39～48 个月,平均延长了 5.6cm(3.4～8.4cm)。

二、上肢中段缺损——海豹手畸形

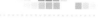

根据 Goldfiab 的描述,桡骨和尺骨近端发育不良可导致近端连续性缺损而非中间性缺损,其形成的畸形手如海豹肢体,故被命名为海豹手(phocomelia)。

(一)流行病学

海豹手是一种罕见的先天性畸形,Kallen 等研究了 136.8 万名新生儿,其发病率仅为 4.2/10万。在他的 48 例患者中,右侧肢体占 29.2%,左侧肢体占 22.9%,双侧肢体占 47.9%;在同一个研究中,累及上肢者占 68.8%,累及下肢者占 29.2%,上下肢均累及者仅占 2.1%。目前还没有人发表有关海豹手危险因子的研究,但沙利度胺与海豹手畸形的发生具有明确的相关性。Brent 和 Holmes 认为,受精后 24～53 天是累及上肢的敏感时期,而累及下肢的敏感时期是受精后 28～33 天。

(二)临床表现

海豹手畸形可以出现在单侧,也可以出现在双侧,有时上下肢可同时出现类似畸形(图 4-5)。

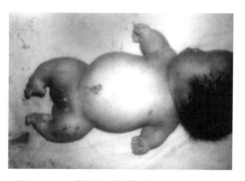

图 4-5 双侧不全性海豹手(足),死婴

根据解剖类型,Frantz 和 O'Rahilly 将海豹手分为三种类型:Ⅰ型,手直接连在肩部,没有肱骨和前臂;Ⅱ型,肱骨缺如或者发育极度不全,前臂和手连在躯干;Ⅲ型,手连在肱骨上,没有前臂(图4-6)。

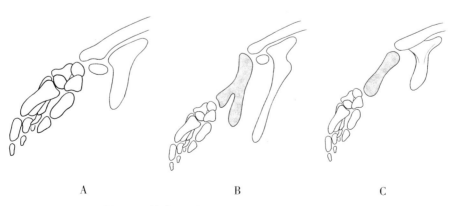

A   B   C

图 4-6 海豹手的 Frantz 和 O'Rahilly 分型
A.Ⅰ型 B.Ⅱ型 C.Ⅲ型

Tytherleigh-Strong 和 Hooper 认为，Frantz 和 O'Rahilly 分型虽然直接明了，但在临床实践中有所欠缺。他们复习了 44 例确诊为海豹手畸形的病例，发现只有 11 例符合 Frantz 和 O'Rahilly 分型，其中 I 型 9 例，III 型 2 例，没有 II 型。他们将剩余的 33 例分为以下三种类型：A 型，异常的肱骨连接异常的桡骨或尺骨；B 型，异常的肱骨连接异常的桡骨和尺骨；C 型，异常的肱骨和桡、尺骨融合（图4-7）。

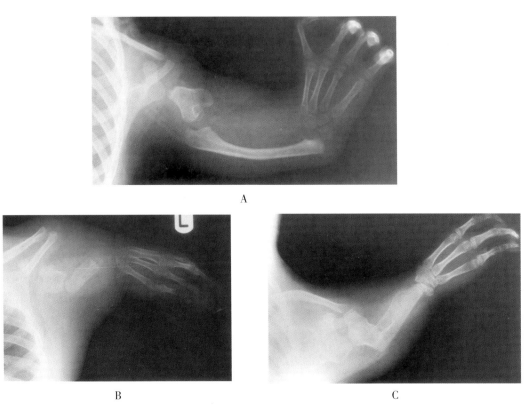

图 4-7　无法分型的海豹手
A. A 型　B. B 型　C. C 型

（三）治疗

海豹手畸形很少有手术指征报告，主要是其病例很少见，对患肢的病理学研究和判断较肤浅。在解决肩关节不稳或拇指对掌功能障碍时可作锁骨下移和拇指对掌功能重建。如果有部分肢体存在，而且有较粗的管状骨，可做骨延长术（Ilizarov 技术），以增加肢体的长度。为增加海豹手的稳定性及长度，可采用锁骨转移或腓骨移植等手术。如果下肢同时出现畸形，且为失用性存在，残留的骨性组织可以作为供区来考虑。

第三节　肩下降不全

肩下降不全又称先天性高肩胛症，在分类学中属于肢体分化障碍。

先天性高肩胛症是一种少见的肩部先天性畸形，由 Eulenburg 在 1863 年首次描述，Sprengel 在 1891 年报道了 4 例，从此该畸形被称为 Sprengel 畸形。

一、病因

胚胎发育第 3 个月末,两侧肩胛带应从颈部下降到胸廓上部,先天性高肩胛症是肩胛带下降不完全的结果。妊娠期子宫内压力过高、羊水过多或过少,胚胎肩胛骨与棘突间的异常束带、软骨连接或肌肉发育不良等,均可影响肩胛骨下降到正常位置。有研究表明,上下肢的发生都可用 HOXA 和 HOXD 基因表达,该基因发生突变可发生先天性高肩胛症。

二、病理改变

Khairouni A.等总结了 19 个患儿共 23 个肩(4 个为双侧),提出了四种异常的解剖现象:

(一)肩胛骨发育不良

胸带胚基形成的改变和肩胛骨冈下脊柱缘骺早期生长的改变导致肩胛骨发育不良,表现为肩胛角非常平滑,内侧缘笔直,两侧的肩胛骨高度明显不等。

(二)肩椎骨桥

54%的患儿存在肩椎骨桥,这也是引起畸形的重要原因。肩椎骨桥由骨、软骨、纤维或几种组织混合构成,位于肩胛骨的内侧缘或内上角,向内连接于颈椎的棘突或横突上。

(三)肌肉异常

肩胛骨周围的肌肉发育不良,斜方肌下部可缺如,菱形肌和提肩胛肌发育不良或呈部分纤维化。他们还发现 1 例胸锁乳突肌缺如患儿。

(四)同时存在其他先天性畸形

可伴有其他先天性畸形,如颈胸椎的半椎体、颈椎侧弯、脊柱裂、肋骨缺如、肋骨融合等。

三、临床表现和分级

肩下降不全主要影响患儿的外部美观及肩关节的活动功能。患儿表现为两侧肩部不对称,患侧肩胛骨的上角上可达第 4 颈椎水平,下可达第 2 胸椎水平,患侧肩部外展受限(图 4-8)。

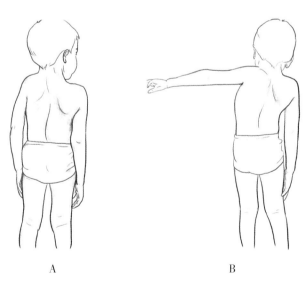

图 4-8　肩下降不全
A. 肩部外观　B. 患侧肩部外展受限

　　肩下降不全目前多用Cavendish分级,共分为4级:Ⅰ级,畸形很轻,在穿衣后双肩高度几乎对称;Ⅱ级,畸形轻,双肩几乎等高,不穿衣时可见患侧肩胛骨上内角隆起;Ⅲ级,患侧肩胛骨增高2～5cm;Ⅳ级,严重畸形,患侧肩胛骨内上角几乎达枕骨水平,肩部有皮蹼,并呈短颈畸形。但Khairouni A.等认为,Cavendish分级属于形态学和美学的分类,主观性太强且不够精确,他们推荐用Rigault分级法(放射学的分类):Ⅰ级,肩胛骨上角在第1胸椎(T1)以下水平;Ⅱ级,肩胛骨上角在第1胸椎(T1)和第5颈椎(C5)之间;Ⅲ级,肩胛骨上角在第5颈椎(C5)水平以上(图4-9)。

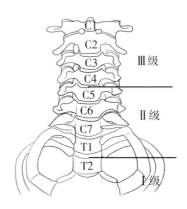

图4-9　Rigault分级法

　　三维CT在肩下降不全的诊疗中的应用越来越广泛。刘涛等根据螺旋CT扫描的结果,以肩胛骨肩胛冈内侧缘为参照点,测量两侧肩胛骨的高度差,并根据Cavendish分级法将其分为4度:Ⅰ度,两侧肩胛骨的高度差<1cm;Ⅱ度,两侧肩胛骨的高度差为1～2cm;Ⅲ度,两侧肩胛骨的高度差为2～5cm;Ⅳ度,两侧肩胛骨的高度差>5cm。

四、治疗

　　本病的治疗应根据患者的年龄、畸形程度及全身状况而定。对于手术年龄的选择,文献报道并不一致,多数认为以3～7岁为宜。对于3岁以内或畸形程度较轻者,可指导患儿进行主动及被动功能锻炼,以增进上肢外展的上举幅度。但年龄并不是限制手术的绝对因素,Khairouni A.等认为手术时患儿的年龄对术后效果没有影响,但并发颈椎畸形对预后有不良的影响。CavendishⅠ级畸形一般不适宜用手术矫正,Ⅱ级畸形可根据家长的意见决定是否手术,Ⅲ、Ⅳ级畸形者必须手术。经典的手术方法主要包括Woodward术式和Green术式,在两种术式的基础上又衍生出了很多改良术式。

　　(一)Woodward术式

　　Woodward术式即通过中线切口进行显露,松解斜方肌和菱形肌,切除肩椎骨,将肩胛骨复位。Dendane A. M.等报道运用Woodward术式治疗了6例患儿(4名女孩,2名男孩),手术时的年龄4～15岁(平均10岁),随访时间8个月～10年(平均4年2个月)。术后肩关节外展改善平均40°(30°～75°),功能和外观结果评定为优3例、良2例、可1例。作者认为4岁以内是行肩胛骨移位手术的适宜年龄。Khairound A.等运用改良Woodward术式(通过矫正肩胛骨的倾斜)治疗了19例肩下降不全,其中4例为双侧,79%的病例获得了外观和功能的良好改善,认为患儿的年龄和肩椎骨没有影响术后效果,但合并颈椎畸形者预后不良。

　　(二)Green术式

　　Green术式即沿肩胛冈上方至肩胛骨内侧缘作倒L形切口,松解斜方肌、肩胛提肌和大小菱形肌,分离肩椎骨索带,旋转肩胛骨,将肩胛骨下移到正常的位置,并将其缝在背阔肌袋中。用钢丝将肩胛骨牵引到髂骨处,维持肩胛骨的矫正位置,术后需行石膏外固定。由于该术式损伤较重,很多作者对其进行了改良。Bellemans M.等运用改良 Green 术式(不切开前锯肌,术后立即活动)治疗了7 例肩下降不全患儿,结果显示术后外展功能获得了改善,认为该改良术式具有实际的术后功能改善的优势。

（三）改良术式

有学者认为以往的术式只是着重解决肩下降不全的美观问题,忽视了功能的提高,他们运用其他方法进行手术治疗也取得了较好的临床效果。Meals 报道采用肩胛骨部分切除、肱三头肌长头腱松解治疗先天性高肩胛症 8 例,若术中发现存在肩椎骨,则一并切除,截除近 50%的肩胛骨体,保留肩峰、喙突及关节盂不受损伤。术后随访时间平均 5.5 年,肩关节外展恢复至平均 150°。X 线片显示术中截除近 50%的肩胛骨体,术后随访最终基本都能恢复至术前水平。Masquijo J. J.等指出,用 Meals 法治疗肩下降不全可以显著扩大肩关节的活动范围和明显改善外观,而且并发症少见。他们共治疗了14 例患者,术后随访时间平均 45 个月(12～74 个月),肩关节屈曲从术前的平均 83.9°(50°～100°)提高到平均 152.1°(110°～180°),外展从术前的平均 81°(50°～120°)提高到平均 145°(100°～180°),所有病例没有出现肌力减弱和臂丛神经损伤,外观评级平均提高了两级(Cavendish 分级)。Zhang Z. M.等通过切除肩胛骨的冈上部分来治疗高肩胛畸形,如有肩椎骨,也一并切除。他们采用改良的倒 L 形切口,松解肩胛骨内侧挛缩的组织。他们共治疗了 26 例(28 个肩),随访 10 个月～7 年(平均 3.9 年),18 个肩术前外展小于 120°,平均改善了 52°;10 个肩术前外展大于 12°,平均改善了 19°;23 个肩获得了不同程度的外观改善。术中和术后没有出现神经并发症,没有患者抱怨瘢痕问题。

三维 CT 在肩下降不全的治疗中的运用越来越广泛。刘涛等认为 CT 平扫可以显示平面的结构关系,对于颈椎和肩脊椎连接体的水平面连接情况显示较清。螺旋 CT 扫描和三维重建成像能够提供病变部位的立体图像,术前即可直观地明确肩下降不全的病变程度,颈椎、胸椎、肩脊椎连接体与患侧肩胛骨之间的相互关系,伴发畸形,患侧肩胛骨与健侧肩胛骨的外观差异等,亦可通过测量肩胛骨的高度差,将其进行准确的分类,从而便于手术方案的制订,在一定程度上缩短了手术时间,避免了手术操作的盲目性,减少了医源性并发症的发生。

五、并发症

肩下降不全的术后并发症因术式不同而有所差异,主要有臂丛神经损伤、瘢痕疙瘩、外生性骨疣、浅表伤口感染等。臂丛神经损伤是严重的术后并发症,王红强等报告 1 例 10 岁患儿行 Woodward 术式,术后发生臂丛神经麻痹,经治疗神经功能恢复,肩关节活动满意。为预防臂丛神经损伤,他们建议对 8 岁以上、畸形在Ⅲ～Ⅳ级的患儿,拟行肩胛骨下移者,应同时行锁骨截骨术,以避免臂丛神经损伤的发生。Masquijo J. J.等报告了 2 例在肩椎骨切除区域出现残留的外生性骨疣,需二期手术切除,他们认为这是由于围绕着肩椎骨的骨膜没有完全切除所致。

总之,肩下降不全的治疗要做到个性化,术前设计好手术方案,术中轻柔操作,术后及时地指导功能锻炼,才能取得良好的手术效果。

第四节　上肢肢带发育不良

上肢肢带发育不良被认为是由于基因编程错误、紊乱，或环境生物理化因素共同作用于序列的发育过程所导致的上肢畸形。

一、解剖学

上肢肢带主要由上肢带骨、上肢带肌与上肢带骨连结共同组成。上肢带骨包括锁骨和肩胛骨；上肢带肌主要包括三角肌、冈上肌、冈下肌、小圆肌、大圆肌、肩胛下肌，均分布于肩关节周围，起自上肢带骨，止于肱骨，能运动肩关节，并能增强关节的稳固性；上肢带骨连结包括胸锁关节、肩锁关节、喙肩韧带。

二、病因和病理基础

对上肢肢带先天性畸形的真正病因及发病机制还知之甚少，目前有两种观点：一种观点认为，发育过程从一开始就是被基因编程好的；另一种观点认为，发育是序列的生物化学和物理作用的结果，并且受到四维时空的影响，这在畸形的发生上就导出了基因决定论和环境决定论。然而更多的资料表明，多数畸形是两种因素共同作用的结果，环境因素影响的意义更大。在胚胎发育过程中，任何一个环节受到影响都有可能出现上肢肢带发育不良。上肢肢带的发育过程如下。

（一）胚胎的发育

受精后大约第 26 天，在体壁的 9～12 体节，上肢肢芽开始形成。开始出现的肢芽由覆盖着外胚层的中胚层侧板组成，之后，肢芽的生长分化按三个坐标轴方向进行：近-远轴、背-腹轴、前-后轴，每个方向的生长都由独立的信号中心调控。按照 Saunders（1957）及 Zwilling（1960）的假说，胚胎先在其胚体壁沿着从心脏到泄殖腔的增殖延伸，逐渐形成一个圆柱状区域，称为 Wolff 嵴；随后沿此嵴的两侧增殖，形成肢芽。肢芽外层由外胚层包裹，内层是来自中胚层侧板的未分化的间充质细胞。这些未分化的间充质细胞此时已分为两群，且具有不同的命运，其中一群形成肌块，另一群则产生软骨原基、肌腱及滑膜。在早期，肢芽中已经存在成肌肉和成软骨的细胞群。

（二）胎儿的发育

肌肉骨骼系统的生长发育需要细胞及组织按准确的顺序进行生长分化，以形成骨与关节结构，在这个复杂过程中发生任何障碍，均可能导致严重的畸形状态。人在进化过程中为适应直立行走的姿势，上肢骨骼及软组织发生了一系列改变。首先，肩颈部在关节盂处可以辨认，可见背侧肩胛部分和腹侧喙突部分，两者之间的间隙以后发展为肩关节。肩颈的分开使上肢能更自由地活动，在完全分开前存在过渡阶段，若在这一阶段出现问题，可发生不同程度的肩胛骨未降畸形或肩颈间出现高肩胛骨借纤维束与颈部相连。肩关节的形成大致可分为四个阶段：①在胚基间出现中间带；②中间带两端出现软骨型；③出现中间带裂隙；④关节腔周围出现滑膜层，围以关节囊。

在人的进化过程中，原来支持前肢的坚强骨骼成分消失，颈肩完全分开，附着的肌肉也有较大的转移，使上肢能进行更加灵活的运动。上肢的旋转为在身体前侧活动创造了条件。肩胛骨由颈部下降，位于后上胸壁，作为上肢的基底。肩胛骨冈下部分增大，而冈上部分相对缩小，与此同时，冈下肌较冈上肌更为发达，冈上肌不再在前后方向牵拉，其机械效应降低。肩部肌肉的重要性在于其不仅提供了关节运动的力量,也对关节运动作精确的管制。很多上肢肌肉仍保持其原始在颅骨、脊柱等的附着点,使其有可能进行有效的管制,发挥杠杆作用,以完成各种复杂的运动。上肢肌肉的分布要求先有一个坚强附着的基底,继以上臂肌肉的发育,最后才是管制杠杆远侧的肌肉。

三、分类

上肢肢带发育不良目前尚无统一的分类标准,本文按照上肢肢带的组成部分将上肢肢带发育不良粗略地分为三类:①上肢带骨发育不良;②上肢带肌发育不良;③上肢带骨连结发育不良。在生长发育过程中,从肢芽形成开始直至肩关节发育成熟,任何影响肩关节生长的因素都可能导致上肢肢带发育不良,并产生不同的临床表现。下文将就上肢肢带发育不良的临床表现及治疗进行简要介绍。

（一）上肢带骨发育不良

1 先天性锁骨假关节 本病较罕见,病因不明,主要表现为锁骨中部明显隆起,但无疼痛,触诊有松弛活动感。与新生儿骨折所产生的过多骨痂不同,也不同于锁骨颅骨发育不全所伴有的其他组织改变,X线仅显示假关节两侧断端肥大硬化。治疗的目的主要是解决外观不良,手术的最佳年龄为3～5岁。

2 锁骨颅骨发育不全 可表现为锁骨发育缺陷或完全不发育,双侧锁骨可呈不对称性发育不良,常无肩峰端,但胸骨端缺如罕见;也可表现为锁骨中部缺损,形成假关节,肩部不稳定或活动度增大。由于锁骨发育异常,患者可有垂肩、长颈,双肩间距离缩短,可在前侧靠拢双肩。患者出生时,额骨及枕骨均较小,可引起囟门延迟闭合。本病多有家族史,可散在发生。锁骨颅骨发育不全可有多种临床表现及X线异常,如双侧锁骨发育不全、前囟及颅缝闭合延迟、尺骨坐骨骨化缺陷等。此外,患者还可有面骨发育不良,出牙障碍,第2掌骨异常加长、末节指骨变钝,髋内翻等。

3 肩胛骨发育不良 除了之前讲述的肩胛骨未降畸形以外,还可发生其他畸形,如肩胛骨上缘异常,表现为肩胛上横韧带骨化,上缘呈钩状;肩峰异常,如肩峰骨骺不愈合、双肩峰、肩峰延长等;喙突异常;肩胛骨下角异常。

（二）上肢带肌发育不良

1 胸大肌发育不良 胸大肌的胸骨头及锁骨头可缺如,甚至整个一侧胸大肌可完全缺如,用双手向后下按压座椅扶手时可显出,但运动往往不受影响。背阔肌可呈代偿性肥大。

2 胸小肌发育不良 胸小肌可自第1～6肋骨起始。胸小肌可有附加止点,或跨越喙突、穿过喙肩韧带向后外止于肩关节囊、大结节和关节盂中1/3处;或向喙突内、外侧扩展,前者多延伸至肋喙韧带,后者多延伸至喙肱肌。在胸骨上有时出现一纵形的胸骨肌,似某些动物的胸直肌在一线上。胸骨肌起自胸骨柄前面的腱膜,向上与胸锁乳突肌胸骨头的腱纤维相续,向下附着于第6～7肋软骨及腹直肌鞘的前层。

3 胸骨肌发育不良 胸骨肌的发生率在我国约为13%,其中新生儿较高,成人最低。胸骨肌的来源有不同解释,有的认为是由腹直肌向上延伸形成,有的则认为是由胸锁乳突肌向下延伸形成,还有的认为从胸大肌分离形成。从种系发生上来看,胸骨肌是哺乳动物大皮肌的残存较为合理。胸骨肌可有多种变异,可呈皮肌状,或兼有腹肌;也可呈二腹肌状、二头肌状或多腹肌状。胸骨肌可为一侧或双侧,一侧胸骨肌可跨越中线至对侧。胸骨肌受胸前神经或肋间神经支配。

4 肩胛下肌发育不良 肩胛下肌有分离为数个肌束的倾向,但从未见其完全分离。肩胛下肌内可有籽骨,多数在胎儿期有软骨性核,常为两侧,位于肌腱或肌肉内。籽骨可有软骨面,与肱骨头相关节。

5　冈上、下肌及大、小圆肌发育不良　冈上肌的肌腱止点常与胸小肌肌腱的一部分或全部融合。冈下肌可分上、中、下三部，上部由肩胛下面起始，有的起自冈下筋膜内面，同时与中部有分离倾向，称为小冈下肌，约占 4%。冈下肌尚可与小圆肌愈合，其中部分愈合者占 8%，完全愈合者占 4%，后一种情况可误认为小圆肌缺如。小圆肌还可与肱三头肌部分愈合，但易于分离。小圆肌附着于肱骨外科颈的部分有时有或多或少的分离，形成一独立肌，称为小圆肌。大圆肌止点常与背阔肌止点融合，约占 62%；还可有额外肌束，与菱形肌或肱三头肌长头相融合。

（三）上肢带骨连结发育不良

1　关节盂发育异常　关节盂正常发育时应在纵向及横向呈双凹，但其深度可有变异，有时几乎扁平或稍凹进，也可为深凹。关节盂可过度后倾，引起肩后不稳定。关节盂中部次级骨化中心如 15 岁以后仍未出现，可使盂窝变平、不发育，加之关节盂过度后倾，可引起明显的发育不稳畸形。对这种患者可于肩胛颈后部作楔形截骨，并用髂骨或肩峰植骨充填，截骨部位至少距关节盂后缘内侧 1cm，以保证其成活。测量盂肱指数，即关节盂最大横径/肱骨头最大横径，如为 56.6±5.6，即说明有关节盂发育不良。

2　先天性肩关节脱位　先天性肩关节脱位指因肩胛-肱骨发育不良而使肱骨头与关节盂的关系发生异常，在临床上较罕见。关节盂发育异常有两种情况，一是肱骨头虽仍在正常位置，但大小比例不合适，其表现如同先天性髋关节脱位髋臼发育不全；二是关节盂本身的异常。婴儿的关节盂靠前，肱骨头虽发育正常，但有朝上后的倾向，有时由于喙突伸延向前并朝外，迫使关节盂与肱骨头向后形成关节异位。

关节盂的上部常发生歪斜而下部正常，其原因是下部肩胛骨发育并无单独骨骺，肩胛骨形态异常，肩胛冈伸长，肩峰有些不规则，关节盂歪斜，失去正常的卵圆形。其上部呈凸面，紧密与喙突相关；而下部呈凹面，基本保持正常。在这种情况下，仅肱骨头的下部与发育不全的关节盂相接，其他部分变形，喙突水平朝外，而不似正常情况下有一个纵行及水平部分。肩胛冈因在基底扭曲，其上部朝前而下部朝后。肩峰也变形，不呈斜形而呈水平位，肩胛骨体平直变形，不再成角。这种先天性肩关节脱位需与关节痉挛引起的脱位相鉴别，后者多为双侧，并常伴身体其他畸形。

另一种情况为先天性肩关节后侧半脱位，其病理为关节后部松弛、关节盂发育不全及肱骨头后倾，常在 5～7 岁后才被发现。最初只有关节被绊住的感觉，逐渐发现后部突出，当屈曲时可使肱骨头向后突出，而当外旋、外展时则不出现，内旋时可改变肱骨头与关节盂的正常关系。先天性半脱位多为双侧，优势侧更易发生。曾报道用不同手术矫正这种畸形，如后关节囊成形术或骨阻滞术等，旋转截骨术疗效较好，在肱骨上端横行截骨，使远端内旋 20°，并用钢板螺钉固定。

（姚平　张龙春　姚建民　王炜　陈博）

第五节　上肢纵向形成障碍的发病机制

上肢纵向形成障碍多由胚胎肢芽发育异常所致，表现为手及上肢纵向发育畸形。肢芽的发育沿三个轴向进行。近心-远心轴的发育由顶端外胚层嵴（AER）及中胚层通过生长因子调控。AER 能产生WNT3 及一些 FGF（FGF-4、8、9 及 17），维持中胚层 FGF10 的表达；而 FGF10 可以促进 AER 下区的细胞增殖，这些区域叫做进展区（progress zone）。进展区内的中胚层细胞受信号中心的调控，以决定其最终分化。外胚层和中胚层 FGF/WNT 之间的相互作用维持着近心-远心轴的发育生长。前-后(桡-尺)轴的发育与分化受控于中胚层后方的极化活性区(ZPA)。ZPA 可增加肢体的宽度,使之向后(尺)方发育,它通过产生形态发生素——音猬因子(SHH)发生作用。AER 和 ZPA 通过反馈回路紧密联系,维持生长过程中 AER 远端后(尺)方边界区 SHH 的表达。外胚层背侧产生的WNT7a 调控着肢体背-腹轴的发育。WNT7a 通过诱导 Lim 同源盒转录因子 LMX1B 使下层肢的中胚层向背侧生长。WNT7a 的缺陷也会导致肢体尺侧生长发育的障碍,提示 WNT7a 的另一个重要作用在于维持与 ZPA 相关的SHH 的产生。可以说,SHH 在肢体发育中扮演着重要的角色,与近心-远心轴,前-后(桡-尺)轴和背-腹轴的发育相关联。

AER 相关的 FGF 功能丧失将导致横向缺失,而 FGF 功能不足可导致纵向缺失。FGF 功能减退可引起肢体生长减慢,形体缩小,尽管 ZPA 作用下的尺侧生长及增殖仍在进行中,其发展结果表现为同类畸形分类中的桡侧纵列缺损。FGF 受体 2 突变的畸形综合征,如 Apert 综合征、Pfeiffer 综合征、Saethre-Chotzen 综合征,表现为前(桡)侧关节异常、前臂骨间连结形成。

SHH 诱导上肢尺骨及手部尺侧指骨的形成,此外,SHH 也与后(尺)侧肢体的生长相关。在肢体发育过程中,SHH 表达减少或者靶向信号暂时中断可使肢体生长减慢,形体缩小。SHH 缺失的发展结果表现为分类中的尺侧纵列缺损,其临床表现随 SHH 缺失的时间点、程度及持续时间的不同而异。而且,SHH 缺失可反馈性地引起 FGF 表达减少。因此,除了肢体的长度、大小及 FGF 表达减少以外,桡侧结构尤其是拇指的发育也潜在地受到影响,临床上表现为拇指及尺侧列的缺失。基因表达异常或致畸因素对 AER 和 ZPA 的影响都可能导致上肢纵向形成障碍。

(王斌 倪锋)

第六节 桡侧纵列缺损

一、概述

桡侧纵列缺损(radial longitudinal deficiency,RLD)是指包括上肢桡侧的骨、肌肉、肌腱、神经、血管等在内的先天性发育缺陷,临床上根据拇指及桡骨缺损的不同程度进行分类。桡侧纵列缺损通常是双侧的和不对称的,轻型患者甚至没有明显的临床表现。桡侧纵列缺损常发生于一些先天性畸形综合征(表 4-1)中,因此,患者需要做全面的体格检查和临床遗传学诊断。

表 4-1　桡侧纵列缺损相关畸形综合征

综合征	伴发畸形	遗传学特点
VACTERL综合征	脊柱、肛门、心脏、气管、食管、肾脏畸形,桡骨、肢体畸形	散发
Holt-Oram 综合征	室间隔缺损,其他上肢畸形	常染色体显性遗传
(桡骨缺损血小板减少症,TAR)	血小板减少、贫血;桡骨缺损,但拇指存在	常染色体隐性遗传
Fanconi 贫血	全血细胞减少,多发性先天畸形	常染色体隐性遗传
13 和 18 三体综合征(染色体畸变)	多种畸形	散发
Nager 综合征,Rothmund-Thomson 综合征,IVIC 综合征	颜面畸形	因综合征而异

良好的手外科和遗传学诊断是必需的。双侧和严重桡侧纵列缺损患儿会由于拇指发育不良或缺失,腕关节偏斜、不稳定,上肢短缩等出现严重的肢体功能障碍,独立的日常活动,如扣纽扣、拉拉链、完成个人卫生等,都非常困难。应早期客观多次地对桡侧纵列缺损患儿进行手部功能测试。X线检查对于分类是必要的,能客观显示桡骨、拇指和腕骨(大于8岁)的受累程度。腰椎X线、肾脏超声、心脏超声检查对于伴发畸形的诊断十分重要。桡侧纵列缺损患者多伴有肌肉骨骼系统畸形,这也加重了疾病的严重程度。对于Fanconi贫血患者需要进行基因学检测,对于危及生命的全血细胞减少可以进行骨髓移植。桡侧纵列缺损患者伴发的其他上肢异常包括肱骨发育不良、尺桡骨近端骨性愈合、先天性桡骨小头脱位、手指僵硬,少见的畸形包括掌骨融合、并指畸形、对侧桡侧多指和短肢畸形等。

Bayne和Klug根据X线表现将桡侧纵列缺损分成四种类型,James将桡骨长度正常但拇指、腕骨缺损的患者加入了分型(表4-2、图4-10)。

表4-2 桡侧纵列缺损的改良Bayne分类

类型	拇指	腕骨	桡骨远段	桡骨近段
N型	发育不良或缺如	正常	正常	正常
0型	发育不良或缺如	发育不良、缺如或融合	正常	正常,尺桡骨融合,先天性桡骨头脱位
1型	发育不良或缺如	发育不良、缺如或融合	较尺骨缩短2mm以上	正常,尺桡骨融合,先天性桡骨头脱位
2型	发育不良或缺如	发育不良、缺如或融合	发育不良	发育不良
3型	发育不良或缺如	发育不良、缺如或融合	骨骺缺损	严重发育不良
4型	发育不良或缺如	发育不良、缺如或融合	缺损	缺损

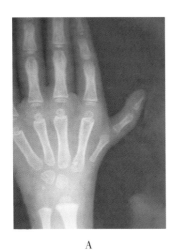 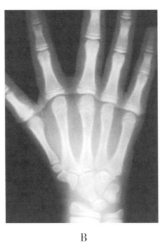 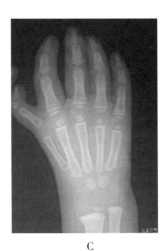

A B C

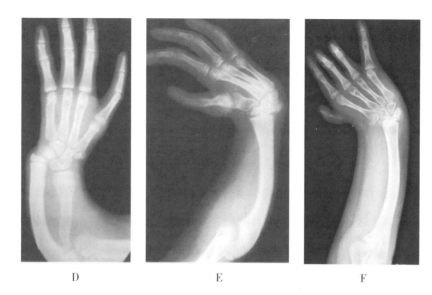

图 4-10 桡侧纵列缺损的分型

A. N 型,孤立的拇指发育不良,桡骨长度正常 B. 0 型,桡侧腕骨缺失或发育不良,桡骨长度正常,桡侧组织紧张 C. 1 型,桡骨短于尺骨 2cm 以上,手部桡偏 D. 2 型,桡骨发育不良,明显短小 E. 3 型,桡骨远端缺损 F. 4 型,桡骨完全缺失

二、发病率

先天性桡骨缺如和发育不良(congenital absence and hypoplasia of radius)通常表现为手及前臂短小,桡骨部分或全部缺损,尺骨向桡侧弯曲,舟骨、大多角骨发育不良或缺失,软组织发育不良,拇指缺失或发育不良,食指发育不良,食指中指并指或短小,手及腕向桡侧偏斜,前臂向桡侧弯曲,形如曲棍球棒,故称为曲棍球棒手或桡侧球棒手(图 4-11)。由于手向桡侧偏斜,整个前臂、手、拇指及手指的主动活动受到严重限制,手的形态和功能很差。桡侧球棒手是一种严重的复合性上肢先天性畸形,由手及前臂桡侧纵列发育不良所致,在病理上表现为上肢轴前的骨骼、肌肉、肌腱、筋膜组织、关节、韧带、神经、血管等均受侵犯,几乎涉及手、腕、前臂、肩或全身其他器官,可伴有心脏、消化器官等的畸形。在手及上肢先天性畸形的分类学上属于形成障碍中的桡侧缺损,因此又称为桡侧缺损手或桡侧发育不良。

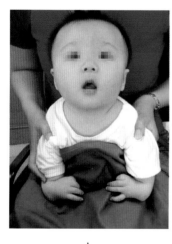 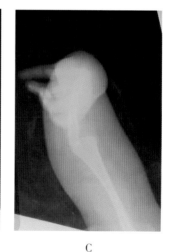

图 4-11 双侧桡侧球棒手
A. 手外形 B、C. X 线表现

Petit 在 1733 年报告了世界上第一例手及前臂桡侧缺损的病例。Petit 描述了 1 例新生儿的双上肢畸形,并建立了手及前臂桡侧缺损的尸体解剖详细资料,其记录几乎和现在的描述一样详细。在 Gupta(2000)编著的 *The Growing Hand* 一书中就有关于 Petit 描述的双上肢畸形的图片和文字记录。Gruber(1865)经过文献复习报告了 14 例,Antonelli(1905)进行文献复习报告了 114 例,Kato(1924)经过文献复习报告了 253 例。桡侧球棒手是一种罕见的上肢先天性畸形,其发病率为活产新生儿的 1/10 万~1/3 万。Birch-Jensen(1950)统计了 400 万人群,其发生率为活产新生儿的 1/55000。Temtamy 和 McKusick(美国)报告桡侧球棒手在新生儿中的发病率为 0.03‰,Bod(匈牙利)等报告桡侧球棒手的发病率为 0.09‰,Kallen 和 Tamerek(瑞典)报告桡侧球棒手的发病率为 0.08‰。有报告,本病男性较多,白种人较多。笔者自 1998 年以来见到的桡侧球棒手也只有 15~20 例,说明在中国这类疾病较少见(1998 年前未作统计)。

三、病因

有关桡侧纵列发育不良或桡侧球棒手的病因虽已讨论了百余年,至今仍不明。遗传性因素早已有报告,但遗传因素还未明确,遗传缺陷可能是重要原因;放射性损伤、病毒感染、化学性因素、药物及营养不良等均可造成这类畸形。沙利度胺造成桡侧球棒手畸形者屡有报道。Saunders(1950)在研究中发现,在鸡胚胎肢芽的外胚层嵴顶部制造缺损,其结果导致鸡翅膀桡侧发育不良。在 Gupta 编著的 *The Growing Hand* 一书中记载,有人给母鼠服用一种治疗慢性骨髓性白血病的药物白消安(二甲磺酸丁酯),可使小鼠产生类似于桡侧纵列发育不良的畸形。Gupta(2000)记录,在怀孕 4~7 周的肢体发育时期,周围不良环境作用于外胚层嵴顶部,可能引起胎儿畸形。

四、病理解剖

桡侧纵列发育不良或桡侧球棒手在病理上表现为桡骨、桡侧腕骨、拇指缺失或不同程度的发育不良,位于桡侧的相应肌肉、肌腱、筋膜、血管、神经、皮肤、皮下组织表现为短缺和畸变。在 Gupta 编著的 *The Growing Hand* 一书中,D'Arcangelo 对于桡侧球棒手病理解剖的详细描述很有参考价值。

(一)骨和关节畸形

1 上臂　可能较正常上臂为短,常可表现为肱骨头、滑车、鹰嘴窝浅表畸形,肱骨结节间沟、冠状沟、内上髁或末端肱骨缺失等。

2 肘　肘部主动活动范围减少,屈肘活动比伸肘活动减少得更为明显。Heikel(1959)记述,前臂的旋前、旋后活动缺失。在 2 岁以内,肘关节常常处于伸直位强直,长大后可使肘关节主动或被动屈曲逐步增加至 90°,这可能与肘关节结构及屈肘肌肉止点发育不良有关。

3 前臂　前臂短小,尺骨长度通常只有健侧的 60%。末端骨骺出现晚而闭合早。由于桡骨缺失,手和腕部从尺骨末端骨骺移位,滑向尺骨末端的桡侧缘。尺骨骨干弯向桡侧,这与桡骨发育不良或缺失有关。Lamb(1977)曾报告 117 例桡侧球棒手,仅有 4 例在出生时有尺骨弯曲。

纤维原基是一种纤维组织,是桡骨发育不良或桡骨部分缺失所残留的结构,这可能是造成前臂与腕部之间弯曲的原因。小多角骨、月骨、豌豆骨发育不良较少(10%),大部分病例头状骨、钩骨、小多角骨正常。

4 腕部和腕骨　在桡骨全缺失或部分缺失的患者中,80%~100%伴有舟骨和大多角骨缺失。前臂短小,手及腕部位于尺骨末端的桡侧缘,尺骨和腕骨构成尺侧脱位的尺腕关节,尺骨骨干弯向桡侧(图 4-12)。

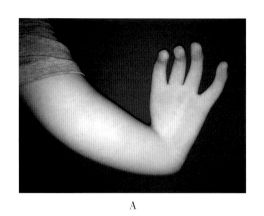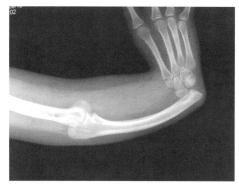

A B

图 4-12　右手桡侧球棒手
A. 手外形　B. X 线表现

5 掌骨和手指　拇指畸形在桡侧纵列发育不良畸形中最为常见，并且是 100% 地存在。据 Heikel(1959)统计，在桡骨完全缺失中，拇指缺失占 60%；在桡骨发育不良中，有 30% 拇指缺失，其他则是拇指发育不良或残留。Lamb 观察到，在他的病例中 86% 有拇指缺失。第 1 掌骨在拇指缺失或残留拇指中常常是缺失的，舟骨和大多角骨也缺失。

其他手指通常是正常的，手指的掌指关节通常也正常，但是食指及第 2 掌骨近端可能有发育不良，食指呈旋前或旋转状。在笔者的病例中，患儿曾显现食指、中指并指(图 4-13)。

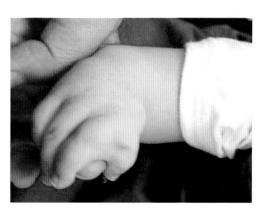

图 4-13　桡侧纵列发育不良畸形（拇指、食指发育不良，食指、中指并指）

（二）肌肉畸形

1 上臂肌肉和胸大肌　胸大肌的锁骨或肋骨部可能缺失，胸小肌一般正常。三角肌可能正常，也可能与肱肌或肱三头肌融合。喙肱肌起点常与肱二头肌短头融合。肱二头肌常常异常，在桡骨完全缺失时，肱二头肌长头常缺失，仅止于纤维束；短头可存在，或与喙肱肌融合。肱肌可以正常，也可呈低度发育或缺失，常为其起点和肱二头肌融合，没有单独的止点，而是和指总伸肌的起点合并。肱三头肌常正常，但可能与周围的肌肉融合。

2 前臂肌肉　旋前圆肌常常缺失，也可能和肱二头肌、肱肌、桡侧腕屈肌或掌长肌融合。在全桡骨缺损的病例，肱桡肌通常缺失；如肱桡肌存在，则可能有发育不良，或与桡侧腕长伸肌、桡侧腕短伸肌融合，或者肌肉止点异常，即止于腕骨或尺骨。

3 手腕部肌肉　掌长肌常常缺失；如果存在，则与指浅屈肌或其他屈肌融合。桡骨部分或全部缺失的病例可有桡侧腕屈肌缺失；如果桡侧腕屈肌存在，几乎均为畸形，或与其他肌肉融合。指浅屈肌通常存在，但可能与指深屈肌融合，或有萎缩或缺陷，其桡骨的起点缺失，到食指的肌腱缺失。指深屈肌常正常，但食指的指深屈肌腱常常缺失，有报告其肌腱止点在中节指骨基底部。尺侧腕屈肌几乎均正常。旋前方肌、旋前圆肌常缺失，仅在桡骨近端存在时可能会存在。桡侧腕长、短伸肌可能缺失，或者与指总伸肌或肱桡肌融合。指总伸肌常存在，但常与桡侧腕长伸肌和小指伸肌融合。有报告指总伸肌的止点异常，止于近节指骨基底部。食指固有伸肌常缺失；如果存在，则其止点常异常。尺侧腕伸肌通常正常存在；如果异常，其起止点常异常，或与指总伸肌、尺侧腕屈肌融合。蚓状肌和骨间肌一般正常，但常有第 1 蚓状肌和第 1 骨间背侧肌缺失。小鱼际肌大多正常，拇指的手外肌，包括拇长屈肌、拇长展肌、拇长伸肌、拇短伸肌常缺失；如果其存在，则有严重发育不良。拇指的手内肌，包括拇短展肌、拇收肌、拇短屈肌、拇指对掌肌通常缺失；如果存在，则有严重发育不良，其起点、止点均可异常，食指和中指的掌骨为其异常止点。

正常手臂的断面结构与桡骨发育不良、桡骨缺损的手臂断面结构比较见图 4-14～图 4-17（感谢国外同行绘制的剖面图，供读者理解）。

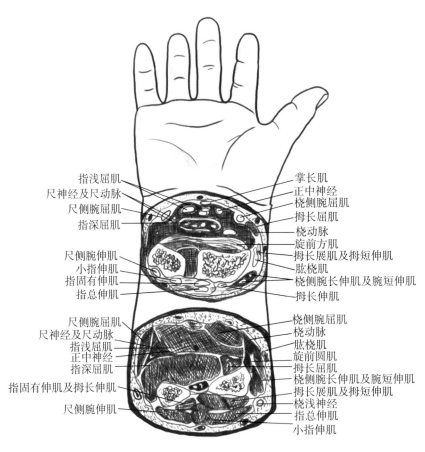

图 4-14　正常手臂的断面结构

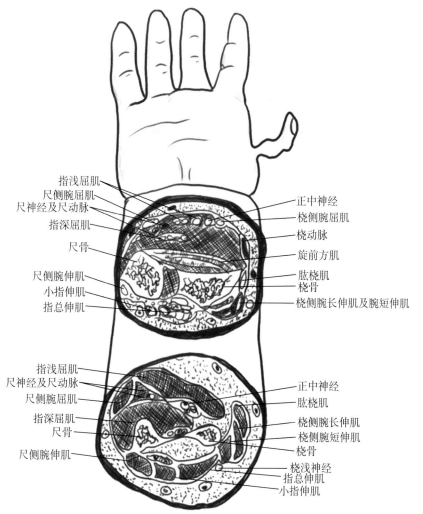

指浅屈肌
尺侧腕屈肌
尺神经及尺动脉
指深屈肌
尺骨
尺侧腕伸肌
小指伸肌
指总伸肌

正中神经
桡侧腕屈肌
桡动脉
旋前方肌
肱桡肌
桡骨
桡侧腕长伸肌及腕短伸肌

指浅屈肌
尺神经及尺动脉
尺侧腕屈肌
指深屈肌
尺骨
尺侧腕伸肌

正中神经
肱桡肌
桡侧腕长伸肌
桡侧腕短伸肌
桡骨
桡浅神经
指总伸肌
小指伸肌

图 4-15　桡骨发育不良的手臂断面结构

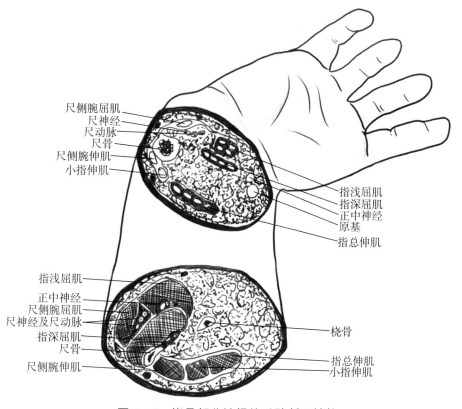

尺侧腕屈肌
尺神经
尺动脉
尺骨
尺侧腕伸肌
小指伸肌

指浅屈肌
指深屈肌
正中神经
原基
指总伸肌

指浅屈肌
正中神经
尺侧腕屈肌
尺神经及尺动脉
指深屈肌
尺骨
尺侧腕伸肌

桡骨

指总伸肌
小指伸肌

图 4-16　桡骨部分缺损的手臂断面结构

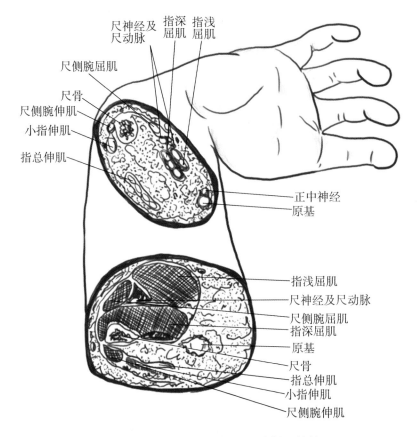

图 4-17　桡骨完全缺损的手臂断面结构

（三）神经畸形

主要神经的畸形是常见的。文献描述大多数病例的臂丛神经是正常的,尺神经也是正常的。大多数病例的肌皮神经缺失。正中神经支配上臂前面的肌肉。桡神经在支配肱三头肌之后于肘关节处成为终末支,其浅支缺失。前臂桡侧及手部感觉支配来自正中神经,而且与尺神经的感觉神经相吻合,称为桡-正中神经。这一神经较正常为粗,因为其中包含了桡神经感觉支和正中神经,常在前臂末端和腕部浅表被发现。

（四）血管畸形

动脉系统,特别是桡侧的动脉异常是常见的。肱动脉常存在,可能在上臂上部分成两支。尺动脉通常正常,也可能偏向桡侧。桡动脉常缺失,即使存在,其口径也很小,搏动微弱。骨间动脉过度发育,被称为正中动脉,可能替代桡动脉和尺动脉。掌深弓及到食指的桡侧指动脉常缺失。有人进行血管造影研究发现, 桡动脉缺失 6 例（46%）, 发育不良 5 例（38%）, 有正中动脉存在 10 例（77%）,掌浅弓缺失2 例（15%）,掌深弓很小或缺失 12 例（92%）,拇指桡侧指动脉缺失 5 例（38%）,食指桡侧指动脉缺失 1 例（8%）。

五、临床表现

（一）前臂畸形

桡侧球棒手的临床表现非常具有特点,特别是严重的桡侧球棒手,其临床表现简直是一目了然的:患侧前臂短小弯曲,桡骨部分或全部缺失,尺骨弯向桡侧,尺骨远端突出,腕关节向尺骨桡侧完全脱位,手指与尺骨的纵轴成角畸形。严重的桡骨全缺损表现为尺骨弓形弯曲,手向桡侧弯曲,几乎和前臂平行,手指尖端指向肘窝,显示出典型的曲棍球棒形(图 4-18)。

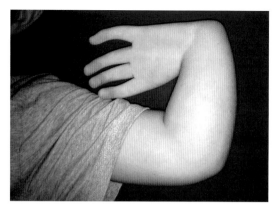

图 4-18 左侧桡侧球棒手（手呈典型的曲棍球棒形）

凡是起源于肱骨外上髁、桡骨、骨间膜的前臂肌肉，以及起源于拇指掌骨、指骨的肌肉都有异常。旋前圆肌常常缺失，或与肱二头肌、肱肌、桡侧腕屈肌或掌长肌融合。但也有报告旋前圆肌、尺侧腕屈肌、桡侧腕屈肌往往分化较好，但由于桡侧肌肉的起、止点异常，这些肌肉使手向桡侧偏斜。起源于肱骨外上髁的肌肉多半有变异，肱桡肌虽存在，但是桡侧腕屈肌、腕长伸肌、腕短伸肌多半异常，因此屈、伸无力。鱼际肌发育不良或缺失。

前臂桡侧的皮肤呈蹼状，皮肤、皮下组织、筋膜、腱膜、肌腱明显短缺，并有原基组织，使手、前臂桡侧组织的张力明显高于尺侧，手向桡侧倾斜，腕关节向桡侧脱位。桡侧球棒手常为双侧，其发生率为 38%～58%。如为双侧球棒手，其两侧的病变程度和畸形类型常不相同。

（二）. 手指畸形

桡侧球棒手的手指畸形主要表现为拇指及食指畸形，其相应的指骨、掌骨、腕骨、肌肉、肌腱均畸形，引起拇指及食指的形态异常。拇指畸形是桡侧球棒手的一大特征，其拇指在形态和结构上的发育不良几乎涵盖了拇指发育不良的各种类型，包括细小拇指、短拇指、内收拇指、外展拇指、浮动性拇指、拇指完全缺失等。食指畸形可表现为食指短小及发育不良等。

桡侧球棒手可能伴发并指、多指畸形，但在文献中罕见类似报道。笔者曾遇见一例桡侧球棒手男孩，一侧为典型的桡侧球棒手，另一侧为复拇指畸形，伴有左手桡骨发育不良，表现为桡骨短小，掌骨及指骨赘生，有 7 个掌骨和 7 个手指，类似于镜影手，十分罕见（图 4-19）。除了轴前多指外，笔者还见到过多桡骨畸形的桡侧球棒手。

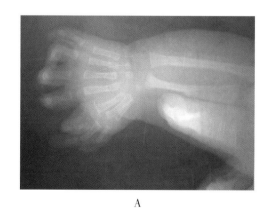

A

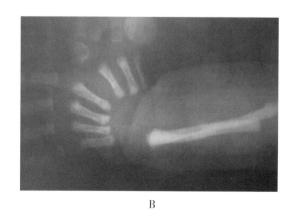

B

图 4-19 左侧桡侧球棒手的 X 线表现

（三）伴发畸形

40%的单侧桡侧球棒手和77%的双侧桡侧球棒手伴有其他器官畸形,如室间隔缺损、肺动脉狭窄、胃肠道畸形、气管食管瘘、肛门闭锁、腹股沟疝,尚有小头畸形、智力减退、脑积水、血小板减少以及其他肌肉、骨骼的畸形等。桡侧球棒手还可能是先天畸形综合征的症状之一,如 VATER 联合征(包括脊柱畸形、肛门闭锁、气管食管瘘及桡骨畸形)、Holt-Oram 综合征(是一种染色体病,表现为室间隔缺损及桡骨缺损,其染色体畸变位于 12q)、Fanconi 贫血(表现为全血细胞减少)等。

六、分类

桡侧纵列缺损的临床特征及病变程度差异很大,有的学者根据拇指及桡骨缺损程度对该畸形进行了分类。

（一）Michelle 分类

Michelle(1999)对 1923~1996 年间的 119 例患者的 196 个肢体桡侧纵列缺损进行了分析,并对104 例患者的 181 个肢体进行了分类:

1 N 型 桡骨正常,腕骨正常,拇指发育不良。

2 0 型 桡骨正常,桡侧腕骨畸形。

3 Ⅰ 型 桡骨缺损 2mm 以上,伴有腕骨发育不良。

4 Ⅱ 型 桡骨发育不良。

5 Ⅲ 型 桡骨发育不良,远端缺损。

6 Ⅳ 型 桡骨完全缺损。

82%的患者存在拇指发育不良,近端尺桡关节融合或桡骨头脱位,其中44%为Ⅰ型。

（二）本书的分类

本书将桡侧纵列(轴前)发育不良,即桡侧纵列缺损畸形(桡侧球棒手)分为五类:

1 正常桡骨

（1）拇指发育不良(功能型)。

（2）拇指发育不良(无功能型)。

（3）拇指缺失。

2 桡骨发育不良(桡骨细小,但完整)

（1）拇指发育不良(功能型)。

（2）拇指发育不良(无功能型)。

（3）拇指缺失。

（4）Madelung 畸形。

（5）其他。

3 桡骨部分(远端)缺失

（1）拇指发育不良(功能型)。

（2）拇指发育不良(无功能型)。

（3）拇指缺失。

4 桡骨完全缺失

（1）拇指发育不良(功能型)。

（2）拇指发育不良(无功能型)。

（3）拇指缺失。

5 其他

（1）大鱼际发育不良或缺失。

（2）伸肌发育不良或缺失。

（3）屈肌发育不良或缺失。

（三）其他分类

多数学者按桡骨缺损的程度将桡侧纵列缺损分为四型（图4-20）：

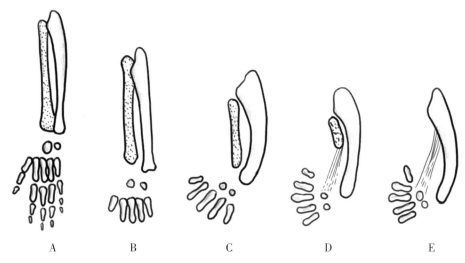

图 4-20 桡侧纵列缺损的桡骨发育状况及其分类
A. 正常　B. Ⅰ型　C. Ⅱ型　D. Ⅲ型　E. Ⅳ型

1 Ⅰ型（桡骨远端短缩） 桡骨远端骨骺延迟出现，生长缺陷，造成桡骨远端短缩。桡骨畸形较小，患手在腕关节有足够的支撑，因此没有桡侧弯曲畸形。桡骨近端正常，肘关节活动正常，亦有报道桡骨近端或远端发育不良。拇指有不同程度的发育不良，桡侧腕骨发育不良（图4-21）。这类患者多半以拇指畸形而就诊。

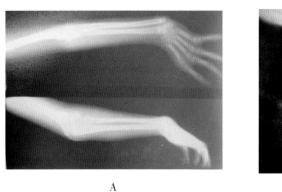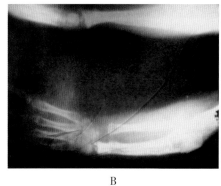

A B

图 4-21 Ⅰ型桡侧球棒手的 X 线表现

2 Ⅱ型（桡骨发育不良） 前臂短小，桡骨远、近端的骨骺存在，但均有发育不良。桡骨弯曲、细小，桡侧腕骨及拇指有不同程度的发育不良。腕关节向桡侧脱位，呈球棒形，尺骨增粗，弯向桡侧（图4-22）。这类患者应早期采用石膏或塑料支架矫正畸形。

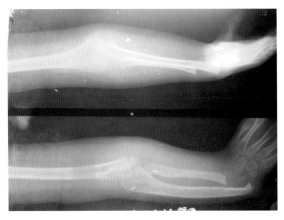

图 4-22　Ⅱ型桡侧球棒手的 X 线表现

3　Ⅲ型（桡骨部分缺失）　桡骨部分缺失可发生在桡骨远端、中段或近端，以远端或中段 1/3 缺损为多见。由于桡骨近端存在，提供了肘关节的稳定性，远端桡骨缺损造成手向桡侧脱位，尺骨增粗，弯向桡侧，呈典型的球棒畸形。在笔者的 8 例患者中有 5 例属于这类。这类患者常有拇指及桡侧腕骨缺失或严重发育不良。

4　Ⅳ型（桡骨完全缺失）　Bayne 认为这类畸形最为常见，表现为前臂短小，手明显偏向桡侧，完全失去支撑，桡侧腕骨与尺骨远端有假关节形成，尺骨增粗，向桡侧弯曲，前臂桡侧软组织挛缩，呈蹼状畸形，拇指及桡侧腕骨缺失或严重发育不良（图 4-23）。

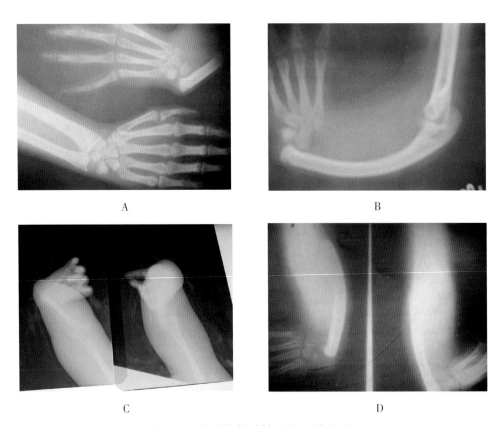

图 4-23　Ⅳ型桡侧球棒手的 X 线表现

A. 桡骨完全缺失，前臂短小，手明显偏向桡侧，完全失去支撑　B. 桡侧腕骨与尺骨远端有假关节形成，尺骨增粗，向桡侧弯曲　C、D. 前臂桡侧软组织挛缩，手呈蹼状畸形，拇指及桡侧腕骨缺失

除了上述分类外,下列畸形也应包括在分类之中,笔者暂且将其分为Ⅴ型及Ⅵ型:

5 Ⅴ型 桡骨接近正常,拇指发育不良(图4-24)。

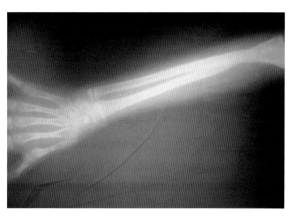

图4-24 Ⅴ型桡侧球棒手的Ⅹ线表现(桡骨发育
类似正常,拇指发育不良)

6 Ⅵ型 桡侧纵列发育不良,伴有轴前多指,类似于镜影手;或是多桡骨畸形的桡侧缺损手。

七、治疗

桡侧球棒手应根据病变的严重程度及畸形的状况采取相应的治疗,包括手术治疗和非手术治疗两部分,整个治疗过程称为系列治疗或系统治疗。

桡侧球棒手的非手术治疗可在出生后立即进行,也可推迟到生后2～3个月开始。应用支具矫正前臂曲棍球棒样畸形,以减少尺骨弯曲及软组织挛缩。

桡侧球棒手的系列治疗应分期进行,即早期用支具矫正畸形,2岁左右做腕关节中心化手术、拇指再造、腕部软组织缺失的修复及动力腱的再造,以后再进行尺骨弯曲的矫正等。

（一）前臂支具的应用

前臂支具适用于Ⅱ、Ⅲ、Ⅳ型畸形。早期应用支具既可协助矫正前臂桡侧弯曲及腕关节向桡侧脱位;又可使桡侧短缩的软组织拉长,作为手术前准备。前臂支具也是手术后为保持腕关节稳定的重要措施。矫正支具的使用应坚持到骨发育成熟为止,在手术后可白天让患手活动,夜晚应用支具。支具应随着骨的发育及畸形的矫正状况不断地予以调整和更换(图4-25)。

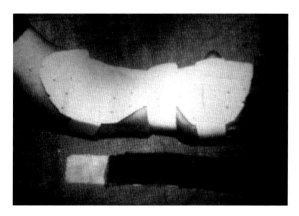

图4-25 桡侧球棒手应用前臂支具

（二）手术治疗

1 手术目的 桡侧球棒手的解剖结构及形态畸形严重，因此，手术治疗的主要目的是改善手及前臂的功能，如既能改善功能又能改善外形则更好，但不宜将改善外形作为主要目的。成年人的桡侧球棒手虽然外形丑陋，但具有日常生活及劳动的能力，则无手术的必要。

2 手术内容 手术治疗的内容包括腕关节桡侧脱位的矫正、尺骨弯曲畸形的矫正、桡侧软组织挛缩的矫正、桡骨缺损的再造、拇指缺损的再造或拇指功能不全的修复等。

（1）N型：治疗原则参见第五章"先天性拇指发育不良"。

（2）0型：只有当成角超过20°、主动伸腕至中立位受限时才考虑手术。手术以软组织松解和肌腱转位为主，术中需松解桡侧、掌侧、背侧的关节囊和紧张的桡侧腕长、短伸肌腱，使腕关节到达中立位。用桡侧腕伸肌腱移位并与尺侧腕伸肌腱远段吻合来加强主动尺偏力量，用尺侧腕伸肌腱近段与第3掌骨背侧关节囊缝合来加强腕关节背伸力量。文献报道，这一过程可以获得平均尺偏46°和背伸54°的改善。

（3）Ⅰ型：除了桡骨的短缩外，桡侧伸腕装置和关节囊都存在紧缩。关节松解和肌腱转位同0型。此外，需运用骨延长器延长桡骨，使之与尺骨等长。

（4）Ⅱ型：由于桡骨短小并呈弓形，可运用骨延长器延长尺骨。也有文献报道延长桡骨可以改善功能。

（5）Ⅲ型与Ⅳ型：通常需要手术，其主要从两方面入手：首先，松解桡侧软组织的紧缩，并将手及腕骨置于尺骨远端（中心化手术）；其次，运用跖趾关节移植重建腕关节的桡侧骨性支撑。

中心化过程包括三个主要环节：①软组织伸展的预中心化；②将腕骨重新排列后稳定于尺骨远端；③肌腱转位和尺骨弯曲的矫正。

通常，从婴儿期就开始运用支具进行软组织伸展的预中心化，以纠正尺骨成角，使腕关节位于尺骨远端。支具矫正从出生后开始并延续到中心化手术以前。近年来，中心化手术前运用外固定牵引器牵引6～8周改善桡侧软组织的紧缩成为有效措施。软组织牵引的预中心化不仅能改善桡偏成角，而且能改善手部短缩，最近报道显示，其可获得桡偏80°、手部尺偏29mm的矫正效果，从而使中心化手术的实施变得更容易。

拇指发育不良的矫正通常在中心化手术后进行。

3 手术时机的选择 无论是腕关节中心化手术还是拇指缺损的食指拇指化手术，均可在出生后6个月时进行。

4 手术方法

（1）预中心化治疗：这是中心化或桡侧化手术前矫正软组织挛缩的重要步骤。首先要确定畸形腕关节的旋转中心，一般以头状骨作为参考标准（图4-26A）。调整外支架轨道，以适应掌背侧和桡尺侧的连接（图4-26B）。作第5掌骨纵向切口，显露骨皮质，注意保护神经血管束。螺钉夹之间要留足牵引或加压的空间。如果第5掌骨过短，可以将一枚螺钉或钢针插入第4掌骨，以安放远侧轨道（图4-26C）。于侧前方垂直于骨干插入第一枚螺钉或钢针，其直径不应超过骨干直径的30%（图4-26D）。安放支架，插入第二枚螺钉或钢针，注意穿透对侧皮质的长度应短于2mm，防止对软组织的损伤。旋紧远侧螺钉夹，于尺骨侧方安放近侧螺钉夹（图4-26E）。作尺骨纵向切口，显露骨皮质，用同法插入两枚螺钉或钢针，旋紧近侧螺钉夹（图4-26F）。

术后第二天开始牵引。必须充分告知患者及家属加压或牵引的方法，掌背侧、桡尺侧的矫正计划和调整方法，每周复诊1～2次。牵引速度为每天1mm，每次旋转1/4螺钉周径，每日4次（图4-26G）。

　　尺侧矫正运用桡尺侧齿轮,每天增加 1°~3°(分 3~4 次完成)。矫正的速度取决于组织的僵硬程度和个体差异。为防止尺骨撞击,需要额外增加 2~4mm 或更多的牵引。旋转中心会随尺侧的矫正而发生改变,因此需要适时改变加压或牵引力度来保持其正确(图 4-26H)。掌背侧的矫正可以使用掌背侧齿轮,每天增加 1°~3°(图 4-26I)。最初,支架应处于桡偏位以适应畸形;随着尺偏的增加,尺骨远端和腕骨中心的距离将发生变化,可以调节轨道以适应旋转中心的变化(图 4-26J)。持续矫正过程,直至腕关节出现 2~4mm 的过度牵引、桡尺排列达到目标(图 4-26K)。

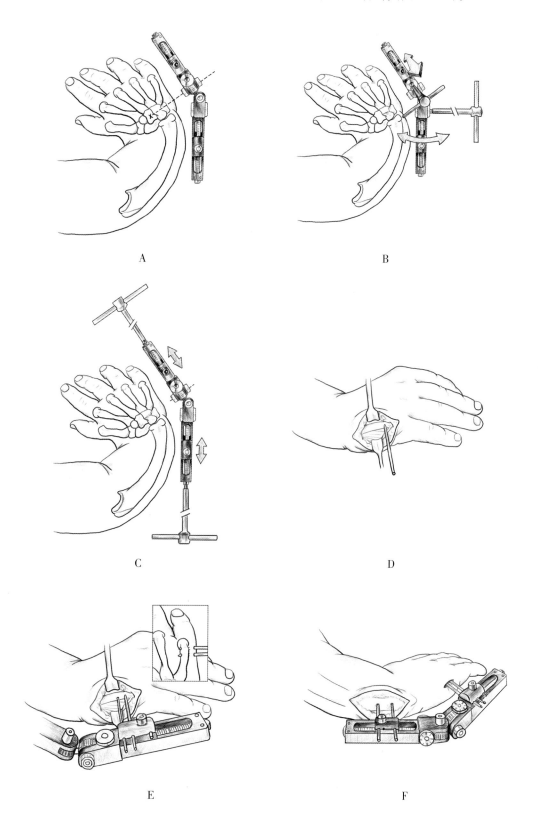

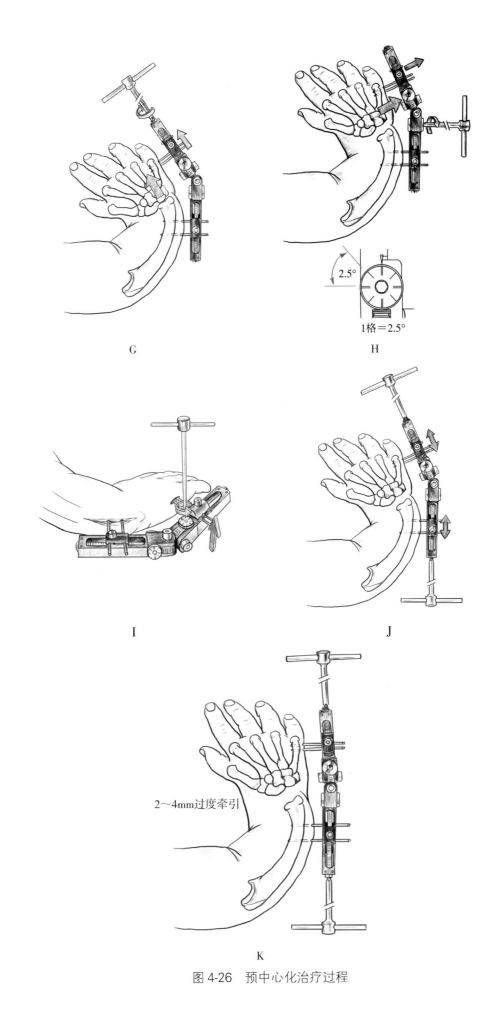

G

H

2.5°

1格＝2.5°

I

J

2～4mm过度牵引

K

图 4-26　预中心化治疗过程

（2）腕关节尺骨中心化手术：这是矫正球棒手畸形的重要手术，其目的是矫正腕关节脱位及尺腕假关节畸形。

1）切口：国外有人采用腕关节背侧在尺骨突出处的横楔形切口，该切口暴露范围广，并可同时切除尺骨头处多余的皮肤。笔者则采用腕关节背侧尺骨突出区的 S 形纵切口，该切口腕关节暴露良好，尺骨头处多余皮肤不必切除，可在术后自行调整。采用该切口有利于桡侧皮肤短缺的修复，并可同时进行食指拇指化手术，而且对血管损伤较少，不影响远端转移皮瓣的血供。

2）尺骨头的暴露及移位：切开皮肤，暴露尺侧腕伸肌及尺侧腕屈肌，并注意保护头静脉和尺神经腕背支，暴露腕骨与尺骨头的远端及桡侧的关节囊。由于尺骨头超越了腕关节，可将前臂桡侧挛缩的蹼状皮肤作 Z 成形，或在皮肤及前臂深筋膜层的不同平面上作横行或楔形切开，于桡侧皮肤缺损区行 V-Y 整形。在解决了皮肤短缺后切开腕关节囊，暴露尺骨头。

3）尺骨中心化：将尺骨头削成后前后位的楔形，切除部分或全部月骨，在腕关节中央制成后前位的楔形空隙，将尺骨头插入月骨部位，用两根克氏针固定，其中一根穿过第 3 掌骨、头状骨入尺骨，另一根斜穿过腕骨及尺骨。国外有人还同时作关节周围韧带修复。术后 6～8 周去除克氏针，进行功能训练。腕关节脱位矫正后应用支具维持，防止球棒手畸形复发，直到骨骺生长完成。也可采用钢板螺钉固定于腕关节功能位。Watson（1984）在腕关节中心化手术时不切除任何腕骨。我们的经验是，对Ⅲ、Ⅳ型患者，如不切除腕骨，不缩短尺骨，由于尺骨较长，是不易进行尺骨中心化手术的，只有在修复桡侧皮肤短缺并进行相应的桡侧肌腱延长时，才可以不切除腕骨。

（3）尺骨桡侧化手术：Buck-Gramcko 于 1990 年提出了桡侧化手术这一概念。其方法是游离腕骨及尺骨头，矫正腕关节脱位，使尺骨位于腕骨的近端，用克氏针穿过第 2 掌骨进行固定，使尺腕关节脱位矫枉过正；为了使其更稳定，缩短松弛的尺侧腕伸肌，或将其止点前移。桡侧腕伸肌腱及桡侧腕屈肌腱也转移到尺侧腕伸肌腱止点处，以加强背伸及矫正桡偏的力量，达到矫正畸形后肌力的平衡。经过对 23 例的随访（最长者为 23 个月），效果均良好。

（4）软组织挛缩的矫正：轻型病例只需作 Z 成形及肌腱延长，严重者则可考虑应用局部或远处皮瓣转移或植皮修复。但考虑到这类患者手术范围广泛，操作相当复杂，目前已较少采用游离皮瓣移植修复皮肤的短缺，以缩短手术时间。

（5）桡骨支撑组织的重建：Ⅱ、Ⅲ型畸形由于桡骨缺损，可采用腓骨游离移植，同时在腓骨上携带一块皮瓣，在修复桡骨缺损的同时修复桡侧皮肤缺损。这是一项较为复杂的手术，手术前对于移植骨及腓骨皮瓣的位置、形态、相互关系、血管蒂的部位以及受区的血管吻合部位等均应精心设计，方能达到既修复桡骨缺损又修复桡侧皮肤短缺的效果。桡骨再造和尺腕关节脱位矫正后，有时用克氏针固定不可靠，需要用钢板螺钉固定腕关节于功能位。

笔者曾应用腓骨皮瓣游离移植修复桡侧皮肤缺损，同时进行桡骨再造，不切除腕骨进行尺骨腕关节复位、食指拇指化拇指再造，上述手术均一期完成（图 4-27）。但是该患者缺少长期随访。

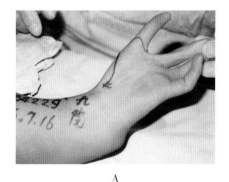
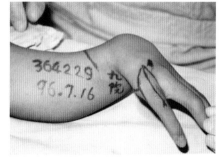

A　　　　　　　　　　　　　　　B

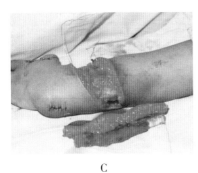
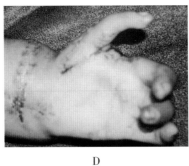
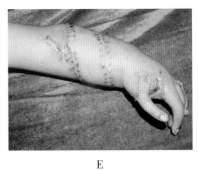

C   D   E

图 4-27 腓骨骨皮瓣游离移植治疗桡侧球棒手

A、B. 食指拇指化的切口设计(A 为 I 型,B 为 IV 型) C. 腓骨骨皮瓣游离移植桡骨再造时准备血管吻合

D、E. 术后 2 周

  II 型和 IV 型畸形还可以运用跖趾关节移植重建腕关节桡侧的骨性支撑(图 4-28)。这种方法最早由 Vilkki 提出,即趾骨近端与第 2 掌骨基底部融合,跖骨近端与尺骨远段融合,在软组织牵引的同时进行游离跖趾关节移植。尽管早期结果良好,远期结果仍缺乏随访。

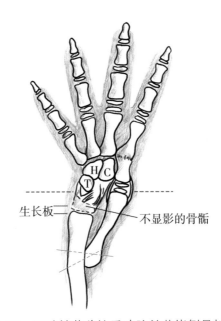

图 4-28 跖趾关节移植重建腕关节桡侧骨性支撑

  (6)尺骨弯曲的矫正:可与腕关节尺骨中心化同时完成,也可分期进行。在前臂背面尺侧、尺骨中段弯曲区作纵 S 形切口,暴露尺骨背面,作楔形截骨,以矫正尺骨弯曲畸形(图 4-29)。这是一种矫正弯曲畸形效果较好的手术。

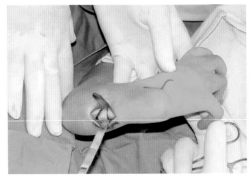

A

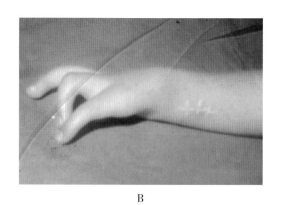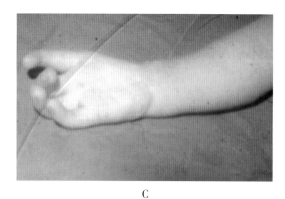

B　　　　　　　　　　　　　　　　C

图 4-29　桡侧球棒手的尺骨弯曲矫正
A. 尺骨中段截骨　B. 尺腕关节脱位的矫正　C. 第一期手术完成后

　　典型病例：男，4岁，右侧Ⅲ型桡侧球棒手，右拇指Ⅳ度缺失。1988年9月第一次进行尺骨中心化手术，4个月后进行食指拇指化手术。

　　（7）骨延长术：对Ⅱ、Ⅲ型桡骨发育不良可采用桡骨骨延长术，即应用自制骨延长器矫正畸形（图4-30）。这也是矫正桡骨发育不良和短缩的可供选择的方法。

　　（8）拇指缺损及畸形的修复再造：腕及前臂畸形矫正后，或在矫正的同时，可进行拇指缺损的再造或拇指畸形的矫正。拇指再造的首选方法是食指拇指化，其方法详见第五章"先天性拇指发育不良"。

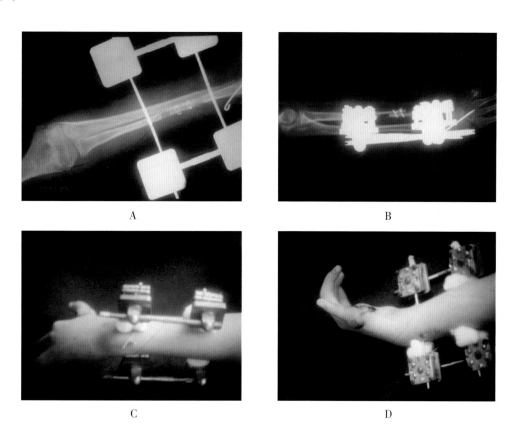

A　　　　　　　　　　　　　　　　B

C　　　　　　　　　　　　　　　　D

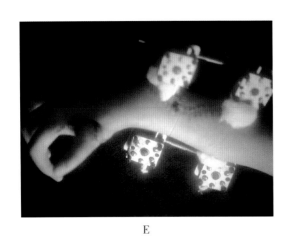
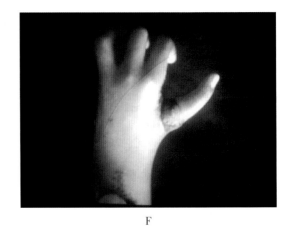

E   F

图 4-30   左侧 Ⅱ 型桡侧球棒手及拇指缺失的治疗

A～E. 先在桡骨安置骨延长器以延长桡骨   F. 然后进行食指拇指化拇指再造

（9）笔者的手术设计：笔者治疗桡侧球棒手的外科手术主要为尺骨中心化手术、拇指再造、桡骨短缩的处理，必要时进行尺骨弯曲矫正。

1）尺骨中心化手术是矫正桡侧球棒手腕关节桡侧脱位的主要手术。尺骨下端采用腕背 S 形切口，暴露广泛，又便于设计腕背部的转移皮瓣。切开皮肤，显露尺侧腕伸肌及尺侧腕屈肌，保护尺神经腕背支。暴露超越腕关节的尺骨头远端，将尺骨头削成后前位的楔形。切除月骨，将尺骨骺置入月骨部位，用两根克氏针固定，一根穿过第 3 掌骨经头状骨入尺骨，另一根穿过掌骨经腕骨入尺骨。术后 6～8 周拔除克氏针，夜晚应用外支架制动。这种尺骨中心化手术后，腕关节仍有部分活动。如用钢板螺钉固定，则宜将腕关节固定在功能位。

2）笔者的病例均进行了食指或桡侧发育较好的手指转位拇指再造手术，详见第五章。

3）本组有 1 例患儿选用游离腓骨皮瓣移植，腓骨长 8cm，带有皮瓣，腓骨端支架腕关节，近端游离置于尺肱关节平面，尺腕关节行关节囊松解，矫正尺腕关节脱位，骨皮瓣用以修复腕关节桡侧皮肤短缺区，用两根克氏针固定尺腕关节及再造的桡腕关节 6 周。

4）必要时进行尺骨弯曲矫正。

（王炜　王斌）

第七节　中央纵列缺损

手部中央纵列缺损（central longitudinal deficiencies）即分裂手（cleft hand）是指中央纵列手指发育不良或缺失，致使两侧手指和手掌明显分开。其特征性表现是手部中央呈 V 形缺损，全手分成桡侧和尺侧两部分，同时存在一指或多指先天性缺失，在其命名上应避免使用"蟹状手"、"龙虾爪"等污蔑性词汇。分裂手在临床上较为罕见，Rogala 等报告其发病率为活产新生儿的 0.4/10000，而 Birch Jensen 报告仅为 0.14/10000，Flat 报告在 2758 例上肢先天性畸形中分裂手仅占 3.9%。约 70% 的中央纵列缺损为常染色体显性遗传，其病因被认为是肢芽外胚层顶点的楔形缺损所致。可以单侧或双侧发病，并可累及足部。Barsky 将分裂手分为典型和非典型两种，典型分裂手表现为先天性缺指（ectrodactyly），而非典型分裂手表现为短小并指（symbrachydactyly）。但是，Buck-Gramcko 等认为非典型分裂手属于横列缺损，是一类发育不全，不属于中央纵列缺损。

一、临床表现

由于中央纵列缺损导致手指、手掌缺失的结构和程度不同，其临床表现形式十分复杂，最轻者仅为第 3、4 掌骨头横韧带缺失，使其间隙增宽，导致第 3 指蹼加深，可伴有中指发育不良；较重者可为中指缺失，第 3 掌骨部分或全部缺失；更重者可因食指、中指缺失而表现为三指分裂手，或者表现为仅拇指正常，食指、中指缺失伴环指、小指发育不良等。

大多数中央纵列缺损常合并其他畸形，如部分甚至全部并指、近侧指间关节屈曲挛缩、偏斜、指骨掌骨融合等。中央纵列缺损也可累及双足，称为分裂足。也有报道其可合并先天性心脏病、肛门闭锁、无甲畸形、白内障等。Flatt 报道与手部畸形伴发的主要肌肉骨骼畸形包括锁骨发育不全或假关节、胸大肌缺如、肱骨短缩、肘关节融合、前臂短缩、尺骨缺如、尺桡骨融合、髋关节脱位、股骨短缩、髌骨发育不良、胫骨缺如、畸形足、跟骨外翻足和高弓内翻足等。

手部中央纵列缺损的 X 线片不同患者存在很大的差异，常见的有横向骨骼，偶尔也可出现三角形指骨，可能会出现 2 个掌骨支撑 1 个指骨或 1 个分叉的掌骨支撑 2 个指骨，在较大儿童中可出现腕骨融合。

典型的中央纵列缺损患者手部活动大多较为正常，即使非典型患者也有一定的抓、握能力。患儿常常将手隐藏于口袋中，以免引起注意，但随着年龄的增大，这种情况会逐渐减少。

二、分类

Barsky 等根据中央纵列缺损的临床表现将其分为典型和非典型两类。典型者手中部呈V形裂开，并延伸至掌部，中指、环指常有不同程度的发育不良，尺侧和桡侧常见两指并指畸形。常见横行指骨，使两侧的手指分开，不能被动并拢。大多为双手同时出现畸形，双足亦可受累，常有家族史（图 4-31）。若掌中央的 V 形开裂在出生时即存在，中指通常全部缺失，掌裂两侧的指间有程度不一的蹼，常引起拇指内收挛缩，类似的足部畸形也常出现。

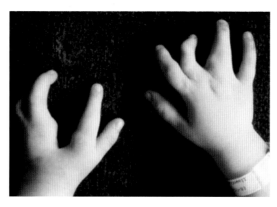

图 4-31　典型的手部中央纵列缺损，裂手呈 V 形

非典型者手呈 U 形，食指、中指、环指缺如，掌骨部分或完全缺失，手部仅有拇指和小指，且可能存在发育不良，最严重者可表现为除小指以外的其他手指全部缺失（图 4-32）。这种畸形一般为单发性，不伴足部畸形，且为非遗传性。

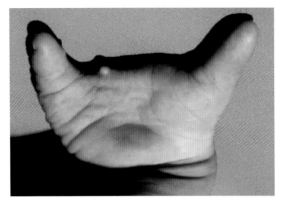

图 4-32　非典型的手部中央纵列缺损，裂手呈 U 形，食指、中指和环指缺如

　　Flatt、Buck-Gramcko 等专家认为，典型和非典型的中央纵列缺损有本质的不同，其不仅外形，而且形成机制都不同，故中央纵列缺损应仅指典型者，非典型者属于横列缺损，是一类发育不全，不属于中央纵列缺损。

　　临床上，分裂手患者就诊多出于手部美观的原因，其手部功能多数不受影响；病情较重者出现功能障碍的原因主要在于狭窄或缺失的虎口。1995 年，Manske 和 Halikis 根据典型分裂手的虎口形态将其分为五型（表 4-3），用于指导临床治疗。

表 4-3　Manske 和 Halikis(1995)的分裂手分型

类型	特征
Ⅰ 型	虎口正常：中指或中央列缺损，手掌存在裂隙
Ⅱ A 型	虎口轻度狭窄：中央列缺损，手掌存在裂隙
Ⅱ B 型	虎口重度狭窄：第 1、2 掌骨间隙变窄或有骨性融合
Ⅲ 型	虎口缺失：拇指和食指并指畸形，中指缺损
Ⅳ 型	虎口与手部裂隙融合：食指缺失，虎口融入手部裂隙
Ⅴ 型	虎口缺失：拇指、食指、中指缺失，仅残存尺侧列手指

1　Ⅰ 型　虎口正常，但中指或中央列存在不同程度的缺损，手掌存在裂隙（图4-33）。

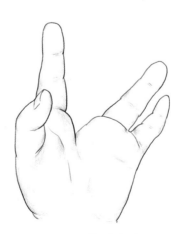

图 4-33　Ⅰ 型分裂手

2 ⅡA型 虎口轻度狭窄,中央列存在不同程度的缺损,手掌存在不同程度的裂隙(图4-34)。

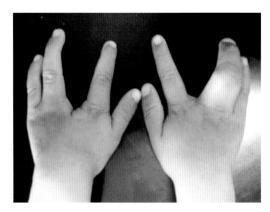

图4-34 ⅡA型分裂手

3 ⅡB型 虎口重度狭窄,X线片可见第1、2掌骨间隙变窄或出现骨性融合,但食指与拇指的骨性结构并未融合(图4-35)。

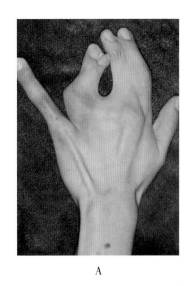 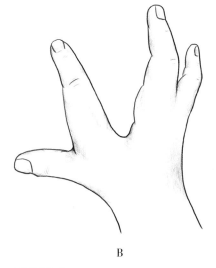

A　　　　　　　　　　B

图4-35 ⅡB型分裂手

4 Ⅲ型 拇指与食指形成并指,同时伴有中指缺损,虎口完全消失,形成手掌中央的裂隙(图4-36)。

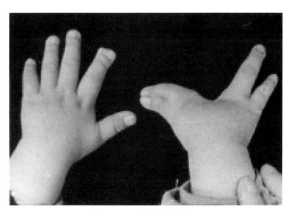

图4-36 Ⅲ型分裂手

5 Ⅳ型 食指缺损,虎口与手掌裂隙融合,形成一个扩大的虎口(图4-37)。

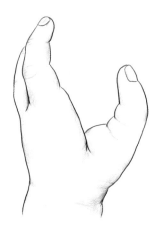

图 4-37 Ⅳ型分裂手

6 Ⅴ型 拇指、食指和中指均缺失,仅残存尺侧列手指,虎口完全缺失(图4-38)。

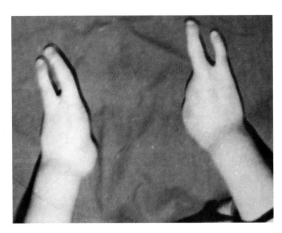

图 4-38 Ⅴ型分裂手

三、发病机制

手部中央纵列缺损的病因目前尚不清楚,大多数为散发病例。典型者多为常染色体显性遗传,但外显率常不完全。Maisels曾提出向心性抑制理论,即轻度抑制时畸形为单纯的裂开,而无明显的组织缺失;当抑制程度加重时,首先出现中指缺失,继而出现桡侧指缺失;最严重时则所有指全部缺失(图4-39)。Muller认为分裂手和蹼状指的病因不同,分裂手可能起源于外胚层嵴早期发育障碍,而蹼状指可能起源于初期深面骨骼形成缺陷,这能够解释纯粹的中央纵列缺损时指末端残迹缺失。中央纵列缺损和中央多指可同时存在,增加了畸形的复杂性。分裂手患者都有小指和食指之间的中央缺如,或者是小指和中指之间的中央缺如,也可能存在环指缺如和小指发育不良。

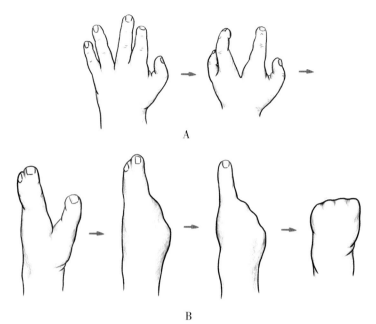

图 4-39 Maisels 的向心性抑制理论

四、治疗

本节仅对典型分裂手的治疗进行叙述,非典型分裂手的治疗将在其他章节作详细介绍,本节不再赘述。对于这类畸形尚没有适当的非手术治疗方法。手术治疗必须考虑每个患者的具体畸形情况和解剖结构,手术目的是改善手的功能和外观。手术治疗应遵循手外科的一般原则,即首先考虑保持较好的捏、握功能,其次才考虑外形美观因素。但目前的医疗技术水平尚难以完全解决分裂手的手部美观问题,因此对以改善外观为目的的患者,在外科治疗方法的选择上应审慎,避免术后造成手部功能障碍。

需要外科手术解决的问题包括:①闭合手掌中部的裂隙;②重建狭窄或缺失的虎口;③重建掌骨头横韧带,避免畸形复发;④解决手部存在的其他缺陷,如由拇指掌指关节侧副韧带发育不良所致的不稳定,食指、小指、环指的屈曲畸形或并指畸形等。

分裂手的治疗方案应在仔细检查手部后再制订,术前 X 线片有助于手术方案的制订。医师应逐项检查拇指列、食指列、环指列、小指列的骨骼和关节,观察患儿的抓握、夹捏功能,制订相应的个体化治疗方案。在决定手术的顺序和时间时,应当认真参考 Flatt 的建议:①并指应按正常的时间顺序进行松解,边缘并指松解应在 6 个月后进行,中央并指松解应在 18 个月后进行;②松解术康复 6 个月之后再闭合中央裂口;③可同时矫正拇指内收挛缩畸形,但轻微的内收挛缩通常不必矫正;④妨碍闭合裂口的骨性因素尽可能少地切除,因为中央掌骨的缺如会使得掌部薄弱,容易使裂口复发;⑤不能损伤有近节指骨的功能指,因为这些手指的存在可明显提高抓握能力;⑥三角形指骨,特别是伴有小指尺偏或拇指桡偏者,应在 3 岁左右矫正。

由于分裂手较罕见,目前尚无明确的治疗方案适用于每一患儿。Manske 和 Halikis 根据分型进行了外科手术方法推荐,见表 4-4。

表 4-4　Manske 和 Halikis 的外科分型治疗建议

类型	拇指指蹼重建	中央缺如闭合
Ⅰ型	不必治疗	切除掌骨间组织以闭合裂口,周围肌腱移植,局部组织附着于掌骨头(食指到中指掌骨移位),必要时可切除多余的指骨
ⅡA型	局部带蒂皮瓣移植(Z形皮瓣成形术)	如上述
ⅡB型	分裂处背侧(掌侧)带蒂皮瓣移植	如上述,必要时可植皮
Ⅲ型	并指松解、植皮,裂处背侧(掌侧)带蒂皮瓣移植,或切除食指指骨	如上述,或切除食指骨性成分
Ⅳ型	不必治疗,或行组织切除重建稳定的掌指关节	不必治疗(裂处即蹼间隙)
Ⅴ型	可考虑趾-指移植或掌腕延长	不必治疗

除此以外,还有下列手术方法可以根据患儿手部畸形的程度予以选择。

1　闭合手掌裂隙　可采用 Barsky(1964)手术。Barsky 皮瓣可用于闭合 Manske 和 Halikis 分型中的Ⅰ型、ⅡA型分裂手的手掌裂隙。手术方法如下:

患者仰卧位,上臂中段上止血带。在裂隙的一侧手指侧方设计皮瓣,皮瓣蒂部位于远侧,外形呈五边形。皮瓣的长、宽比例遵循随意型皮瓣设计原则,小于 1.5:1。皮瓣位置相对偏背侧,在缝合后可形成由背侧向掌侧倾斜的梯度。切开皮肤、皮下组织并形成皮瓣,在真皮-皮下血管丛浅面切除多余的皮下脂肪组织。沿裂隙两侧游离缘切开裂隙相对缘的皮肤,显露掌骨,切除阻碍并拢相邻掌骨的软组织或骨组织,将相邻掌骨并拢,重建掌骨头横韧带。掌骨头横韧带重建的方法包括:①利用手掌内残存的发育不良的肌腱作为移植物,环行缝合于掌骨颈部;②相向切开相邻指屈肌腱的 A1 滑车,缝合重建横韧带;③利用相邻指间残存的软组织重建横韧带;④在掌骨颈部钻孔,以丝线缝合并拢掌骨。在重建掌骨头横韧带后,由近及远地缝合裂隙间皮肤。在缝合过程中应用 Z 成形原则,切除多余皮肤,使缝合线在经过掌横纹处形成 Z 字,避免出现挛缩。手掌皮肤采用垂直或水平褥式缝合,手背皮肤采用皮内缝合。术后加压包扎,石膏托固定 3～4 周后进行功能练习(图 4-40)。

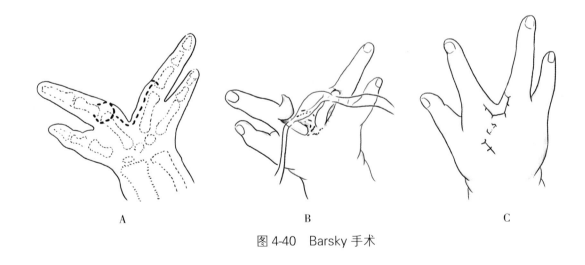

图 4-40　Barsky 手术

2　虎口重建与食指移位　可采用 Snow-Littler 手术。Snow-Littler 手术是利用裂隙皮肤,以掌侧或背侧为蒂形成局部皮瓣,重建狭窄的虎口皮肤,同时对食指列移位,撑开狭窄的虎口,闭合手掌裂隙。此法适用于ⅡB型和Ⅲ型分裂手，但其所形成的局部皮瓣尖端因血液循环不足而易出现坏死，在手术中应予以注意。手术方法如下：

（1）利用裂隙皮肤形成局部皮瓣，重建虎口皮肤：在裂隙两侧的食指和环指背侧，掌骨头以远，沿裂隙边缘作弧形切口，两切口近侧相交于掌骨头近侧，远侧在经过掌骨头后向掌侧延长。切口沿食指和环指掌侧正中线向近侧延长，直至背侧切口相交点水平，分别切开皮肤、皮下组织后，由背侧向掌侧掀起皮瓣，形成以掌侧为蒂的局部皮瓣。

（2）松解虎口间隙：在虎口背侧作纵向切口，平行于食指，直至虎口游离缘后，向掌侧延长。切开皮肤、皮下组织后，逐层松解第1、2掌骨间隙的软组织。在第1、2掌骨相对缘剥离第1骨间背侧肌，部分切断拇收肌肌腹。术中注意保护经过第1、2掌骨基底间隙的桡动脉深支。

（3）食指移位：根据残存的第3掌骨长度，在第2掌骨相对平面截骨；如果残存的第3掌骨很短，则在第2掌骨基底截骨。在骨膜下剥离，显露掌骨干，完成截骨。在固定前，需要检查移位的食指是否存在旋转畸形。

（4）闭合手掌裂隙：在食指尺侧作一偏背侧的纵向切口，分别与环指的桡侧切口缝合，形成指蹼。将掌侧蒂皮瓣转移至新建的虎口。术中避免缝合时存在张力。如果存在皮肤缺损，由同手小鱼际切取全厚皮片缝合。

（5）松止血带：检查皮瓣血液循环后包扎，用石膏托外固定于手部功能位，指端外露。6周后拔出克氏针，进行功能练习（图4-41）。

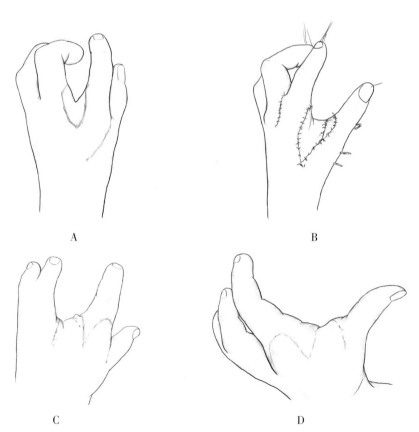

A   B

C   D

图4-41 Snow-Littler 手术

A、B. 以掌侧为蒂皮瓣重建虎口　C、D. 以背侧为蒂皮瓣重建虎口

（路来金　宫旭　田飞　陈博）

第八节　尺侧纵列缺损

尺侧纵列缺损是指上肢尺侧结构的先天性发育不良或缺损,可以累及肘关节、前臂和手部尺侧的骨性和(或)软组织结构。尺侧纵列缺损在临床上极为罕见,其发生率为 1/10 万～7.4/10 万,低于桡侧列缺损和中央列缺损。尺侧纵列缺损通常散发,但常伴有骨骼肌肉的其他缺损。

一、临床表现与分型

尺侧纵列缺损通常表现为:①上肢短小;②由于桡骨小头脱位或桡骨-肱骨融合而出现肘关节运动障碍;③前臂桡骨存在,并与腕骨形成稳定的关节;④尺骨缺损或发育不良,并可出现旋前或向前方突起的弓形,使手呈现出旋后或向后的畸形位置。68%～100%的尺侧纵列缺损合并手部发育异常,其畸形包括缺指、并指及肌肉、肌腱发育不良等,尺侧与桡侧均可累及。临床上,尺侧纵列缺损可以按前臂和肘关节畸形分型,亦可按手部畸形分型。

(一) 按前臂与肘关节畸形分型

按前臂与肘关节畸形的不同程度,目前存在 6 种相似的分型。其中 Bayne 的分型法由于类似于桡侧纵列缺损的分型而在临床普遍应用,其特点是依据尺骨与肘关节的发育异常,涵盖范围从尺骨发育不良(尺骨负变异)到尺骨完全缺损并桡骨-肱骨骨性融合。由于目前的分型法中均未涵盖手部畸形,因此,2005 年 Havenhill 等将累及手与腕部而未累及前臂与肘关节的畸形增加到 Bayne 分型中,命名为 0 型。另外,类似于将短肢畸形(phocomelia)列入桡侧列缺损,将尺侧列缺损的近侧表现增加为 V 型。

1 0型　尺骨相对于桡骨远端长度正常,缺损局限于手部(图 4-42)。

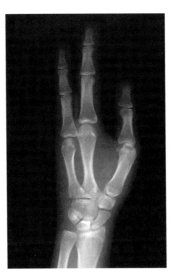

图 4-42　尺侧纵列缺损 0 型

2 I型　尺骨发育不良,伴有短缩,但尺骨近侧和远侧骨骺均存在(图 4-43)。

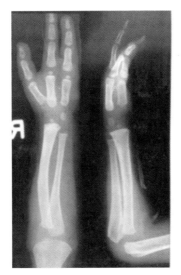

图 4-43 尺侧纵列缺损 I 型

3 Ⅱ型 尺骨远端未发育,即尺骨远侧缺损(图 4-44)。

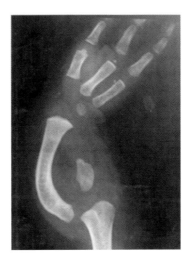

图 4-44 尺侧纵列缺损 Ⅱ 型

4 Ⅲ型 尺骨完全缺损,前臂仅剩余桡骨(图 4-45)。

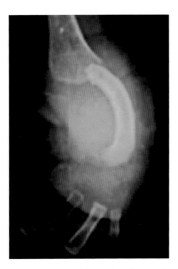

图 4-45 尺侧纵列缺损 Ⅲ 型

5 Ⅳ型 尺骨完全缺损,并伴有桡骨-肱骨融合,即肘关节缺损(图 4-46)。

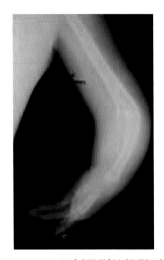

图 4-46 尺侧纵列缺损Ⅳ型

6 Ⅴ型 除手部、腕关节、前臂、肘关节存在发育异常外,上肢近端存在发育不良的关节盂、上肢单骨等。

(二)按手部畸形分型

1 Ogino 分型 按手列缺损的数目,Ogino 等将尺侧纵列缺损的手部畸形,由尺侧向桡侧分为五型:

(1)A 型:小指缺损。

(2)B 型:第 5 列缺损。

(3)C 型:第 4、5 列缺损。

(4)D 型:第 3～5 列缺损。

(5)E 型:第 2～5 列缺损。

2 Cole 分型 由于 Ogino 分型不涵盖拇指的发育异常,Cole 等基于拇指发育异常的特点,提出下列分型:

(1)A 型:拇指与虎口正常。

(2)B 型:虎口与拇指轻度缺损。

(3)C 型:虎口中、重度缺损,包括拇指食指并指、拇指旋转畸形、鱼际肌发育不良、手外在肌缺损等。

(4)D 型:拇指缺损。

二、治疗

(一)前臂畸形的矫正

尺侧纵列缺损尽管在外观上存在缺陷,但上肢功能颇佳,很少存在功能障碍。由于桡骨远端、腕骨与低度发育的尺骨远端之间存在纤维软骨残迹,过去认为此残迹的束缚作用可导致前臂与腕关节的进一步畸形,如桡骨远端生长受阻、腕关节尺偏畸形、桡骨弓形畸形及桡骨小头脱位。但目前的研究认为,尺侧纵列缺损的畸形相对静止,因此,纤维软骨残迹并不具有临床意义,只有在明确的进行性腕关节尺偏畸形、桡骨弓形畸形、桡骨小头脱位的前提下,才予以手术切除。

最常用的前臂手术是桡骨截骨术,可用于矫正桡骨向前方的弓形畸形或严重的旋前畸形。桡骨截骨术将前臂置于中立位,使患肢能与对侧上肢协调工作。对于伴有疼痛或明显畸形的桡骨小头脱位,可以切除桡骨小头,但应该注意的是,桡骨小头切除常可使原来稳定且具有功能的肘关节丧失功能和稳定性。对于前臂不稳定的患者,可行单骨前臂重建术,但是此类患者表现为前臂不稳定的很少见。

（二）拇指与虎口畸形的矫正

尺侧纵列缺损最常采用的手术是拇指与虎口畸形的矫正,其手术方法包括虎口加深、拇指食指并指分指术、拇指列旋转-外展截骨术及带蒂皮瓣重建虎口术。对于其他畸形,可采用针对性的术式,如拇指缺损可采用拇指再造、鱼际肌缺损可采用小指展肌移位对掌功能重建术等。

（三）手部其他畸形的矫正

除拇指及虎口畸形外,手部其他畸形如并指、屈曲挛缩等可采用相应的术式予以矫正。

（路来金　宫旭）

参考文献

［1］Brent R L, Holmes L B. Clinical and basic science lessons from the thalidomide tragedy: what have we learned about the causes of limb defects?［J］. Teratology, 1988, 38 (3): 241-251.

［2］Tytherleigh-Strong G, Hooper G. The classification of phocomelia［J］. J Hand Surg Br, 2003, 28(3): 215-217.

［3］冯传汉,张铁良.临床骨科学［M］.第2版.北京:人民卫生出版社,2004: 1391-1392.

［4］Khairouni A, Bensahel H, Csukonyi Z, et al. Congenital high scapula［J］. J Pediatr Orthop B, 2002, 11(1): 85-88.

［5］Bellemans M, Lamoureux J. Results of surgical treatment of Sprengel deformity by a modified Green's procedure［J］. J Pediatr Orthop B, 1999, 8(3): 194-196.

［6］Mears D C. Partial resection of the scapula and release of the long head of triceps for the management of Sprengel deformity［J］. J Pediatr Orthop, 2001, 21(2): 242-245.

［7］Gupta A, Kay S P J, Scheker L R, et al. The growing hand: diagnosis and management of the upper extremity in children［M］. London: Mosby, 2000:25-32.

［8］Bateman J E, Fornasier V L. The shoulder and neck［M］. 2nd ed. Philadelphia: WB Saunders Company, 1978:1-46.

［9］Charles A R Jr, Steven B L, Frederick A M Ⅲ, 等. 肩关节外科学［M］. 徐卫东,陈世益,李国平,等,译.第4版.北京:人民军医出版社,2012.

［10］王炜.整形外科学［M］.杭州:浙江科学技术出版社,1999.

［11］Kato K. Congenital absence of the radius with review of literature and report of three cases［J］. J Bone Joint Surg, 1924, 6(3): 589-626.

［12］Lamb D W. Radial club hand, a continuing study of sixty-eight patients with one hundred and seventeen club hands［J］. J Bone Joint Surg Am, 1977, 59(1): 1-13.

［13］Michelle A J, McCarroll H R Jr, Manske P R. The spectrum of radial longitudinal deficiency: a modified classification［J］. J Hand Surg, 1999, 24(6): 1145-1155.

［14］Charles A G, Steven J K, Loray A D, et al. Functional outcome after centralization for radius dysplasia［J］. J Hand Surg, 2002, 27(1): 118-124.

[15] Hulsbergen-Kruger S, Preisser P, Partecke B D. Ilizarov distraction-lengthening in congenital anomalies of the upper limb[J]. J Hand Surg Br, 1998,23(2): 192-195.

[16] Buck-Gramcko D. Radialization as a new treatment for radial club hand[J]. J Hand Surg Am, 1985,10(6 Pt 2): 964-968.

[17] Ozen R S, Baysal B E, Devlin B, et al. Fine mapping of the split-hand/split-foot locus (SHFM3) at 10q24: evidence for anticipation and segregation distortion[J]. Am J Hum Genet, 1999,64(6): 1646-1654.

[18] Manske P R, Halikis M N. Surgical classification of the central deficiency according to the thumb web[J]. J Hand Surg Am, 1995,20(4): 687-697.

[19] Cole P, Kaufman Y, Hollier L. Bifid nose with cleft hand deformity: syndromic association or undescribed anomaly?[J]. J Craniofac Surg, 2008,19(6): 1594-1596.

[20] Flatt A E. The care of congenital hand anomalies[M]. 2nd ed. St. Louis: Quality Medical Publishing, 1994: 337.

[21] Moller M, García-Cruz D, Rivera H, et al. Pure monosomy and trisomy 2q24.2-q3105 due to an inv ins (7;2)(q21.2;q3105q24.2) segregating in four generations[J]. Hum Genet, 1984,68(1): 77-86.

[22] Havenhill T G, Manske P R, Patel A, et al. Type 0 ulnar longitudinal deficiency [J]. J Hand Surg Am, 2005,30(6): 1288-1293.

[23] Mo J H, Manske P R. Surgical treatment of type 0 radial longitudinal deficiency [J]. J Hand Surg Am, 2004,29(6): 1002-1009.

第五章
先天性拇指发育不良

第一节　概述

一、先天性拇指发育不良的概念

拇指发育不良(发育障碍)(thumb hypoplasia/aplasia)和先天性拇指畸形是手及上肢先天性畸形中最为多见的。不少作者将拇指发育不良归纳于桡侧缺损之中论述;笔者将其专列一章,是因为其在手及上肢先天性畸形中占据重要位置。

笔者认为,拇指发育不良(发育障碍)是手及上肢先天性畸形中的一大类疾病,要深刻认识拇指发育不良(发育障碍),需要从手及上肢先天性畸形的深度和广度来认识。复拇指畸形也属于拇指发育不良的范畴,但是由于它的特殊性,则另章叙述。

在生命的第1~3个月里,拇指处于屈曲和内收于掌心的位置;到6~7个月时,婴儿出现拇指和手指对持的握捏动作;到9月时,拇指能够独立自由地离开掌心活动;1岁时,拇指已经能担负起手的大部分功能。

先天性的拇指形态、结构、位置、数量和运动范围、幅度、力量的异常,以及第1指蹼位置、深浅的异常,均属于先天性拇指畸形或发育不良。

先天性拇指畸形(congenital thumb deformities)包括先天性拇指发育不良、缺损或畸形,泛指先天性手及上肢畸形伴有拇指畸形。

在对先天性拇指发育不良患儿进行治疗时,医师对下列问题应有清醒的认识:

(1)拇指发育不良的临床表现、遗传特性、致病因素和全身畸形的细微表现。

(2)拇指发育不良的分类。

(3)拇指发育不良的形态、支架结构、稳定结构、功能缺陷及其损害程度的评定。

(4)矫正拇指发育不良的形态、支架结构、稳定结构和功能缺陷原则、方法。

(5)拇指发育不良的治疗步骤、内容、方法、分期和围手术处理。

(6)拇指发育不良的治疗阶段和最终效果估计,医患双方对治疗效果认识的相符性和差异,以及最终对治疗效果估计的共同认识。

二、先天性拇指畸形的命名

先天性拇指畸形在临床描述上有许多名词,这是由于畸形的多样性、对其认识和研究的不断变化所致。先天性拇指畸形的表述包括先天性拇指畸形、先天性拇指异常(congenital thumb anomalies）、先天性拇指发育不良（congenital pollical maldevelopment）、先天性拇指发育障碍（congenital aplastic thumb）、短拇指畸形（short thumb）、三节指骨拇指（triphalangeal thumb）、桡侧多指畸形（radial polydactyly）、复拇指畸形（thumb duplication）、先天性拇指内收畸形（congenital adducted thumb）、先天性拇指外展畸形（congenital abducted thumb）、拇指并指畸形（thumb syndactyly）、三角形指骨拇指（delta phalanx of thumb）、先天性拇指扳机指（congenital trigger thumb）、掌心拇指畸形（thumb-in-palm deformity）、三拇指畸形（triplication thumb, 复拇指有三指甲、两掌骨、七指骨）等。在上述拇指畸形中，有的属于形成障碍，如先天性拇指发育不良；有的属于分化障碍，如拇指并指畸形；有的属于孪生畸形，如三节指骨拇指、桡侧多指畸形；有的属于低度发育，如短拇指畸形以及 Poland 综合征、Apert 综合征等综合征中的拇指畸形和发育不良。

先天性拇指发育不良是先天性拇指畸形的主要部分，是以拇指发育不良或不发育为主要特征的手部先天性畸形。

三、先天性拇指发育不良和手及上肢先天性畸形的发生率

笔者等统计上海市区 35 万新生儿的出生记录，手及上肢先天性畸形的发生率为 0.85‰。先天性拇指发育不良表现为先天性拇指畸形，是手及上肢先天性畸形中最为常见的畸形。Entin（1959）报告在加拿大地区的手及上肢先天性畸形中，拇指畸形的发生率为 16%。近来 Tay S. C.（2006）等报告，手及上肢先天性畸形的发生率约占活产新生儿的 3.4/10000，而拇指畸形在手及上肢先天性畸形中占 16%。手部先天性畸形的病因中，40%～50% 是不清楚的。笔者在多年的临床实践中感到，拇指先天性畸形的发生率以及其占手畸形的比例，要比 Entin 等统计的高得多，这是由于：①先天性上肢畸形分类学的每一部分，均可发生先天性拇指畸形；②大部分先天性手畸形都伴有拇指畸形；③在先天性畸形手的治疗中，如果伴有拇指畸形，修复重建拇指功能是手功能再造的首要环节；④在整形外科收治的众多综合征患者中，伴有拇指先天性发育不良是多见的。Upton J.报告拇指畸形的发生率占上肢畸形的 37%，和笔者临床所见相似，因为众多的综合征中伴有拇指发育不良。

四、先天性拇指发育不良和畸形的多样性

对于先天性拇指发育不良，无论从病因学的探索，还是从形态的多样性来描述，或是从畸形的分类方法来论证，抑或从治疗方法上来探讨，都有一些难以解决的疑惑和无法叙述完全的遗憾。笔者收治过上千例先天性拇指畸形患者，也参阅过大量国内外的有关资料，深感拇指先天性畸形是多原因的，其表现是多样性的，其治疗手段对于医师们而言具有医学知识和美学再造等多方面的挑战性。目前，对拇指先天性畸形的认识还在不断地加深，整形外科、显微再造外科、手外科医师在临床实践中，对于拇指畸形要素的认识和评定越细致，就越能作出有效的治疗决策。

先天性上肢畸形分类学的每一部分，均可发生先天性拇指畸形。

（一）肢体形成障碍

肢体形成障碍（failure of formation of parts）包括以下几种：

1　横向性肢体缺损（transverse arrest）　可发生先天性断手或先天性断拇指畸形。

2　纵向性肢体缺损（longitudinal arrest）　无论是桡侧纵列缺损畸形（轴前）（桡侧球棒手）还是尺侧纵列缺损畸形（轴后）（尺侧球棒手），均可表现为拇指发育不良，或拇指功能不同程度的障碍伴拇指发育不良。

3　中央列缺损（central ray deficiency）　在中央列缺损畸形（分裂手）中，拇指畸形是常见的，可伴有拇指发育不良。

（二）肢体分化障碍

肢体分化障碍（failure of differentiation of parts）包括以下几种：

1 罹及软组织性的多发性关节弯曲　罹及软组织性的多发性关节弯曲（先天性多关节屈曲畸形）可发生在先天性高肩胛症（肩下降不全）、胸肌缺失（含 Poland 综合征）、肘和前臂水平肌畸变引起的手长屈肌畸变、手长伸肌畸变、手内肌畸变等患者中，而且均可能有拇指畸形的发生；也可发生在皮肤性并指（完全性及不完全性）、先天性屈曲畸形（先天性指屈曲畸形）、掌心拇指畸形、非骨性偏指畸形（肌肉韧带关节囊发育不良所致的关节松弛）、单独指偏斜、尺侧偏斜手（含风吹手）等患者中，而且几乎都可能有拇指畸形的发生，先天性扳机指也不例外。

2 罹及骨性的畸形　罹及骨性的畸形包括腕骨骨融合、掌骨骨融合、指骨骨融合、指关节骨融合、先天性指侧屈畸形、多节指骨畸形等，全部可发生拇指畸形。

3 先天性肿瘤致畸　在先天性肿瘤致畸患者中，无论是脉管系、神经源性、结缔组织源性，还是骨骼性的骨软骨瘤病（包括多发性遗传性外生骨疣）、内生软骨瘤病、骨骺异常等，均可发生在拇指，表现为拇指畸形或发育不良。

（三）孪生畸形

孪生畸形（duplication）可表现在：①整个肢体的赘生；②双尺骨中的镜影手畸形；③桡侧（轴前性）拇指多指或复拇指畸形；④拇指纵列骨骺重复（多余骨骺畸形）畸形等。上述畸形均可伴有拇指畸形。

（四）生长过度

生长过度（overgrowth）可发生在整个上肢或部分肢体，或表现为手指生长过度，以拇指为多见。

（五）低度发育

低度发育（undergrowth）常伴有拇指畸形。

（六）环状缩窄带综合征

环状缩窄带综合征（constriction ring syndrome）可发生拇指环状缩窄畸形或拇指发育不良。

（七）全身性骨骼畸形和综合征等

全身性骨骼畸形和综合征均可能伴有拇指畸形。

单纯性先天性拇指畸形是指孤立的拇指先天性畸形，包括先天性拇指缺失、拇指发育不良以及各种类型的拇指内收畸形、掌心拇指畸形、三角指骨拇指、三节指骨拇指、复拇指畸形、先天性拇指腱鞘狭窄、先天性大鱼际肌缺失、拇指环状缩窄等。

拇指畸形常见于上肢轴前性纵向形成障碍，如桡侧纵列缺损中桡侧球棒手的拇指畸形，是由于手部的第一纵列发育不良引起的，表现为拇指发育不良。

多种手部先天性畸形均可伴有拇指畸形，如手发育不良中的铲形手、分裂手、并指畸形、镜影手、尺侧偏斜手（含风吹手）等，均有不同程度的拇指发育不良和畸形存在。

一些全身性畸形，如心血管畸形、泌尿生殖器畸形、肌肉骨骼畸形、脊椎畸形等患者，也可伴有拇指畸形。还有一些综合征，如以末节手指纤细、发育不良为特征的 Holt-Oram 综合征，造血系统疾病合并手畸形的 Fanconi 贫血，以末节手指短、扁平、阔和尖头并指为特征的 Apert 综合征，短指并指畸形伴有胸大肌缺失的 Poland 综合征等患者，均可伴有拇指畸形。

第二节　先天性拇指发育不良的病因

拇指发育不良是先天性拇指畸形中的一大类,从拇指短小畸形到拇指完全缺失,均属于拇指发育不良的范畴。拇指发育不良可以单独存在,也可以是手部先天性畸形或综合征的表现之一。

拇指发育不良的病因和其他手及上肢先天性畸形一样,仍未明了,可能和母亲妊娠早期患有疾病、外伤、服用致畸药物等有关,也常和遗传有关。

有人观察到,拇指发育不良在胚胎发育过程中由胚胎肢芽形成缺陷所致,其发病机制与桡侧球棒手相似;也可能是由肢芽分化障碍所致。几十年前,沙利度胺作为一种镇静药物在市场上销售,妊娠妇女服用此药后分娩出相当多的手及上肢先天性畸形婴儿。人们还观察到遗传也是重要因素。笔者曾收治了多例先天性拇指发育不良患儿,均有家族遗传史:例一为六指畸形,拇指缺失,其外祖母及母亲均为五指手,伴拇指缺失,家族中四代人有 6 例拇指发育不良,为 4 女 2 男。例二为先天性拇指缺失,其父有先天性左拇指缺失,右拇指三节指骨畸形。例三,男孩,双手七指畸形,并有短指、并指、拇指发育不良,其父亲及祖父也有类似畸形。例四,女孩,左手五指,拇指缺失;右手六指,拇指缺失,其父亲和祖母均是双手多指畸形,拇指缺失,在祖母辈 4 女 2 男、父辈 5 女 8 男、患儿辈 5 女 6 男中,唯有孩子的父亲和祖母双手畸形(图 5-1)。

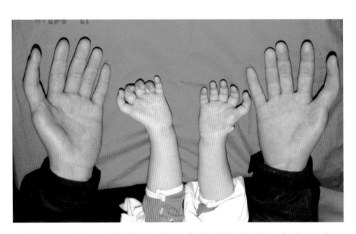

图 5-1　例四,女性患儿,其父亲为多指畸形手,拇指缺失

第三节　先天性拇指发育不良的分类

先天性拇指畸形和拇指发育不良的病理、病因和临床症状是复杂的,认识拇指发育不良和畸形的分类是治疗的基础。

良好的分类是认识疾病和选择治疗决策的依据。从拇指短小畸形到拇指完全缺失,均属于拇指发育不良。拇指发育不良无论是从形态学,还是从解剖结构的变异,抑或从病因学而言,都是变化多端的,为了区分各类不同的拇指先天性畸形,有利于其治疗方法的选择,多名作者对拇指发育不良进行了分类,这些作者所进行的工作对临床有一定的参考价值。

一、Blauth 的拇指发育不良改良分类

Blauth(1967)根据拇指发育不良的程度将其分为 5 型,多名作者进行了补充。这是较多同行们所采用的分类方法，但是不够完全，目前较多作者采用 Blauth 的拇指发育不良改良分类法（表5-1）。

表 5-1　Blauth 的拇指发育不良改良分类

类型	临床表现
Ⅰ型	拇指小、短、窄,拇指的所有结构都存在,伴有轻度手内肌发育不良,拇指功能基本存在
Ⅱ型	拇指明显发育不良,形态及功能不全,大鱼际肌发育不良,拇指内收,虎口狭窄,掌指关节侧副韧带松弛,稳定性较差,拇指骨结构存在,但较小
Ⅲ型	大鱼际肌缺失,手外肌发育异常,按第 1 掌骨的发育程度,又分为 a、b 两型
Ⅲa 型	Ⅱ型拇指发育不良+第 1 掌骨发育不良,拇伸肌腱发育不良,腕掌关节稳定
Ⅲb 型	Ⅱ型拇指发育不良+第 1 掌骨明显发育不良,拇伸肌腱发育不良,腕掌关节不稳定
Ⅳ型	浮动性拇指,拇指末端骨存在,但严重发育不良,掌骨缺失,软如蚕样的拇指仅以很小的皮桥与手相连,在皮桥内存有神经和血管,浮动性拇指功能完全缺失
Ⅴ型	拇指完全缺失
五指手	手存有五指,在掌侧一个平面展开,拇指外形及功能缺失

二、Bayne 的拇指发育不良分类

Bayne L. G.(1982)将拇指发育不良分为 5 度(表5-2)。

表 5-2　Bayne 的拇指发育不良分类

类型	临床表现
Ⅰ度	短拇指畸形
Ⅱ度	拇指内收畸形
Ⅲ度	拇指外展畸形
Ⅳ度	浮动性拇指
Ⅴ度	拇指完全缺失

三、Manske 的拇指发育不良分类

在拇指发育不良的分类中,Manske(1995)的分类法是将前人的分类加以补充,简单扼要（表5-3）。

表 5-3　Manske 的拇指发育不良分类

类型	临床表现
第一类	拇指小、短、细
第二类	拇指虎口狭窄,鱼际肌发育不良,掌指关节不稳定
第三类	除了第二类表现外,尚表现为:①手外肌及肌腱异常,部分掌骨发育不良,腕掌关节稳定;②手外肌及肌腱异常,掌骨发育不良,腕掌关节不稳定
第四类	浮动性拇指
第五类	拇指缺失

四、笔者的拇指发育不良分类

笔者提出的新分类方法是根据先天性拇指发育不良的畸形形态、解剖结构的缺失或异常、拇指基本功能(屈、伸、外展、内收、旋转、对掌)的缺陷程度、治疗方法的选择和适应证作为依据的,与拇指发育不良的病因、症状和治疗方法相适应。

笔者对于先天性拇指发育不良的分类依据是:

1 形态特征　即拇指先天性发育不良的位置、形态特征。

2 解剖结构　即拇指解剖结构的发育缺陷或异常,包括骨、关节支持结构,韧带、骨、关节之间的稳定结构,以及肌肉肌腱动力结构的发育状况。

3 功能状况　即拇指基本功能,包括屈、伸、外展、内收、旋转、对掌功能的损害和缺失程度,以评定上述解剖结构的发育状况。

4 拇指畸形和手部畸形的关系　即拇指发育不良在手部先天性畸形中所占有的重要性。

5 拇指畸形和全身状况的关系　即拇指畸形是否伴有全身其他器官畸形。

6 治疗方法的选择　在治疗方法的选择上,有时和手部先天性畸形的分类方法不一致,因为大部分拇指发育不良属于肢体形成障碍,如拇指完全缺失、桡侧纵列缺损的桡侧球棒手;而伴有并指、胸肌缺失等的拇指发育不良属于肢体分化障碍;五或六手指先天性畸形、拇指缺损在分类学中则属于多指畸形,即孪生畸形;尚有手及拇指的先天性环状缩窄伴有拇指发育不良或断拇指畸形,它们的治疗方法是不同的。笔者的分类方法还参考了其他作者的分类方法,包括 Upton J.(2006)的拇指发育不良和缺失的分类方法(表 5-4),是较为实用的分类。

表 5-4　Upton J.的拇指发育不良和缺失分类法

拇指发育不良	拇指发育不良补充
Ⅰ型:拇指轻度发育不良	Ⅵ型:中央纵列发育不良伴拇指发育不良
Ⅱ型:拇指中度发育不良	Ⅶ型:先天性环状缩窄伴拇指发育不良
Ⅲ型:拇指重度发育不良	Ⅷ型:五指手拇指发育不良
Ⅳ型:浮动性拇指	Ⅸ型:桡侧多指畸形伴拇指发育不良
Ⅴ型:拇指不发育	Ⅹ型:综合征短拇指发育不良

笔者提出的新分类法是根据畸形的支持结构——骨关节的发育状况,动力结构——肌肉肌腱的发育状况,稳定结构——韧带、筋膜的发育状况,形态结构——位置、长短、粗细、直径、横径的比例,指甲大小及甲皱襞的发育状况等作为分类参考的。分类的目的是认识畸形的本质和外在表现特征,以有助于对疾病的认识、治疗方法的选择,有利于知识的传播(表 5-5、表 5-6)。各类复拇指畸形虽然伴有明显的拇指发育不良,但没有列在拇指发育不良桡侧多指畸形的分类中,另有章节论述。

表 5-5　先天性拇指发育不良的新分类法(王炜)

类型	临床表现
Ⅰ型(拇指轻度发育不良)	拇指短、小、窄,可伴有轻度内收或外展畸形,功能损害轻,拇指的支持结构、动力结构和稳定结构接近正常。虽然有不同程度的发育不良,但是拇指的屈、伸、外展、内收、旋转、对掌功能基本存在,肌力在4级以上,属于功能不全的短拇指畸形
Ⅱ型(拇指中度发育不良)	拇指明显发育不良,伴有大鱼际肌或拇伸、屈肌发育不良。拇指短小,内收畸形,形态、结构及功能有中度损害。因畸形程度不同,可分为a、b、c、d四种亚型

续表

类型	临床表现
Ⅱa型	拇指内收,虎口狭窄,大鱼际肌明显发育不良
Ⅱb型	拇指内收,虎口狭窄,拇伸肌、手外肌发育不良,有(无)鱼际肌发育不良,可伴有轻度支持结构如掌骨、指骨发育不良
Ⅱc型	拇指内收,虎口狭窄,拇屈肌发育不良,有(无)鱼际肌发育不良,拇屈肌腱发育不良,止点位置异常,可伴有轻度支持结构如掌骨、指骨发育不良
Ⅱd型	拇指指骨和(或)第1掌骨中度发育不良,形态和结构中度异常,指骨或掌骨较为细小,拇指屈曲、伸展、外展、内收、旋转、对掌功能存在,有不同程度的肌力发育不全
Ⅲ型(拇指重度发育不良)	拇指动力结构、支持结构、稳定结构和外形均明显发育不良,表现为拇指内收,大鱼际肌发育不良,手外肌发育不良,拇指指骨、第1掌骨明显发育不良,指间关节、掌指关节和(或)腕掌关节部分或大部发育不良。虽然有位于对掌位的拇指,但是第1掌骨有时为手指型掌骨,指骨,第1掌骨严重发育不良。因畸形程度不同,可分为a、b、c三种亚型
Ⅲa型	Ⅱ型拇指发育不良+第1掌骨重度发育不良,第1腕掌关节发育不良,拇指支撑和动力功能严重损害
Ⅲb型	Ⅱ型拇指发育不良+第1掌骨明显发育不良或部分缺失,第1腕掌关节严重发育不良或者缺失,拇指支撑和动力功能严重损害
Ⅲc型	Ⅱ度拇指发育不良+指骨发育不良,第1掌骨、掌指关节、腕掌关节重度发育不良和位置异常,拇指外展畸形,拇指位置、形态及功能重度损害
Ⅳ型(浮动性拇指)	拇指末端骨、软组织存在,但严重发育不良,掌骨缺失,软如蚕样的拇指仅以很小的皮桥与手相连,在皮桥内存有神经和血管,浮动性拇指完全没有功能
Ⅴ型(拇指缺失型发育不良)	四指手,缺少对掌位拇指,四手指发育尚好,手指外形及功能良好或轻度不良
Ⅵ型(多指型拇指发育不良)	多指型拇指缺损,包括五手指或六、七、八指,所有手指位于一个平面,缺少对掌位的拇指,主要手指形态功能良好,或部分发育不良(桡侧多指畸形包括各类复拇指畸形,虽然伴有明显的拇指发育不良,但没有列入多指拇指发育不良中;同样,镜影手拇指发育不良也不属于多指拇指发育不良)
Ⅶ型(蹼状手畸形)	全手并指和(或)多指,缺失对掌位的拇指和宽阔的第1指蹼,可以表现为五手指、六手指、七手指并指,或手指屈曲畸形,拇指发育不良
Ⅷ型(全手发育不良型拇指发育不良)	全手发育不良,拇指发育不良,短拇指畸形,包括众多的综合征型拇指发育不良和短拇指,常见的是Apert综合征、Poland综合征、铲形手畸形
Ⅸ型(分裂手拇指发育不良)	中央纵列缺损,拇指发育不良,拇指完全缺失或畸形,包括四指分裂手拇指发育不良、三指分裂手拇指发育不良、两指分裂手拇指发育不良、一指分裂手拇指发育不良
Ⅹ型(环状缩窄带综合征拇指发育不良)	肢体、身体或头颅有环状缩窄畸形,伴有拇指短小、远端缺损、环状缩窄,先天性拇指畸形等

表5-6 先天性拇指发育不良的简略分类表(10型21类)

Ⅰ型拇指发育不良:拇指轻度发育不良(拇指略短小,功能尚好)
Ⅱ型拇指发育不良:拇指中度发育不良
Ⅱa型拇指发育不良:拇指发育不良+大鱼际肌发育不良
Ⅱb型拇指发育不良:拇指发育不良+拇伸肌发育不良
Ⅱc型拇指发育不良:拇指发育不良+拇屈肌发育不良

Ⅱd 型拇指发育不良:拇指指骨、掌骨中度发育不良,有(无)肌肉发育不良

Ⅲ型拇指发育不良:拇指重度发育不良

Ⅲa 型拇指发育不良:Ⅱ型拇指发育不良+第 1 掌骨重度发育不良

Ⅲb 型拇指发育不良:Ⅱ型拇指发育不良+第 1 掌骨和第 1 腕掌关节重度发育不良

Ⅲc 型拇指发育不良:外展型拇指发育不良

Ⅳ型拇指发育不良:浮动性拇指

Ⅴ型拇指发育不良:拇指缺失型发育不良

Ⅵ型拇指发育不良:多指型拇指发育不良

Ⅵa 型拇指发育不良:五手指拇指发育不良

Ⅵaa 型拇指发育不良:五手指拇指发育不良(手指发育良好型)

Ⅵab 型拇指发育不良:五手指拇指发育不良(短小手指型)

Ⅵb 型拇指发育不良:六、七、八手指拇指发育不良

Ⅶ型拇指发育不良:蹼状手畸形

Ⅶa 型拇指发育不良:五指型蹼状手畸形

Ⅶb 型拇指发育不良:多指型蹼状手畸形

Ⅷ型拇指发育不良:全手发育不良型拇指发育不良

Ⅸ型拇指发育不良:分裂手拇指发育不良

Ⅸa 型拇指发育不良:四指分裂手拇指发育不良

Ⅸb 型拇指发育不良:三指分裂手拇指发育不良

Ⅸc 型拇指发育不良:二指分裂手拇指发育不良

Ⅸd 型拇指发育不良:一指分裂手拇指发育不良

Ⅹ型拇指发育不良:环状缩窄带综合征拇指发育不良

第四节　先天性拇指发育不良的临床表现

一、Ⅰ型拇指发育不良(拇指轻度发育不良)

Ⅰ型拇指发育不良(type Ⅰ mild hypoplasia of thumb)又称拇指轻度发育不良,表现为拇指对掌位存在,但较正常侧短、小、窄,可伴有轻度内收或外展畸形,功能损害轻,拇指的支持结构及动力结构存在。虽然有不同程度的发育不良,但是拇指的屈、伸、外展、内收、旋转、对掌功能基本存在,肌力可能减弱,属于功能不全的短拇指畸形。Ⅰ型拇指发育不良无论在形态还是在功能缺陷方面都是变化多端的,拇指存在不同程度的伸、屈障碍,鱼际肌肌力和正常拇指有差距,但是患手能完成抓、握、两指捏、三指捏、指侧捏、对掌等动作,虽有不足,但较难选择手术给予改善,因此这类畸形常常无须治疗。本节中的短拇指畸形仅包含拇指轻度发育不良的短拇指畸形(图 5-2、图 5-3)。

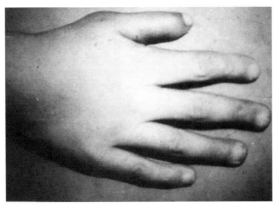

图 5-2　右手Ⅰ型拇指发育不良（拇指轻度发育
不良）:右拇指略短小,功能尚好

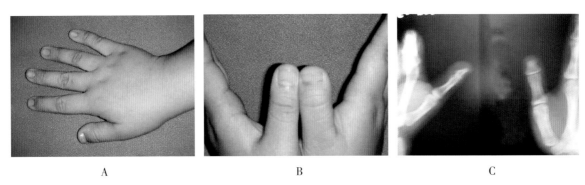

A　　　　　　　　　　　　B　　　　　　　　　　　　C

图 5-3　右手Ⅰ型拇指发育不良:右拇指轻度发育不良,略短小畸形
A、B. 右拇指功能尚好,力量也接近正常,唯有外形略差　C. X线片显示右拇指末节指骨发育不良

　　Ⅰ型拇指发育不良有的仅表现为拇指末节侧偏畸形,有的仅表现为拇指短小（图 5-4）,由于这些畸形对拇指功能的损害较轻微,患者常常选择放弃治疗。对于这类拇指发育不良,只要患者有要求,还是可以进行手术治疗的,如一例拇指末节和指间关节成角畸形患者,表现为较为少见的拇指指间关节侧屈畸形（图 5-5）,从手外科的美学再造理念出发,成年患者会有矫正畸形的愿望,可给予矫正。

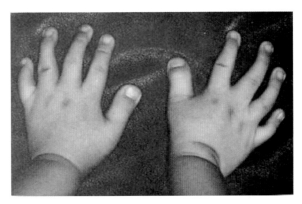

图 5-4　Ⅰ型拇指发育不良:拇指较短小,粗细接近
正常,其他手指也较短小,拇指及手功能近乎正常,
可免于治疗

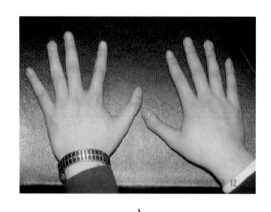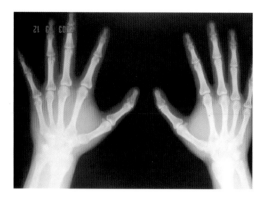

| A | B |

图 5-5　Ⅰ型拇指发育不良：拇指功能良好，拇指末节和指间关节成角畸形

A. 手外形　B. X 线表现

二、短拇指畸形

Ⅰ型拇指发育不良有时称为短拇指畸形（short thumb），其实在临床上，短拇指畸形的概念要更广泛一些。在笔者的拇指发育不良分类中，短拇指畸形专指拇指轻度发育不良，但在临床实践中，短拇指畸形并不是专指拇指轻度发育不良，有的可有较多功能损害。短拇指畸形在手部先天性畸形中并不少见，并且常是一些综合征的症状之一，为此立专题叙述。

短拇指畸形广泛存在于手及上肢先天性畸形之中，在Ⅱ型、Ⅲ型拇指发育不良中也常有拇指短小的特征。短拇指畸形的严重程度和表现差别很大，众多的综合征患者可伴有拇指短小畸形。

短拇指畸形的特点是拇指的长度达不到食指指间关节水平，其主要病因是骨支持结构发育不良，导致拇指功能不同程度的丧失。这类畸形常伴发其他先天性畸形。

拇指短小畸形的 X 线片显示掌骨短而细时，患者可能伴有心血管系统、胃肠道或脊柱的畸形，而 Fanconi 贫血的短拇指畸形则伴有造血系统疾病。当拇指短小、掌骨短而扁阔时，患者可能伴有营养不良性侏儒、进行性骨化性肌炎或手-足-子宫综合征。当拇指短小仅表现为近节指骨短而扁阔时，各手指的中节指骨也常常粗短，呈短指及指蹼过浅畸形。远节指骨短小扁平的短拇指畸形可单独存在，也可能是综合征的症状之一，如 Apert 综合征、Poland 综合征等。

短拇指畸形的表现及合并症多种多样，Bayne（1982）根据掌骨、指骨的形态及大小将短拇指畸形分为一些亚型，是可供参考的分类方法（表 5-7）。

表 5-7　短拇指畸形的亚型

掌骨——短掌骨和细掌骨	掌骨——短掌骨和扁掌骨
不同程度地孤立存在 伴有脊柱、心脏以及消化系统的畸形 伴有造血系统性疾病（如 Fanconi 贫血），表现为全血细胞减少，同时有桡骨缺损（TA 综合征） Holt-Oram 综合征，手部明显畸形伴有造血系统、泌尿生殖系统、心脏或其他肌肉骨骼的畸形 Juberg-Hayward 综合征是罕见的遗传性内分泌发育异常综合征，表现为唇腭裂、小头畸形、肢体异常、拇指短小或缺失等	Cornelia de Lange 综合征、手-足-子宫综合征 营养不良性矮小症 进行性骨化肌炎 近节指骨短而扁阔 短指症 远节指骨短而扁阔 Rubinstein-Taybi 综合征，包括拇指足趾短扁、面部畸形和智力障碍等 Apert 综合征，尖头并指（趾）畸形 Carpenter 综合征，短指、并指畸形和颅面畸形

短拇指畸形除了掌骨及指骨短小外尚有其他畸形，Manske(1995)将这些短拇指畸形纳入拇指发育不良Ⅲa型中(表5-8)。

表 5-8　先天性短拇指畸形的临床表现(文献回顾)

作者(时间)	病例数	虎口畸形	尺侧副韧带松弛	鱼际肌发育不良	手外肌发育异常			
					伸肌腱缺失	屈肌腱缺失	屈肌腱异常	肌腱互相联合
Tupper(1969)	4	存在	存在	存在	存在	存在	存在	
Strauch(1976)	7	存在	存在	存在	存在	存在	存在	
Nevaiser(1979)	10			存在	存在	存在	存在	
Blair(1981)	1	存在	存在		存在	存在		
Blair(1983)	1	存在	存在		存在	存在	存在	
Fitch(1984)	3	存在	存在				存在	
Rayan(1984)	4	存在	存在	存在	1	3	2	
Lister(1991)	11	存在	存在	存在			存在	
Manske(1995)	13	存在	存在	存在	8	6	6	2

注:作者将这类畸形命名为拇指发育不良Ⅲa型。

在上述文献综述中,作者将短拇指畸形的功能缺陷描述得较为详细,包括虎口畸形、掌指关节侧副韧带松弛、大鱼际肌发育不良和手外肌发育异常(如伸肌腱缺失、屈肌腱缺失、屈肌腱异常、肌腱互相联合)等,分别属于拇指轻度(Ⅰ型)、中度(Ⅱ型)和重度(Ⅲ型)发育不良。

在笔者的临床实践中,除了 Manske(1995)总结了其他作者报告的 54 例短拇指畸形伴有的虎口畸形、尺侧副韧带松弛、鱼际肌发育不良以及手外肌发育异常中出现的伸肌腱缺失、屈肌腱缺失、屈肌腱异常、肌腱互相联合外,还常常发现第 1 腕掌关节和大多角骨发育不良、第 1 掌骨发育不良或异常、拇指近节或远节指骨发育异常等。除了文献报告的掌指关节尺侧副韧带松弛外,还可见到掌指关节尺侧副韧带短缩等。在表5-8 中 Manske(1995)的 13 例短拇指畸形中,伴有手外肌腱互相联合的有 2 例。在笔者的经验中,手外肌腱互相联合的发生率很高,可表现为拇指伸、屈肌腱互相联合,也可表现为拇指和其他手指肌腱互相联合以及肌腱止点位置异常等。

在全手发育不良患者中常有短拇指畸形存在, 如手部先天性发育不良以及 Poland 综合征、Apert 综合征等(图 5-6、图 5-7)。

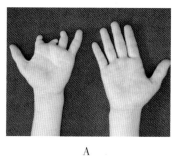
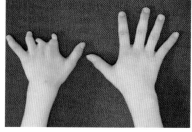
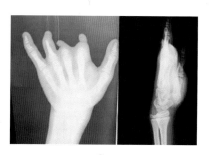

A　　　　　　　　　　　　B　　　　　　　　　　　　C

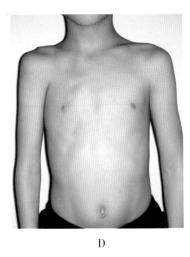
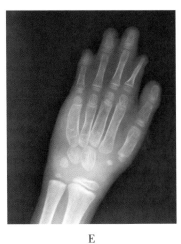
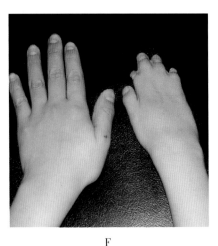

| D | E | F |

图 5-6　先天性手发育不良（短指畸形）

A～C. Poland 综合征，左拇指较右侧短小，合并食、中、环指先天性短指　D～F. Poland 综合征，右拇指短小，合并食、中、环、小指先天性短指，伴右侧胸大、小肌发育不良

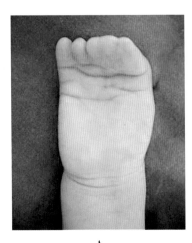
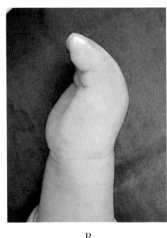
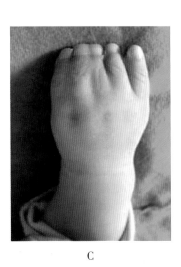

| A | B | C |

图 5-7　Apert 综合征（先天性右手发育不良，铲形手畸形）

三、Ⅱ型拇指发育不良（拇指中度发育不良）

（一）临床表现

Ⅱ型拇指发育不良（type Ⅱ moderate hypoplasia of thumb）又称拇指中度发育不良，其特征为拇指发育不良，伴有大鱼际肌或拇伸、屈肌发育不良，明显损害拇指的动力功能；或有指骨、掌骨的骨支持结构轻到中度发育不良，但是拇指支持结构的功能没有明显损害。其具体表现为：

1　形态异常　拇指短小，或表现为拇指内收、虎口狭窄。

2　动力结构发育不良　包括大鱼际肌、拇伸肌或拇屈肌有不同程度的发育不良。

3　支持、稳定结构受损　支持结构包括指骨、掌骨、掌指关节、腕掌关节有轻到中度发育不全，稳定结构也可能存在不同程度的损害，掌指关节侧副韧带松弛，腕掌关节稳定性较差，拇指的指骨、掌骨存在，但有轻到中度畸形。

4　功能受损　拇指的屈、伸、外展、内收、旋转、对掌功能和肌力发育不全，患手的对指捏力、指侧捏力、三指捏力、握力明显下降。

（二）分型

因畸形程度不同，Ⅱ型拇指发育不良又可分为以下四种亚型：

1　Ⅱa型拇指发育不良　即拇指中度发育不良＋大鱼际肌发育不良。

（1）临床表现：拇指细小、内收，虎口狭窄，大鱼际肌明显发育不良，第1掌骨掌面及桡侧平坦，拇指大鱼际肌缺失或严重发育不良，拇指功能缺陷，对掌、对指功能不良，握力、对指捏力、指侧捏力、三指捏力明显降低。拇指指骨、掌骨、掌指关节、腕掌关节的支持结构虽有发育不良，但没有严重损害，关节稳定性尚可（图5-8）。

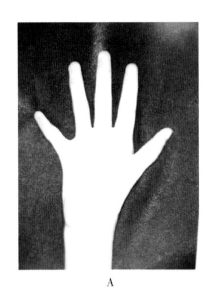
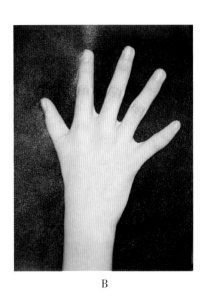

A　　　　　　　　　　　　　　　B

图5-8　Ⅱa型拇指发育不良：内收型拇指发育不良

（2）典型病例：病例一，男性，2岁，右手桡侧多指，左手拇指发育不良、细小，但是位置良好，其指甲平面和其他四指呈对掌位，伴大鱼际肌发育不良。拇指内收，捏、握无力，对掌和对指功能受限，第1指蹼狭窄。局部检查：手掌大鱼际肌缺如，皮下即可触及掌骨，拇指明显细小，指间关节活动度也较小，拇指外展受限，不能对掌。患手的捏、抓、握功能障碍，畸形拇指靠其尺侧面与食指或食、中指共同完成物体夹持。随着年龄的增长，拇指内收畸形加重，第1指蹼狭窄挛缩加重。X线片显示左拇指指骨、第1掌骨较右侧细小，发育不良，左拇指末节指骨轻度尺偏。行拇指对掌功能重建术，术中见拇短展肌、拇对掌肌、拇短屈肌缺如，拇收肌挛缩，行虎口开大，拇指对掌功能重建。将环指的指浅屈肌肌腱移位，在拇短展肌掌侧止点部位固定，术后拇指于外展、对掌位固定（图5-9）。

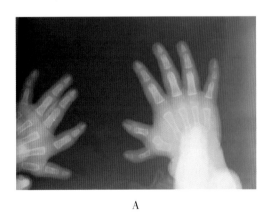
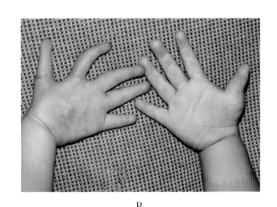

A　　　　　　　　　　　　　　　B

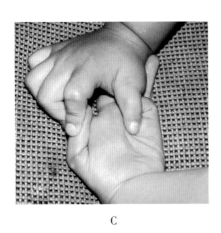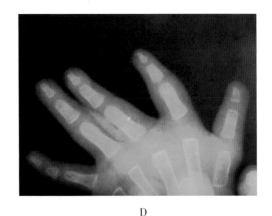

C   D

图 5-9   病例一:左手Ⅱa型拇指发育不良
A. X线片示右手桡侧多指(复拇指畸形),Ⅱa型左拇指发育不良   B. 右手桡侧多指手术切除
后3个月   C. 左拇指不能完成对指和对掌动作,需要右手协助完成   D. X线片显示左拇指
指骨、掌骨轻度发育不良

2   Ⅱb型拇指发育不良   即拇指中度发育不良+拇长伸肌发育不良。

(1)临床表现:拇指短小、细,虎口狭窄,拇指内收,拇伸肌、手外肌发育不良,有(无)鱼际肌发育不良,拇指末节或掌指关节屈曲,可伴有指骨、掌骨支持结构轻度或中度发育不良,拇指指骨、第1掌骨存在,但较小。掌指关节、腕掌关节发育不良,形态异常,掌指关节侧副韧带松弛,稳定性较差,但基本结构存在。拇指伸展功能缺失或明显减弱,伴有鱼际肌发育不良时,有外展、内收、旋转、对掌功能障碍和肌力发育不全。拇指伸力、对指捏力、指侧捏力、三指捏力及握力明显降低,伴有大鱼际肌发育不良时,拇指对掌功能丧失。在这类发育不良中,不同的患者有不同的表现。

(2)典型病例:

1)病例二:双拇指内收畸形,拇指发育不良,拇长伸肌腱发育不良,伴有大鱼际肌发育不良,第1指蹼狭窄,拇指指间关节成角畸形,指骨、掌骨中度发育不良,掌指关节和腕掌关节结构存在(图 5-10)。

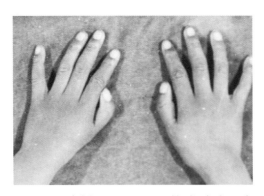

图 5-10   病例二:双手Ⅱb型拇指发育不良
(内收型拇指发育不良)

2)病例三:右拇指内收畸形,拇长伸肌腱发育不良,伴有大鱼际肌发育不良,表现为右侧拇指细小、内收,虎口狭窄,指间关节屈曲,第1掌骨区皮下空虚,拇指指骨、第1掌骨发育不良,掌指关节和腕掌关节存在,但稳定性差,指骨、掌骨支持结构和稳定结构中度发育不良(图5-11)。

3)病例四:双拇指内收,拇伸肌、手外肌发育不良,伴有大鱼际肌发育不良,虎口狭窄,双手食指、小指侧弯畸形,拇指形态、解剖结构尚可,拇指指骨、第1掌骨存在,支持结构和稳定

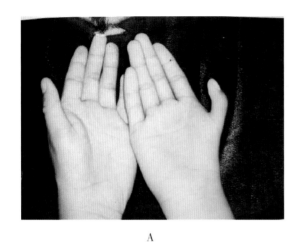
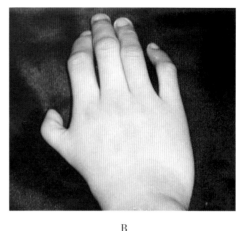

A   B

图 5-11　病例三：Ⅱb 型拇指发育不良（内收型拇指发育不良）

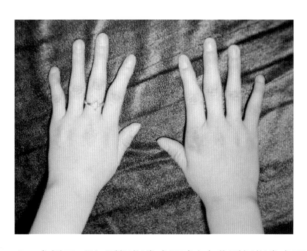

图 5-12　病例四：Ⅱb 型拇指发育不良（内收型拇指发育不良）

结构中度发育不良，拇指的屈伸、外展、内收、旋转、对掌功能不良，肌力发育不全（图 5-12）。

　　3　Ⅱc 型拇指发育不良　即拇指中度发育不良＋拇长屈肌发育不良。Ⅱc 型拇指发育不良中，以先天性拇长屈肌腱发育不良为特征，伴有拇短屈肌发育不良。

　　（1）临床表现：拇指短小、内收，虎口狭窄，拇屈肌发育不良，有（无）鱼际肌发育不良。拇伸肌功能不同程度地存在，拇屈肌腱发育不良和（或）止点位置异常。拇指的骨支持结构存在，但较小，指骨、掌骨、掌指关节、腕掌关节形态异常，掌指关节侧副韧带松弛，稳定性较差。拇指屈曲功能受限或无，拇指侧向屈曲，伸、外展、内收、旋转、对掌功能和肌力发育不全，握力、对指捏力、指侧捏力、三指捏力明显降低。

　　（2）典型病例：孙玉芳等（2006）报告了 1 例 3 岁女孩先天性拇长屈肌发育不良伴功能受限。病例五：右拇指发育不良，小指呈外展状态，指间关节不能主动屈曲，大鱼际肌发育不良，余四指外观、活动正常。X 线片显示拇指骨骼发育较细小，诊断为先天性拇长屈肌腱异常（图 5-13）。术中发现拇长屈肌腱自掌指关节处被一腱膜状结构牵向桡外侧，此后沿拇指桡侧并向其远端走行，于指间关节处分叉形成两头，掌侧头止于掌侧远节指骨底（正常止点偏桡侧），背侧头呈片状止于桡外侧远节指骨底（图 5-14）。术中处理：松解腱膜状结构，游离拇长屈肌腱，自分叉处切断背侧头，切断异常止点，取下该肌腱备用。在掌指关节处显露拇短展肌，于其腱性部分切断，将拇长屈肌腱移行于拇短展肌之下，间断缝合拇短展肌。于掌指关节远端（指间关节处）拇长屈肌腱的掌侧以备用肌腱形成一滑车,保持拇长屈肌腱位于掌侧正中。检查拇长屈肌腱滑动自如,被动牵拉拇长屈肌腱,拇指出现屈指功能。也可能表现为拇短屈肌发育不良、拇指内收畸形,在 Lister(1985)的报告中和笔者的临床上也见过类似病例。

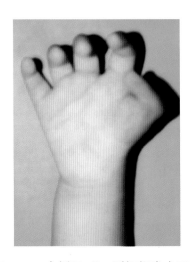

图 5-13　病例五:Ⅱc 型拇指发育不良
(先天性拇长屈肌腱异常)

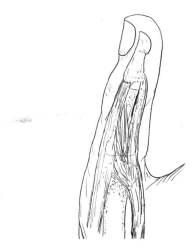

图 5-14　Ⅱc 型拇指发育不良示意图(拇长屈肌腱分为两部分,分别止于拇指的屈侧和伸侧)

　　4　Ⅱd 型拇指发育不良　即拇指动力结构常常是拇长伸肌发育不良＋拇指支持结构中度发育不良。未见到文献将这种畸形归类于Ⅱ型拇指发育不良之中,但是临床上确实有这类拇指发育不良的病例。

　　(1)特点:拇指短小、内收,主要由拇指手内肌发育不良所致,或伴手外肌发育不良。拇指指骨、掌骨发育不良,这类骨支架畸形没有对畸形拇指造成严重的功能损害,仅表现为中度损害。

　　(2)临床表现:拇指的动力结构——手内肌或手外肌发育不良,伴有拇指指骨或掌骨、掌指关节、腕掌关节中度发育不良。拇指的形态和结构轻度异常,拇指屈曲、伸展、外展、内收、旋转、对掌功能不全。

　　(3)典型病例:病例六,女性,5 岁,Ⅱd 型拇指发育不良,拇指和小指短小,拇指内收畸形,大小鱼际肌、拇长伸肌发育不良,伴有近节指骨、第 1 掌骨、掌指关节畸形。拇指具有伸、屈、内收、外展功能,但对掌功能不全。畸形拇指不能触及小指,但能触及环指,同时拇指的对指捏力量较差。虽有功能障碍,但是不属于严重障碍。X线片显示右拇指短小,拇指指骨和第1掌骨较为细小,为手指型掌骨,骨骺在掌骨远端。掌指关节轻度畸形,两节指骨,近节指骨畸形。手术有可能改进畸形拇指的功能。将病情分析和治疗方案讨论告知家属后,患方选择非手术治疗(图5-15)。

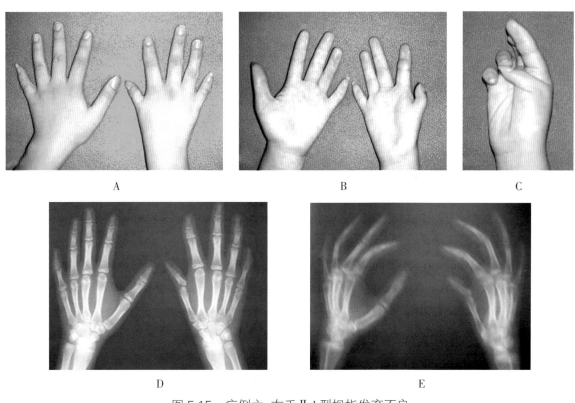

A　　　　　　　　　　B　　　　　　　　　　C

D　　　　　　　　　　　　　　　E

图 5-15　病例六:右手Ⅱd型拇指发育不良
A~C. 双手外形　　D、E. X线表现

四、Ⅲ型拇指发育不良(拇指重度发育不良)

Ⅲ型拇指发育不良(type Ⅲ severe hypoplasia of thumb)又称拇指重度发育不良,是指Ⅱ型拇指发育不良+拇指的骨骼支持结构(第1掌骨、掌指关节)、动力结构和稳定结构严重发育不良。

(一)临床表现

拇指重度发育不良是指拇指的动力结构和支持结构均为重度发育不良,表现为拇指内收,大鱼际肌发育不良,手外肌,特别是拇长伸肌发育不良,拇指指骨、掌骨重度发育不良,掌指关节和(或)腕掌关节部分或大部发育不良。拇指位于对掌位,第1掌骨有时为手指型掌骨,骨骺位于掌骨远端,也可能伴有三节指骨、三角形指骨畸形等。Ⅲ型拇指发育不良常导致拇指功能严重不全。

(二)分型

根据发育不良的程度,Ⅲ型拇指发育不良又可分为以下三种亚型:

1　Ⅲa型拇指发育不良　又称Ⅲa型拇指重度内收型发育不良,指Ⅱ型拇指中度发育不良+第1掌骨重度发育不良。表现为拇指短而细小、内收畸形,伴有大鱼际肌发育不良,拇伸肌发育不良,拇指指骨、掌骨重度发育不良,但是腕掌关节存在。也可能有三节指骨、三角形中节指骨、指间关节畸形,但是不同于五手指拇指缺失畸形,发育不良的拇指和其他手指处于对掌位。拇指的伸、屈、内收、外展、旋转、对掌功能明显受损,肌力明显降低。和Ⅲb型拇指重度发育不良的区别是,Ⅲa型没有明显的第1腕掌关节重度发育不良。

2 Ⅲb型拇指发育不良 又称Ⅲb型拇指重度发育不良,指Ⅱ型拇指中度发育不良+第1掌骨发育不良+第1腕掌关节严重发育不良。

(1)临床表现:拇指短小、细窄、内收畸形,拇指的支持结构和动力结构发育不良,第1掌骨明显发育不良或部分缺失,腕掌关节发育不良或缺失,腕掌关节不稳定,伸肌腱发育不良,拇指的支撑和动力功能严重损害。

(2)典型病例:

1)病例一:笔者曾收治过1例双手先天性拇指重度发育不良患儿,右手为Ⅲa型拇指发育不良,左手为Ⅲb型拇指发育不良,表现为拇指内收畸形,大鱼际肌发育不良,拇伸肌发育不良,拇指指骨、掌骨严重发育不良,拇指三节指骨伴三角形中节指骨,指间关节畸形,但是不是五手指拇指缺失畸形,发育不良的拇指和其他手指处于对掌位,拇指的伸屈、内收、外展、旋转、对掌功能明显不良,肌力明显下降,X线片显示双手拇指内收畸形,右手为Ⅲa型拇指发育不良,左手为Ⅲb型拇指发育不良,为功能严重障碍性短拇指畸形(图5-16)。

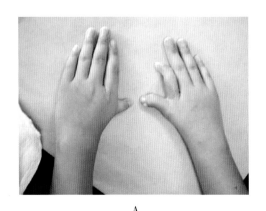 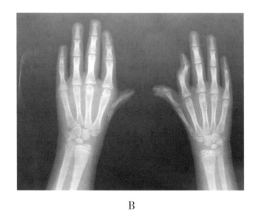

A B

图5-16 病例一:右手Ⅲa型拇指发育不良,左手Ⅲb型拇指发育不良
A.手外形 B.X线表现

十分巧合的是,Kaissi(2007)报告了2例同卵双胞胎儿童,分别表现为右手和左手的先天性拇指发育不良,他们的手畸形类似于笔者的上述病例,即笔者收治的患儿的双手畸形分别发生在Kaissi的2例同卵双胞胎儿童的左手和右手上。

2)病例二:右手Ⅲb型拇指发育不良,右拇指细小、短软,伴有鱼际肌发育不良。由于腕掌关节严重发育不良,没有张力支撑,拇指的存留功能类似于浮动性拇指(图5-17)。

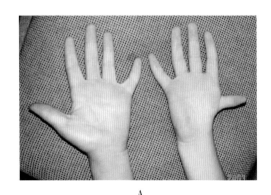 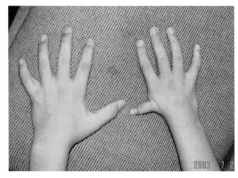

A B

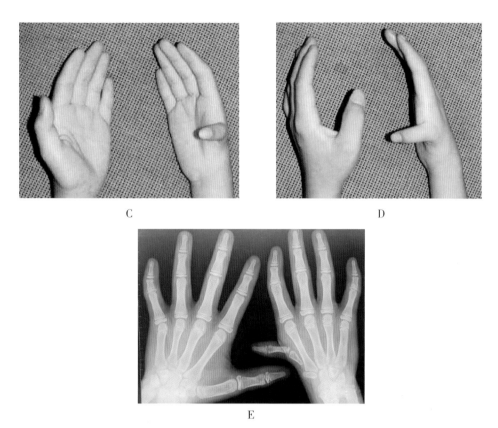

图 5-17　病例二:右手Ⅲb 型拇指发育不良
A～D. 手外形　E. X 线表现

3）病例三:右手Ⅲb 型拇指发育不良,拇指细小,指骨、第 1 掌骨严重发育不良,腕掌关节缺失,为无功能性拇指畸形(图 5-18)。

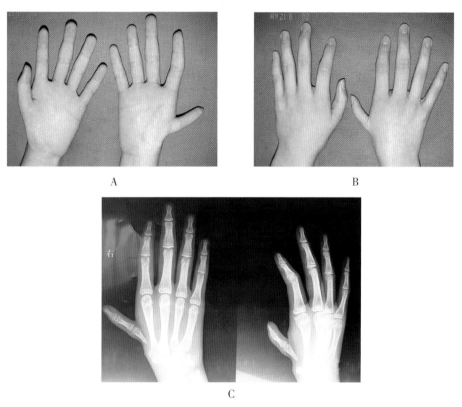

图 5-18　病例三:右手Ⅲb 型拇指发育不良
A、B. 手外形　C. X 线表现

3 **Ⅲc型拇指发育不良** 一般文献没有Ⅲc型拇指发育不良的分类描述,而是将这类拇指发育不良专列为外展性拇指发育不良。笔者认为,由于这类拇指发育不良常常有腕掌关节的位置、形态、结构以及动力功能的异常,严重影响手功能,难以包含在Ⅲa或Ⅲb型拇指发育不良之中,归类于Ⅲc型拇指发育不良较为合适。笔者在临床上曾收治过较多的Ⅲc型拇指发育不良患儿。

(1)临床表现:拇指指骨发育不良,第1掌骨发育不良,腕掌关节发育不良,第1腕掌关节位置异常。其特点是拇指严重发育不良,呈外展畸形,骨关节支架的异常存在,影响手的正常功能。

这类畸形在临床中并不少见,而且变化较多,表现为发育不良和畸形发育。Ⅲc型拇指发育不良时,拇指虽然存在,但位置异常,腕掌关节位于近排腕骨处,伴有大鱼际肌发育不良,为无功能性和严重功能不全性拇指畸形,而且由于畸形拇指的存在,在一定程度上影响了其他手指功能的发挥。

外展性畸形拇指的形态、结构、功能的表现是多样的,轻者只要作拇指的形态和动力修复即可,严重者需要作完全切除和拇指再造。

(2)典型病例:

1)病例四:左手Ⅲc型拇指发育不良,大鱼际肌发育不良,拇指内收功能受限,指伸肌发育不良,左手四指掌指关节屈曲受限,表现为Ⅱ型拇指发育不良,指骨发育不良,第1掌骨发育不良,第1腕掌关节异常发育,拇指外展畸形(图5-19)。

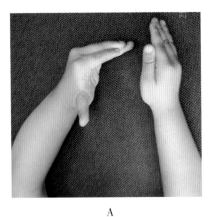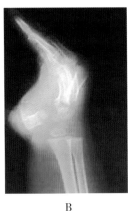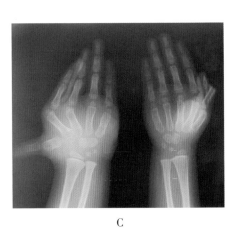

A B C

图5-19 病例四:左手Ⅲc型拇指发育不良
A. 手外形 B、C. X线表现

2)病例五:右手Ⅲc型拇指发育不良,拇指细小、短扁,指骨、掌骨严重发育不良,鱼际肌和手外肌发育不良,拇指虽处于外展位和对掌位,但是基本上没有功能(图5-20)。

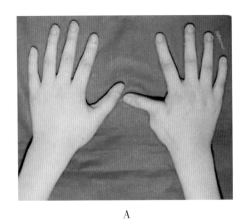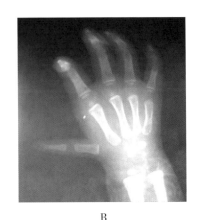

A B

图5-20 病例五:右手Ⅲc型拇指发育不良
A.手外形 B.X线表现

3）病例六：双手Ⅲc型拇指发育不良，指骨和掌骨发育不良，第1掌指关节、腕掌关节异常发育，拇指外展畸形，大鱼际肌发育不良，为无功能性和严重功能不全性拇指发育不良（图5-21）。

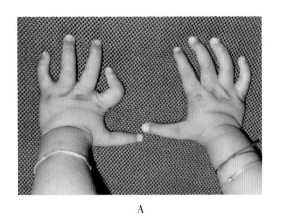 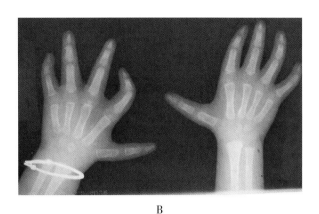

A B

图 5-21　病例六：双手Ⅲc型拇指发育不良
A. 手外形　B. X 线表现

4）病例七：右手Ⅲc型拇指发育不良，第1腕掌关节位于近排腕骨处，拇指外展畸形，大鱼际肌发育不良，拇指完全失去功能。而且由于该畸形拇指的存在，在一定程度上影响了手功能的发挥（图 5-22）。

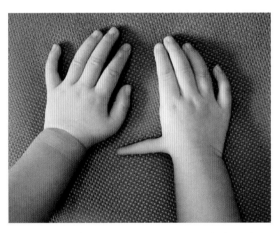

图 5-22　病例七：右手Ⅲc型拇指发育不良

5）病例八：双手Ⅲc型拇指发育不良，指骨和掌骨发育不良，第1掌指关节、腕掌关节异常发育，拇指外展畸形。拇指虽然存在，但大鱼际肌、拇屈伸肌发育不良，手指皮肤挛缩，为无功能性和严重功能不全性拇指畸形。

这类拇指畸形伴有鱼际肌发育不良，指骨、掌骨畸形，掌指关节、指间关节和腕掌关节畸形，拇指存有虎口样第1指蹼，处于对掌位，并存在手指掌侧皮肤挛缩，不是单纯的拇指畸形和发育不良的，而是以拇指外展畸形为主要特点的Ⅲc型拇指发育不良（图5-23）。

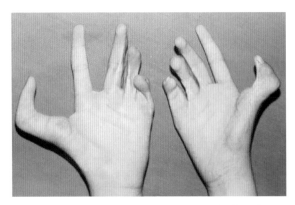

图 5-23　病例八：双手Ⅲc型拇指发育不良

五、Ⅳ型拇指发育不良（浮动性拇指）

（一）临床表现

Ⅳ型拇指发育不良（type Ⅳ floating thumb）又称浮动性拇指，表现为手桡侧有一软如蚕样的拇指，拇指末端指骨及近节指骨可能存在，但非常细小、严重发育不良，第 1 掌骨缺失或严重发育不良，第 1 掌指关节及腕掌关节缺失。浮动性拇指可以较多的皮桥与手相连，皮桥内存有神经和血管；也可仅以很小的皮桥与手相连，其皮桥蒂部多位于腕掌关节附近，也可位于食指近节指骨平面或腕掌关节的近心端（图 5-24）。浮动性拇指完全没有功能。Ⅲb 和Ⅲc 型拇指发育不良可以认为是较轻型的浮动性拇指。

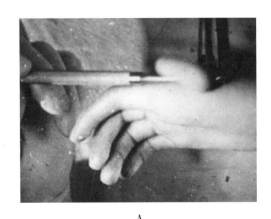

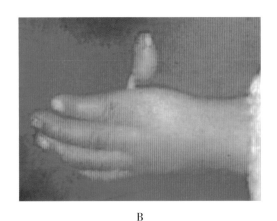

A　　　　　　　　　　　　　　　　　B

图 5-24　浮动性拇指的皮桥部位

A. 皮桥蒂部位于近排腕掌关节附近　B. 皮桥蒂部位于食指近节指骨基底部

（二）典型病例

患儿，左手为Ⅳ型拇指发育不良，接近于浮动性拇指，指骨、掌骨及腕掌关节、掌指关节严重发育不良；右手为Ⅶ型复拇指畸形（图 5-25）。

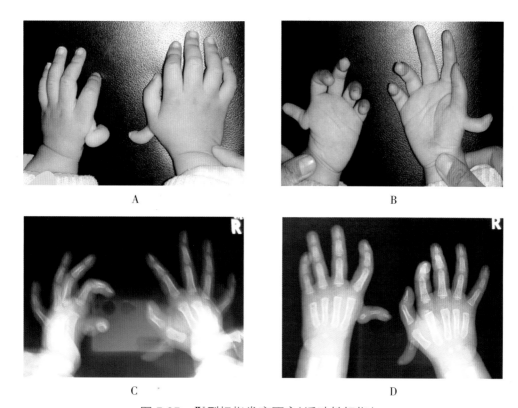

图 5-25　Ⅳ型拇指发育不良（浮动性拇指）

A、B. 左手拇指严重发育不良，接近于浮动性拇指，右手为Ⅶ型复拇指畸形　C、D. X 线片显示右手为Ⅶ型复拇指畸形

六、Ⅴ型拇指发育不良（拇指缺失型发育不良）

Ⅴ型拇指发育不良（type V thumb aplasia-absent thumb）又称拇指缺失型发育不良，表现为四指手，缺少对掌位拇指。四手指发育良好，手指外形、解剖结构、支持结构、动力结构及功能常常良好。这是先天性拇指发育不良中最为典型的畸形，无论是在结构上还是在形态上，均表现为拇指先天性完全缺损，包括拇指近、远节指骨，第 1 掌骨，掌指关节，腕掌关节，大鱼际肌缺失。

过去，较多作者在拇指先天性发育不良的分类中，都将四手指的拇指缺失定为Ⅴ型拇指发育不良，即拇指严重发育不良，并且其分类到此型而结束。其实，Ⅴ型拇指发育不良不仅仅包括拇指先天性缺失，Abdel-Ghani H.（2004）等报告中将只有四手指的桡侧球棒手也纳入Ⅴ型拇指发育不良中。虽然伴有桡骨缺损的四手指桡侧球棒手和单纯四手指的拇指缺失共同源于桡侧纵列发育不良，但是较多作者还是将其分类于不同的章节予以描述（图 5-26）。

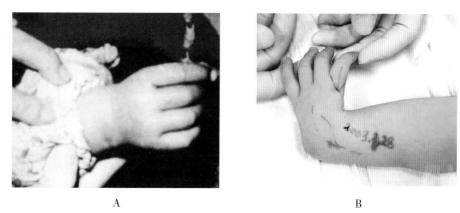

图 5-26　Ⅴ型拇指发育不良

A. 四指手，拇指缺失型发育不良，手指发育良好，拇指完全缺失　B. 桡侧球棒手，表现为四指性拇指缺失

七、Ⅵ型拇指发育不良（多指型拇指发育不良）

Ⅵ型拇指发育不良（type Ⅵ polydactyly with thumb aplasia）又称多指型拇指发育不良，以前的文献中将它称为五手指手（five-finger hand），而将五指以上的拇指缺失列入另类，这有失准确。

多指型拇指发育不良不能单纯地命名为五手指手，因为还有六指、七指或八指手的拇指发育不良也属于此类。在 Abdel-Ghani 和 Amro（2004）的报告中，将五手指手列入Ⅵ型拇指发育不良，而对于五指以上的拇指缺损没有描述。在 Mathes S. J.主编的《整形外科学》第二版（2006）和 Upton J.的拇指发育不良的分类中，将五手指手分类为Ⅷ型拇指发育不良，而将五指以上的拇指缺损分类为Ⅸ型拇指发育不良，称为桡侧多指，这有失准确。笔者相信，不管五指手还是六指、七指、八指手，这类拇指畸形和发育不良均应称为多指拇指发育不良，这是因为：其一，它们的病因和治疗原则是相同的。笔者在临床上收治过五指手拇指缺失患儿，也收治过六指、七指手拇指缺失患儿，这些畸形可以单独出现，也可以在同一家族中的多人当中出现。其二，桡侧多指包含第1掌骨存在的桡侧多指，被分类于复拇指畸形，而第1掌骨发育不良的桡侧多指则属于多指拇指发育不良。其三，同一患儿可出现一手为五指手拇指发育不良，另一手为六指手拇指发育不良；也可以表现为患儿为六指手拇指发育不良，其父亲为五指手拇指发育不良。因此，五指以上的多指拇指发育不良均应命名为Ⅵ型拇指发育不良。

（一）临床表现

多指型拇指发育不良包括五指或五指以上手的拇指缺损。一个正常的拇指应具备下列五要素：①位于对掌位的拇指；②拇指为两节指骨，较食指短，其长度齐食指指间关节水平；③有宽阔的第1指蹼——虎口；④第1掌骨区有大鱼际肌；⑤第1掌骨骨骺位于掌骨近心端。

五手指多指型拇指发育不良没有拇指，但是其他手指的形态功能常常良好；遇有六指以上的多指型拇指发育不良，可以出现多种手指发育畸形。Ⅵ型拇指发育不良表现为手部有5个以上手指，所有手指从尺侧到桡侧都生长在同一平面上，缺少两指节对掌位的拇指，桡侧的多余的掌骨为手指掌骨，骨骺位于掌骨远端。由于这类畸形的主要特征为拇指缺损，其治疗原则是以拇指的功能和形态再造为主要目的，因此笔者从20世纪80年代开始，将这类畸形归纳在拇指发育不良中予以叙述，这也是和复拇指畸形六指或七指手的区别。1984年笔者收治了1例5岁男性患儿，双手六指畸形，拇指缺损，尺侧四手指的形态、结构、功能发育良好，没有典型的拇指存在，要求整形。患儿的生母、外祖母均是双手五指手，拇指发育不良，显然，这类畸形常常有家族遗传倾向（图5-27）。

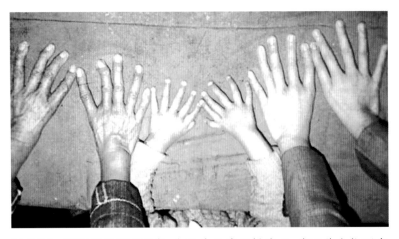

图 5-27　Ⅵ型拇指发育不良：中央为5岁男性患儿，表现为六指手多指型拇指发育不良；两侧分别是患儿的母亲和外祖母，为五指手多指型拇指发育不良

过去,许多作者在先天性拇指发育不良的分类中,都将多指型拇指发育不良归为多指畸形,其实,多指型拇指发育不良的特点是拇指缺损伴有多指畸形,治疗的关键是切除多指,再造拇指。桡侧多指畸形含有各类复拇指畸形,但这类多指畸形存在着具有拇指特征的手指和虎口,虽然伴有明显的拇指发育不良,但难以将其列于Ⅵ型拇指发育不良中。正由于复拇指畸形具有较多的独立于其他畸形之外的特点,故本书专列章节论述;同样,镜影手多指型拇指发育不良也不列入拇指发育不良系列论述。

(二)分型

Ⅵ型拇指发育不良可再分类为多个亚型,如五指性拇指发育不良为Ⅵa型拇指发育不良,六指性拇指发育不良为Ⅵb型拇指发育不良。在临床实践中发现,这类畸形常常有家族遗传倾向,特别是Ⅵb型拇指发育不良,一只手可有七手指以上,伴有拇指完全缺失。

1　Ⅵa型拇指发育不良　五指性拇指缺失,拇指发育不良。在这类五指性拇指发育不良中,又可区分为两类:

(1)Ⅵaa型(手指发育良好型拇指发育不良):表现为五手指存在,拇指发育不良,但尺侧的四指发育良好或基本发育良好(图5-28)。

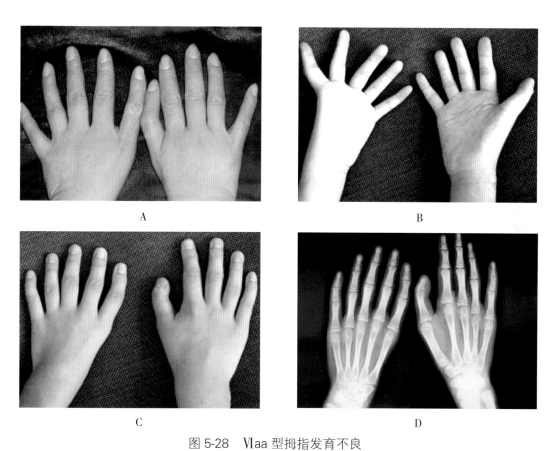

图5-28　Ⅵaa型拇指发育不良
A. 双手Ⅵaa型拇指发育不良　B、C. 左手Ⅵaa型拇指发育不良,右手拇指中度发育不良
D. X线片显示左手第1掌骨骨骺位于掌骨远端,右手拇指中度发育不良,第1掌骨骨骺位于
　掌骨远端,为手指型掌骨,大鱼际肌发育不良

(2)Ⅵab型(手指发育不良型拇指发育不良):表现为五手指存在,全手或尺侧手指短小,常见于综合征性短拇指畸形中(图5-29)。

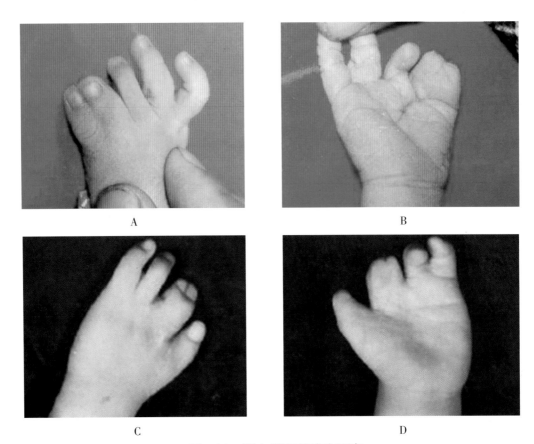

图 5-29 Ⅵab 型拇指发育不良

A、B. 五指存在,拇指缺失或发育不良,其他手指也严重发育不良　C、D. 五手指发育不良,有
拇指存在,但拇指短小,发育不良,大鱼际肌存在

有人将Ⅵaa 型拇指发育不良划入多指畸形一类,但这类畸形手的手指数并没有增加,为五手
指,主要表现为拇指缺失。而且其治疗不能进行单纯性多指切除,必须进行缺损拇指的再造。Ⅵab
型拇指发育不良以全手发育不良为特征,表现为手、手指均有发育不良,短指,五指性拇指缺失。治
疗这类手畸形首要的是进行拇指功能再造,因此将这类畸形划入拇指先天性发育不良较为合适。

　　2　Ⅵb 型拇指发育不良　六指以上的拇指缺失,拇指发育不良。

　　六指以上的拇指缺失,或六指以上的拇指发育不良,其形态和结构有较大的差异,但均表现为
拇指完全缺失,其表现和复拇指畸形有区别(图 5-30)。这类拇指发育不良和Ⅵa 型拇指发育不良类
似,有时表现为显性遗传,如妈妈是Ⅵa 型拇指发育不良,儿子是Ⅵb 型拇指发育不良。

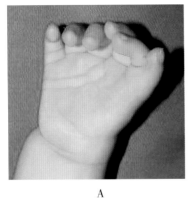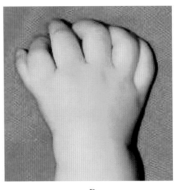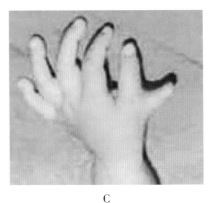

图 5-30　Ⅵb 型拇指发育不良和复拇指畸形

A、B. 多指型拇指发育不良,没有对掌位的拇指存在,没有虎口,大鱼际肌严重发育不良　C. 复拇指畸形,其桡侧第
2 指具有拇指特征

　　VIb 型拇指发育不良(即六指以上的多指型拇指发育不良)和复拇指畸形拇指发育不良是有区别的,后者有一较短的拇指,处于对掌位,有第 1 掌骨,有宽阔的虎口,或有大鱼际肌存在等,但是 VIb 型拇指发育不良和复拇指畸形也可同时存在于同一患儿的左右手之中(图 5-31)。因此,笔者虽然没有将复拇指畸形归纳和分类于本章叙述,但复拇指畸形在本质上还是属于拇指发育不良。

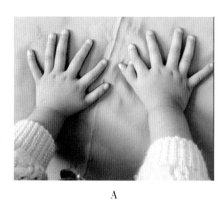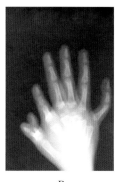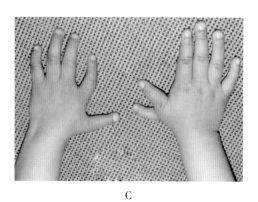

A B C

图 5-31　VIb 型拇指发育不良和复拇指畸形

A、B. 患儿一,左手为VIb 型拇指发育不良,右手为七指复拇指畸形,X 线片显示右拇指发育不良,有类似第 1 掌骨存在
C. 患儿二,左手五指,为Ⅲc 型(外展型)拇指发育不良;右手为桡侧多指,是多指型拇指发育不良中的复拇指畸形

八、Ⅶ型拇指发育不良(蹼状手畸形)

　　Ⅶ型拇指发育不良(type Ⅶ hypoplasia of thumb with polydactyly and syndactyly)又称蹼状手畸形。这类拇指发育不良在文献中分类于并指畸形中,是拇指功能损害最为严重的一种畸形,其治疗以拇指的功能、结构和形态再造为第一要素。从畸形的结构、功能障碍以及治疗方法上来看,它和Ⅵ型拇指发育不良相类似。

　　这类畸形表现为每只手包含 5～8 个手指,有并指和(或)多指,手指屈曲畸形,拇指缺失,整个手的形态有点像蜘蛛状,因此称为蹼状手畸形。

　　笔者曾在 1966 年医治了一例 15 岁女孩,双手和双足均有 8 个以上手指和足趾。

　　根据手指屈曲畸形的程度不同,Ⅶ型拇指发育不良又可分为两种:Ⅶa 型(一般屈曲型),表现为拇指缺失,并指多指畸形,手指数 5～8 个不等,伴有指骨和掌骨发育不良,指间关节轻度屈曲畸形;Ⅶb 型(严重屈曲型),表现为拇指缺失,多指并指畸形,指间关节严重屈曲(90°)畸形(图 5-32、图 5-33)。

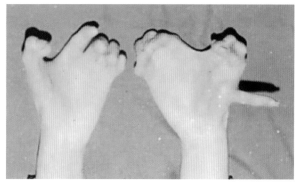

A

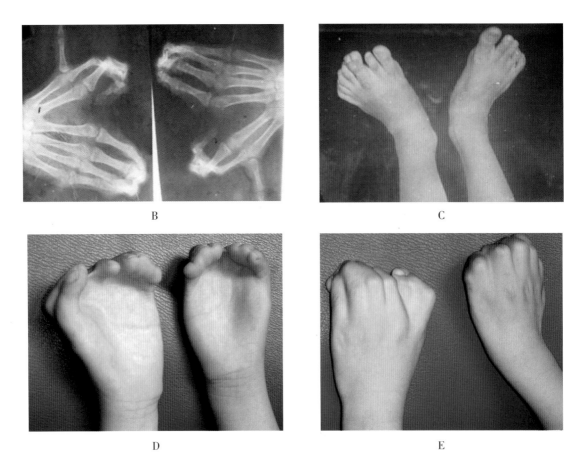

图 5-32　Ⅶa 型拇指发育不良(一般屈曲型)

A～C. 病例一　D、E. 病例二

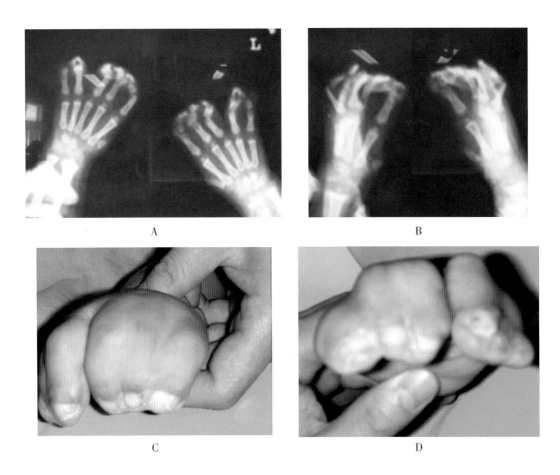

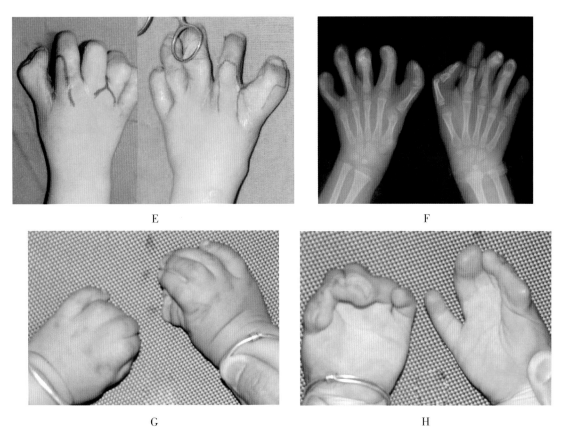

E　　　　　　　　　　　　　　　　　　F

G　　　　　　　　　　　　　　　　　　H

图 5-33　Ⅶb 型拇指发育不良（严重屈曲型）

A～D. 病例一　E、F. 病例二　G、H. 病例三

九、Ⅷ型拇指发育不良（全手发育不良型拇指发育不良）

　　Ⅷ型拇指发育不良（type Ⅷ hypoplasia of thumb）又称全手发育不良型拇指发育不良，表现为全手发育不良，拇指发育不良，包括众多综合征的拇指发育不良，如综合征短拇指、Apert 综合征、Poland 综合征等（图 5-34～图 5-36）。

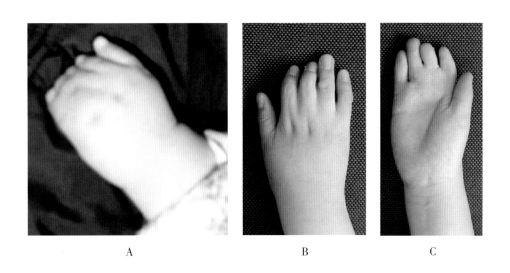

A　　　　　　　　　　B　　　　　　　　　　C

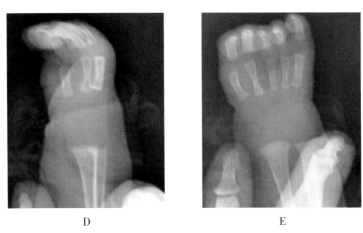

图 5-34　Ⅷ型拇指发育不良，Apert 综合征

A～C. 手外形　D、E. X 线表现

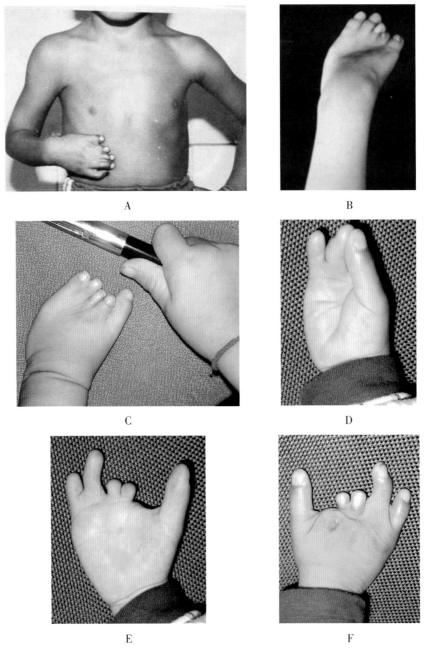

图 5-35　Ⅷ型拇指发育不良，Poland 综合征

A、B. 病例一　C、D. 病例二　E、F. 病例三

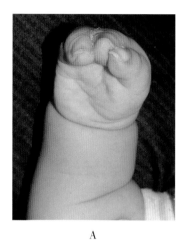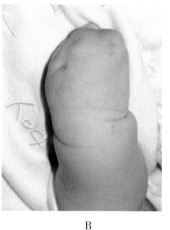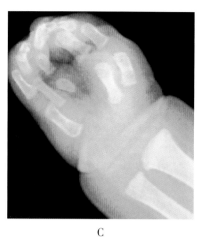

图 5-36　铲形手畸形
A、B. 手外形　C. X 线表现

十、Ⅸ型拇指发育不良（分裂手拇指发育不良）

（一）临床表现

Ⅸ型拇指发育不良（type Ⅸ central ray deficiencies with hypoplasia of thumb）又称分裂手拇指发育不良，属于中央纵列缺损拇指发育不良，表现为拇指完全缺失或畸形，手呈分裂状畸形。

（二）分型

此型拇指发育不良可分为以下几种亚型：

1 Ⅸa 型拇指发育不良　又称为四指分裂手拇指发育不良，表现为四指手，伴有拇指缺失，拇指发育不良，并指畸形（图 5-37）。

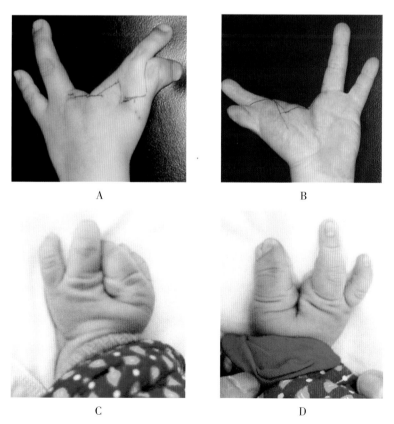

图 5-37　Ⅸa 型拇指发育不良（四指分裂手）
A、B. 第 1、2 手指并指畸形，四指分裂手　C、D. 第 1、2 手指并指畸形，拇指发育不良

2 Ⅸb 型拇指发育不良　又称为三指分裂手拇指发育不良（图 5-38）。

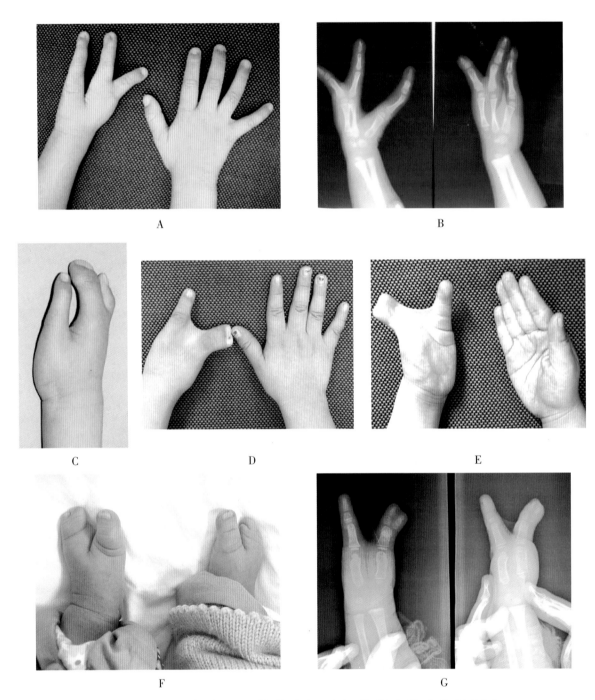

A

B

C

D

E

F

G

图 5-38　不同类型的Ⅸb 型拇指发育不良（三指分裂手拇指发育不良）

A、B. 左手三指分裂手的手外形和 X 线表现　C～E. 左手第 2、3 手指完全性并指　F、G. 宽扁手指的手外形和 X 线表现

3 Ⅸc 型拇指发育不良　又称为二指分裂手拇指发育不良，表现为二指手，伴有拇指缺失，拇指发育不良（图 5-39），手术治疗以拇指再造为主。

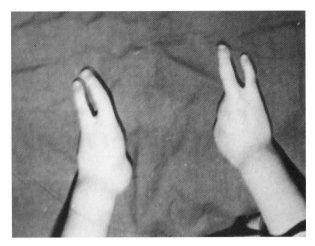

图 5-39　Ⅸc 型拇指发育不良（二指分裂手拇指发育不良）

4　Ⅸd 型拇指发育不良　又称为一指分裂手拇指发育不良，表现为拇指完全缺失，手指发育不良，整个手仅存有一指（图 5-40），手术治疗以拇指再造为主。这类拇指发育不良多为双侧性，常常伴有双侧一趾分裂足。笔者曾遇到过 2 例一指分裂手畸形患儿，足部血管也有发育不良，因此，在选择足趾游离移植拇指再造手术前，应进行血管发育情况的检查，以判断能否进行成功的足趾游离移植拇指再造。

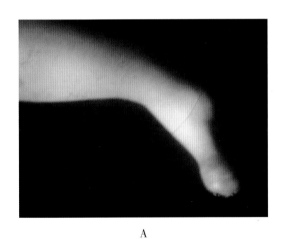
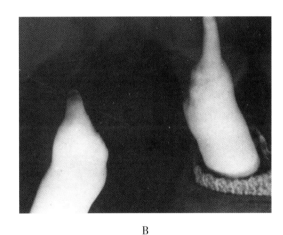

A   B

图 5-40　Ⅸd 型拇指发育不良（一指分裂手拇指发育不良）
A. 整个手仅存一指，拇指缺失　B. 一指分裂手伴一趾分裂足

十一、X 型拇指发育不良（环状缩窄带综合征拇指发育不良）

（一）临床表现

X 型拇指发育不良（type X constriction ring syndrome with hypoplasia of thumb）又称环状缩窄带综合征拇指发育不良，表现为拇指短小，远端缺损，伴有环状缩窄畸形（图 5-41）。

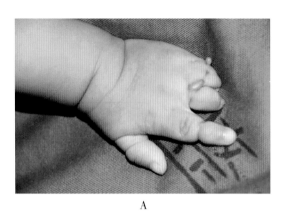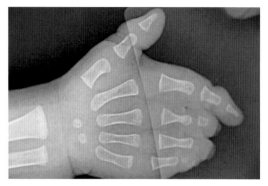

A   B

图 5-41　X 型拇指发育不良
A. 手外形　B. X 线表现

　　肢体先天性环状缩窄伴有拇指发育不良常诊断为肢体先天性环状缩窄畸形，而将拇指发育不良作为症状表现之一。X 型拇指发育不良可表现为拇指环状缩窄，或先天性拇指断指畸形，也可能伴有其他畸形。因此，在先天性环状缩窄畸形中，只有拇指先天性断指属于拇指先天性畸形，其他单纯的拇指环状缩窄畸形，多半作为环状缩窄带综合征的症状表现。

　　（二）典型病例

　　1 病例一　　患儿左手拇指及小指呈环状缩窄畸形，拇指轻度发育不良，手指中节和远节指骨明显短缺和发育不良，食、中、环三指完全缺损，诊断为拇指手指环状缩窄畸形（图 5-42）。此型也可能表现为拇指轻度发育不良，其他手指环状缩窄或先天性断指；或身体多处先天性环状缩窄畸形，伴有拇指轻度发育不良等。

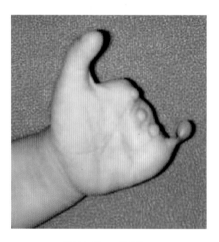

图 5-42　病例一

　　2 病例二　　在 X 型拇指发育不良环状缩窄带综合征中，也可见到全手及前臂发育不良，伴有拇指严重发育不良的患者。患儿右前臂、右手和右拇指严重发育不良，右食指缺失，中指大部缺失，末端环状缩窄，环指小指并指，发育不良（图 5-43）。

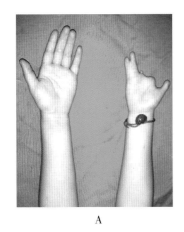
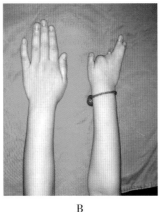
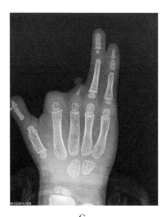

A B C

图 5-43 病例二

A、B. 手外形 C. X 线表现

第五节 先天性拇指发育不良的治疗

一、拇指功能再造的基础

先天性拇指发育不良的治疗目的是进行拇指功能和外形的再造,治疗方法包括:①第 1 指蹼再造,即加深第 1 指蹼,进行虎口再造;②拇指延长;③第 1 掌骨局部外形修整(掌骨指化),拇指形态再造;④拇指指甲的修复重建;⑤肌腱移植进行动力功能再造;⑥掌指关节、腕掌关节的修复再造;⑦食指或桡侧手指拇指化拇指再造;⑧足趾移植拇指再造,或其他皮瓣、植骨拇指再造等。

（一）拇指缺损的分类和手术方法的选择

拇指缺损包括先天性和后天性拇指缺损,先天性拇指发育不良中的拇指修复和再造,其基本原理类同于相关的拇指再造方法。

笔者 1980 年将拇指缺损分成六类(图 5-44):Ⅰ类拇指缺损,拇指远节不全缺损;Ⅱ类拇指缺损,拇指指间关节远端缺损;Ⅲ类拇指缺损,拇指近节指骨区缺损;Ⅳ类拇指缺损,拇指掌指关节远端缺损,拇指完全缺损;Ⅴ类拇指缺损,包含第 1 掌骨部分缺损的拇指缺损;Ⅵ类拇指缺损,腕掌关节平面的拇指缺损。

各类拇指缺损再造的手术方法见表 5-9,可根据先天性拇指发育不良中拇指缺损的类型来选择。

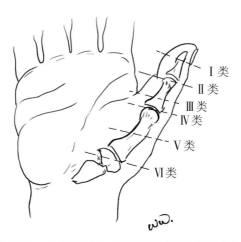

Ⅰ类
Ⅱ类
Ⅲ类
Ⅳ类
Ⅴ类
Ⅵ类

图 5-44 拇指缺损的六类分类法(王炜分类)

表 5-9　拇指缺损再造的手术方法选择

缺损类型	手术方法
Ⅰ、Ⅱ类拇指缺损	1. 拇指延长术,包含掌骨指化、指骨延长等 2. 虎口加深,或掌骨延长＋虎口加深 3. 甲床移植术 4. 部分足趾移植术 5. 踇甲瓣或第 2 足趾甲瓣移植术 6. 足趾 V 形趾蹼皮瓣游离移植术
Ⅲ类拇指缺损	1. 拇指延长术,包含掌骨指化、拇指脱套植骨延长、指骨延长等 2. 拇指背及指蹼皮瓣瓦合移植植骨拇指再造术 3. 足趾移植植骨拇指再造术 4. 踇甲瓣或第 2 足趾甲瓣移植植骨拇指再造术 5. 足趾 V 形趾蹼皮瓣移植植骨拇指再造术 6. 皮管加植骨拇指再造
Ⅳ类拇指缺损	1. 第 2 足趾移植术 2. 扩大第 2 足趾移植术 3. 拇指背及指蹼皮瓣瓦合移植植骨拇指再造术 4. 踇甲瓣或第 2 足趾甲瓣移植植骨拇指再造术 5. 足趾 V 形趾蹼皮瓣移植植骨拇指再造术 6. 手指转位拇指再造 7. 皮瓣游离移植加植骨 8. 皮管加植骨
Ⅴ、Ⅵ类拇指缺损	1. 扩大第 2 足趾移植术 2. 扩大踇趾移植术 3. 手指转位拇指再造 4. 扩大踇甲瓣或第 2 足趾甲瓣移植植骨拇指再造术 5. 皮瓣游离移植加植骨 6. 皮管加植骨

(二)拇指整形和美学再造的基本原则

先天性拇指发育不良的拇指再造,因患儿年龄幼小,手部可能伴有血管、神经、骨、关节、肌肉、肌腱、韧带、筋膜、腱膜等多处、多种组织的发育不良和畸形,因此,在手术方法的选择上应以拇指功能形态的美学再造为主,手指拇指化为首选的手术方案。在手指拇指化的手术设计中,包含食指拇指化、桡侧手指拇指化、桡侧手指掌骨指化、虎口加深拇指延长等。足趾游离移植也是可选择的手术方案,足趾游离移植拇指再造后随访结果令人满意,证明其功能良好,移植的足趾能随年龄的成长而生长。但是,足趾游离移植拇指再造对于拇指先天缺失不应作为首选的适应证,只能作为一种可考虑选择的手术方法。在局部没有可替代的供区时,可选用足趾游离移植拇指再造或废用手指游离移植拇指再造。拇指美学再造包含再造拇指的长短、粗细、指节形态、指腹、指甲形态、动态功能及形态等,均需一一仔细设计。

在先天性拇指发育不良病例中,除了全身性发育畸形以外,还伴有不同程度的手部皮肤、皮下组织、肌肉、肌腱、骨、关节、韧带、筋膜、神经、血管的畸形和发育不良,手术医师必须在术前仔细检查,对患手的形态、结构、功能状况作出全面和准确的评价,同时对全身发育状况有所认识和思考,只有这样,才能较完善地进行先天性拇指发育不良的拇指再造。

(三)各类先天性拇指发育不良的治疗原则

1　Ⅰ型拇指发育不良(图 5-45)

(1)临床表现:拇指虽短、小、窄,伴有轻度内收或外展畸形,但拇指的支持及动力结构存在,功能基本存在。

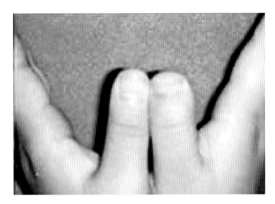

图 5-45　Ⅰ型拇指发育不良

（2）治疗原则：一般无须治疗，也可选择拇指美学整形治疗、拇指延长术、拇指成角畸形矫正以及指甲畸形矫正等。短拇指畸形是拇指畸形中的一类，其治疗不在本节叙述。

2　Ⅱ型拇指发育不良（图 5-46）

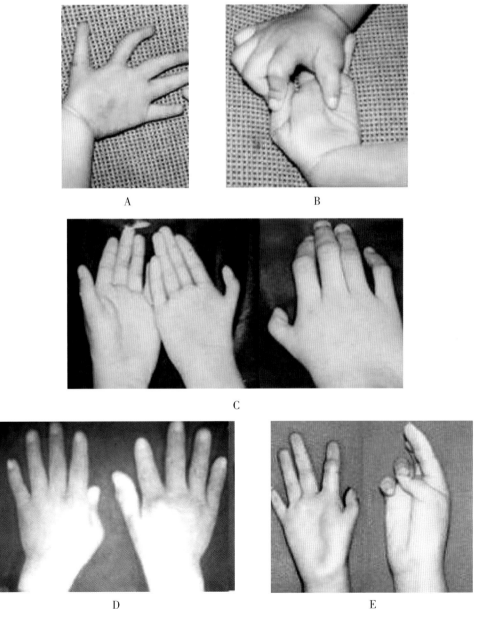

图 5-46　Ⅱ型拇指发育不良

（1）临床表现：拇指明显发育不良,形态及功能有明显损害。

（2）治疗原则：

1）矫正拇指内收畸形,张开狭窄的虎口。

2）大鱼际肌发育不良的治疗包括拇指对掌功能再造,常采用环指或小指指浅屈肌腱转位移植,腕屈肌、肱桡肌等也可作为动力再造的肌肉供区。

3）矫正拇指屈曲畸形。

4）拇伸功能再造采用桡侧腕长伸肌腱转移加掌长肌腱移植、食指固有伸肌转移等。

5）矫正拇指指间关节屈曲畸形前须查明其原因,由拇长屈肌止点和拇长伸肌腱融合所致者,作拇长屈肌止点重建修复或拇指指间关节融合等。

6）拇指支持结构的修复重建应包括掌指关节侧副韧带的紧缩,以提高腕掌关节的稳定性。由骨支持结构畸形造成指间关节畸形者,作相应畸形的矫正。

3 Ⅲ型拇指发育不良(图 5-47)

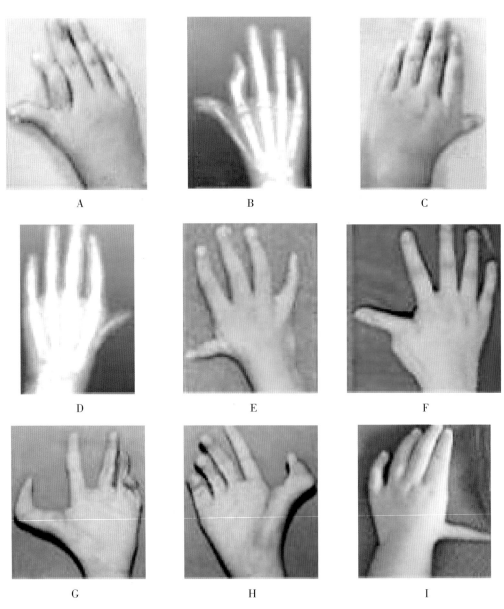

图 5-47 Ⅲ型拇指发育不良
A、B. Ⅲa 型 C～E. Ⅲb 型 F～I. Ⅲc 型

（1）临床表现：拇指重度发育不良。

（2）治疗原则：

1）Ⅲa型拇指发育不良给予虎口开大，作相应动力缺损功能再造。

2）Ⅲb型拇指发育不良由于拇指功能基本丧失，常常需要考虑作拇指再造。如果是单纯的腕掌关节发育不良，可考虑做显微外科跖趾移植腕掌关节再造术。

3）Ⅲc型拇指发育不良为外展型拇指发育不良，需作外展畸形的矫正和相应关节的功能再造；或切除外展的手指，行手指拇指化治疗、拇指再造等。

4 Ⅳ型拇指发育不良（图5-48）

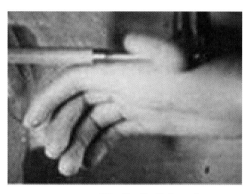

图 5-48　Ⅳ型拇指发育不良

（1）临床表现：浮动性拇指。

（2）治疗原则：浮动性拇指切除，以食指拇指化治疗为首选。

5 Ⅴ型拇指发育不良（图5-49）

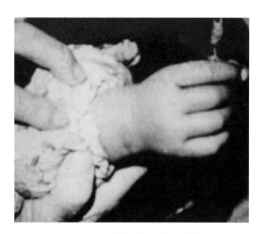

图 5-49　Ⅴ型拇指发育不良

（1）临床表现：拇指缺失，拇指发育不良。

（2）治疗原则：以食指拇指化治疗为最佳选择。

6 Ⅵ型拇指发育不良（图5-50）

（1）临床表现：多指型拇指发育不良。

（2）治疗原则：

1）桡侧手指缩短移植拇指再造。

2）多指切除，桡侧手指缩短移植拇指再造。

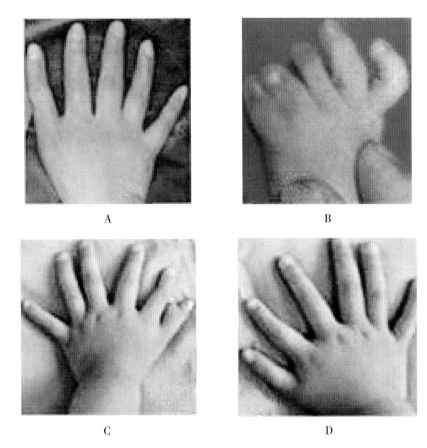

图 5-50　Ⅵ型拇指发育不良
A. Ⅵaa 型　B. Ⅵab 型　C、D. Ⅵb 型

3）多指切除,虎口指蹼加深,桡侧手指缩短移植拇指再造。

4）切除手指的岛状皮瓣移植,作再造拇指的体积增大和形态修整。

7　Ⅶ型拇指发育不良(图 5-51)

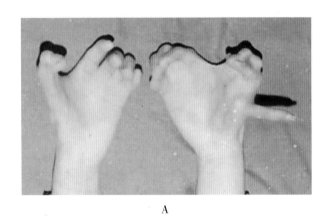

图 5-51　Ⅶ型拇指发育不良
A. Ⅶa 型　B. Ⅶb 型

（1）临床表现:并指多指,拇指发育不良,手指数量在 5 个以上,可能是六、七、八指手的多指并指畸形。

（2）治疗原则:做拇指再造和并指分指手术,屈曲手指畸形矫正,指伸功能动力再造。

8　Ⅷ型拇指发育不良（图 5-52）

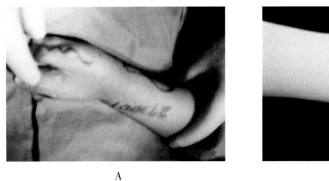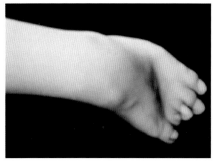

图 5-52　Ⅷ型拇指发育不良

（1）临床表现：全手发育不良伴拇指发育不良，蹼状手畸形。

（2）治疗原则：采取并指分指手术和桡侧手指移植拇指再造，包括桡侧手指掌骨截骨、旋转、对掌位固定，虎口加深再造等。

9　Ⅸ型拇指发育不良（图 5-53）

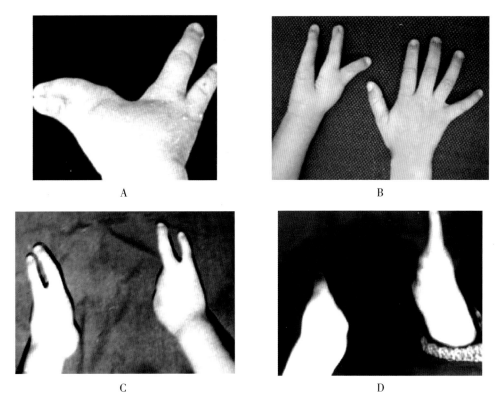

图 5-53　Ⅸ型拇指发育不良

（1）临床表现：中央纵列缺损，分裂手畸形。

（2）治疗原则：分裂手畸形矫正，拇指再造。

10　Ⅹ型拇指发育不良（图 5-54）

（1）临床表现：先天性环状缩窄带综合征伴拇指发育不良。

（2）治疗原则：环状缩窄矫正，根据畸形状况作拇指修复重建和手指再造。

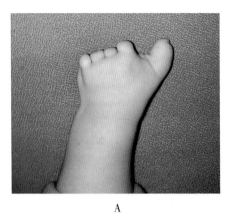
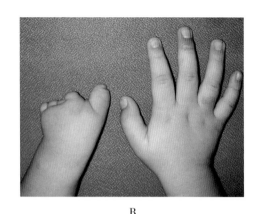

A   B

图 5-54　X 型拇指发育不良

二、手术时机和术前准备

拇指发育不良的手术包括拇指再造、虎口再造、拇指动力再造、拇指的形态美化再造等。

（一）手术时机

早期手术治疗是拇指发育不良的选择，这项治疗涉及生理和心理双重因素。6～7 个月婴儿的拇指对掌功能逐步发育，在 1 岁以内拇指握持功能发育完成之前完成拇指再造是一个合理的选择。只要患儿全身状况良好，早期手术是适宜的，一般认为可在 1～3 岁时完成拇指再造手术。Buck-Gramcko 曾报告为仅 11 周的婴儿进行这类手术。只要具有麻醉安全的条件，在婴儿早期进行手术矫正是合理的，但笔者一般愿意选择在患儿 6～7 月龄时进行拇指再造，因为此时拇指的对掌活动发育较为充分（图 5-55）。

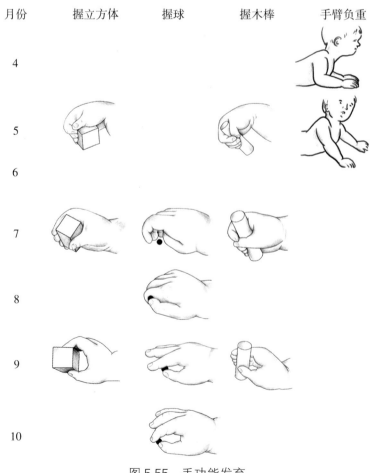

图 5-55　手功能发育

婴儿时期多半采取手指拇指化拇指再造；如采用显微外科足趾移植拇指再造，在 2 岁以后手术较为安全。手术时机的选择应以保证生命安全为第一要素。先天性手畸形的整形手术特别要求微创、精确、最佳组织移植以及外形功能再造的手术设计，它们均要求应用显微外科技术，手术者应予以充分重视。

（二）术前准备

因为患儿可能伴有其他器官的异常，特别是心血管系统畸形、消化系统畸形、血液系统发育不良等，术前应做全面的体格检查并予以确诊，排除手术禁忌证。

肢体血管的发育异常也是常见的并发症，需仔细检查及诊断。在手部先天性畸形中，桡动脉缺失常见于桡侧球棒手拇指缺损、指固有血管发育不良，还可见于一指分裂手拇指缺失、二指分裂手拇指缺失等。这些均应在术前予以确诊，否则在手术中疏忽可能会使转移的手指发生意外。

手部桡动脉缺失的病例常有较粗大的正中动脉（骨间掌侧动脉）存在，只要手术中注意保护转移手指的血管不受损伤，一般情况下不致造成转移手指的坏死。在准备转移手指前，应仔细测试转移手指的血供。

在选择足趾移植拇指再造时，无论是足部的供区还是手部的受区，均可能伴有血管发育不良，因此，手术前应对供、受区的血管状况有所了解，并将手术可能发生的意外向家属阐明。

先天性拇指缺失手术时患儿一般只有 1～3 岁，肌腱、血管、神经都十分细小，只有借助手术放大镜或手术显微镜进行手术操作，才能准确无误地进行拇指及其动力功能的再造。年长儿童的桡侧球棒手拇指缺损再造也是整形和美学再造手术，无论是皮瓣的设计，骨、关节的处理还是切开、缝合方面，都应该贯彻显微外科的操作原则——微创操作，美学雕塑，使手术效果达到形态功能良好。

三、常用手术方法

（一）Ⅱ型拇指发育不良和短拇指畸形的治疗

Ⅱ型拇指发育不良和短拇指畸形的表现包括：①拇指短小；②虎口狭窄；③手内肌发育不良；④手外肌发育不良；⑤掌指关节不稳定，常表现为侧副韧带松弛。针对这些问题，可选择下列手术：

1 拇指指骨、掌骨延长 短拇指畸形有时表现为拇指短小，但手内、外肌发育尚好，并有一宽阔的虎口，短拇指具有伸、屈、内收、外展及对掌功能，可进行拇指指骨或掌骨延长。目前多选用近节指骨、掌骨截骨延长或植骨延长等。手术在全麻或臂丛麻醉下进行。采用指骨或掌骨中段梯形截骨，也可作斜行或横行截骨，在截骨的两端置入骨延长器的臂，将其插入外置的延长器上，每日或每隔 1～2 日延长 1mm，直至需要的长度为止。骨延长达到目标长度后，继续使用外固定支架 3 周，等待截骨区的愈合及稳定；也可在截骨后进行髂骨片移植，并用钢丝或克氏针固定 6 周，待骨愈合后拔除克氏针。但指骨或掌骨截骨后常常因为没有足够的空间，使髂骨片移植发生困难。

2 拇指动力功能再造 Ⅱa、Ⅱb、Ⅱc 型拇指发育不良多半采取拇指动力功能再造，可取得较好的效果。拇指中度发育不良以大鱼际肌发育不良最为多见，其治疗方法包括拇指对掌功能再造，有的病例尚需做虎口开大手术。大鱼际肌动力再造的主要目的是重建拇指的对掌功能，常用环指指浅屈肌转移，也可选择其他肌腱转移作为动力。在对掌功能重建中，制造滑车是重要步骤，以尺侧腕屈肌腱作为滑车是经典的手术方法。

（1）手术方法（环指指浅屈肌转移对掌成形术）：传统的方法是作环指近节指间关节尺侧旁正中切口，暴露指浅屈肌腱分叉处。此切口虽暴露良好，但是直线切口创伤大，笔者更愿意选择在环指近节基底横纹处作横切口，使环指屈曲，借助皮肤拉钩即可暴露环指指浅屈肌远端止点处。在环指到腕部、腕部到拇指掌指关节处制造隧道，使对掌动力肌腱通过。在腕横纹处作横切口，暴露尺侧腕屈肌腱,切取桡侧一半肌腱约 3cm,卷成纽孔样制成滑车。环指指浅屈肌腱穿过纽孔滑车,止于拇指掌指关节远端,并缝合固定。肌腱缝合前使拇指维持对掌位张力。

笔者有时将环指指浅屈肌腱作为动力腱,掌筋膜作为滑车,手术创伤较小,效果良好。Ⅱb、Ⅱc型拇指发育不良的动力重建手术类似于此。

(2)典型病例:患儿男,1 岁,左手Ⅱa 型拇指发育不良,拇指大鱼际肌发育不良,取环指指浅屈肌移植,作左拇指对掌肌功能再造。全身麻醉下,在左手环指近节指横纹处作一切口,然后在远端掌横纹处再作一切口。将环指指浅屈肌腱从远端掌横纹小切口取出,经掌腱膜浅层皮下通路形成掌腱膜制造滑车,到达拇指掌指关节后环绕一周,由桡侧转向尺侧,止于拇指掌指关节水平线的远方。经切口作肌腱止点固定,拇指对掌功能重建,手术后拇指处于对掌位(图 5-56)。

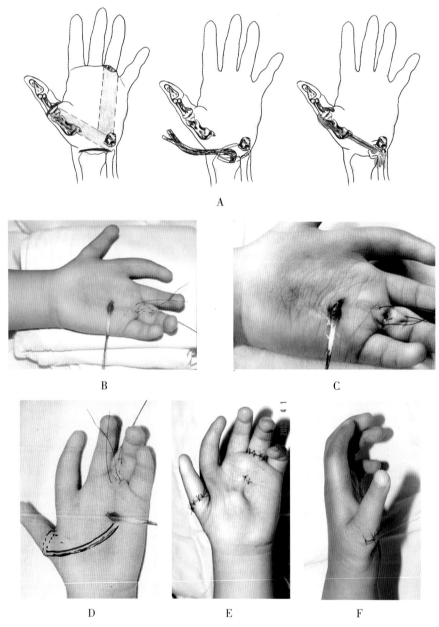

图 5-56　环指指浅屈肌腱对掌动力重建
A. 三个手术切口以及环指肌腱切取、转移、固定示意图　B～D. 取环指指浅屈肌腱作对掌动力重建　E、F. 术后手外形

3　虎口开大和相应畸形的矫正　包括开大虎口,相应韧带、挛缩肌肉的松解,以及皮肤缺损的修复重建。其中皮肤缺损的修复重建有多种选择,包括加深第1指蹼、Z成形、游离植皮或皮瓣移植等。皮瓣移植除了采用骨间背侧逆行皮瓣外,还可以选用前臂桡侧或尺侧逆行皮瓣、腹股沟皮瓣、上臂内侧或外侧皮瓣、足背皮瓣等。

4　拇指内收畸形的矫正　拇指内收畸形矫正包括虎口开大、拇指屈曲畸形矫正、拇伸肌腱和拇展肌腱动力再造等。在矫正拇指内收畸形时,虎口开大是常用的和首要的基本技术,具体手术方法如下:

（1）食指或拇指背皮瓣旋转移植虎口开大术:对于先天性手畸形的严重虎口狭窄,局部Z成形手术难以达到矫正目的者,可采用食指或拇指背皮瓣旋转移植修复,这也是临床上首选的手术方法。虽然也可采用远处皮瓣带蒂移植或游离移植,但无论是形态还是功能的再造都较复杂,因此较少被选用。

食指或拇指背旋转皮瓣的制备:在食指或拇指背侧设计皮瓣的长宽比例为2:1、2.5:1或3:1。沿切口设计线切开皮肤,直达指伸肌腱腱膜表面,使皮肤和皮下的静脉保留在皮瓣内。在手掌侧设计切口,将制备好的指背皮瓣旋转到虎口和手掌,达到虎口扩大的目的(图5-57)。

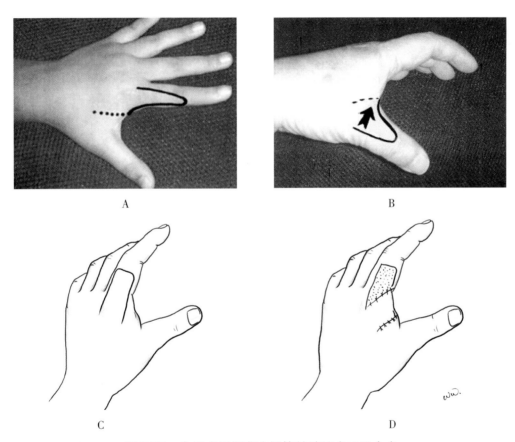

图 5-57　食指或拇指背皮瓣旋转移植虎口开大术
A、B. 在手背设计切口（虚线部分）　C、D. 修复虎口狭窄

（2）Z形对偶三角皮瓣移植虎口开大术:通常简称为Z成形虎口开大术。设计1、2两三角形皮瓣,其中轴位于拇指和食指的手掌手背相连处,皮瓣角度宜在45°～60°之间。皮瓣切开时直达皮下深筋膜,勿伤及指神经和血管,行对偶交叉移植,达到虎口扩大的目的(图5-58)。

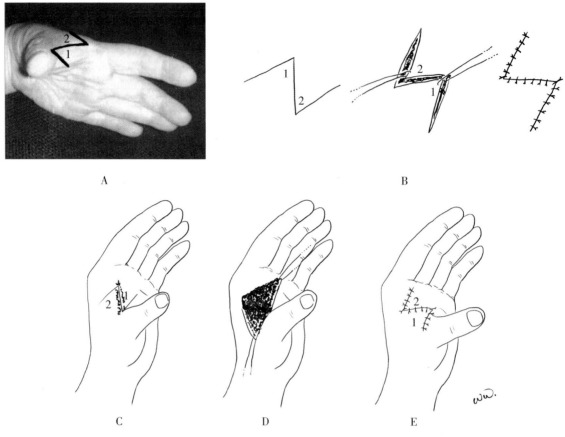

A

B

C   D   E

图 5-58　Z 形对偶三角皮瓣移植虎口开大术
A、B. 设计 Z 形皮瓣　C～E. 修复虎口狭窄

（3）四瓣法虎口开大术：四瓣法虎口开大是 Z 形对偶三角皮瓣移植虎口开大术的延伸。四瓣法修复虎口狭窄有两种设计方案，即双 Z 形皮瓣对偶转移和四皮瓣交叉转移移植。按设计切开皮肤、皮下组织，松解筋膜，作 1、2 三角皮瓣对偶交叉转移，3、4 三角皮瓣对偶交叉转移；或作 1、3 三角皮瓣对偶交叉转移，2、4 三角皮瓣对偶交叉转移。皮瓣角度宜在 30°～45°之间或再大一点，但是皮瓣夹角过大时，在旋转移植缝合时容易产生张力不等（图 5-59）。

（4）五瓣法虎口开大术：即 V-Y 皮瓣整形加双 Z 形对偶三角皮瓣移植，皮瓣角度宜设计在45°～60°之间（图 5-60）。

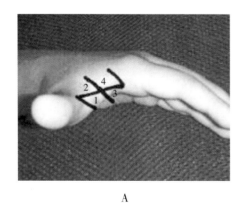

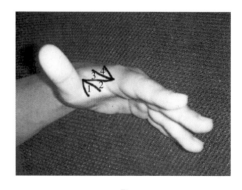

A   B

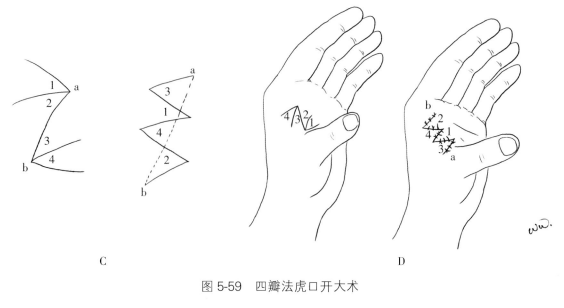

图 5-59　四瓣法虎口开大术

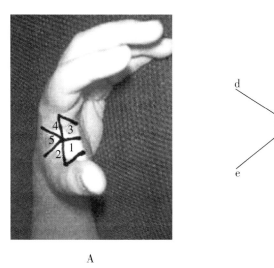

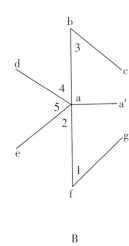

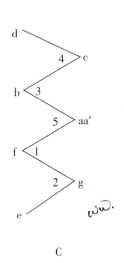

A　　　　　　　　　　B　　　　　　　　　　C

图 5-60　五瓣法虎口开大术

5　拇指屈曲畸形的矫正　在Ⅱ型拇指发育不良中,拇指内收畸形和屈曲畸形常同时存在。拇指屈曲畸形与拇短屈肌发育不良、挛缩有关,也可能与拇伸肌发育不良有关。由于存在拇收肌或拇短屈肌发育不良和挛缩,应予以松解、延长或切断矫正,严重者可考虑选择掌板前移。对于拇长伸肌发育不良者,宜作拇长伸肌动力再造,常采取食指固有伸肌转移、桡侧腕长伸肌转移加掌长肌腱移植作拇长伸肌动力再造。

6　手外肌发育不良的治疗　手外肌发育不良包括拇伸肌发育不良及拇屈肌发育不良。拇伸肌发育不良多半采取食指固有伸肌腱转移,也可选用桡侧腕长伸肌作为动力腱。如果是单纯性肌腱联合异常,表现为拇长屈肌腱与拇长伸肌腱装置间的异常联合,可作异常肌腱联合的切除或切断;如果估计屈、伸拇指的力量还不足,也可同时进行肌腱转移。拇屈肌发育不良多半选用环指指浅屈肌腱转移进行修复,拇伸肌发育不良可选用食指固有伸肌腱转移修复。

7　掌指关节侧副韧带松弛的矫正　可采用侧副韧带前移固定,也可采用肌腱移植替代。侧副韧带再造术后掌指关节处于伸直位,克氏针固定 3 周,拔除克氏针后白天可进行功能活动,夜晚继续用支具制动 3 周。

（二）Ⅲ型拇指发育不良的治疗

此类畸形的治疗方法变化多端,故必须周密规划,取得医患的深刻认同后再执行。

Ⅲ型拇指发育不良是拇指先天性发育不良中变化最多的一类,其功能损害程度也变化多端,从手指、拇指、第1掌骨发育不良到掌指关节、腕掌关节、手内肌、手外肌发育不良,再到拇指的生长方向、位置畸形等,但是,这类畸形总是有一个形态和结构类似拇指的手指存在。Ⅲ型拇指发育不良根据畸形的严重程度又可分成Ⅲa、Ⅲb、Ⅲc三型,不同的畸形对手功能影响也不同,从拇指功能不全到拇指功能缺失,再到病态拇指的存在,影响全手的功能。如Ⅲc型为先天性外展型拇指重度发育不良畸形,拇指虽存在,但是没有任何功能。对于这类拇指发育不良没有统一的手术方法,只有根据手功能的缺失状况进行个别设计,多半选择畸形外展拇指切除,拇指再造。

Ⅲ型拇指发育不良的治疗决策来源于对畸形手的手指、拇指的形态、位置、大小、粗细、肌力、虎口状况,以及各种支撑结构和动力装置所进行的综合评定结果。

1 对于结构畸形、缺损的拇指,可根据拇指的骨、关节结构和手内、外肌的畸形状况进行修复和重建,可采取替代的方法,或显微外科的组织、器官游离移植进行修复。

2 对于无功能拇指或外展型拇指,或第1掌指、腕掌关节严重发育不良者,如果无法修复,可采取无功能拇指全切除或部分切除,桡侧第1手指转位拇指化加第1指蹼再造,同时进行再造拇指的动力功能重建。外形丑陋且无功能的外展型拇指部分切除,是为了利用其保留部分的组织,作为再造拇指的美学重塑和功能重建的组织供区。

3 对于严重发育不良的拇指或外展型拇指,如具有可利用的第1掌骨或第1腕掌关节时,可考虑进行足趾移植、扩大足趾移植或部分足趾移植再造拇指;也可采取跖趾关节移植再造掌指关节或腕掌关节等。

4 对于严重发育不良的拇指或外展型拇指,如具有可利用的指骨和掌骨时,可考虑利用原有指骨和掌骨矫正畸形,并选择结构和功能相似的组织作适当的动力装置再造,也可作为拇指形态和功能再造的组织移植供区。

典型病例:女性,16岁,右手Ⅲc型拇指发育不良,即外展型拇指发育不良。严重功能不全性拇指畸形,右拇指外展,掌屈曲畸形,虎口狭窄,大、小鱼际肌发育不良,拇指屈、伸、内收、外展、对掌功能严重障碍,X线显示掌指关节发育尚可。术前评定认为,拇指外展畸形主要是拇指桡侧挛缩所致,因此,手术以矫正皮肤、肌腱、关节、韧带畸形为主。手术在臂丛神经麻醉下进行。首先矫正拇指桡侧偏斜畸形,在拇指掌指关节背侧设计舌状皮瓣,蒂在远心端,将舌状皮瓣带蒂转移到拇指掌指关节桡侧的纵向切口内,矫正拇指桡侧皮肤短缺。再进行掌指关节整形,切开皮肤、皮下组织后,暴露拇伸肌腱帽,切开拇伸肌腱帽,缩短拇长伸肌腱,切断掌指关节侧副韧带,延长桡侧掌指关节侧副韧带,克氏针掌指关节固定(图5-61)。

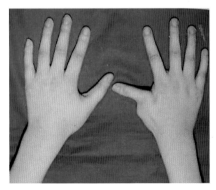
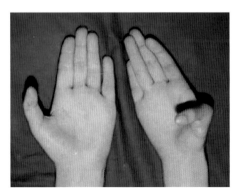

A   B

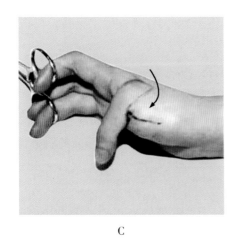
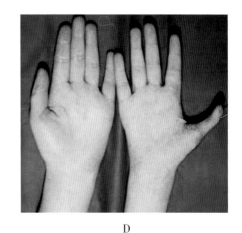

图 5-61　Ⅲc 型拇指发育不良的治疗

A、B. 右手Ⅲc 型拇指发育不良,手背及手掌观　C. 手术设计:外展型拇指转位,在
拇指背侧设计一舌状皮瓣,旋转移植后修复拇指屈曲和外展,并进行相应的肌腱、
关节、韧带的修复和重建　D. 术后手外观

5 对于无功能或严重功能不全性拇指畸形(包含内收型拇指发育不良),可采取以下方法:

(1)无功能的内收型拇指全切除或部分切除,桡侧第 1 手指转位拇指化加第 1 指蹼再造(即虎口再造),同时进行再造拇指的动力功能重建;或无功能的内收型拇指全切除或部分切除,作为再造拇指美学重建的组织移植供区。

(2)如果发育不良的内收型拇指具有可利用的第 1 掌骨或第 1 腕掌关节,可考虑进行足趾移植或扩大足趾移植再造拇指。

(3)食指转移或桡侧第 1 手指转移是先天性拇指发育不良的基本手术方法,适用于多种拇指发育不良或拇指缺失的再造,包括Ⅳ型拇指发育不良(浮动性拇指)、Ⅴ型拇指发育不良拇指先天性全缺损和Ⅵ型拇指发育不良的拇指再造等。

（三）Ⅳ型拇指发育不良(浮动性拇指)的治疗

此类畸形的治疗方法为切除废用的浮动性拇指,取食指转位拇指再造。手术设计及手术方法详见Ⅴ型拇指发育不良的桡侧第 2 手指转位拇指再造(图 5-62)。

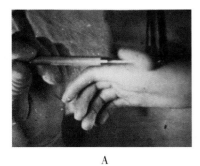
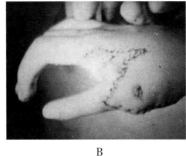
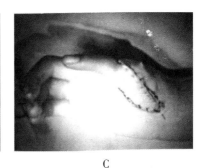

图 5-62　切除废用的浮动性拇指,食指转位拇指再造

（四）Ⅴ型拇指发育不良的治疗

Ⅴ型拇指发育不良是拇指发育不良的典型类别,表现为拇指完全缺失,包括第 1 腕掌关节在内的拇指所有结构均缺损,其他四手指的形态、结构、功能良好。其拇指再造手术包括第 1 掌骨再造,掌指关节再造,第 1 腕掌关节再造,手内肌、手外肌动力再造等,食指拇指化是最佳手术方案。

1 手术方法　对于先天性拇指发育不良拇指功能再造的手术方法,全世界同行均以 Buck-

Gramcko 的食指拇指化设计为基础,笔者在此基础上作了改良,称为桡侧手指转位拇指再造手术,其具体步骤如下:

（1）皮瓣设计:手术要求是桡侧手指转位再造拇指,将桡侧手指缩短,旋转成对掌位。其要点包括:①再造的拇指有两指节,其长短、粗细、横径与前后径的比例和指甲形态接近正常拇指;②再造拇指位于对掌位,有一宽阔的虎口;③具有稳定的第 1 腕掌关节、掌指关节和指间关节;④能有效完成展、收、屈、伸四方位的活动并具有旋转功能;⑤伸、屈、收、展、旋转功能的肌力达到 4＋级,争取达到 5 级。

为达到上述效果,具体设计步骤如下:

1）再造拇指长度的设计:有两种方法（图 5-63）:①根据健侧拇指的长度设计再造拇指的长度,测量从拇指尖到拇指腕掌关节的距离;②测量从食指腕掌关节中心到食指近节指间关节掌侧横纹处的距离,可作为再造拇指长度的参考值。1～4 岁儿童的拇指长度为 5.5～8cm。

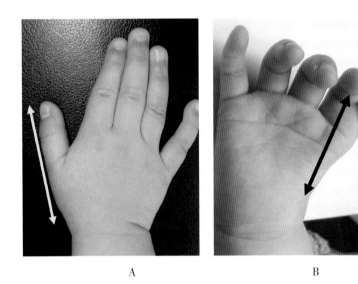 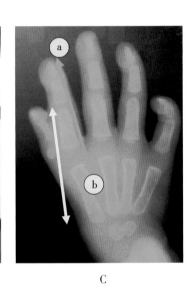

A   B   C

图 5-63 再造拇指长度的设计

A. 测量从拇指尖到拇指腕掌关节的距离   B. 测量从食指腕掌关节中心到食指近节指间关节掌侧
横纹处的距离   C. 再造拇指的切取长度,即 ab 连线

2）再造拇指第 1 腕掌关节的定位:在手掌桡侧边缘,相当于第 1 腕掌关节部位,设计再造拇指腕掌关节处定点 c,作为再造的第 1 腕掌关节的基底部。

3）食指对掌位旋转皮瓣的设计:在转移手指（食指）背侧近节指间关节设计皮瓣 1、2,为逆行皮瓣,以指背近侧指间关节横纹部为蒂,皮瓣 1 的宽度略大于皮瓣 2。食指背侧皮瓣 1、2 的宽度可以控制转移手指的旋转角度,皮瓣 1 的宽度较大,再造拇指向手掌旋转的角度也较大。将皮瓣 1、2 骑跨在皮瓣 3 之上,皮瓣 2 转位后构成再造拇指的鱼际部皮肤,皮瓣 1 转位后构成再造拇指的手背部分。

4）再造第 1 腕掌关节基底部皮瓣的设计:在手掌桡侧边缘设计皮瓣 3,为一等腰三角形皮瓣,其底边中点是再造拇指掌指关节的桡侧中点,也是再造拇指桡侧缘的基底部。皮瓣 3 的大小应根据再造拇指的大小而定,其底边约为再造拇指周径的 1/2,其边长等于皮瓣 1、2 的长度之和。皮瓣 3 的尖端插入皮瓣 1、2 之间。

5）虎口再造的皮瓣设计:在手指掌侧面设计皮瓣 5,用于再造虎口。皮瓣 5 宜设计得大一点,以使再造拇指的虎口有足够的宽度。皮瓣 3 和皮瓣 5 的大小可根据手部皮肤的组织量进行调节。

　　然后在转移食指指间关节掌侧横纹近端设计皮瓣4,其远端边缘距转移手指近节间关节掌侧横纹下0.5～1cm。该皮瓣参与构成第1指蹼,即再造拇指近端掌侧缘的基底部,可向虎口皮肤移行(图5-64)。

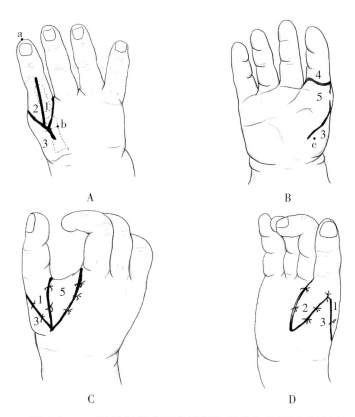

图5-64　V型拇指发育不良桡侧指转移拇指再造的设计
A. 在食指尖设点a,在桡侧手指掌骨颈部体表投影处设计点b,ab为再造拇指的长度;设计转移手指皮瓣1、2,分别构成再造拇指的基底部　B. 在手掌和手背边缘设计皮瓣3,构成再造拇指桡侧底边;再设计皮瓣4、5,分别形成虎口　C、D. 皮瓣转位拇指再造后

　　(2)第1腕掌关节再造和早期固定:将食指掌骨缩短,用食指的掌指关节再造拇指的腕掌关节。笔者在皮瓣设计、虎口再造、应用废弃的多指组织扩大再造拇指的外形,以及对腕掌关节的再造和固定方法等方面作了改良,完成了百例以上各类先天性拇指发育不良拇指缺损的再造。手术的要点是缩短掌骨,将活动度大的掌指关节改造成稳定的第1腕掌关节,将食指近节指骨改造为第1掌骨,将食指近节指间关节改造为再造拇指的掌指关节。手术方法如下:

　　1)第1掌骨再造:将转移手指的近节指骨重建为第1掌骨。部分截除第1掌骨,在手背的皮肤切口下掀起皮瓣1、2,切断指总伸肌腱并做好标记,留在手术后期再吻合修复以缩短断离的伸肌腱。暴露第1掌骨干,保护手背静脉不受损伤,在第1掌骨掌指关节近端约8mm处(即掌骨颈部),用4～6mm手外科骨凿或微型来复锯截断第1掌骨,仅保留第1掌骨头。再截除第1掌骨干近心端存留的掌骨部分,包括骨膜也一同切除,直达腕掌关节处,使之形成一空间,以容纳再造拇指的腕掌关节和再造的第1掌骨。

　　2)第1腕掌关节再造和再造拇指对掌位的建立:将掌指关节改造为腕掌关节,将转移食指的掌骨头改造成大多角骨的形状,或许是为了加长再造的第1掌骨。由于第1掌指关节的掌板较松弛,其屈伸幅度达115°～120°,为矫正松弛的关节囊,将第1掌骨头向背侧旋转90°,用3-0尼龙线将掌骨断端和食指近节指骨背侧基底的关节囊缝合固定,以矫正松弛的掌板和紧缩关节侧副韧带。将再造拇指的腕掌关节旋转到对掌位固定于腕部(图5-65)。

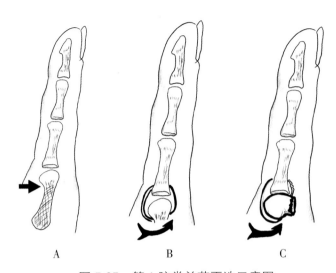

图 5-65　第 1 腕掌关节再造示意图

A. 将再造拇指桡侧的第 1 掌骨部分切除,在掌骨颈部截断　B. 将
第 1 掌骨头向背侧旋转 90°,并用 3-0 尼龙线缝合固定　C. 将松弛
的掌指关节囊收紧的

3）再造拇指腕掌关节的定位固定:在手背皮肤切开处,即皮瓣 3 的基底部,用静脉拉钩拉开手背静脉,暴露手掌 c 点,用细钢丝或 3-0 尼龙线将掌骨头缝合固定于相当于大多角骨的位置上。手术结束时,将牵引的细钢丝或 3-0 尼龙线外置减张垫作打结固定,3～4 周拆除。减张固定不宜太紧,防止减张区皮肤压迫导致缺血坏死(图 5-66)。

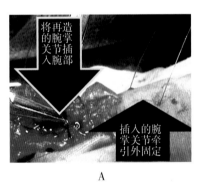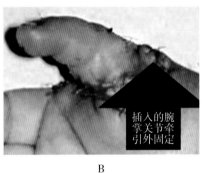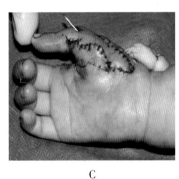

图 5-66　再造拇指的腕掌关节的定位固定

A. 将再造的第 1 腕掌关节插入 c 瓣基底部　B. 将插入腕部的第 1 腕掌关节用细钢丝牵引,固定于腕部皮肤上　C. 拇指再造术后即刻

（3）拇指化手指对掌位的重建:拇指再造后,需使再造拇指处于对掌位。将再造拇指外展 80°～90°,并使其指腹冠状位平面旋前,和食指冠状位平面形成 45°～60° 的夹角,拇指呈对掌位,能与其他四指相对。食指再造的拇指自旋到对掌位,即轴向旋转 135°～140°,并以此方位固定(图5-67)。

（4）手指拇指化的动力重建:这是拇指再造的重要环节。转位食指(或手指)的指屈肌腱转移后形成拇长屈肌及拇短屈肌,原指屈肌腱转位后任其自然短缩。但是指伸肌腱转位后需要切断后缩短缝合,行使拇长伸肌的功能;食指固有伸肌改向后固定在近节指骨底部,行使拇长展肌的功能。骨间背侧肌与转位手指的伸肌腱桡侧束缝合,行使拇短展肌的功能;骨间掌侧肌与转位手指的伸肌腱尺侧束缝合,行使拇收肌的功能。手术方法是:在指背分离出食指指伸肌腱的扩张部,将其

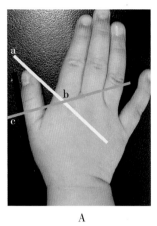
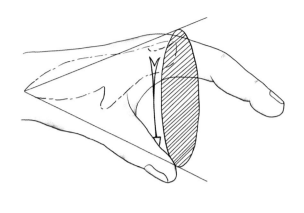

图 5-67　拇指化手指对掌位的重建

A. 以正常手为例,将拇指旋转 45°,呈对掌位拇指。ab 延长线(黄线)为拇指指腹冠状位水平线,cb 延长线(蓝线)为食指指腹冠状位水平线,abc 夹角为 45°,为食指(或手指)的旋转幅度

B. 原手的食指向掌侧旋转 90°,食指再造的拇指作自旋,即轴向旋转 135°~140°,形成和其他手指的对掌位(虚线为设计等待旋转的再造拇指)

在近节指骨的近心端切断。将切断的肌腱远端分成三束,中间一束与食指指总伸肌腱近端缝合,内、外两束分别与再造的拇收肌腱及拇展短肌腱缝合。食指固有伸肌改向后固定在近节指骨底部,改造成拇长展肌。拇指化手指的动力重建,无论是夹持、切断还是缝合肌腱,均采用显微外科微创技术,在手术放大镜或手术显微镜下操作。肌腱缝合方法是采用 6-0~7-0 尼龙线,作贯穿编织加固缝合,以及环绕肌腱作准确的腱膜显微外科缝合(图 5-68)。只有良好的动力装置再造,再造拇指才能取得最佳和完全的精细运动功能。

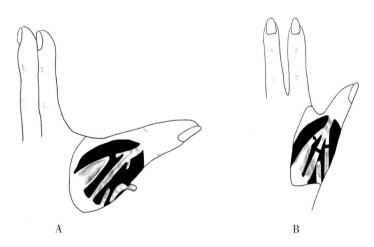

图 5-68　手指拇指化的动力重建

(5) 术后支具的运用及功能训练:拇指对掌位支架固定。第 1 腕掌关节的固定缝线于术后 2~3 周拆除。由于再造的第 1 腕掌关节不够稳定,并且肌腱转移后愈合需要一定的时间,因此术后宜用静力支具保持拇指对掌位并维持 5~6 周,以后进行再造拇指的功能训练。

(6) 典型病例:患儿男,2 岁,Ⅴ型拇指发育不良,四指性拇指缺失,拇指发育不良,行桡侧第 1 手指转位拇指再造。

手术设计:①在手背设计点 a、b,其连线为再造拇指的长度(拇指尖到第 1 腕掌关节近心缘端边缘)。②设计点 c,约位于远、近排腕骨中点近心端,为再造的第 1 腕掌关节的中点。从 c 点到桡侧

第2指近节横纹处的长度等于ab线即再造拇指的长度,手掌的c点低于手背的b点。③在桡侧手指根部设计皮瓣1、2。为控制再造拇指对掌位的旋转角度,皮瓣1的宽度与皮瓣2相等或大于皮瓣2,构成再造拇指背侧基底部;皮瓣2则构成再造拇指掌侧基底部。④设计皮瓣3,构成再造拇指腕掌关节桡侧皮肤覆盖缘。⑤在手掌桡侧手指基底部设计皮瓣4,构成再造拇指根部的虎口边缘。⑥设计皮瓣5,插入皮瓣1的尺侧,再造虎口。⑦皮瓣1、2的中线切分线顶部(即d点)位于再造拇指指背近节指横纹的近端,术中将d点和皮瓣3顶部缝合(图5-64、图5-69)。

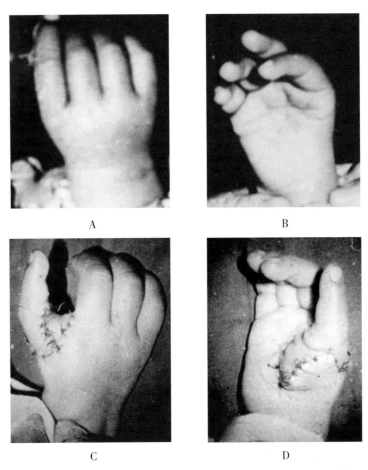

图5-69　V型拇指发育不良拇指再造手术
A、B. 手术前　C、D. 手术后

（五）Ⅵ型拇指发育不良的治疗

Ⅵ型拇指发育不良包括多指拇指发育不良和短指拇指发育不良(图5-70),多指拇指发育不良选择桡侧多指切除,手指拇指化治疗;短指拇指发育不良的治疗另节叙述。

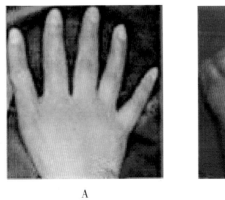
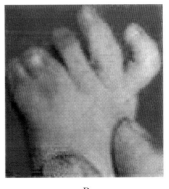

A　　　　　　　　　　　B

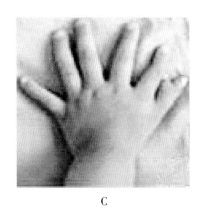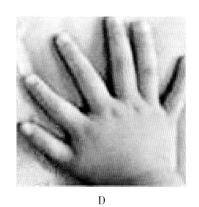

C　　　　　　　　　　　　　　D

图 5-70　Ⅵ型拇指发育不良
A. Ⅵaa 型：五指多指拇指发育不良　B. Ⅵab 型：五指短指拇指发育不良
C、D. Ⅵb 型：六、七指多指拇指发育不良

Ⅵ型拇指发育不良的解剖特点是：①第 1 掌骨缺失或严重发育不良；②缺少一个能在三个轴方向活动的马鞍形第 1 腕掌关节；③拇指指骨缺失或严重发育不良；④缺少一个宽阔的第 1 指蹼；⑤大鱼际肌群缺失或严重发育不良；⑥拇伸肌、拇屈肌及拇长展肌缺失或严重发育不良；⑦常伴有整个手及前臂的血管、神经发育不良；⑧食指尖细，形态及功能不良。由于患者存在上述解剖缺陷，在拇指再造手术设计中应周密考虑替代和矫正的内容。

1　治疗原则

（1）对于五指性拇指缺损，手指发育良好的病例，采用桡侧手指缩短，第 1 掌骨缩短，第 1 腕掌关节再造，拇指手内、外肌动力功能重建和拇指再造，手术方法与 V 型拇指发育不良的拇指再造类似。由于畸形手有 5 个手指，再造后拇指和手的外形与功能良好。

（2）对于短指拇指缺失或发育不良的病例，采用桡侧手指缩短、畸形矫正和移植，第 1 掌骨缩短和对掌位转位，第 1 腕掌关节再造，虎口再造，拇指手内、外肌动力功能重建和拇指再造。

（3）对于五指以上的多指拇指发育不良病例，采取多指部分切除，制造多指的岛状皮瓣加大再造拇指，桡侧手指缩短、对掌转位移植，第 1 掌骨缩短再造第 1 腕掌关节，拇指手内、外肌功能重建，拇指再造。

2　皮瓣设计　以Ⅵb 型拇指发育不良（六指性拇指发育不良）为例，进行类似于 V 型拇指发育不良的拇指再造设计。

在手背及手掌设计 5～6 个转移皮瓣，其步骤如下：

（1）再造拇指长度的设计：测定正常拇指从指尖到腕掌关节的距离（即食指指间关节近端到腕掌关节的距离），以决定再造拇指的长度。

（2）再造拇指腕掌关节的定点：在手掌桡侧边缘设计再造拇指腕掌关节处定点 c，作为再造的第 1 腕掌关节的部位。

（3）再造拇指内外侧皮瓣的设计：在再造拇指的转移手指背侧指间关节近端设计皮瓣 1、2，皮瓣 1 大于皮瓣 2，为逆行皮瓣，以近侧指间关节横纹部为蒂，止于 d 点。

（4）再造拇指腕掌关节基底部的设计：在手掌桡侧边缘腕掌关节处设计皮瓣 3，为再造拇指腕掌关节的桡侧缘，其大小根据再造拇指的大小而定。皮瓣 3 是一三角形皮瓣，其底边约为再造拇指周径的 1/2。该皮瓣插入皮瓣 1、2 之间。

（5）再造拇指虎口的设计：在手指掌侧面边缘设计皮瓣 5，其远端距离指间关节横纹处 0.5cm左右，作为再造虎口掌侧的基底部。皮瓣 5 适宜大一点，将构成再造拇指虎口掌侧下边缘。在多手指拇指缺损的病例,可将多指拟切除的皮肤制成与皮瓣6相连的组织瓣,作为加大和美化再造拇指,或加大虎口的皮肤来源。

(6)再造拇指虎口缘的设计:设计皮瓣4,其近端距指间关节掌侧横纹0.5～1cm。该皮瓣参与构成第1指蹼(虎口),即再造拇指尺侧缘的基底移行部。

在手掌沿皮瓣设计线切开皮肤,掀起皮瓣5,在皮瓣5的近心端切开皮肤,解剖指血管神经束并予以保护。分别用动脉血管夹阻断再造拇指尺侧和其邻近手指桡侧的指总动脉、再造拇指的尺侧固有动脉、邻近指的桡侧固有动脉。在阻断这些动脉后,手指血供不受影响时可安全地切断、结扎邻近指的桡侧固有动脉,使转移后再造拇指拥有尺侧及桡侧两条固有动脉的血供。

(7)再造拇指美学形态的设计:将切除手指的岛状血管神经皮瓣作为皮瓣6,用于增加再造拇指的丰满度,并进行形态美化和功能改善。这类皮瓣设计适用于六指或以上拇指缺损的拇指再造(图5-71)。

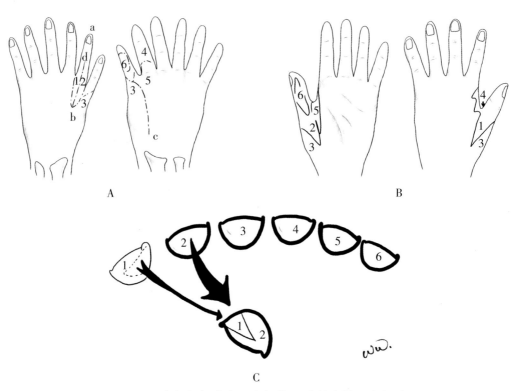

图5-71　多指拇指发育不良拇指再造的皮瓣手术设计

A.六指手拇指再造皮瓣设计　B.拇指再造完成后的皮瓣位置　C.桡侧第1、2手指皮瓣合并再造拇指

3 典型病例　患儿男,5岁,双手Ⅵb型拇指发育不良,六指性拇指缺失和发育不良。有明显的家族遗传病史,其外祖母和母亲均为五指性拇指发育不良,即Ⅵa型拇指发育不良(参见图5-27)。手术采用多指切除,桡侧第2或第3手指转位拇指再造,并将切除手指的部分指腹制成血管神经岛状皮瓣,用以加大再造拇指,辅助再造拇指的形态和功能再造。手术后再造拇指的形态及功能和正常拇指几乎没有区别(图5-72)。

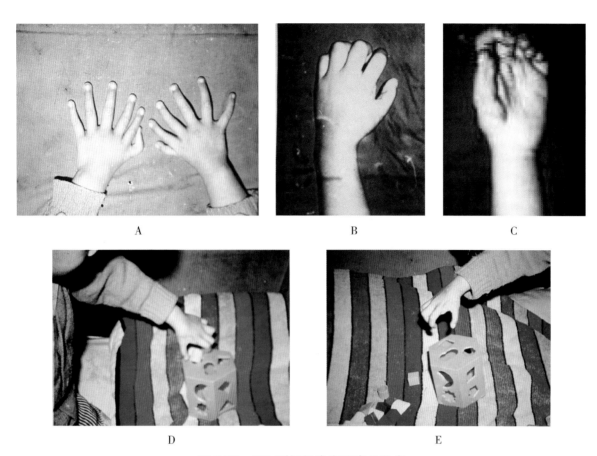

图 5-72　Ⅵb 型拇指发育不良的治疗
A～C. 手术前　D、E. 手术后

（六）非典型Ⅵa 型（五指性）拇指发育不良的治疗

非典型Ⅵ型拇指发育不良是指五指手,但是桡侧第 1、2 手指严重发育不良,常常表现为第 1、2 指并指畸形。这类畸形在临床上较多见。

典型病例:2 岁零 9 个月女童,双手Ⅵa 型拇指发育不良,左手非典型Ⅵa 型拇指发育不良,五指性拇指发育不良,桡侧第 1、2 手指并指,桡侧第 1 手指严重发育不良,同时进行双手桡侧第 2 手指拇指化,拇指再造。手术设计及步骤包括再造拇指的长度设计、桡侧第 1 手指切除、第 1 并指制成皮瓣扩大再造拇指等(图 5-73)。

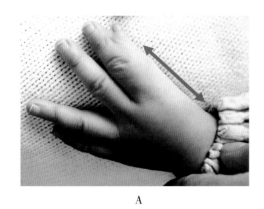

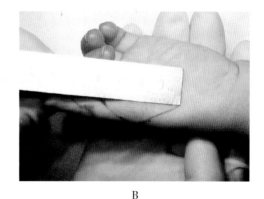

A　　　　　　　　　　　　　　　　　　　B

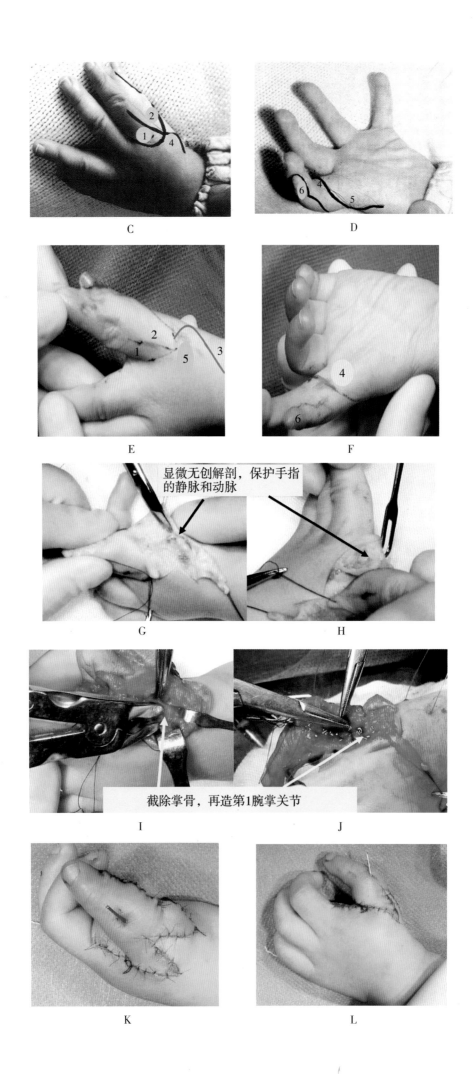

C

D

E

F

显微无创解剖，保护手指的静脉和动脉

G

H

截除掌骨，再造第1腕掌关节

I

J

K

L

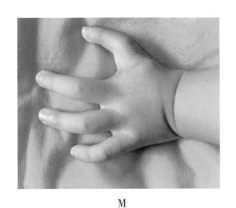 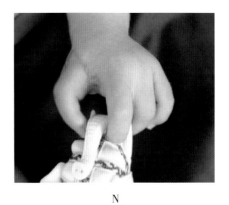

M　　　　　　　　　　　　　　　N

图 5-73　Ⅵa 型拇指发育不良的治疗

A、B. 再造拇指的设计长度为 5.5cm　C～F. 拇指再造手术的皮瓣设计　G、H. 桡侧第 2
手指缩短、对掌位转位移植拇指再造,手术中保护指背静脉和指动脉,进行拇指再造的皮
瓣制备　I、J. 第 1 腕掌关节再造和固定　K～N. 手术结束后,再造拇指的形态、大小、位
置、长短类似于正常拇指,虎口宽度正常,对掌功能及对掌肌力良好

(七)　腕掌关节的牵引固定是拇指再造的重要步骤

拇指腕掌关节的牵引固定是拇指再造的重要步骤,但是操作不易。一般是将再造的掌指关节
缝合到远排腕骨上,但由于位置较深,有时不易完成。笔者采用钢丝缝合再造的腕掌关节,通过注
射针头导引到腕部皮外,纱布减张固定的方法,效果良好。

典型病例:以非典型Ⅵa 型拇指发育不良(五指性拇指发育不良)的拇指再造为例。9 岁零 10 个
月女童,双手Ⅵa 型拇指发育不良,右手为非典型Ⅵa 型拇指发育不良五手指,桡侧第 1、2 手指并
指,桡侧第 1 手指严重发育不良,类似浮动性拇指;左手为典型Ⅵa 型拇指发育不良,两手同时进行
手指拇指化,拇指再造。右手采用严重发育不良的桡侧第 1 手指切除,取桡侧第 2 手指转位、缩短
拇指化,再造拇指手内、外肌动力再造;左手采取桡侧第 1 手指拇指化,拇指再造,再造拇指设计长
度为 8cm,手术方法和技巧同右手(图 5-74)。

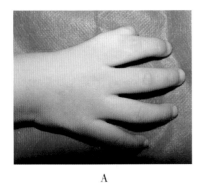 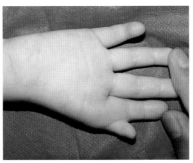 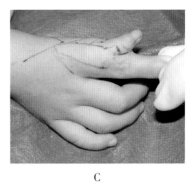

A　　　　　　　　　　B　　　　　　　　　　C

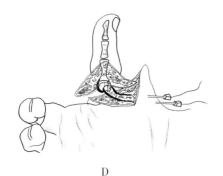 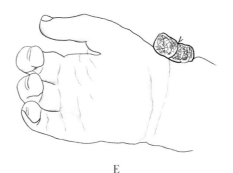

D　　　　　　　　　　　　　　E

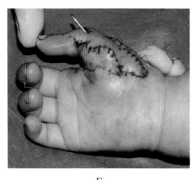
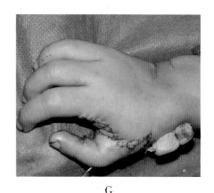

F   G

图 5-74 非典型Ⅵa型拇指发育不良的治疗
A～C. 术前设计 D、E. 手术示意:作桡侧第 2 手指转位、缩短拇指化,将再造拇指
腕掌关节用细钢丝牵引固定于腕部 F、G. 术后再造拇指形态、位置良好

（八）拇指手外肌腱的处理和手内肌功能再造

先天性拇指发育不良的拇指再造,除了上述的皮瓣制备、拇指转位再造、掌骨缩短、第 1 腕掌关节再造,以及借助于切除手指制成的岛状皮瓣加大拇指外,动力再造也很重要,其手术要点是:①保护好指屈肌腱,不予损伤,手术后会自然短缩;②指伸肌腱在近节指间关节近心端一分为三,分别制造和吻合拇收肌、拇短展肌及拇长伸肌腱;③拇长展肌取食指固有伸肌再造。采用此方法进行手动力功能的重建,能取得较好的手术效果(图 5-75)。

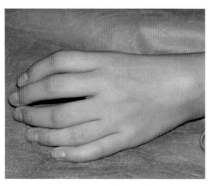
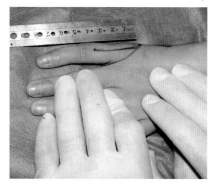

A   B

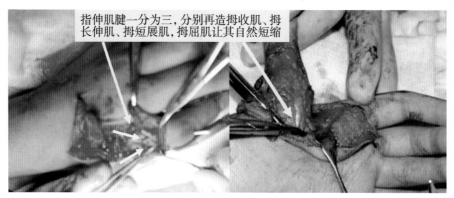

C   D

指伸肌腱一分为三,分别再造拇收肌、拇长伸肌、拇短展肌,拇屈肌让其自然短缩

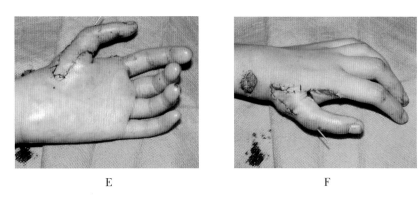

E　　　　　　　　　　　　　　　　　F

图 5-75　拇指手外肌腱的处理和手内肌的功能再造
A、B. 术前设计　C、D. 手术示意　E、F. 术后手外形

典型病例:患儿,双手多指(六指)型拇指发育不良,右手Ⅵb型拇指发育不良,拇指缺失。
第一次入院时完成左手的拇指再造,第二次入院进行右手的拇指再造(图 5-76)。

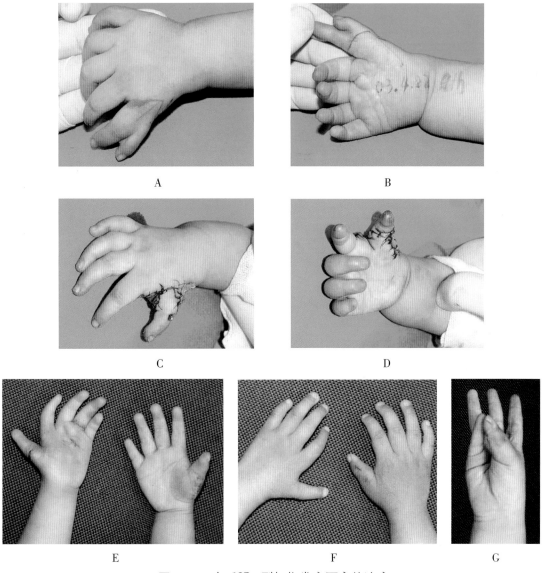

A　　　　　　　　　　　　　　　　　B

C　　　　　　　　　　　　　　　　　D

E　　　　　　　　　　　F　　　　　　　　　G

图 5-76　右手Ⅵb型拇指发育不良的治疗
A、B. 拇指再造手术前　C~G. 手术后再造拇指具有完全的对掌、内收功能

（九）6～12个月婴儿先天性拇指发育不良的拇指再造

对于Ⅳ～Ⅵ型拇指先天性发育不良，笔者往往在患儿6个月内即施行拇指再造术，因为早期手术操作更加容易，但是必须采用微创的显微外科技术进行组织解剖、移植和修复重建。为了减少手术后拆线，笔者对婴儿选用短期可吸收缝线缝合皮肤。

典型病例：1岁男童，右手Ⅵb型拇指发育不良，六指性拇指缺失，桡侧多指拇指发育不良。食指的形态和大小适宜作为再造拇指的供区。因为桡侧第2手指发育尚好，单纯进行食指转位拇指再造，多指切除，没有必要采取桡侧多指的皮肤和组织来加大再造的拇指（图5-77）。

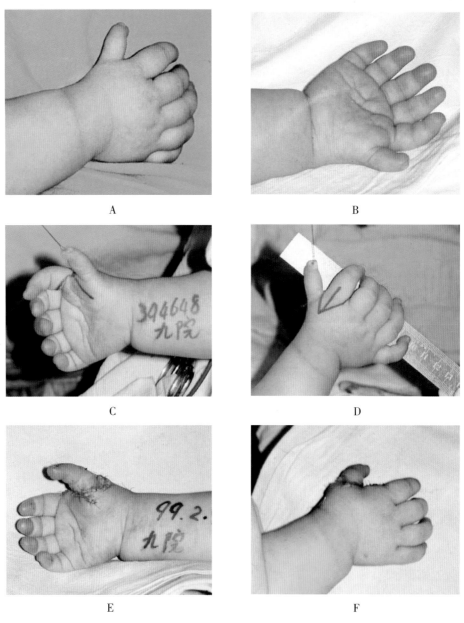

图 5-77　右手Ⅵb型拇指发育不良的治疗
A、B. 术前手外形　C、D. 手术设计　E、F. 术后手外形

（十）非典型Ⅵb型（六指性）拇指发育不良的治疗

非典型Ⅵb型拇指发育不良是指六指性拇指缺损，第1、2指并指，其治疗和Ⅵa型五指性拇指发育不良一样。

在非典型Ⅵb型(六指性)拇指发育不良病例中,桡侧第1手指可能很小,仅有胚芽样赘生。这类畸形的拇指再造手术方案如前所述,切除赘生的发育不良的拇指残端,利用桡侧第2手指转位,设计数个皮瓣,制造一对掌位拇指。典型病例如下:

1 病例一 2岁半男童,右手非典型Ⅵb型拇指发育不良,六指性拇指缺失,第1、2手指并指,桡侧第1手指纤细,严重发育不良,如浮动性拇指外观;左手Ⅵa型拇指发育不良,五指性拇指缺失。手术分两次进行,第一次进行左手桡侧第1手指缩短、转位,第1掌骨和腕掌关节动力再造;术后3个月进行第二次手术,即右手Ⅵb型拇指发育不良的拇指再造(图5-78)。

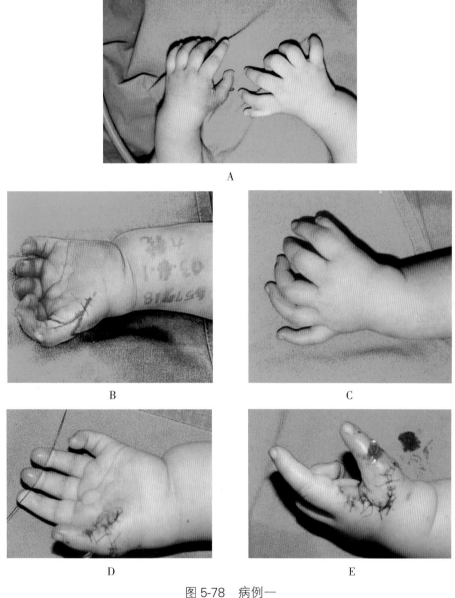

图 5-78　病例一
A. 左手第一次手术后3个月　B、C. 左手第二次手术切口设计　D、E. 拇指再造术后

2 病例二 男童,右手非典型Ⅵb型拇指发育不良,六指性拇指缺失,桡侧第1手指短指畸形;左手Ⅵa型拇指发育不良。其父亲和祖母均为双手Ⅵa型拇指发育不良。其曾祖父母有6子女(4女2男),只有其祖母有双手拇指发育不良。其父辈共有堂兄妹13人(8男5女),除了患儿父亲以外均正常,在患儿的11个堂兄妹中也没有类似的手畸形。

在手术中进行再造拇指的拇伸肌腱缩短和手内肌止点的固定。在第 1 腕掌关节再造时,笔者采用腕部第 1 腕掌关节牵引加克氏针固定,有时采用单纯克氏针固定也能取得良好效果,本例即是如此(图 5-79)。

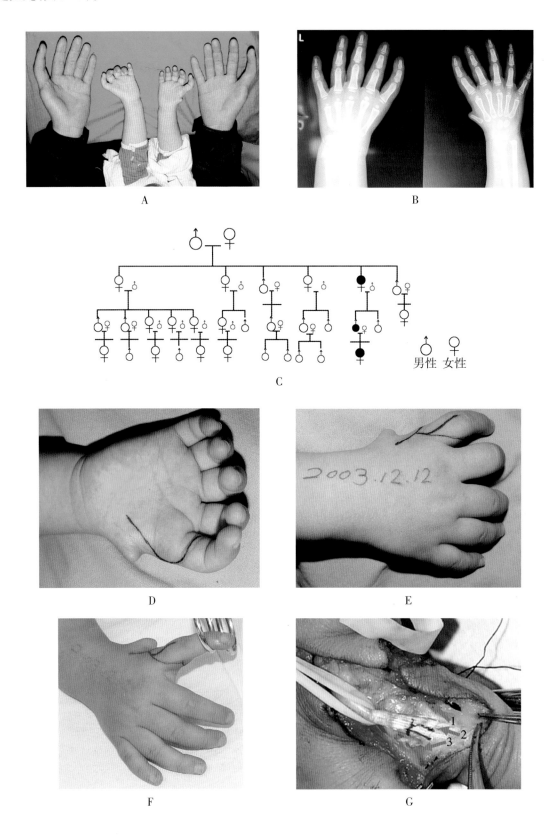

男性 女性

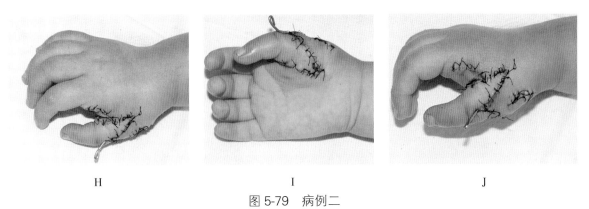

H	I	J

图 5-79 病例二

A. 男童,右手Ⅵb 型拇指发育不良,左手Ⅵa 型拇指发育不良,其父亲也有双手Ⅵa 型拇指发育不良　B. 患儿的 X 线表现　C. 患儿的遗传家谱　D～F. 拇指再造的皮瓣设计　G. 拇伸肌腱动力再造　H～J. 腕掌关节采用克氏针固定

（十一）Ⅶ型拇指发育不良(蹼状手畸形)的治疗

Ⅶ型拇指发育不良(蹼状手畸形)的治疗内容包括:①桡侧多指切除,并指分指,拇指再造;②其他手指的并指分指术;③因手指的滋养血管可能有畸形,相邻的指蹼分指手术宜分次进行,除非证明指血管发育良好;④手指屈曲挛缩的松解和指伸肌腱动力再造;⑤手内肌动力再造等。

蹼状手畸形在临床上可分为两型:①Ⅶa 型并指多指拇指发育不良,即手指一般屈曲并指多指畸形;②Ⅶb 型并指多指拇指发育不良,即手指严重屈曲并指多指畸形。后者多半需要作指伸肌动力修复。典型病例如下:

1 病例一　患儿男,4 岁,双手先天性拇指发育不良,左手七指、右手六指畸形,拇指缺损,左手第 3、4 指部分分开,其余手指并指,双手虎口缺失,多个指甲相并,且大小、位置、形态异常,手指屈曲畸形,指伸肌发育不良,大小鱼际肌发育不良,手指感觉无明显障碍,腕关节未查及功能障碍,伴有双足多趾并趾畸形。住院后进行左拇指再造,右手并指分指和再造拇指修整(图 5-80)。

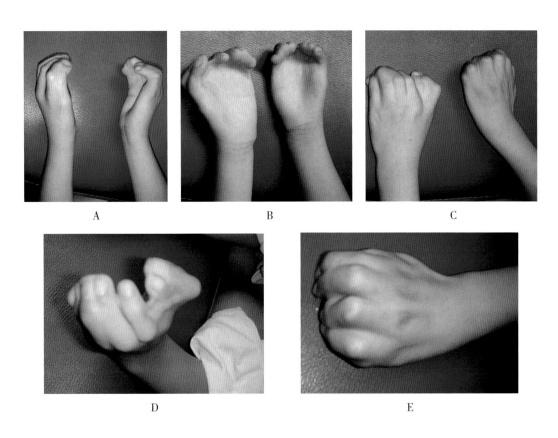

A	B	C

D	E

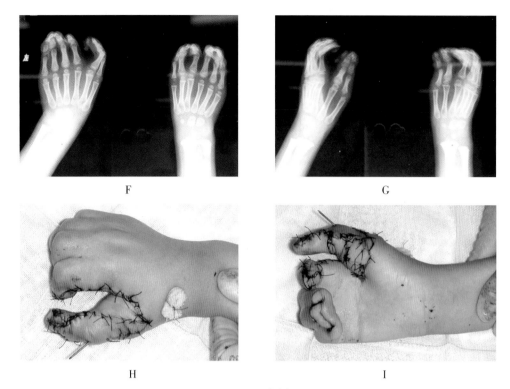

F   G

H   I

图 5-80　病例一

A～E. 术前手外形　F、G. 术前 X 线表现　H、I. 术后手外形

　2 病例二　患儿男,2 岁,双手拇指发育不良,并指多指畸形。右手五指手,拇指缺失,不完全并指,即第 1、2、3 指并指,第 4、5 指并指。1 岁半时第一次入院,进行右手拇指缺失拇指再造,采用桡侧第 1 手指转位拇指再造,手术方法和多指拇指发育不良拇指再造类似,包括第 1、2 手指并指分指矫正。由于第 1、2 手指并指,进行分指拇指再造和虎口再造时,局部皮肤缺损需要施行皮肤移植或局部皮瓣转移。第二次手术和第一次手术相隔半年,进行左手拇指再造和虎口再造,第 4、5 指并分指手术,以及右手再造拇指修正和并指分指手术(图 5-81)。

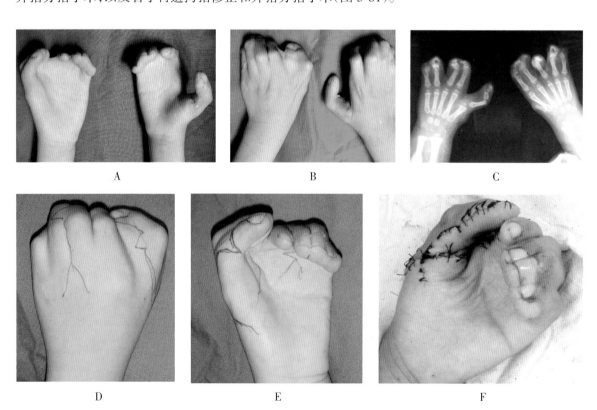

A   B   C

D   E   F

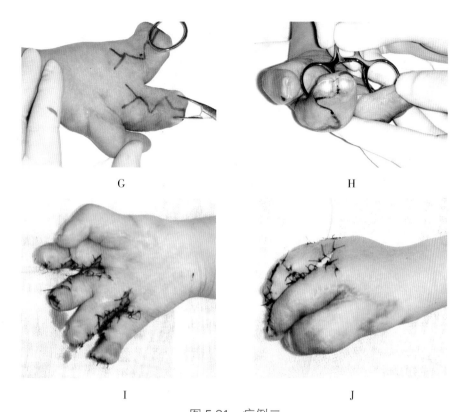

图 5-81　病例二

A～C. 第一次手术前　D、E. 第一次手术设计　F. 第一次手术后即刻　G、H. 第
二次手术设计　I、J. 第二次手术后即刻

（十二）Ⅷ型拇指发育不良的治疗

Ⅷ型全手发育不良型拇指发育不良表现为全手拇指、手指、手掌发育不良，并指短指，拇指缺损，铲形手，常见于 Apert 综合征的拇指发育不良。

1　手术方法　采用桡侧第 1 手指掌骨截骨转位拇指化手术，前臂逆行皮瓣移植，第 1 指蹼即虎口再造。

由于这类拇指发育不良常伴有其他手指发育不良、虎口狭窄和并指畸形等，桡侧手指转位拇指化手术与食指拇指化有所区别。主要是第 1 指蹼再造较为困难，因为这类畸形手的局部没有足够的皮肤和皮下组织作为第 1 指蹼再造的组织供区，而且皮片游离移植后易导致局部挛缩，效果欠佳，故必须考虑远处皮瓣移植。另外，这类拇指发育不良常伴有手指短小，因此桡侧手指转位拇指化手术时可以保留原手指的长度，仅作第 1 掌骨截骨转位虎口再造。

2　典型病例

（1）病例一：患儿女，5 岁，Apert 综合征性Ⅷ型拇指发育不良，铲形手，三指性拇指缺失和手指发育不良，手指生长在同一平面，第 2、3 指并指，伴有颅面畸形。

于 1984 年 11 月 26 日手术。手术设计：桡侧手指转位拇指化，第 1 掌骨截骨旋转至对掌位，逆行骨间背侧皮瓣转移再造虎口。这或许是逆行骨间背侧皮瓣移植在临床上最早应用的病例。手术前采用多普勒检查手背及腕背动脉的可靠经路，在患手腕背中央扪及动脉经过，以此为蒂，制造前臂背侧逆行骨间背侧皮瓣，以筋膜为蒂移植。手术在全身麻醉下进行，首先作第 1 指蹼切开加深，然后在第 1 掌骨中部截骨，旋转到对掌位固定，逆行骨间背侧皮瓣移植再造虎口。除了逆行骨间背侧皮瓣外，还可以选用前臂桡侧逆行皮瓣、前臂尺侧逆行皮瓣、腹股沟游离皮瓣、上臂内侧或外侧游离皮瓣、足背游离皮瓣等进行移植再造虎口（图 5-82）。

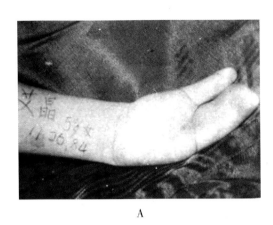
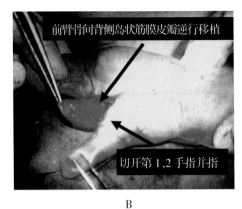

A   B

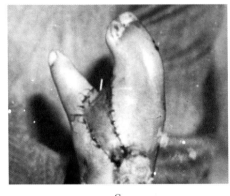

C

图 5-82　病例一

A. 术前,Apert 综合征,铲形手　B. 术中　C. 术后

（2）病例二:患儿女,3 岁,Ⅷ型全手发育不良型拇指发育不良,铲形手,四指性拇指缺失和手指发育不良,第 1、2 手指及第 3、4 手指并指。

手术设计包括:①第 1、2 手指并指分指;②第 1 掌骨截骨,旋转至对掌位固定,再造拇指;③前臂逆行筋膜瓣移植,第 1 指蹼即虎口再造;④第 3、4 指并指分指等(图 5-83)。

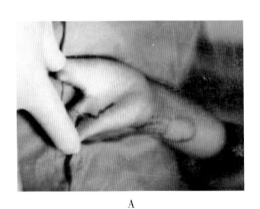
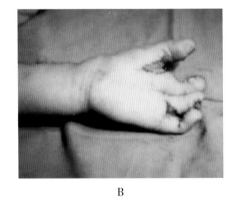

A   B

图 5-83　病例二

A. 术前　B. 术后

（3）病例三:在短指并指拇指发育不良的治疗中,第一次手术时笔者愿意作桡侧第 1、2 指分指,第 1 掌骨截骨旋转至对掌位固定,前臂逆行皮瓣转移移植再造虎口。为防止其他并指分指手术时手指远端血供不良,常规采取分次手术进行矫正(图 5-84)。

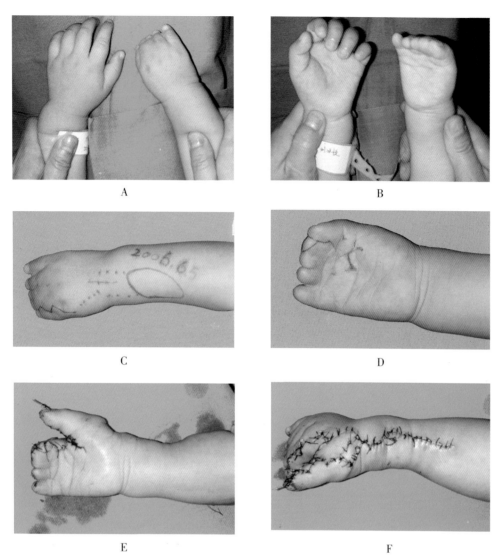

图 5-84　病例三

A、B. 术前　C、D. 手术设计　E、F. 术后

（十三）Ⅸ型拇指发育不良（分裂手畸形）的治疗和足趾游离移植在拇指发育不良中的应用

显微外科第 2 足趾移植、跖趾关节移植、部分足趾移植或扩大第 2 足趾移植，可作为Ⅲa、Ⅲb、Ⅲc 型拇指严重发育不良拇指功能再造的选择，也可作为掌指关节、腕掌关节功能再造的选择。足趾移植或其他方法进行拇指再造均可用于拇指发育不良，但笔者对于能选用手指转位拇指再造的病例，从不选用足趾移植、跖趾关节移植或部分足趾移植。虽然足趾游离移植后再造的拇指可以随着年龄的增加而生长，但是足趾移植后再造的拇指，无论是形态还是功能，均没有手指转位拇指再造好，因此在大多数情况下，足趾移植不作为先天性拇指缺损拇指再造的首选方法，只能作为先天性拇指发育不良拇指再造的一种补充方法。

对于Ⅸ型拇指发育不良，即分裂手畸形，拇指完全缺失，特别是一指分裂手、二指分裂手、三指分裂手的治疗，因没有合适的手指供区，有时不得不选用足趾游离移植作拇指再造。

手术方法可选择扩大第 2 足趾移植拇指再造或部分足趾移植拇指再造；也可进行对掌手指再造，将一手指的掌骨截断后转位至对掌位，如将桡侧第 1 手指转位拇指化，再作第 1 指蹼即虎口再造，再造的拇指和手虽然呈龙虾钳样，形态不佳，但功能较好；还可行手指拇指化手术。一指分裂手可优先考虑足趾移植拇指再造或对掌手指再造，但是要特别注意的是，一指分裂手常伴有分裂足畸形,而且足背动脉和足趾动脉也有畸形,手术前务必做好检查,只有足趾血供良好时方可采用足趾游离移植。为了手功能再造,进行单手指切除,前臂分叉术,也是可考虑的方案。另外,现在假肢制造技术发达,安装假肢也是一种良好的选择,一是外形良好,二是有一定的功能。

（王炜）

参考文献

［1］Entin M A. Congenital anomalies of the upper extremity［J］. Surg Clin North Am, 1960,40: 497-515.

［2］Entin M A. Reconstruction of congenital abnormalities of the upper extremities ［J］. J Bone Joint Surg Am, 1959,41(4): 681-701.

［3］Tay S C, Moran S L, Shin A Y, et al. The hypoplastic thumb［J］. J Am Acad Orthop Surg, 2006,14(6): 354-366.

［4］Ashbaugh H, Gellman H. Congenital thumb deformities and associated syndromes ［J］. J Craniofac Surg, 2009,20(4): 1039-1044.

［5］Gallant G G, Bora F W Jr. Congenital deformities of the upper extremity［J］. J Am Acad Orthop Surg, 1996,4(3): 162-171.

［6］Mathes S J, Hentz V R. Plastic surgery: the hand and upper limb［M］. Philadelphia: Saunders Elsevier, 2006: 324.

［7］Blauth W. The hypoplastic thumb［J］. Arch Orthop Unfallchir, 1967,62(3): 225-246.

［8］Vekris M D, Beris A E, Lykissas M G, et al. Index finger pollicization in the treatment of congenitally deficient thumb［J］. Ann Plast Surg, 2011,66(2): 137-142.

［9］Abdel-Ghani H, Amro S. Characteristics of patients with hypoplastic thumb: a prospective study of 51 patients with the results of surgical treatment［J］. J Pediatr Orthop B, 2004,13(2): 127-138.

［10］McDonald T J, James M A, McCarroll H R Jr, et al. Reconstruction of the type ⅢA hypoplastic thumb［J］. Tech Hand Up Extrem Surg, 2008,12(2): 79-84.

［11］Manske P R. Instructional course lectures, the American Academy of Orthopaedic Surgeons-longitudinal failure of upper-limb formation［J］. J Bone Joint Surg Am, 1996,78 (10): 1600-1623.

［12］Manske P R, McCarroll H R Jr, James M. Type ⅢA hypoplastic thumb［J］. J Hand Surg Am, 1995,20(2): 246-253.

［13］孙玉芳,顾章平,王浩.先天性拇长屈肌腱异常一例［J］.中华小儿外科杂志,2006,27(4):187.

［14］Lister G. Reconstruction of the hypoplastic thumb［J］. Clin Orthop Relat Res, 1985,195: 52-65.

［15］Kaissi A A, Klaushofer K, Krebs A, et al. Unusual facies, thumb hypoplasia, distinctive spinal fusions and extraspinal mobility limitation, in a pair of monozygotic twins［J］. Clinical Dysmorphology, 2007,16(3): 151-156.

［16］Buck-Gramcko D. Pollicization of the index finger: methods and results in aplasia and hypoplasia of the thumb［J］. J Bone Joint Surg Am, 1971,53(8): 1605-1617.

［17］Foucher G, Medina J, Lorea P, et al. Principalization of pollicization of the index finger in congenital absence of the thumb［J］. Tech Hand Up Extrem Surg, 2005,9(2): 96-104.

第六章
肢体分化障碍

第一节　并指畸形

　　并指是指相邻指(趾)间软组织和(或)骨骼不同程度地融合,这是由于正常的指(趾)分离及指蹼形成过程中的某一阶段失败所致。在正常的发育过程中,手指是在胚胎期上肢终末手板内部中胚层分化的过程中形成的。手指指间间隙的形成是一个调控细胞凋亡的过程,其方向是由远向近直至正常指蹼所在,这一过程依赖于顶端外胚层嵴和多种细胞因子的分子信号,包括骨形成蛋白、转化生长因子β、成纤维细胞生长因子及维A酸。正常第2、3、4指蹼是倾斜45°,由背侧向掌侧,从掌骨头至近节指骨中点水平的沙漏样结构,加入近侧指横纹(图6-1)。第2和第4指蹼比第3指蹼宽,这使得食指和小指可外展的程度更大。第1指蹼是一个菱形的宽阔皮肤,其由掌侧的无毛皮肤和背侧较薄的活动性大的皮肤组成。

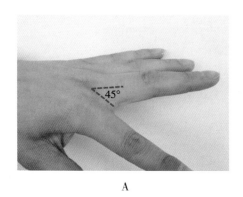 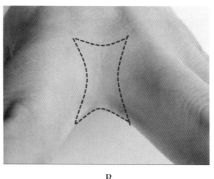 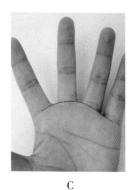

A　　　　　　　　　　　　　　　B　　　　　　　　　　　　　　　C

图6-1　正常第2、3、4指蹼是由背侧向掌侧倾斜45°,从掌骨头至近节指骨中点水平的沙漏样结构

一、流行病学

　　并指畸形是一种常见的手部先天性畸形,其发病率约为0.5‰。50%为双侧性并指。10%～40%的患儿有家族史,表现为常染色体显性遗传(图6-2)。表现变异性及不完全外显率使得男性发病较多(男女发病之比约为2:1),且同一家族中表型多样。作为儿童手部先天性畸形的一部分,并指畸形可单独出现或在许多综合征中出现,并伴随其他多种畸形,如多指畸形、指弯曲畸形、短指畸形、先天性指间关节融合、骨联合等。在单独出现的并指中,以中环指受累最常见(57%),其次为环小指(27%),拇食指及食中指并指较少见。在综合征病例中,拇食指及食中指并指相对更常见。

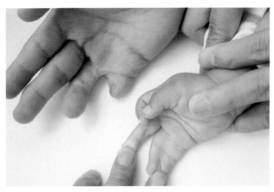

图 6-2　父女均患有右侧环小指并指畸形（父亲曾进行过手术）

二、病理学分类

连在一起的手指可在指甲、指神经血管束、骨骼和肌腱等方面表现出畸形。并指的皮肤外层不足以覆盖其分指后各指独自的周缘，其皮下异常筋膜组成连续的、增厚的、横向贯穿并指的结构。完全性并指是指从相邻手指的基底到指尖完全相连；不完全性并指是指相邻手指部分相连，指蹼成形于正常所在至指尖之间的任一位置（图 6-3）。单纯性并指仅有相邻手指的皮肤或软组织相连，关节多正常，指屈伸肌腱可独立地活动，虽然指结构的分叉可能较正常水平更靠近末端，但指神经血管的解剖结构是正常的。复合性并指以骨骼异常为特征，最常见的异常为远节指骨间的侧侧融合，这种远端骨联合常表现为并甲，伴有指端甲皱减少及横过骨块的两指甲基质之间变平坦（图 6-4）。复合性并指常有指骨或手指插于异常指蹼之间，肌腱及神经血管畸形的发生率与并指的复杂程度成正比（图 6-5）。

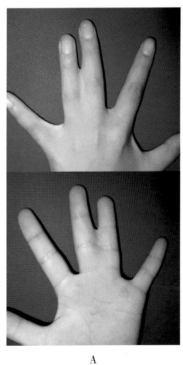
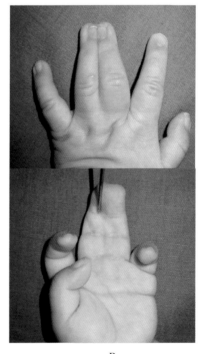

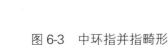

图 6-3　中环指并指畸形
A. 不完全性　　B. 完全性

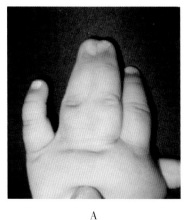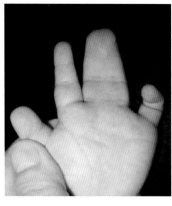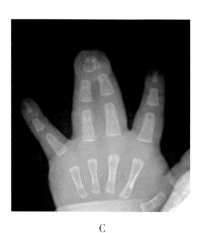

A　　　　　　　　　　B　　　　　　　　　　C

图 6-4　复合性并指：远节指骨间侧侧融合
A、B. 手外观　C. X 线表现

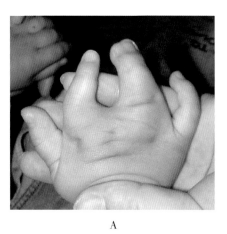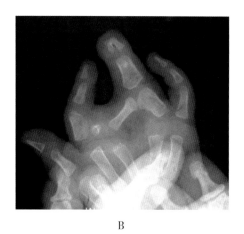

A　　　　　　　　　　　　　　B

图 6-5　复合性并指：多指指骨或手指插于异常指蹼之间
A. 手外观　B. X 线表现

三、畸形损害程度的分级及评定

所有的手及上肢先天性畸形均存在不同程度的外形及功能上的损害，如何来衡量其畸形损害程度是整形外科、手外科医师共同关心的问题。Eaton 和 Lister（1990）对先天性并指畸形损害程度的分级就是一个有价值的尝试。

畸形损害程度的分级包括三部分，即指蹼粘连程度分级、骨结构畸形及活动范围分级、形态损害分级。笔者认为，要制定一种较为理想的并指畸形损害程度的分级方法，还应根据手功能评定的方法，测定手各部的主动活动范围（TAM）及被动活动范围（TPM），加上缺陷程度，但从客观上来说，对于一个 1～2 岁的就诊患儿，要取得这些数据是不容易的。因此，Eaton 和 Lister 的先天性并指畸形分级方法是目前临床上较为简单易行的分级方法，它不仅可用于手术方法的选择，而且可以作为手术效果的评定依据。

（一）指蹼粘连程度分级

测量较长的手指，在手指完全伸直及外展位时，测量掌骨头到指尖的距离，并计算出指蹼粘连的程度，其标准为：

1　Ⅰ度　并指范围≤1/8 掌骨头到指尖距离。

2　Ⅱ度　并指范围在 1/8～1/4 掌骨头到指尖距离。

3 Ⅲ度 并指范围在 1/4～3/8 掌骨头到指尖距离。

4 Ⅳ度 并指范围>3/8 掌骨头到指尖距离。

（二）主动外展范围分级

1 Ⅰ度 拇-食指外展≥60°，手指外展≥30°。

2 Ⅱ度 拇-食指外展 45°～60°，手指外展 20°～30°。

3 Ⅲ度 拇-食指外展 30°～45°，手指外展 10°～20°。

4 Ⅳ度 拇-食指外展<30°，手指外展<10°。

（三）主动伸指或屈指损害程度分级

测量手指伸屈不足的厘米数，拇指则测量外展功能失去的厘米数，其标准为：

1 Ⅰ度 指伸或指屈范围减少<0.5cm。

2 Ⅱ度 指伸或指屈范围减少 0.5～1cm。

3 Ⅲ度 指伸或指屈范围减少 1～2cm。

4 Ⅳ度 指伸或指屈范围减少>2cm。

（四）形态损害分级

1 Ⅰ度 正常外观。

2 Ⅱ度 接近正常外观。

3 Ⅲ度 明显畸形。

4 Ⅳ度 严重畸形，或手术前后形态没有变化。

四、综合征伴发的并指畸形

多种综合征伴发的并指畸形已在复合性并指畸形中描述。

并指畸形既可以单独出现，又可以是其他畸形的症状之一。在多种手发育不良所致的畸形中，并指是重要表现之一，如在分裂手畸形中，并指畸形很常见，尚有多指并指、短指并指、指端交叉并指、肢体环状缩窄合并并指、铲形手并指等。在很多综合征中，并指也是症状之一，如 Apert 综合征、Poland 综合征等（表 6-1）。文献记载有 48 种综合征的临床表现包括并指畸形。

表 6-1 伴有并指的综合征

综合征	临床表现	遗传特征
Poland 综合征	单侧短指并指，胸大肌、胸小肌、胸骨头发育不良，乳房发育不良，腋蹼	未定
Apert 综合征	狭颅，眶距增宽，突眼，上颌骨发育不良，智力迟缓，复合性指端并指	常染色体显性遗传
Saethre-Chotzen 综合征	狭颅，眶距增宽，突眼，上颌骨发育不良，不完全性单纯性并指	常染色体显性遗传
Waardenberg 综合征	尖头，面口不对称，腭裂，耳、鼻畸形，单纯性短指并指，偶有末节指骨分裂	常染色体显性遗传
Pfeiffer 综合征	短头，宽、短拇指及大足趾，伴有三节指骨单纯性并指	常染色体显性遗传
Summit 综合征	尖头，各种类型的手足畸形	常染色体显性遗传
Noack 综合征	尖头，巨大拇指，大足趾多趾，并指（趾）	常染色体显性遗传
Carpenter 综合征	尖头，下颌骨发育不良，平鼻，智力迟缓，单纯性中环指并指	常染色体显性遗传
Oculo-dento-digital 综合征（眼-牙-指综合征）	小眼及小角膜，青光眼，小鼻及小鼻翼，小牙及牙釉质发育不良，中环指并指	常染色体显性遗传
Oro-facial-digital 综合征Ⅰ（口-面-指综合征Ⅰ）	舌系带发育不良，裂舌，裂腭，唇中裂，下颌沟槽，齿槽突起，牙齿异常，上颌骨发育不良，单纯性并指；男性易死亡	X 性连锁显性遗传

续表

综合征	临床表现	遗传特征
Oro-facial-digital 综合征Ⅱ（口-面-指综合征Ⅱ）	裂舌,唇中裂,牙槽裂,下颌骨发育不良,并指	常染色体遗传
Acropectorol-vertebral 综合征	并趾,小足趾多趾,掌骨或指骨融合,胸骨突出,隐性脊柱裂,智力迟缓,颅面畸形,拇食指并指	常染色体遗传

（一）Poland 综合征

Poland 综合征(PS)是一种早已报道过的罕见的先天性畸形,包括一侧胸肋骨发育不良,一侧胸大肌、胸小肌及同侧上肢发育不良,常常发生在右侧,女孩常伴有乳房发育不良。手发育不良表现为手短小、并指及短指。其病因常认为与锁骨下动脉系列畸形有关(图 6-6)。

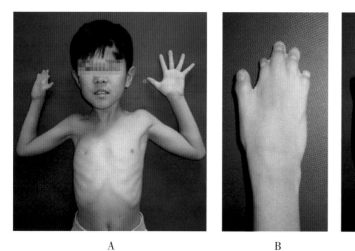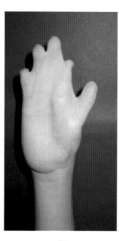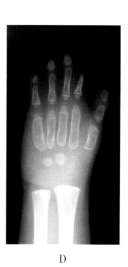

A	B	C	D

图 6-6　9 岁男孩,Poland 综合征

A. 右侧胸大、小肌发育不良　B、C. 右手发育不良,短指并指。　D. X 线显示第 2～5 指指骨发育不良,虎口狭窄

在文献中,Poland 综合征伴有多发性骨畸形者罕见。王炜教授发现 1 例胸部和手部发育不良病例,6 岁男孩,右侧胸大、小肌缺失,伴有多发性骨畸形,胸廓畸形,第 2～6 肋骨部分缺损,呼吸时有胸廓膨出和凹陷畸形,锁骨发育不良,尺桡骨融合,腕骨发育不良,指骨畸形,但患侧手形态近似正常,诊断为类 Poland 综合征(图 6-7)。类 Poland 综合征不同于 Poland 综合征,Poland 综合征一般只有胸部软组织畸形,因此,这一病例具有特殊性。

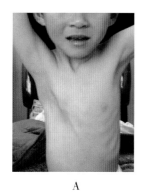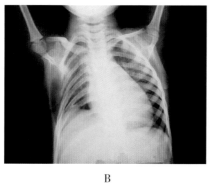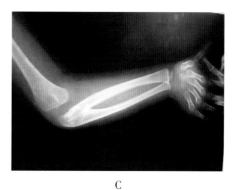

A	B	C

图 6-7　6 岁男孩,类 Poland 综合征

A. 右侧胸肌缺乏,第 2～6 肋骨部分缺损,呼吸时有胸廓膨出或凹陷畸形　B、C. 伴有多发性骨畸形,尺桡骨融合,腕骨发育不良,指骨畸形

（二）Apert 综合征

Apert 综合征又称尖头并指综合征（acrocephalosyndactyly），由法国神经学家 Apert 于 1906 年报告。是一较为罕见的综合征，发生率大约为 1/8 万，其特征是颅缝早闭、突眼、面中部发育不良及对称型并指（趾）。由成纤维细胞生长因子受体 2 型基因（FGFR2）变异所致，其定位于染色体 10q，属于常染色体显性遗传。Apert 综合征的颅面形状与 Crouzon 综合征类似，但有些特征不同，头形前扁后高，前囟门突出，眼眶上缘低陷，上颌骨发育不足，腭弓高而窄，常合并腭裂，有前牙开𬌗，患者易伴发痤疮、动眼神经麻痹、眼睑下垂、额部皮褶及大耳垂等。

Apert 综合征所伴发的并指（趾）严重而复杂，尽管还有很多其他尖头并指畸形综合征被定义，然而，患儿的手部畸形均没有 Apert 综合征复杂。除了特征性的手部畸形外，还表现为肩、肘畸形，盂肱关节不对称发育导致的粗隆过度生长及肩臼发育不良。随着生长，肩关节活动受限越来越严重。肘畸形最常累及肱桡关节。

手部畸形包括食中环指的复合性并指及环小指的单纯性并指。不同程度的拇食指并指妨碍了有效的抓握功能，且因拇指桡侧侧弯而加剧。中指短，且指间关节僵硬（图 6-8）。

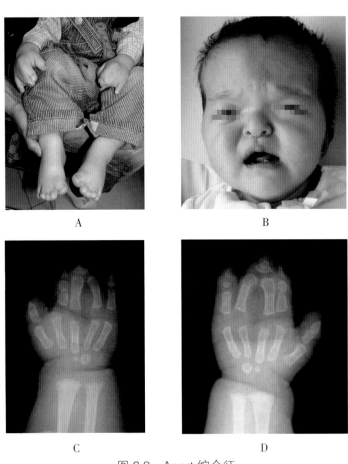

图 6-8　Apert 综合征
A. 复合型多指并指　B. 面部外观　C、D. 手部 X 线表现

在最严重病例中，所有远节指骨均互相融合，随着手指发育，外形变成花瓣样或成束状，且由于各指互相约束，在手掌上形成一个深洞。由于重叠及紧邻的甲板向内生长，常会导致甲皱感染。头钩联合及环小指掌骨间的骨性联合多见，这一发现在临床上很重要，因为其阻止了第 5 指向已受限的拇指转变。手畸形的程度和颅面畸形的程度呈逆相关。手畸形的分类依据包括第 1 指蹼有无受累及中央指块的情况（表 6-2）。

表 6-2　Apert 综合征的手畸形分类

类型	第1指蹼(虎口)	中央指块	第4(环小指)指蹼
Ⅰ型:铲形手	不完全性单纯性并指	指块掌面平坦,掌指关节正常,指间关节有不同程度的融合	不完全性单纯性并指
Ⅱ型:勺状手	完全性单纯性并指	指块掌侧凹陷,掌骨近端向外展,指尖融合,并甲	完全性单纯性并指
Ⅲ型:蹄形手	完全性复合性并指	拇指受累,与指块一起形成杯状结构,除小指外,所有指均有并甲,食指列骨骼畸形,甲沟感染,掌侧皮肤浸渍样改变	单纯性并指,常伴有第4、5掌骨的骨性联合

诊断以临床检查为主,有家族史(常为散发型)即可确定,辅以颅部 X 线及 CT 片,手足 X 线片可确定手足的骨畸形。

（三）Bardet-Biedl 综合征

Bardet-Biedl 综合征(BBS)又称 Bardet-Biedl 病,是一种常染色体隐性遗传性疾病。这是表6-1中未纳入的综合征,表现为腹部肥胖,智力迟缓,肢体畸形,包括并指、短指或多指畸形,伴有视网膜营养不良、色素性视网膜病变、性功能减退或性腺发育不良。Iannello S.(2002)报告了一个家庭中的 3 例 Bardet-Biedl 综合征，患者为两女一男（系兄弟姐妹），年龄分别为 66 岁、64 岁、54 岁。Bardet-Biedl 综合征可能发生并指畸形,但症状各异。

（四）神经源性脂肪纤维组织增生

神经源性脂肪纤维组织增生引起的进行性巨指并指是一种少见的畸形,这类畸形的治疗需兼顾并指和巨指的矫正。

五、术前评估

在术前评估并指患者时,需考虑的重要因素包括受累指蹼的数量、并指的范围、指甲受累的情况及有无合并其他畸形。各手指间缺少差速运动可能说明有骨融合和(或)有一多指隐藏于相邻手指之中。体格检查需包括整个上肢、对侧的手、胸壁以及脚。放射检查可发现有无骨融合,有无隐匿性多指(并指多指)或其他骨、关节的畸形。进一步的超声或磁共振检查有助于判断复合性并指的屈肌腱和血管解剖有无异常。

并指对于一个成长中的孩子来说,可在美容、功能及发育等各方面产生影响。患者的手外形与常人是不同的,特别是完全性复合性并指。拇食指并指会妨碍手的抓捏功能的发育;其余各指间的并指会抑制各指的独立运动,尤其是外展,并因此导致手的横向跨度的减小。不同长度的手指并指还会导致较长的那根手指被拘束,从而使其向较短的手指侧弯,随着进一步的生长,可导致近指间关节处的屈曲挛缩(图 6-9、图 6-10)。

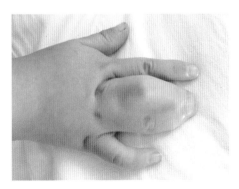

图 6-9　并指影响指体的发育,导致指间关节处的屈曲挛缩

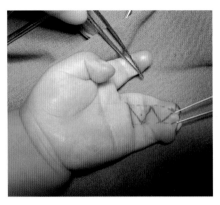

图 6-10　并指导致中环小指向尺侧成角

六、治疗

　　手术治疗适用于大多数病例,但其禁忌证包括不伴有功能障碍的轻度不完全性并指,不适宜手术的健康状况,或存在分指未遂会导致进一步功能障碍的复合性并指(图 6-11、图 6-12)。有时,组织量不足以再造独立、稳定并可活动的手指,这种情况多见于中央性短指并指畸形或多指并指畸形,分指后有可能导致功能受损。

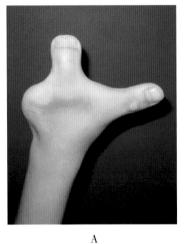
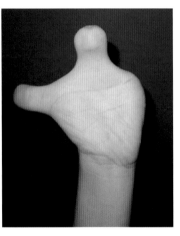
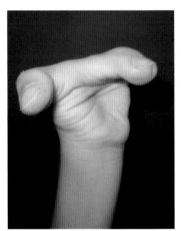

A　　　　　　　　　　　B　　　　　　　　　　　C

图 6-11　复合性并指

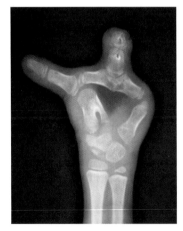

图 6-12　不适宜手术分离的完全性
指骨融合的复合性并指的 X 线表现

并指手术治疗需要重点把握的方面主要包括手术时机的选择、多指并指的分阶段分指、指蹼重建、手指分离与皮肤覆盖以及术后包扎护理。

（一）手术时机

并指分离术在新生儿期、婴儿期或儿童期均可实施。Flatt 与 Ger 的长期随访发现，虽然受骨骼偏斜及畸形的影响需早期进行手术，但 18 个月以后进行并指分离的疗效更佳。治疗目标是在学龄前完成所有的分指手术。多根手指的并指，其手术需分阶段进行，一次仅可分离患指的一侧，以免损伤皮瓣或手指的血管。所有的手指并在一起的话，其治疗常需分两个阶段，第一阶段分离拇食指及中环指；3 个月后进行第二阶段手术，分离食中指和环小指。另外，在第一阶段可同时进行所有手指的指端分离和远节指骨融合的分离，从而为第二次手术打下基础。

（二）指蹼重建

并指分离术的关键在于重建功能及外形良好的指蹼，最常用的方法是在并指背侧近端作一矩形瓣，还有很多变化形式，如背侧梯形瓣、背侧瓣合并侧翼等。结合处皮肤有很多备选方案。手背皮肤可设计为岛状皮瓣，按 V-Y 推进至指蹼空间。单独的并指掌侧面（或与背侧面一起）可通过三角形皮瓣交互插入来重建指蹼。对于局限于手指近节的不完全性并指，可通过简单的 Z 成形、四瓣 Z 成形或蝴蝶瓣来加深或延长现有的指蹼，以达到复位效果（图 6-13），其他方法包括局部皮瓣互相组合，如三瓣指蹼成形术或 V-M 成形术。不完全并指常造成局部拥有足够皮肤的假象，然而，当重建结合处以及局部皮瓣转移之后，常在指蹼基底出现皮肤缺损，而在指蹼远端存在多余皮肤。Brennan 和 Fogarty 介绍了一种技术来处理相关情形，即将远端皮肤通过岛状瓣向近端推进并与三角瓣联合重建结合处。

Z 成形是并指畸形治疗中最常使用而且有效的手术方法，但由于 Z 成形的灵活性很大，可谓变化无穷，要熟练地掌握它需要长期实践才能达到。

单 Z 成形又称对偶三角皮瓣成形或交错三角皮瓣成形（图 6-13A），适用于 I 度并指，即并指范围≤1/8 掌骨头到指尖距离。

指蹼 Z 形切口的手术设计：将并指指蹼缘线作为 Z 成形轴，在其两侧各作一斜形切口，称为臂，轴与双臂形成方向相反的两个三角形皮瓣。切开皮肤后，制成两个对偶的三角形皮瓣，使两个三角形皮瓣互相交换位置缝合，能延长轴线的距离，即松解了张力，达到解除并指畸形的目的。两个皮瓣的角度以 60°为最佳，易位后延长的距离最多，可达 75%；45°者可延长 50%；30°者可延长 25%；超过 90°者其对偶皮瓣互相转位较困难。Z 形皮瓣中两个三角皮瓣的角度可以相等，也可以不等（即一个角度大，另一个小些），称为不对称的 Z 成形术。这是最常选用的手术设计，以此为基础有许多演变，包括双 Z 成形，连续 Z 成形，四瓣、五瓣、六瓣成形等。

Z 形皮瓣的两臂长度通常可为 0.5cm、1cm、1.5cm、2cm。注意，Z 成形术的两臂切口不一定要制成直线，可依据皮纹的变化而制成弧形或流线形。

双 Z 成形俗称四瓣法，由于其延长了轴线的距离，较单 Z 成形为佳。图 6-13B 为交错四瓣法；图 6-13C 为镜影式两个相对的 Z 成形，又是一种四瓣法，常用于 I、II 度并指的整形，但较多地用于 I 度并指。

Y-V 成形或 V-Y 成形（图 6-13D）也常在并指畸形的矫正中应用。Y-V 成形是设计皮肤 Y 形切开，V 形缝合，以增加皮肤的横向长度，达到矫正并指畸形的目的。V-Y 成形是设计皮肤 V 形切开，使三角形皮肤组织松解，退回到需要的位置，Y 形缝合即可达到组织复位。多个 Y-V 成形可较大地增加皮肤的横向长度，达到矫正并指畸形的目的。

矩形瓣推进加 Z 成形(图 6-13E)是在手背设计一个矩形推进皮瓣,在指蹼掌侧设计一个单 Z 成形,增加了并指畸形矫正的深度,适合于 Ⅰ、Ⅱ度并指的整形。

Y-V 成形加双 Z 成形构成了五瓣成形。在指蹼中部设计皮肤的 Y 形切开,V 形缝合,然后在 Y-V 成形的两侧各设计一个单 Z 成形,以增加皮肤的横向长度,达到矫正并指畸形的目的。图 6-13F 是蒂部在手掌的 Y-V 成形加双 Z 成形,构成了五瓣成形。图 6-13G 是蒂部在手背的 Y-V 成形加海鸥瓣双 Z 成形,也是五瓣成形。

手指侧方舌状皮瓣转移(图 6-13H)可加深指蹼,这是笔者常用于烧伤性不完全性并指的手术设计,也可用于先天性并指畸形的矫正。其手术设计简单易行,也可归纳为 Z 成形的一种。

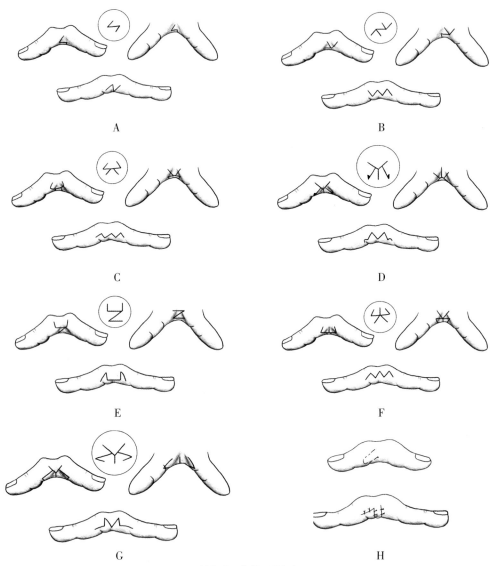

图 6-13　并指指蹼整形技术

A. 单 Z 成形　B. 交错四瓣法,反方向双 Z 成形　C. 镜影式两个相对的 Z 成形　D. V-Y 及 Y-V 成形　E. 矩形瓣推进加 Z 成形　F. 蒂部在手掌的 Y-V 加双 Z 成形(五瓣成形)　G. 蒂部在手背的 V-Y 成形加海鸥瓣双 Z 成形(五瓣成形)　H. 指侧舌状皮瓣转移

姚建民、徐靖宏创建了筋膜蒂指蹼皮瓣后退术治疗单纯性并指,其设计要点如图 6-14 所示。在单纯性并指指蹼的远端设计指蹼皮瓣,以并指间纵向筋膜的近端为蒂。在手指掌、背侧尖端的皮肤设计 V 形切口,按正常指蹼比例,背面的长度是掌面的 2 倍,锯齿状切口向近端延伸至蒂部,指蹼远端的筋膜蒂皮肤游离、转移后进入指蹼深部,仔细分离皮下组织,形成一个皮肤蒂,注意避免指

动脉和筋膜蒂的损伤,手指间两侧的皮肤作多个 Z 形缝合。该术式适用于指蹼皮肤丰富的单纯性并指,但不能用于复合性并指及指端细小的完全性并指。

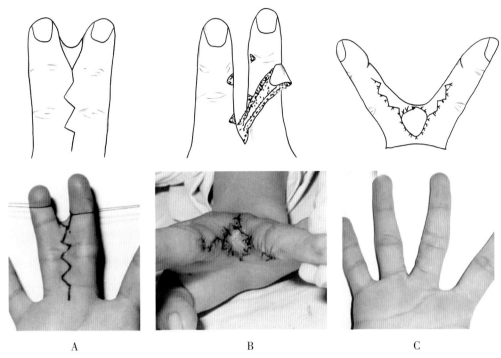

图 6-14　筋膜蒂指蹼皮瓣后退术
A. 皮瓣设计　B. 术中所见　C. 术后 7 年的手指外观

丁晟设计了指间近远端筋膜蒂皮瓣来重建并指分离所造成的皮肤缺损,手术要点是于皮肤富裕的指间中段设计菱形皮瓣,横断后一分为二。顺行的蒂点位于近节指骨根部,逆行的蒂点灵活设计于轴线的远端,皮瓣顺行部重建指蹼,逆行部修复手指远端缺损(图 6-15)。

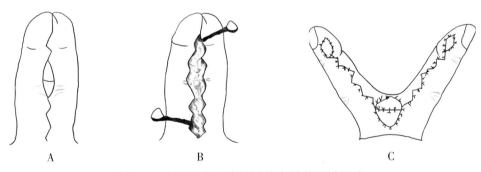

图 6-15　指间近远端筋膜蒂皮瓣的设计要点

第 1 指蹼的并指多见于综合征患者,如 Apert 综合征患者常合并拇指畸形,且较其他并指畸形更影响手的功能。轻度至中度的第 1 指蹼并指可通过局部皮瓣治疗,如四瓣 Z 成形术;其他选项包括食指的转移皮瓣,或联合应用从食指桡侧及拇指尺侧的转移皮瓣,或在中央指蹼作 V-Y 皮瓣推进。严重的并指伴显著的拇食指指蹼狭窄矫正时,需要比局部皮瓣所能提供的更多的皮肤,在这种情况下,皮肤可通过手背部组织扩张后获取,或使用旋转推进皮瓣;远处的带蒂或轴形皮瓣,如腹股沟、骨间背侧或臂内侧皮瓣也可使用(图 6-16)。游离皮瓣能为严重皮肤缺损的并指综合征患者的手提供更多的覆盖。

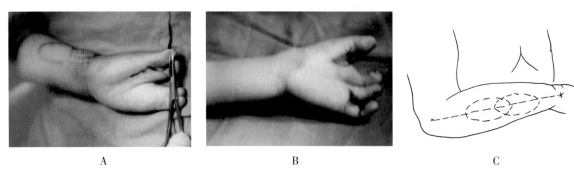

图 6-16　骨间背侧岛状皮瓣重建并指分离造成的虎口缺损

（三）手指的分离及皮肤覆盖

分离并指时需要仔细设计切口,从而优化使用可用的皮肤。手术暴露手指分指的结构,切口的设计必须确保瘢痕收缩不会导致关节及指蹼间挛缩。现已演变出为数众多的切口设计,包括侧方基底的三角瓣和矩形瓣。Cronin 技术一直是并指分离最常用的技术, 通过多个锯齿形切口形成并指掌侧及背侧的三角瓣,从而实现避免挛缩的皮肤覆盖(图 6-17A)。该方法的改良较多,很多旨在重新分配可用的皮肤,从而避免指蹼两边的皮肤移植(图 6-17B～E)。Sawabe 发表了一系列并指分离的论文,他采用侧中央直线切口用皮肤移植闭合创面,术后以支具避免挛缩,后续切除后遗留一个可以接受的侧中央瘢痕。这虽然违背了传统的技术,但当皮肤及瘢痕可能发生色素沉着或增生时还是有用的。另一个方法是 Sommerlad 的旷置指技术,即不处理残留的皮肤缺损,任其自行二期愈合,然而,大部分医师担心这会导致二期瘢痕的形成。

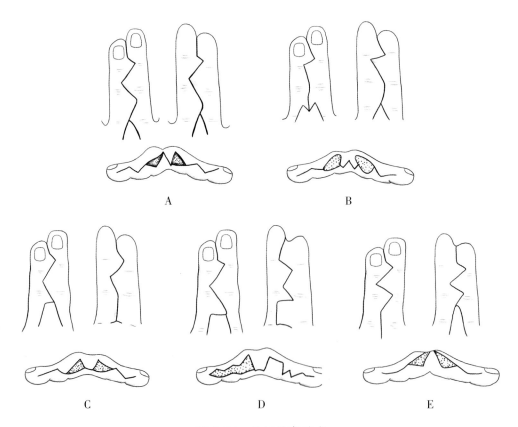

图 6-17　并指分离技术

A. 两手指分开,双三角皮瓣法(Cronin 技术)　B. V-M 皮瓣再造指蹼　C. 手背矩形皮瓣　D. 手掌横行矩形皮瓣　E. 掌侧三角皮瓣,V-Y 成形

　　分指手术需分割、切除两指间的筋膜,不仅要注意识别保护各指的神经血管束,还要确保指蹼有足够的静脉回流(图 6-18)。指神经及动脉的分叉处可能较设计的指蹼位置更远,在这种情况下,如该指另一侧未行手术或术后指动脉完好,则可结扎指动脉;否则,指蹼的水平受限于动脉分叉水平,或可通过静脉移植来延长动脉的长度(极少数情况需如此)。当分离多根手指时,每根手指必须保留至少一根指动脉,因而一定要有精确的手术设计。指神经远端分叉的处理可为束间切断,近端分离。

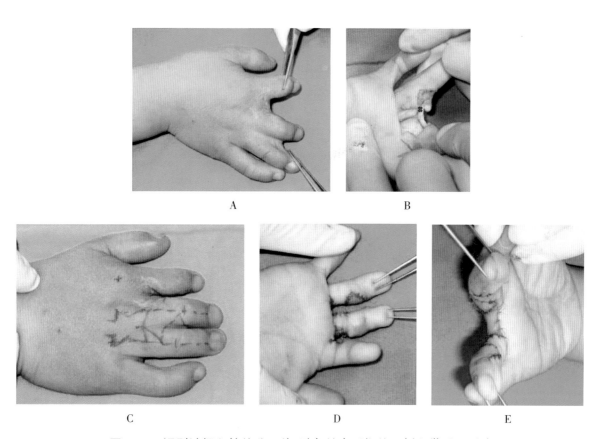

图 6-18　识别神经血管的分叉处,避免单个手指的双侧血供受到影响

　　手指的皮肤覆盖有赖于并指处掌、背侧皮瓣的转移辅以皮肤移植。全厚皮片移植优于中厚皮片移植,可减少挛缩。移植皮肤的供区多选择在腹股沟区,其他供区包括上臂内侧、肘前窝、小鱼际、腕部或副指。虽然包皮可能有皮量不足及颜色不匹配,也曾被使用。不管选择何处作为供区,都要向患者仔细解释并获其同意,因为会产生瘢痕。

　　为了改善皮肤的整体匹配度以及避免皮肤移植后出现挛缩,不移植皮肤的并指分离术开始被应用。这一技术需要在保护好指血管和神经的同时去除手指的皮下脂肪,从而减小手指的周径,因此需要精细操作(图 6-19)。另一避免皮肤移植的方法是从手背和(或)邻近指获取皮肤;如需更多的皮肤,可通过组织扩张获得。有学者在并指远端安放骨牵引支架作横向牵引,从而扩张并指远端的皮肤,使完全性并指远端也可获得足量可供转移的皮肤,虽然这一技术在并指中的应用有限,但为复合性并指的分离提供了新的手段。

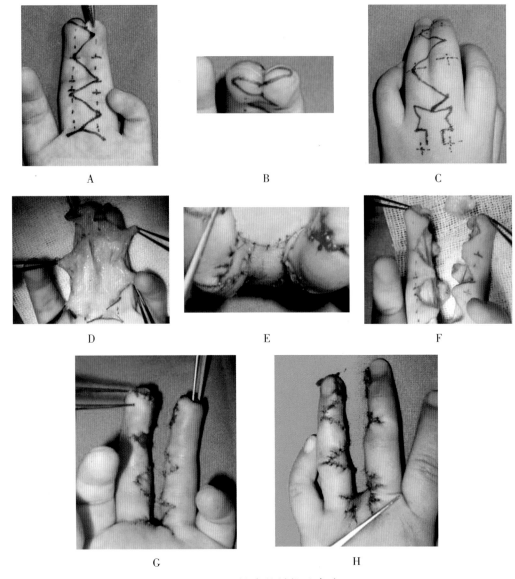

图 6-19 不植皮的并指分离术

A～C. 术前设计　D～F. 保留血管神经的减脂技术　G、H. 精确缝合后

（四）甲皱成形

完全性并指分离，特别是合并远节指骨融合时需要再造甲皱。远节指骨部可采用 Buck-Gramcko 技术处理：在并指远端设计舌状旋转皮瓣，分别折叠后再造两侧的甲皱；或者设计指背舌状旋转皮瓣＋指端舌状皮瓣再造甲皱（图 6-20、图 6-21）；也可以在相联合的指腹处作一皮瓣，以重建一指的甲皱，再用该处的皮下脂肪瓣＋皮肤移植来重建另一指的甲皱；还可以运用鱼际皮瓣等带蒂皮瓣，从足趾移植皮肤及皮下组织再造甲皱。

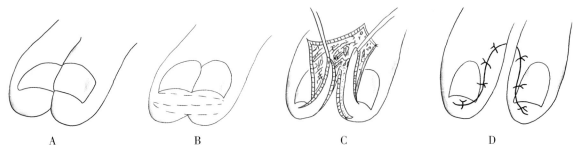

图 6-20 指端舌状旋转皮瓣修复指端缺损，再造甲皱

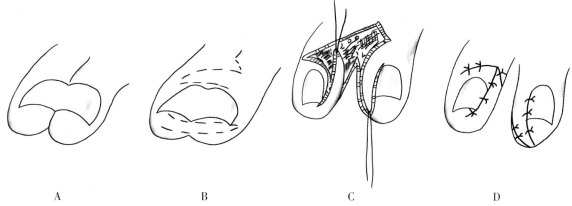

A   B   C   D

图 6-21   指背舌状旋转皮瓣＋指端舌状皮瓣修复指端缺损,再造甲皱

七、并发症

　　早期并发症包括血管损伤、感染、伤口裂开以及植皮坏死。术中的精细分离可以避免血管损伤,术前的指甲修整保洁可大大减少感染的发生,无张力缝合有助于避免伤口裂开,在血供良好的组织床上植皮可减少其坏死率。

　　晚期的并发症包括:①指蹼深度丢失(图 6-22):多由于皮瓣设计不佳,在手指基底部形成纵向瘢痕所致;也可与植皮坏死、指蹼皮瓣裂开等有关。②关节挛缩(图 6-23):多由指间关节掌侧面瘢痕挛缩所致。常需切除瘢痕组织并进一步行皮肤移植;如局部有足够的皮肤,也可行 Z 成形术延长瘢痕。③钩甲畸形、甲板歪斜:常由指尖、指腹软组织量不足所致。④关节不稳:多由于复合性并指分指后侧副韧带缺陷所致。⑤瘢痕疙瘩形成(图 6-24):大多与体质有关,常需进行瘢痕疙瘩切除重新植皮,或进行瘢痕的综合治疗。

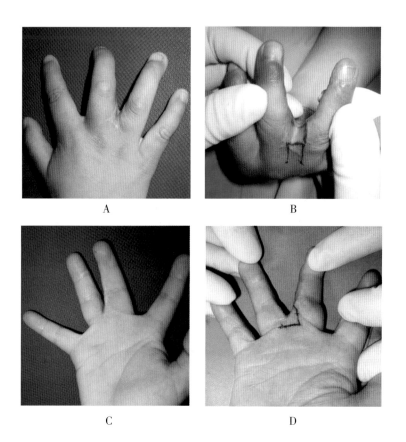

A   B

C   D

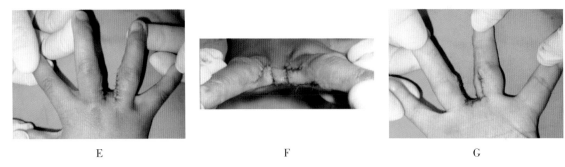

图 6-22　纵向瘢痕挛缩导致的指蹼深度丢失可运用矩形瓣重新加深指蹼,重建手指的亚单位结构
A. 并指术后并发症　B～D. 再次手术切口设计　E～G. 术后指蹼外形

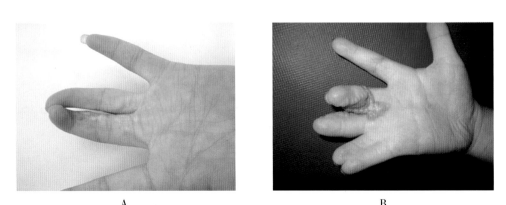

A　　　　　　　　　　　　　　　　　B

图 6-23　指间关节掌侧瘢痕所致的关节挛缩畸形

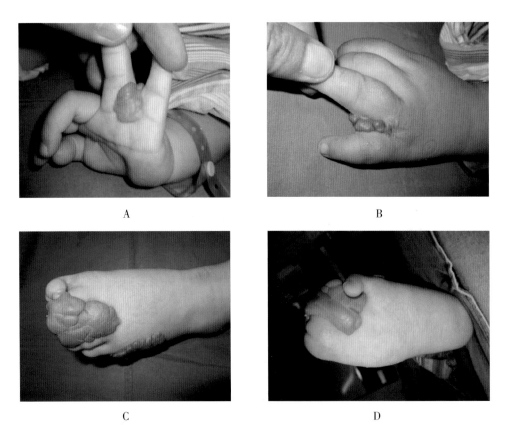

A　　　　　　　　　　　　　　　　　B

C　　　　　　　　　　　　　　　　　D

图 6-24　并指(趾)分离术后瘢痕疙瘩形成

八、笔者的方法

患者全身麻醉,上止血带后,进行并指分离手术。

首先设计背侧皮瓣重建指蹼。皮瓣始于掌骨头,外形类似指蹼的沙漏样结构,延伸至约 2/3 近节指骨长度。标记出皮瓣远端所要到达的近侧指横纹水平,随后在指蹼皮瓣和近侧指横纹以远分别作掌侧面及背侧面的锯齿形切口。切口顶点达到手指中线,从而使三角瓣具有较大的移动度。这种设计尽可能地减少了术后手指屈曲挛缩的可能,同时能使覆盖面积达到最大化。皮瓣通过锐性分离,并使用双极电凝止血。首先分离背侧皮瓣,注意保护好伸肌腱的腱旁组织,然后分离掌侧皮瓣及其下的神经血管束。在保护好神经血管束的同时由远向近分离并指。拉开两指,在保持牵引力的情况下处理组织有助于分辨血管神经结构。在近端解剖时注意标识血管神经的分叉处。在显微镜操作下可轻易分离出远端的指神经。若动脉分叉远离指蹼重建位置时,处理方法如前文所述。

有时需要结扎指动脉,结扎动脉的选择有赖于邻侧的指动脉是否成功分离,如两指的双侧指动脉均完好无损,常结扎较小的指动脉;然而,如果某一手指需再次手术(如二期并指分离),有时需结扎较大的动脉。如对侧的指动脉不清,可用血管夹夹闭指动脉后松止血带,确认各指的血供可靠。在嵌入皮瓣前,两指相邻处要进行减脂,以减少皮瓣张力,改善手指的整体外观。先缝合指蹼皮瓣,使其远端加入近侧指横纹,注意保持 45°指蹼倾斜角,形成沙漏样结构。然后使用 5-0 或 6-0 缝线行指间三角皮瓣缝合,注意避免过大的张力(图 6-25)。

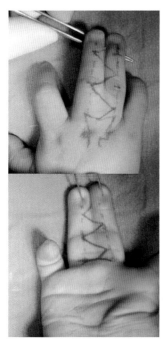 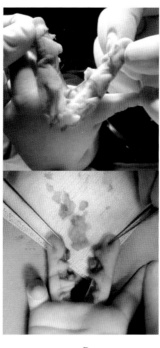 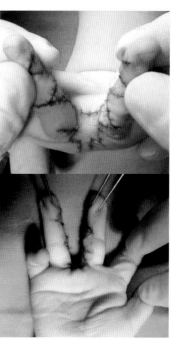

A　　　　　　　　　B　　　　　　　　　C

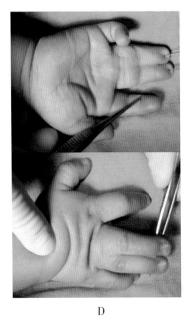
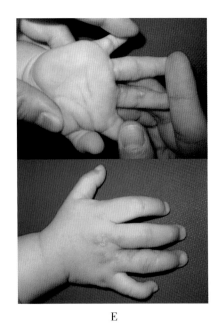

D   E

图 6-25　用背侧皮瓣重建指蹼
A. 手术设计　B. 保留神经血管束的精细减脂　C. 指蹼沙漏样结构的成形、屈指
横纹的重建及三角瓣的精确对合　D. 术前手部外形　E. 术后 6 个月手部外形

　　适当的包扎是手术的重要组成部分。敷料必须对植皮区提供压力,同时保护分开的各指。防粘连敷料可放于指蹼处,再用大纱布包扎固定。对幼儿,可加压包扎后再用过肘的支具行外固定,防止无意间的移位。术后 3 周去除敷料,换药,护理伤口,在伤口干燥并愈合前要注意保护。去除敷料后手即可正常使用,伤口愈合后可使用弹力套 3 个月,以控制瘢痕形成。硅凝胶敷贴、瘢痕内注射防粘连药物(如曲安奈德)可治疗局部增生性瘢痕。

九、特殊病例的处理

(一) 末端并指

　　末端并指是指远端融合而两指之间近端穿通,这是环状缩窄带综合征(羊膜带综合征)的一个特征。50%为双侧发病,50%合并缺指畸形。并指可表现为单纯性并指,也可表现为远端多指融合而形成指尖一团块的复合性并指。两指之间的缝隙可大可小(从针孔大小至宽阔通道),多位于指蹼以远(图 6-26)。环状缩窄带以远的指体可发生水肿或萎缩。

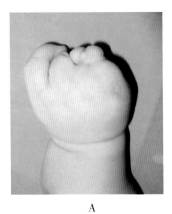
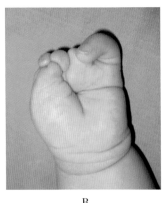
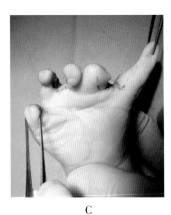

A   B   C

图 6-26　环状缩窄带综合征患者的并指

治疗方法取决于远端畸形的程度、窦道的位置及大小。远端指保存完好的轻度畸形可按常规分指，具体方法如前述。窦道可在重建表皮时一并覆盖或切除。若为更复杂的畸形，建议分期手术，分离指尖后延期重建结合处，分期手术时手指可以不受约束地生长。在严重畸形时，首选切除萎缩的指尖，因为将其与正常手指成功拼接的可能性很小。在松解并指时缩窄环可一并切除，并作 V-Y 成形。

（二）Apert 综合征

Apert 综合征患者手部畸形的治疗安排必须与颅面部及其他相关畸形的治疗相协调，实际上，这是一个复合的手术，需要细致协调手外科与颅面外科的合作。手术的目标是 2 岁前完成分指并纠正拇指畸形，从而使手功能正常发育。如果小指是有功能的，可以手术松解环小指的掌骨融合，使小指可活动。肩、肘部很少实施手术。

手术的第一要务是重建足够大的虎口。一期手术按顺序松解皮肤、筋膜，延长手内在肌，切开腕掌关节囊，从而使拇指列处于外展 45° 位。轻微的虎口狭窄可用局部皮瓣如四瓣 Z 成形；较重的狭窄伴有皮量不足，需要背侧旋转推进皮瓣或手背预行组织扩张。若为不完全的拇食指并指，我们倾向于使用从食指桡侧作一移位皮瓣，食指皮瓣可开大虎口并缝合于鱼际纹处，以纠正任何相关的屈曲、内收挛缩畸形。对更严重的虎口挛缩，Buck-Gramcko 曾报道成功应用一块大的背侧旋转皮瓣松解挛缩的病例。腹股沟及臂内侧的皮瓣可作为游离组织瓣移植。与人们普遍认为的情况相反，虎口的血管足以行微血管吻合，当然，这种手术对麻醉的要求非常高，特别是需要同时进行双手的手术时。拇指的弯曲畸形必须通过指骨截骨矫形术加以纠正。开放性楔形截骨术加骨移植可延长缩短的拇指。截骨矫形术最好与分指术一期完成，术后可同时进行包括虎口开大及骨移植所需要的固定。移植骨可取自第 4、5 掌骨性联合的分离手术。通常情况下，拇指的桡侧会形成皮肤不足，可通过 Z 成形解决（图 6-27）。

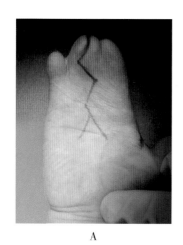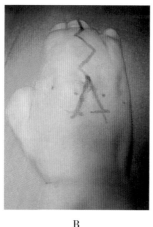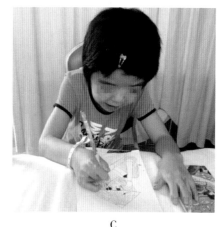

A   B   C

图 6-27 Apert 综合征手畸形的治疗
A、B. 术前设计 C. 术后功能

并指分离手术一般分期进行，手术计划视虎口重建及食指状况而定。尽管我们希望能保留所有的手指，但对于严重畸形的手指，如果预后不佳则可以放弃。三维 CT 可获取骨骼畸形的更多信息，可在行颅面部成像时一起进行。

当拇指松解后，抓紧机会松解远端骨联合，使得蹄形手转变为如Ⅰ型的铲形手，这还有助于预防反复的指甲感染（患儿早期最常见的手部感染）。后续的各指分指手术也应分期进行，避免同时在一根手指的双侧进行手术。

对于严重的手部畸形,我们主张分期松解。首先分离远端的骨性融合,并在两指间背侧作一纵向切口分离甲床,这一过程可使复合性并指转变为单纯性并指,并使手指从骨性约束中解脱出来。指间的缺损可用全厚皮片移植覆盖,使两指间可有一定程度的各自活动。移植可产生足够的指腹皮肤,在后期分指时可重建甲皱等。Apert 综合征的手指伸展僵硬,因此并指的近端分离可采用直线切口,因为不存在如同其他患者在指间关节处作纵向切口造成挛缩的风险。皮肤缺损用全厚皮片移植覆盖,因所需植皮量巨大,需要从下腹部而非腹股沟区取皮。需要强调的是,指蹼重建的目的是让掌指关节能独立自由地活动。常用背侧皮瓣。

如小指有功能,需手术松解。环小指掌骨骨性联合的松解需要包括筋膜或脂肪植入,以避免复发。可以用切下来的骨质作为拇指弯曲畸形矫正术中的移植骨,Upton 建议这一步最好在 5 岁后进行,可减少复发。第 5 指列的位置可通过松解腕掌关节,允许掌骨屈曲加以改善。

（三）短并指

"短并指(symbrachydactyly)"一词来自希腊语,以指蹼浅、指体短小为特征,常见于 Poland 综合征。多为单侧发病。严重程度从几乎完全缺指到相对完整的短指。当指体完整时,需手术治疗。手术方式为切断掌横韧带,以增加各指的长度及活动度,指蹼不应重建于两掌骨头之间的过于近侧,因为那样可能形成 V 形指蹼。

Poland 综合征的手畸形形态多样,以中央数指最常累及,由于中节指骨较短,各指也较短。并指多为单纯性的,可为完全性或不完全性。手术分离原则遵循前述时机及技术。其治疗安排与胸壁畸形的治疗(同侧肌肉移位)、女性乳房的重建相结合(图 6-28)。

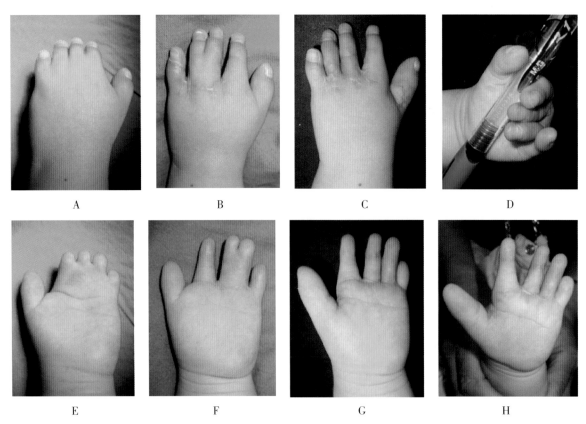

A   B   C   D

E   F   G   H

图 6-28　Poland 综合征短指并指患儿通过分次分指手术,重建屈指横纹及指蹼结构,指体获得良好的发育基础,功能与外形均有明显改善

（四）营养不良型大疱性表皮松解症

营养不良型大疱性表皮松解症（epidermolysis bullosa, EB）患者的并指其实并非真正意义上的先天性畸形，而是鳞状上皮表面的瘢痕所致。EB是一种罕见的先天性起疱异质群体的病症，因皮肤不同层之间失去黏附性而导致结构破坏。可根据起疱的程度和原因对其分类，单纯性大疱性表皮松解症由基底角化细胞层起疱所致，交界性大疱性表皮松解症由基底膜透明层起疱所致，营养不良型大疱性表皮松解症则是由乳突真皮层Ⅶ型胶原蛋白的缺陷所致。营养不良型大疱性表皮松解症常伴随着真皮的反复损伤，其不可避免的瘢痕导致并指和挛缩。常染色体显性遗传导致的营养不良型大疱性表皮松解症已为人所知，常染色体隐性遗传导致的营养不良型大疱性表皮松解症更为严重，典型的手部畸形进展为指端屈曲挛缩，使得手指粘连成一团，拇指可能粘连在一起呈蚕茧状。手部问题仅是其复杂症状的一部分，故此症需要多学科专家会诊联合治疗，涉及的专科包括皮肤科、消化科、眼科、口腔科、肿瘤科、心理科和麻醉科。手外科手术基于并指分离、挛缩松解及其后的皮肤重建。这种情况下的并指（称为假性并指）通常由指间粘连引起，能够在去除瘢痕表面的包膜之后进行钝性分离。并指通常会导致指部屈曲挛缩或虎口挛缩。我们相信，保留虎口是患者手部功能发挥的关键，可从身体无瘢痕处（如腹股沟处）取皮片移植。局部皮瓣基本无法使用，因为在严重畸形的手上已有太多的瘢痕。皮肤缺损可通过二期愈合，或通过使用粘连指体上的皮肤，或通过切下的指部皮肤移植。虽然我们成功地使用了腹购股游离皮瓣来重建至关重要的虎口，但我们还是希望能使用中厚皮片。术后效果尚满意，但常常复发，再次手术的概率超过50%。

（王炜　王斌　张云飞　张红星　周晟博）

第二节　先天性屈指畸形

先天性屈指畸形是一种非创伤性的，以近节指间关节屈曲挛缩的进行性发展为特征的手部常见先天性畸形，最常累及小指。Tamplin于1846年最先描述该畸形。从形态学上观察，所有的手指屈曲畸形均属于先天性屈指畸形，它可能是由原发性软组织结构或分布异常所致，也可能是由原发性骨、关节结构异常所致。

近年来，文献描述该病与遗传的关系时，既有常染色体显性遗传的报道，也有常染色体隐性遗传的论述，尚有染色体间隙缺失、染色体易位的记载，近亲婚配造成这类畸形的报道也屡见不鲜。笔者在临床观察中发现，既有外祖母、母亲、女儿同时存在环指末节或小指屈曲畸形者，又有同胞姐弟同时发生眼-牙-指综合征并伴有手指屈曲畸形者。对该病的遗传学研究目前尚在不断深入之中。

一、临床表现与分型

先天性屈指畸形表现为手指的屈曲、伸直功能缺失或不全，较多发生在小、中、环指。可单独发生于一个手指，以近节指间关节多见，也可发生在远节指间关节。

临床上将先天性屈指畸形分为三型（Benson分类）：

1　Ⅰ型（婴儿期屈指畸形）　病变通常局限于一侧或双侧小指，环指和中指也可累及。男女发病率相似，通常由不全性外显率的常染色体显性遗传所致（图6-29）。

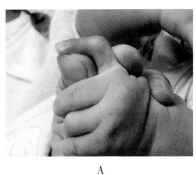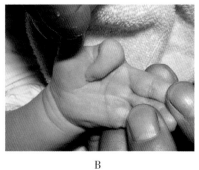

A   B

图 6-29　Ⅰ型屈指畸形（婴儿期屈指畸形）

2　Ⅱ型（青春期屈指畸形）　通常在青春发育时期被发现，患儿家长可能告知医师，手指屈曲畸形是由于孩子跌跤造成的，或是由于其他"外伤"所致。以女性为多见，并常发生在右手（图 6-30）。

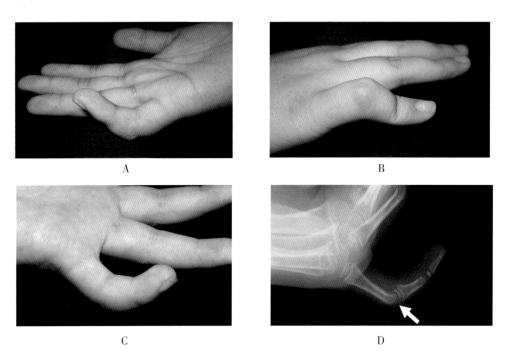

A   B

C   D

图 6-30　Ⅱ型屈指畸形（青春期屈指畸形）
A～C. 手部外观　D. X 线侧位片显示小指近节指骨头发育异常

3　Ⅲ型（严重屈指畸形）　通常累及多个手指，常伴发其他先天性畸形，如多种染色体疾病、颅面畸形、骨关节综合征等（图 6-31）。

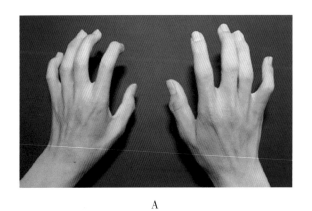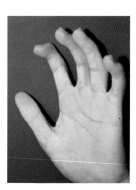

A   B

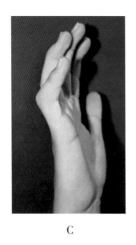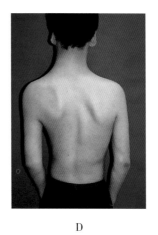

C   D

图 6-31　Ⅲ型屈指畸形（严重屈指畸形）
A. 双侧食中环小指多发性屈指畸形　B、C. 左食小指末节指间关节，右小指近
节指间关节较为严重　D. 患者伴有脊柱侧弯畸形、耳郭发育异常

　　Figuera（1993）回顾了 59 例先天性屈指畸形的病例，其中Ⅰ型（婴儿期屈指畸形）为 24 例，占 40.7%；Ⅱ型（青春期屈指畸形）为 5 例，占 8.5%；Ⅲ型（严重屈指畸形）为 30 例，占 50.8%。在临床上，Ⅲ型屈指畸形的发生率可能还要高一些，因为许多综合征患者也伴有屈指畸形，就诊时常因为综合征的症状突出而掩盖了屈指畸形。

　　许多综合征患者都伴有屈指畸形，如口-面-指综合征，表现为并指及屈指畸形、牙齿畸形、牙齿发育不良、牙釉质发育不良等；Aarskog 综合征有屈指畸形、小手畸形、眶距增宽、鼻孔朝前、上唇宽、阴囊围巾样包在阴茎上方等表现；Guadalajaro 指屈曲综合征有宫内生长缓慢的病史，表现为侏儒、异样面形、指屈曲及骨骼畸形；Teebi-Shalfout 综合征表现为颅面畸形、毛发异常、屈指畸形、单侧性小眼症及肾畸形；脑肝肾综合征是 Hug A.H.（1997）报告的一种新综合征，伴有骨畸形、屈指畸形、面部畸形及进食、呼吸困难等；Tel-Hashomer 屈指曲综合征伴有屈指畸形、房间隔缺损及腹股沟疝。Crisponi（1996）报告了南三散汀 12 个家系在 25 年中发生 17 例新生儿双侧屈指畸形，伴有牙关紧闭、唾液分泌过多、面部畸形、面部肌肉痉挛，在受刺激时或哭喊时症状明显，安静时渐渐消失。该综合征尚未命名，大部分患儿在出生后数周到数月内因高热而死亡。在Crisponi 报道的 17 个病例中仅 2 例存活，其中 1 例是 14 岁女孩，有智力障碍。另外，Robinow 综合征表现为面部畸形、中空性短肢畸形、短指畸形、屈指畸形、复拇指畸形、阴蒂发育不良及足畸形；Prasad（1997）报告的 CHARGE 综合征常伴有指屈曲及侧屈畸形，还有胫骨凹陷、半胫骨发育不良、球棒足畸形等；Gordon 综合征包括屈指畸形、指侧屈畸形、腭裂、双侧听力消失、脊柱后（侧）凸、内眦赘皮、鞍鼻、小口以及隐睾等；外胚层缺指唇裂综合征也伴有屈指畸形；Verma（1996）报告的家族性纤维性胸膜、浆膜综合征伴有严重的手指及足趾屈曲畸形；Shprintzen-Goldberg 综合征表现为狭颅伴屈指畸形；Stratton（1993）报告的 Fryns 综合征有双侧横膈缺损、十二指肠闭锁、气管软化及屈指畸形；Schrander-Stumpel（1992）报告了 1 例 16 岁女孩下颌骨发育不良伴手指及足趾进行性屈曲畸形；Van Maldergem（1992）报告了眼-鼻-面畸形伴屈指及侧屈畸形；Klippel-Trenaunay 综合征也伴有屈指畸形、斜指畸形，是遗传倾向较明显的先天性手畸形。

　　除了上述综合征外，很多先天性手畸形患者也伴有屈指畸形，如并指畸形、多指畸形、复拇指畸形、分裂手畸形、手及手指发育不良、巨指（肢）畸形、风吹手畸形等。

二、病理

先天性屈指畸形的病理解剖常有下列几种情况:①指屈伸肌腱发育异常,可能是先天性指浅屈肌腱和(或)指深屈肌腱的短缩、止点异常或发育不良引起,这类患者在腕关节屈曲时屈指畸形即消失;也可能是指伸屈肌腱发育不平衡导致的继发性挛缩。②蚓状肌异常,包括蚓状肌起点异常,如蚓状肌附着在指浅屈肌或腕横韧带上;蚓状肌萎缩;蚓状肌止点异常,如蚓状肌止于蚓状肌管的侧方等。③掌板短缩及异常。④皮肤及皮下增生的韧带、结缔组织结构异常。⑤近节指骨头或中节指骨基底部发育异常。事实上,所有近节指间关节的相关结构都可被累及,但很难确定某一结构的异常是起因。

三、治疗

许多轻型病例只存在手指末节屈曲畸形,除了外形上稍有缺陷外,几乎不影响手功能,甚至连乐器演奏或电脑操作也可照常进行,无须进行治疗。只有近节指间关节屈曲挛缩超过60°时才具有手术指征。现将手术治疗及非手术治疗的内容简述如下:

1　指屈肌腱的延长　对于指深或指浅屈肌腱短缩造成的屈指畸形,可在前臂作指深或指浅屈肌腱的Z形延长;也可以只保留指深屈肌腱的功能(即两套肌腱只保留一套),使肌腱延长。对于单纯指浅屈肌腱(FDS)的挛缩,可以在FDS分叉腱束的不同平面予以切断重新缝合来获得延长效果(图6-32)。

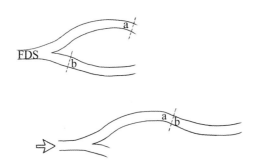

图6-32　指浅屈肌腱(FDS)挛缩时,在FDS分叉腱束的不同平面予以切断重新缝合来获得延长效果

2　异常指浅屈肌腱的切除　如果是指浅屈肌异常附着于掌腱膜、屈指腱鞘或掌横韧带上,应切除异常的附着点,以矫正畸形。

3　蚓状肌起点的移位　如果是蚓状肌起于指浅屈肌造成的屈指畸形,可将其移位到指深屈肌腱上。

4　环、小指指浅屈肌腱移植　如果环、小指的屈曲畸形由蚓状肌发育不良所致,可采用指浅屈肌腱转移,以代替蚓状肌功能。

5　掌板松解或前移　可作掌板松解或前移,以矫正屈指畸形。

6　楔形截骨矫正畸形　如为近节指间关节屈曲,无法进行动力肌腱修复或转移者,可进行近节指骨楔形截骨,以矫正屈指畸形。

7　挛缩皮肤软组织松解后的局部皮瓣转移　由于指间关节挛缩的程度不同,松解手术后掌侧皮肤常存在不同程度的缺损,笔者采用指侧方皮瓣转移的方法较好地解决了这一问题(图6-33)。

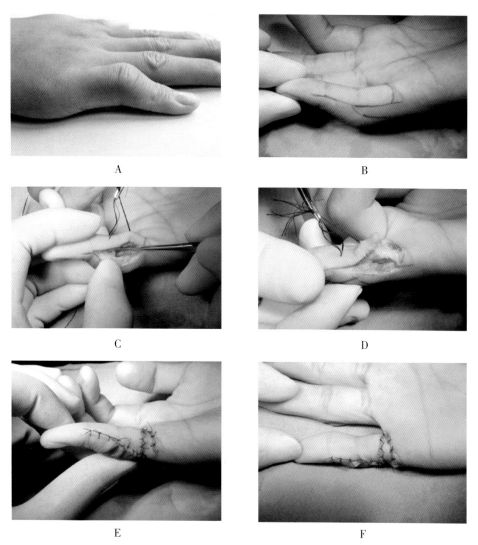

图 6-33 笔者推荐的屈指畸形手术方法
A. Ⅱ型屈指畸形手部外观　B. 于患指侧方设计舌形局部皮瓣　C. 术中松解掌板　D. 关节复
位后出现软组织缺损　E. 将舌形瓣旋转 90° 后插入软组织缺损区　F. 术后患指掌侧面外观

　　临床上主要根据近节指间关节（PIP）的活动度进行先天性屈指畸形的术后功能评价（Siegert
法）（表 6-3）。

表 6-3　先天性屈指畸形的术后功能评价

结果	表现
优	PIP 无欠伸，屈曲度丢失＜15°
良	PIP 欠伸＜20°，伸展度改善＞40°，屈曲度丢失＜30°
中	PIP 欠伸＜40°，伸展度改善＞20°，屈曲度丢失＜45°
差	PIP 伸展度改善＞20°，总活动度＜40°

　　8　非手术治疗　亦是一项选择。有人报告采用物理治疗可使 20% 的先天性屈指畸形得到矫正。
因此，牵引、动力性或静力性夹板、手指理疗等仍是非肌腱短缩性屈指畸形最先考虑的治疗方法。

（王炜　王斌　张云飞）

第三节　斜指畸形

　　斜指畸形是指手指与桡尺骨平面的成角畸形。与正常形态相比,轻微的成角畸形较为普遍,尤其是小指。显著的斜指畸形是指偏斜角度大于10°的畸形,多由于一个或多个指骨的形态呈三角形或多角形,使得相应的指间关节列线偏离了手指的正常纵轴线。这种不对称的纵向生长导致了手指的非正常形态(图6-34)。

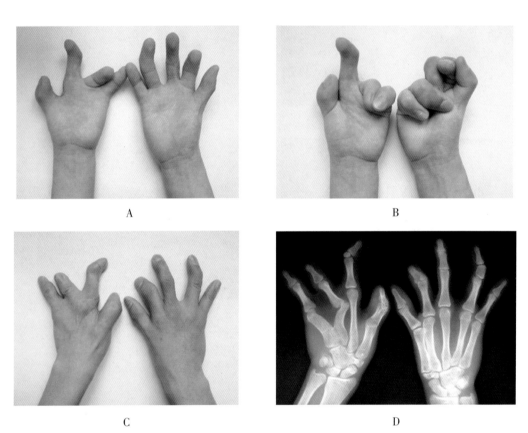

图 6-34　双侧多发性斜指畸形
A～C. 手外形　　D. X 线表现

一、流行病学与临床表现

　　斜指畸形的发病率报道不一,因手指不同从 1%～19.5%不等。斜指畸形通常因中节指骨呈三角形或多角形而表现为手指偏斜。斜指畸形多为常染色体显性遗传所致,而且通常双侧发病,以男性为多见(图6-35)。斜指畸形可以是许多综合征和复合性手畸形的一部分。

　　严重的斜指畸形在新生儿和婴儿期即可被发现,大多数则是随着生长发育成角畸形更加明显时才被发现。由于手指的代偿性外展会严重阻碍其屈曲功能,因此通常需要手术干预。拇指或中指的斜指畸形可导致手指屈曲改变或捏物受限等功能障碍。

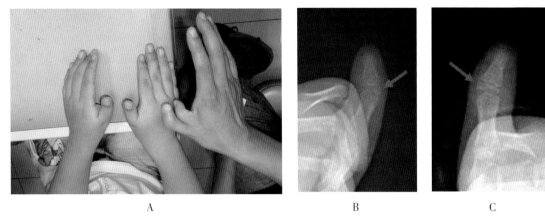

图 6-35 双侧拇指斜指畸形
A. 患儿的父亲有拇指斜指、多指畸形　B、C. X 线片显示拇指 delta 指骨、骺板不对称发育

放射学表现因患者的年龄和骨累及的程度不同而异,在骨骼发育完全的患者,可见明显的三角形或多角形骨,有的则表现为指间关节面的倾斜(图 6-36);在骨骼发育不完全的患者,可见次级骨化中心形态异常,与指骨基底交叉,并沿骨的缩短边缘走行。最严重的形式是纵向 C 形骨骺所形成的括弧样骺板,将近端和远端生长中心联合在一起(图 6-37)。

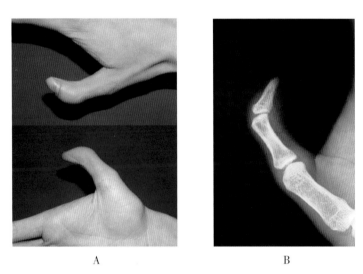

图 6-36 右拇指斜指畸形(末节指骨关节面明显倾斜,关节面位于尺侧)

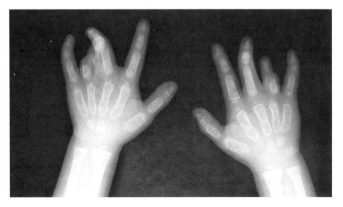

图 6-37 双侧环指斜指畸形(近节指骨呈括弧形的骺板)

斜指畸形可依据病因学或病理学分类,而最实用的是由 Cooney 提出的分类方法(表 6-4)。

表 6-4　斜指畸形的 Cooney 分类

类型	畸形部位	成角度数	相关畸形
单一型	中节指骨	<45°	
单一复杂型	中节指骨	>45°	
复合型	骨和软组织	<45°	并指畸形
复合复杂型	骨和软组织	>45°	多指或巨指畸形

二、病理

管状骨如指骨的纵向生长产生于骨骺生长板,而轴向排列则依赖于内源性和外源性的因子作用于生长板来维持。继发于先天性畸形或出生后损伤导致的生长板异常会随着生长发育产生进一步的变形。与斜指畸形相关的生长板异常是沿着骨一侧延展的 C 形骨骺所形成的括弧样结构,从而限制了该侧骨的纵向生长。Jones 最早描述了该病的病理学,即在严重斜指畸形中存在三角形或 delta 指骨。病理学描述了纵向括弧形骨骺、严重程度和分类系统。当括弧形骨骺早期完全骨化时,纵向生长可能完全消失,产生短的三角形骨和 delta 指骨;如果括弧形骨骺是不完全的或软骨性的,部分纵向生长可存在,则指骨是多角形的。括弧形骨骺常影响中节指骨,因其是最后骨化的指骨。括弧形骨骺也可出现在近节指骨或多指骨中的额外指骨中。还可存在更多的复杂畸形,比如在特异的畸形综合征如 Rubinstein-Taybi 综合征、Cenani-Lenz 综合征并指中的双重 delta 指骨。斜指畸形的获得性病因包括外伤、冻伤、炎症,其并发的非对称性骨骺闭合等导致了生长板的损伤。骨肿瘤同样会产生继发成角畸形,尽管这种畸形常与关节旁肿瘤增生导致的关节面非对称畸形相关,而不是影响生长板。

虽然骨骼畸形引起手指的成角,但潜在的软组织同样会受到影响。严重的成角畸形会导致手指凹面软组织缩短和可能的伸肌腱结构移位,在手术矫正时需要考虑到这种软组织变形的因素。

三、治疗

大多数单纯性斜指畸形患者来医院就诊是出于美学需要而非功能原因,对这些患者应避免手术,因为外观上的任何改善都可能要承担瘢痕和关节僵硬的风险。手术矫正的适应证是严重的斜指畸形伴有缩短和成角,尤其是当桡侧手指或拇指受累和成角畸形影响捏持功能时。

斜指畸形运用夹板疗法是毫无意义的,矫正骨骼畸形要么通过截骨术重新排列手指,要么切除纵向括弧形骨骺,以释放手指短缩侧的纵向生长潜能。手指轴线的重新排列可应用闭合楔形截骨术、开放楔形截骨术或两者联合,也可应用反向楔形截骨术。闭合楔形截骨术(图 6-38)简单、安全,然而当有手指短缩时,进一步缩短长度可能不会使人接受,此时可通过开放楔形截骨术或反向楔形截骨术延长或维持手指长度。开放楔形截骨术(图 6-39)需要骨移植,这对儿童有一定的难度,因供区受限。反向楔形截骨术在技术上有挑战性,因儿童指骨细小,而且需要涉及指骨两侧。

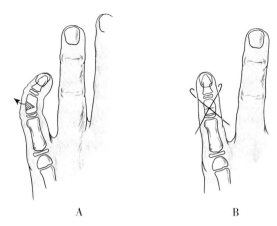

图 6-38 在手指的凸面完成异常中节指骨的闭合楔形截骨术
A. 术前 B. 术后

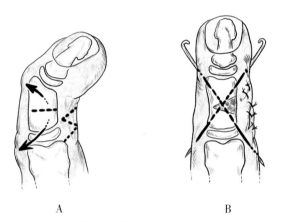

图 6-39 开放楔形截骨术可以获得更长的手指，
但要求进行软组织松解如 Z 成形
A. 术前 B. 术后

　　矫正性截骨适用于手指中度偏斜并影响功能的患者。手术尽可能等到骨骼发育成熟后再进行，如骨骼没有发育成熟，容易出现截骨过多或过少，导致骨骺损伤。在手术时，可以采用凹面侧的 Z 成形来解决皮肤的少量缺损。对于严重的成角畸形，单纯作 Z 成形是不够的，需要采用推进皮瓣或旋转皮瓣等来解决，同时用调整伸肌腱来保持手指力量的平衡。对于三节指骨拇指和多指节手指，可以切除变形的指骨，同时进行韧带重建和关节融合，以获得力学上的稳定。

　　另一种方法是括弧形骨骺切除和脂肪移植（图 6-40）。这个手术基于如下假定：在括弧形骨骺切除后的 1～2 年内，正常部分的骨骺生长板会在短缩侧产生"追赶"纵向生长的效应。手术是通过指骨短缩侧的侧正中切口进行的，切除软骨性或骨性括弧，直到骨干骺端从背侧至掌侧暴露，并清楚地显露生长板，造成的缺损由来自前臂的脂肪填充，闭合无效腔，并防止跨生长板融合。此手术限用于生长板开放的患者，并提倡早期手术。Vickers 对骨骺生长只剩 1～2 年的患儿进行了此项手术并取得了良好的效果。在关于此手术的报道中，有人对一组 23 个儿童的 35 个手指进行了手术，平均随访 3.2 年后，发现达到了平均 11°的矫正。进一步分析发现，6 岁前进行手术能获得更好的效果。此外，成角大于 40°的手指与成角小于 40°的手指相比，前者能取得更好的改善（前者改善 20°，后者改善 7.5°）。括弧形骨骺切除并不妨碍对残余成角运用矫正性截骨术，同时需要小夹板固定或术后制动。

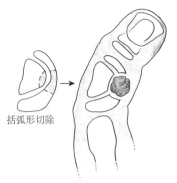

图 6-40　括弧形骨骺切除和脂肪移植

四、笔者的技术

对轻至中度的斜指畸形,我们建议避免手术,尤其是普通的小指轻度畸形,应放弃手术。当成角角度大而且指骨呈 delta 形时,可早期行括弧形骨骺切除和脂肪移植。当患者成角严重且骨骼发育已成熟时,手术方法的选择可依据指骨的形态,多角形指骨可耐受闭合楔形截骨术引起的短缩,而三角形指骨更适合于开放楔形截骨术。截骨术矫正畸形后,以轴向克氏针固定。严重斜指畸形的相应软组织缺损可通过由 Evans 和 James 描述的双蒂皮瓣推进术修复。对于存在小的三角形指骨的手指,反向楔形截骨术在技术上要求很高,因此可选择简单的截骨加骨移植。对于拇指斜指畸形,需要进行彻底的截骨矫正,以形成对线良好的拇指列线,而不能依赖于括弧形骨骺切除后的逐步矫正(图 6-41)。

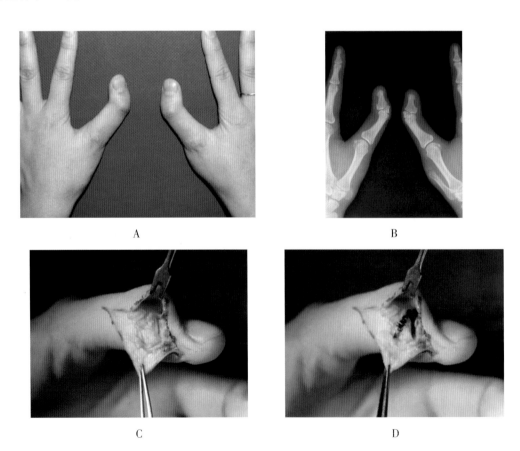

A

B

C

D

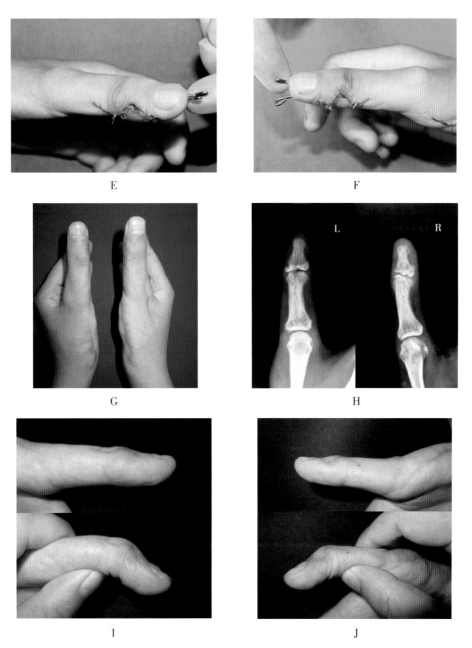

图 6-41　双侧拇指斜指畸形的开放楔形截骨治疗
A. 术前手外观　B. X线显示 delta 指骨的存在　C、D. 在凸面侧锯齿形切开,保留正常的指间关节面,楔形截骨切除 delta 指骨与末节指骨的关节面　E、F. 术后用克氏针固定　G. 术后 4 个月手外观　H. X线显示 delta 指骨与远节指骨的关节面已融合　I、J. 双侧拇指指间关节具有良好的伸屈功能

(王斌　蒋永康)

第四节　关节挛缩

　　先天性多关节挛缩(arthrogryposis multiplex congenita, AMC)又称先天性多发性关节强直或先天性肌发育不全,是指因胎儿活动少,出生后形成多个关节挛缩、肌肉萎缩,关节僵硬于不同位置的临床综合征。可侵犯四肢部分关节,也可累及所有关节,但较少侵犯脊椎骨。该病在临床上比较

少见,1985年国外数据显示其发病率约为1/3000。胚胎5周半时软骨的间叶开始发育为关节,7周时许多关节腔出现,8周时肢体可活动,所以关节及其邻近组织的发育对早期关节发育和运动非常重要。

一、解剖

(一)掌指关节

掌指关节共5个,是由掌骨小头与近节指骨底构成的球窝状关节,可做屈伸、收展和旋转运动,但拇指的掌指关节为屈成关节,只能做屈伸运动。关节囊周围借掌侧韧带和侧副韧带增强。掌侧韧带又称掌板(volar plate),为纤维软骨板,与掌骨连接较松弛,但与第1节指骨连接甚紧,运动时如挡板位于掌骨头前面。第2~5掌骨头间借掌深横韧带连接(图6-42)。

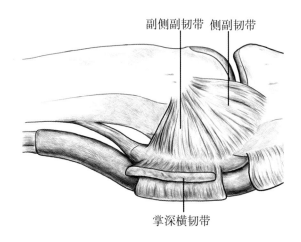

图 6-42　掌指关节(侧面观)

(二)指间关节

指间关节由近节指骨头与中节指骨底、中节指骨头与远节指骨底构成,共9个关节,属轴性滑车关节,只能做屈伸运动。关节腔宽阔,关节囊松弛薄弱,关节囊周围借掌侧韧带(掌板)、侧副韧带增强(图6-43)。

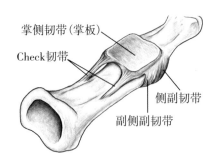

图 6-43　指间关节(掌面观)

(三)掌侧韧带(掌板)

近端掌板的侧面与近端指骨结合紧密,并与A2、C1滑车毗邻,构成Check韧带。病理状态下,掌板可阻碍指间关节的伸展,这通常由Check韧带增厚引起。增厚的Check韧带称为Checkrein韧带,它会阻碍掌板的偏移,从而限制关节的运动(图6-44)。

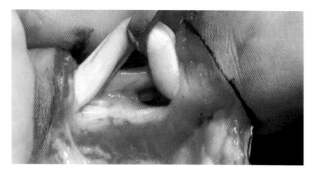

图 6-44　近端指间关节屈曲畸形继发的 Checkrein 韧带

二、病因

本病的确切病因未明。一般造成先天性关节挛缩的病因有以下几种：

（一）脊髓神经异常

这是造成关节挛缩的最主要原因，如脑脊膜膨出、脊髓前角细胞发育异常、产前痉挛及大脑组织缺陷（无脑、水脑及全前脑畸形）等。

（二）肌肉异常

肌肉异常多为肌肉发育不全，少见的有胎儿肌病，偶见的有肌张力性营养不良。

（三）关节及邻近组织异常

关节及邻近组织异常主要有骨性融合、关节发育不良、关节周围软组织挛缩等。

（四）外伤

外伤多见于胎儿拥挤和压缩，软组织损伤，如掌板、侧韧带、屈伸肌腱鞘和肌腱以及皮肤、神经、动脉的损伤。

（五）病毒感染

动物实验发现，鸡胚胎给予箭毒 2 天，雏鸡可出现与人相似的多关节挛缩。另外，鸡胚胎感染柯萨奇病毒和纽卡斯尔病毒后也可形成多关节挛缩，这提示病毒对本病的发生有一定的作用。

（六）遗传因素

本病多为散发，常染色体显性和隐性遗传与性连锁遗传已有个案报道。

三、病理

（一）病理分型

病理上分两型，即肌肉型和神经型。肌肉型表现为肌肉苍白、质硬和纤维化，脊髓、前角和神经根正常，该型占 7%。神经型中脊髓、前角和神经根均异常，该型占 93%。

（二）病理特点

1　肌肉组织　呈现为一团纤维脂肪组织，中间杂乱地散布着脂肪或变性的肌肉纤维，肌肉纤维的横径减小。这种改变与小儿肌营养不良症相似，因此也称为胎儿性肌营养不良症。

2　神经组织　主要表现为中枢神经系统脊髓前角细胞变性，细胞缩小和细胞数量减少，尤其是颈椎、腰椎前面的神经根数目减少，而后面正常。脊髓后角细胞变性也有报道。有锥体束和运动神经根脱髓鞘表现，周围神经的轴突数量减少。

3　关节组织　关节的大体形态相对正常，但关节囊增厚、纤维化，关节缺乏皱襞，关节软骨退变。骨骼变细变形，皮肤、皮下组织与骨面贴得紧，肌腱和腱鞘有粘连。

四、临床表现

（一）基本表现

母亲妊娠期间胎动少，胎位不正。症状典型者出生后即可发现，出生后常见的体态是膝关节伸直，双足呈马蹄状，肘关节和腕关节屈曲，上下肢均有不同程度的萎缩。足的畸形最严重，其僵直程度比先天性马蹄内翻足更为严重。由于肌肉萎缩，常引起肢体消瘦。皮肤缺乏正常皱褶，紧张而无光泽，但当关节固定于屈曲位时可出现明显的皮肤和皮下蹼状畸形。关节似纤维样强直，屈侧皮肤短缩，正常的皮肤纹消失，肌肉发育不良，关节的主动活动减少，有少量被动活动且无疼痛。感觉正常，但深部腱反射减弱或消失，肌肉电刺激反应低下。智力正常。棒状足、髋关节脱位、膝关节脱位等伴发畸形较为常见（图 6-45）。

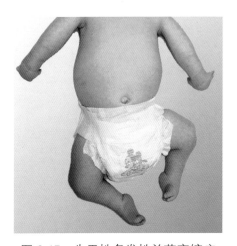

图 6-45　先天性多发性关节挛缩症

症状典型者根据出生时即有的关节畸形即可诊断，唯有单一关节特殊畸形、僵直的先天性髋关节脱位和难以矫正的脊柱侧弯则一时难以明确诊断。X 线检查可见软组织层次中肌肉组织减少而皮下脂肪相对增厚，部分病例可出现腕骨、桡尺、跟距融合，关节阴影密度增加，股骨头发育较差。患儿的肌肉电刺激反应极为低下，而肌电图并无退行性变。

（二）临床分类

1　伸直性挛缩　可累及四肢全部或部分关节，上肢畸形表现为肩内收，肘伸直，前臂旋前和腕屈曲；下肢畸形则表现为髋伸直、外展和外旋，膝反屈畸形，尚可伴有马蹄内翻足、髋关节脱位或髌骨缺如等畸形。

2　屈曲性挛缩　任何关节均可呈对称性挛缩，髋关节外展、外旋、屈曲畸形，膝严重屈曲挛缩，严重者足跟可以抵住臀部。

3　混合性挛缩　该型最为常见，表现为肘、腕、髋呈屈曲畸形，而膝呈伸直畸形。

五、临床检查

（一）关节被动（主动）屈曲和伸展试验

关节被动（主动）屈曲和伸展试验是最直接且重要的检查（图 6-46）。手指在某一特定方向被动运动受限的话，主动运动在这一方向也会受到限制。

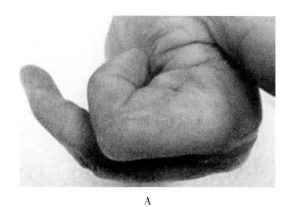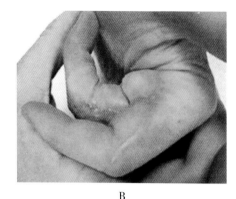

A   B

图 6-46　关节被动（主动）屈曲和伸展试验
A. 手指主动屈曲　B. 手指被动屈曲

（二）内在肌绷紧试验

内在肌绷紧试验被用于评估掌指关节运动对近端指间关节的影响（图 6-47）。在掌指关节屈曲或伸展时分别测试近端指间关节的被动屈曲度，如果被动屈曲度在掌指关节屈曲时增大，则提示手指内在肌绷紧（内在肌阳性征）。

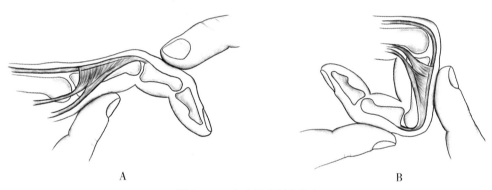

A   B

图 6-47　内在肌绷紧试验

（三）病变关节处皮肤及皮下组织检查

明显的软组织缺陷可以限制手指的被动活动，受累部位皮肤问题的解决是进行病变关节重建的前提。

（四）影像学检查

影像学检查能确定骨折是否愈合，受累关节对位是否准确，并排除骨关节病变；还可用来排除是否有骨块影响关节运动。外生性骨疣可直接阻碍关节运动或改变肌腱运动，从而影响关节功能。

六、治疗

（一）非手术治疗

早期以非手术治疗为主，治疗的目的是增加关节活动和稳定关节。非手术治疗包括用牵引、夹板及石膏等法矫正关节畸形，同时配合理疗、按摩和医疗体育等，具体方法根据关节挛缩的程度不同而异。若畸形严重，肌肉已变形，则预后不佳。

（二）手术治疗

1　手术指征　①非手术治疗失败；②没有特殊的手术禁忌；③皮肤、关节囊挛缩，需要改善功能和外观者。

2 手术的基本原则

（1）手部创伤引起的关节挛缩畸形的首选治疗是恢复正常的解剖结构,稳定关节结构和骨折,而后修复韧带、血管和神经,无张力植皮。进行软组织剔除及重建前必须对正常韧带和血管的解剖结构予以保护。

（2）大多数情况下应该避免同时行双侧手指手术。多在掌侧手术,避免背侧的损伤,这样可以有效地减少术后的疼痛和水肿。有些患者的伸肌系统已累及,在进行掌侧手术后仍需进行背侧韧带切除术,虽然这样损伤较大,但却有助于运动功能的恢复。

（3）长期的屈曲挛缩会引起手指的神经、血管挛缩,挛缩松解后,手指应固定在最大伸直位,以利于指尖有足够的血供。

3 手术方法

（1）手掌近端指间关节松解术:将掌指关节、近端和远端指间关节的侧中线作为切线,标记该切线的中央部分,并分别与近端、远端指间关节作连线,形成一个有角度的掌面,这样就创建了一个混合型切口,易于扩大皮瓣面积(图6-48)。

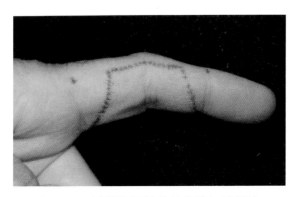

图 6-48　近端指间关节的掌面切线设计

在 A2、A4 滑车之间切开鞘膜,切除 C1、A3 和 C2 滑车,保留 A2 和 A4 滑车,暴露掌板(图6-49)。作阶梯式的深入,识别血管交通网并妥善保护。在掌板近端识别 Checkrein 韧带并进行分离,松解挛缩。

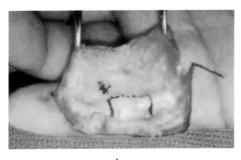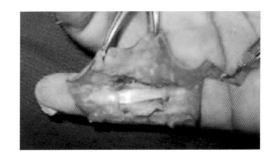

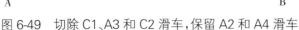

A　　　　　　　　　　　B

图 6-49　切除 C1、A3 和 C2 滑车,保留 A2 和 A4 滑车

（2）Z 成形术,关节囊松解,游离植皮:松解挛缩皮肤时尽可能不要暴露出肌腱,以免不能接受游离植皮。松解挛缩的关节囊后,须用克氏针将关节固定于伸直位,以减少术后关节囊及游离植皮区的复发性挛缩。

（3）背侧近端指间关节松解术:背侧挛缩远比掌侧挛缩少见。如果挛缩继发于骨折,则伸肌腱系统通常会出现区域性粘连。如有近端指骨处的点状粘连,可以进行直线性的韧带切除术。如果处理后被动屈曲仍然受限,则应在妥善保护好中央腱索的基础上行掌板囊的分离。

（4）背侧掌指关节松解术:掌指关节僵直多见于伸展状态,背侧纵向切口通常用于暴露掌指关节的伸肌腱系统,一般需要移开伸肌腱系统才能充分暴露背侧囊。可以将肌腱分离成矢状条带或切断之(通常在具有两根肌腱的手指如食指或小指上采用该法,但也可用于其他手指),手术后再妥善修复这些肌腱。

（5）背侧韧带及掌侧韧带切除术:必要时可以行背侧韧带及掌侧韧带切除术。

（6）圆规式铰链外固定器的使用:用圆规式铰链外固定器阶段性矫正近端指间关节挛缩,远端指间关节同时也会得到固定。使用这种外固定器后关节会被逐渐拉开,直至血管交通支形成。一旦关节被拉伸到适当的长度,就可以去除固定器并开始进行被动功能锻炼。

4　术后护理　术后护理的关键是水肿控制、疼痛处理、活动(包括轻柔的被动运动)、夹板固定(3～5 个月)、延迟型握紧强化。术后护理最重要的是早期的手部理疗,如果手指在手术时用夹板固定,术后3～5 天就可开始理疗。

手部理疗的重要性有两个方面,首先,理疗有助于减少术后肿胀;其次,固定夹板的使用、主动和被动恢复练习将有助于维持术后运动效果。

七、预后

松解术和韧带切除术后的并发症并不多见,一般包括感染、肌腱损伤、神经损伤。仔细而温和的皮肤及软组织操作可以使感染和皮瓣坏死的可能性降到最低,细心地分离及仔细辨认解剖上的变异可以减少韧带、神经及血管损伤的概率。

对关节屈曲性挛缩进行过多的矫正是不合适的,因为有可能会拉伤神经束,所以应该根据患者的年龄、挛缩程度、之前有无神经拉伤等情况进行矫正。

（徐靖宏　曾碧薇　陈加亮）

第五节　先天性扳机指畸形

先天性扳机指畸形(congenital trigger digit)又称先天性拇指或手指腱鞘狭窄,由 Notta(1850)最先描述。先天性扳机指畸形以扳机拇指畸形最为常见。由于拇长屈肌腱或指长屈肌腱纤维鞘壁先天性狭窄,即 A1 滑车先天性增厚,腱鞘狭窄,造成拇长屈肌腱或指长屈肌腱在狭窄的腱鞘内滑动时受阻,拇指或手指掌指关节、指间关节伸直时有枪械扳机样阻挡感,故称为扳机指。久之,滑动受阻的屈肌腱近端肥大呈结节样。

先天性扳机指是一种较常见的先天性畸形,Flatt(1977)、Ger(1991)统计其发病率为 0.5‰;国内报道其发病率为 0.05%～0.3%,约占所有小儿上肢畸形的 2.2%。先天性扳机指多为单独发生,个别患儿为多发性,即既有扳机拇指又有扳机指。Steenwerckx(1996)报告的 41 例先天性扳机指畸形中,33 例为扳机拇指（其中 10 例是双侧性的,10 例为右拇指,13 例为左拇指）,7 例为扳机指,1 例为多发性扳机指。Rodgers(1994)报告的一组病例中,73 个儿童有 89 个扳机拇指,其中 5 个儿童的11 个手指为扳机指,1 个儿童的一侧拇指及 3 个手指为扳机指,另 1 个儿童为多发性扳机指。在笔者的 10 多名患儿中,几乎都只有单手或双手的扳机拇指畸形,很少伴有扳机手指畸形。

一、病因与病理

许多学者认为先天性腱鞘狭窄的病因不同于获得性,从发病机制来看其主要是拇长屈肌腱及其腱鞘的病理改变引起的,主要表现在:①拇长屈肌腱呈结节样增厚,又称为 Notta 结节;②A1 滑车水平的腱鞘狭窄;③两者都存在;④第 1 掌骨头较粗大或腱鞘开口狭窄等。肌腱在跨越关节处,如转移角度或滑动幅度较大时,都有坚强的腱鞘将其约束在骨膜上,因此,腱鞘和骨形成弹性极小的骨纤维管道。拇指的情况更为特殊,在掌指关节处有一对籽骨,拇长屈肌腱在两籽骨间通过,拇短展肌和拇短屈肌腱止于桡侧籽骨上,拇收肌腱则止于尺侧籽骨上。此处的骨纤维管道骨性成分更多,并且三面是硬的骨质,因而更为狭窄。Errol 提出,儿童拇长屈肌腱的原始病理变化是胶原退变,肌腱经常在 A1 滑车处滑动,使滑膜破裂,产生增生狭窄;拇长屈肌腱在掌指关节处的腱鞘呈环状肥厚,引起狭窄压迫;拇长屈肌腱出现凹陷和沟,两端粗大,限制肌腱在腱鞘内的自由滑动。少数学者认为其病因是拇长屈肌腱掌指关节处肌腱结节形成,其通过掌指关节处相对狭窄的腱鞘时必然有障碍,一旦通过又难以回复,所以在结节两侧形成双道凹痕。

获得性扳机指与先天性扳机指的病变相似,以腱鞘狭窄为主要病因。

病理切片检查见腱鞘结节及肥厚的腱鞘呈胶原、纤维组织紊乱,有轻度玻璃样变性,掌板韧带肥厚,有轻度炎性细胞浸润,可能与反复磨损有关。拇长屈肌腱腱鞘狭窄变厚,偶尔有腱鞘囊肿在第 1 滑车内近端。慢性炎症也常见,如果在 1 岁以前消退则不会有固定挛缩。随着年龄的增长、拇指指间关节绞锁的时间延长,拇指指间关节将发生不同程度的皮肤及关节囊的继发挛缩,甚至使拇指末节发生尺偏畸形。

二、临床表现

拇指或手指屈伸活动时,在 A1 滑车处有逸脱的感觉(即检查者用手指扪及 A1 滑车处,有一阻挡物突然通过的感觉)。严重时,拇指或手指不能主动伸直,被动地拉直拇指或手指时,有结节滑动及逸脱感觉,或者屈曲的拇指难以被动伸直,甚至伴有拇内收畸形。

先天性扳机指被家长发现的时间各有不同,有的新生儿于生后十几天之内即可被发现有扳机指畸形,但大部分患儿的扳机指畸形是在 1 岁以后才被发现的,多因父母发现孩子的拇指或手指不能伸直而来就诊。拇指扳机指多发生于单侧,少数可见于双侧,较少合并其他手指的扳机畸形,表现为拇指屈伸受限,指间关节呈屈曲状,当被动伸直时出现疼痛、局部皮肤变白,有的不能进行被动伸直,或伸直后不能屈曲,掌指关节过伸位可扪及结节,压痛不明显。所以小儿有拇指屈曲畸形,掌指关节处可扪及结节,无明显压痛,则可诊断为先天性腔鞘狭窄。长期屈曲挛缩使掌指关节呈过伸半脱位还可能影响拇指的发育,并且因反复磨损而出现恶性循环,故明确诊断后应及时治疗,否则会影响患儿手指骨、关节的发育,影响手的外形和功能。有时有家族遗传病史。

三、辅助检查

先天性扳机指的诊断主要是凭借病史与体格检查,除非严重的病例,普通 X 线片不能发现异常,而超声检查能清晰显示拇长屈肌肌腱及滑车的增厚情况,可用于小儿拇指扳机指的辅助诊断。近年随着超声探头频率的不断提高,对浅表组织的分辨力也不断提高,超声检查已成为浅表组织小关节及肌腱病变的主要检查方法。小儿拇指扳机指的病理改变主要是拇长屈肌腱的局限性增粗及滑车增厚,超声检查能清晰显示掌指关节处的滑车及屈肌腱的改变。国内学者对 71 例小儿拇指扳机指的超声检查显示,拇长屈肌腱在掌指关节处有明显的局限性增粗,不同年龄组患儿拇长屈肌腱在掌指关节处的截面积患侧明显大于健侧,各组的差异有统计学意义;而拇长屈肌腱在大鱼际中点水平的截面积两侧比较则无明显差异,这与其病理表现即拇长屈肌腱于掌骨头处呈结节性增厚是一致的。此外,拇指扳机指掌指关节水平增厚的滑车也是其特征性的超声表现,这可能与拇长屈肌腱增厚引起的滑车水肿有关。

四、鉴别诊断

本病应与先天性屈指畸形相鉴别。先天性扳机指多表现为手指伸直受限,指间关节固定于屈曲位,伸直指间关节时发生弹响或指间关节交锁于屈曲位不能伸直,掌指关节过伸时,于掌指关节处掌面可触及结节,压痛不明显。先天性屈指畸形是临床少见的手部畸形,主要表现为近侧指间关节屈曲挛缩,常于出生后 1 年内发病,常累及小、环、中指,食指次之,拇指很少累及,双侧多见。当先天性扳机指绞锁于屈曲位时需与之鉴别,先天性扳机指交锁时掌指关节过伸,掌面可触及结节,此点有助于鉴别。

五、治疗

先天性扳机指的治疗关键是早期发现、早期治疗,骨科医师尤其是手外科医师要有这方面的认识。对婴幼儿早期难以确诊的,要告知患儿家长每隔 3～6 个月复诊,并需嘱其不要自行揉搓局部。

（一）非手术治疗

在 1 岁之内出现明显症状的患儿 30% 可自行缓解,应进行观察和轻柔的手法治疗,也可行指骨间关节伸直位支具固定或夹板固定。如果症状没有自行缓解,可先行鞘内注射皮质激素,但通常疗效不佳,而且会发生较重的药物反应或造成肌腱的脆化甚至断裂。如果超过 3 岁时症状仍持续存在,将造成拇指骨关节发育异常,影响手功能,应及时予以松解术治疗,术后拇指屈伸功能可恢复正常,拇指骨关节异常的改善效果满意。

（二）手术治疗

对 2 岁以上的手指屈伸活动障碍者,应积极进行手术治疗。手术可在婴幼儿期进行,防止患指发生发育障碍。手术宜在全麻下进行。常规消毒铺巾,上止血带,在拇指掌指关节掌侧皱褶处作一长约 1cm 的横切口,注意保护两侧的指神经。显露拇长屈肌腱及其腱鞘,可见腱鞘增粗,肌腱连续性存在,但变细,周围有纤维结缔组织粘连。寻找第 1 滑车的近端边缘,在直视下将尖刀刀刃指向远端,由近端向远端垂直切断腱鞘,并分离与纤维结缔组织粘连的部分腱鞘,然后活动患指,若其伸屈自如、弹跳感消失时,说明狭窄的腱鞘已被纵行切开,膨大的肌腱可以自由通过。手术完成后切口予以全层缝合,无菌敷料包扎固定(图 6-50)。手术要点是一定要将拇指腱鞘狭窄处彻底松解,避免损伤血管神经。术后需加强患指伸屈功能锻炼,避免粘连复发。

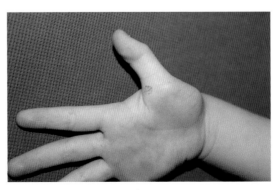

A

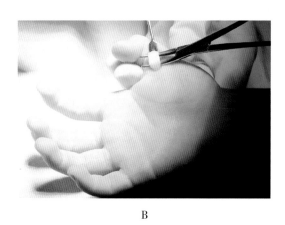
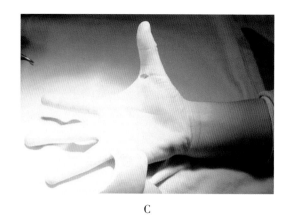

B

C

图 6-50　先天性扳机指的手术治疗

A. 术前显示拇指扳机畸形,A1 滑车近侧可以触及 Notta 结节　B. 术中显露拇长屈肌腱及腱鞘　C. 松解环形滑车,恢复伸拇活动

（王炜　姚旺祥　姚建民　丁晟）

第六节　先天性拇指内收和屈曲畸形

拇指内收和屈曲畸形在疾病的特性上是两种概念,但是,先天性拇指内收畸形常伴有拇指屈曲畸形,因而在此论述为先天性拇指内收和屈曲畸形,通常简述为先天性拇指内收畸形。先天性拇指内收畸形是以拇、食指间的指蹼狭窄或过浅为主要特征,在形态上显示虎口狭窄,拇指的内收、屈曲、外展、对掌功能有不同程度的障碍。其病因至今不明,在临床中,拇指内收畸形有几种表现,包括拇伸肌腱发育不良、拇屈肌腱挛缩、拇收肌挛缩、第 1 骨间背侧肌挛缩以及拇指 A2 滑车挛缩等。其病理机制是部分手内肌或手外肌发育不良或异常引起的继发性损害,造成拇指的内收和屈曲,以及第 1 指蹼的功能及外形缺陷,也可能是整个拇指的发育不良,以拇指内收畸形为特征。

拇指的先天性腱鞘狭窄也以拇指内收和屈曲畸形为特征,但常在做被动伸展时内收和屈曲畸形被矫正。

Bayne(1982)将拇指内收畸形纳入拇指发育不良的系列。Bayne 叙述的拇指内收畸形常伴有拇指发育不良,或伴有大鱼际肌发育不良,有人将此类畸形称为握拇指畸形或掌心拇指畸形。其实这是先天性拇指发育不良的一种,故笔者将此类畸形纳入先天性拇指发育不良类。另外尚有先天性拇指屈曲畸形伴有其他四指的屈曲畸形,这类畸形则不宜纳入先天性拇指内收畸形中,笔者称其为风吹手或柳条手畸形(图 6-51),这类畸形将在另外章节叙述。

一、临床表现

新生儿出生后均表现为一定程度的拇指内收,即将拇指握于手掌之中,呈握拇指状,一般在 6～12 个月以后消失。

先天性拇指内收畸形表现为虎口狭窄,静态时拇指呈屈曲、内收状,拇指外展能力降低或消失,第 1、2 掌骨间隙变窄,虎口间皮肤、皮下组织、筋膜紧缩,缺少外展松弛的余地,并伴有拇指手内肌或手外肌发育不良或迷路,有时还可能伴有拇指指骨、掌骨以及掌指关节、指间关节、腕掌关

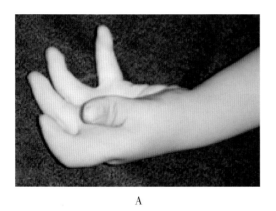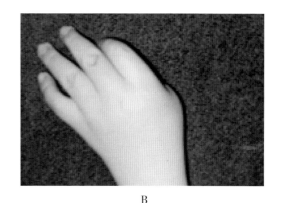

A　　　　　　　　　　　　　　　　B

图 6-51　先天性拇指屈曲畸形
A. 风吹手畸形　B. 柳条手畸形

节的发育不良和关节韧带松弛等。根据病理解剖和临床表现,笔者将先天性拇指内收和屈曲畸形分为下列五类:①拇伸肌腱发育不良性拇指内收畸形;②拇短屈肌挛缩性拇指内收畸形;③第 1 骨间背侧肌挛缩性拇指内收畸形(笔者案例,未见文献报告);④拇指发育不良性拇指内收畸形;⑤先天性扳机拇指畸形。

（一）拇伸肌腱发育不良性拇指内收畸形

此类畸形由拇长伸肌和(或)拇短伸肌发育不良所致,因程度不同,畸形状况也有所区别。拇长、短伸肌腱可能完全缺失,但常常表现为发育不良,肌腱为一层薄的膜状组织,以致伸肌无力,这是握拇畸形的一种;亦可表现为拇指内收、掌指关节屈曲畸形,第 1、2 掌骨间隙狭小,国外文献描述的拇指内收畸形以这类为主。笔者虽然也曾医治过多例这类拇指内收畸形,但相对多见的是拇短屈肌挛缩引起的先天性拇指内收畸形。除了拇长伸肌和(或)拇短伸肌发育不良引起的拇指内收畸形外,还可伴有指伸肌腱发育不良引起的指屈曲畸形(图 6-52)。

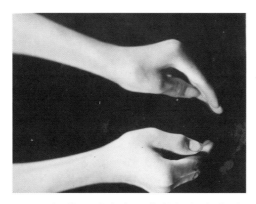

图 6-52　拇伸肌腱发育不良性拇指内收畸形,
伴有指伸肌腱发育不良引起的指屈曲畸形

（二）拇短屈肌挛缩性拇指内收畸形

此类畸形表现为第 1 指蹼狭窄、过浅,拇指掌指关节屈曲,拇指位于手的掌面;也可表现为握拇指畸形,将内收的拇指拉向外展位时有较大的抵抗力。拇长、短伸肌常常发育良好,也可能薄弱。拇指主动与被动外展功能受限,但鱼际肌发育良好。此类畸形在病理上主要表现为拇短屈肌挛缩,且多半为拇短屈肌深头的挛缩,有时深、浅两头均挛缩;也可伴有拇收肌的挛缩,而后者多半是继发的(图6-53)。

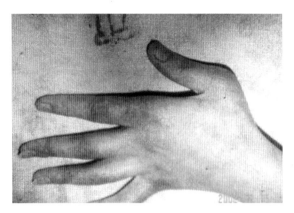

图 6-53　拇短屈肌挛缩性拇指内收畸形

（三）第 1 骨间背侧肌挛缩性拇指内收畸形

这是一类罕见的先天性拇指内收畸形,尚未见文献报道。在后天性拇指内收畸形中,在我国较为常见的病因是合谷穴位药物注射或外伤造成的第 1 骨间背侧肌坏死、瘢痕挛缩。笔者曾见到过 2 例先天性第 1 骨间背侧肌挛缩性内收畸形患儿,出生后即有拇指内收畸形,没有第 1 骨间背侧肌损伤的病史,也没有第 1 指蹼的药物注射史。其特点为第 1 指蹼狭窄、过浅,第 1、2 掌骨间隙狭窄,食指外展,处于桡侧偏斜位,使其内收时有明显的张力感,拇指掌指关节微屈,拇伸、屈肌及鱼际肌正常(图6-54)。手术中发现,第 1 骨间背侧肌肌腹软,色红润,光泽良好,没有瘢痕坏死征象,但肌腱粗短,被动内收使其恢复正常中立位时有明显的阻力。

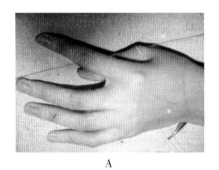

A

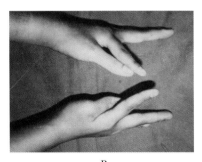

B

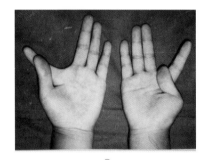

C

图 6-54　第 1 骨间背侧肌挛缩性拇指内收畸形

（四）拇指发育不良性拇指内收畸形

先天性拇指内收畸形伴有功能不全的短拇指畸形,第 1 掌骨,拇指近、远节指骨,掌指关节存在。以第 1 指蹼狭窄或过浅为主要表现,常伴有拇指短、小、细,第 1 掌骨及拇指指骨发育不良,鱼际肌发育不良,掌指关节不稳定,拇长屈肌腱止点变异,造成拇指指间关节屈曲不完全或不能屈曲,拇伸肌腱多正常(图 6-55)。

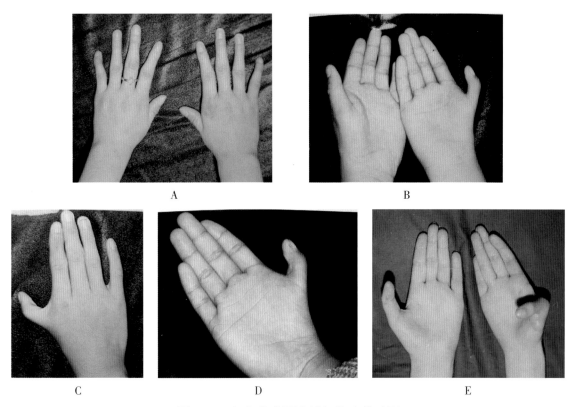

图 6-55　拇指发育不良性拇指内收畸形

（五）先天性扳机拇指畸形

此类畸形表现为暂时性的拇指内收畸形，属于另一类拇指畸形。

二、治疗

（一）治疗时机

先天性拇指发育不良引起的拇指内收畸形宜在婴幼儿期手术；其他的先天性拇指内收畸形，为避免误诊，常在 1 岁以后进行，因为 1 岁以内的婴儿，其拇指内收是正常现象。婴儿时期的拇指内收和屈曲畸形常表现为屈肌挛缩，可采用夹板支具治疗。手术前应明确是否为真正的先天性拇指内收畸形。先天性扳机拇指也可表现为拇指屈曲及轻度内收畸形，呈握拇指状，应予以鉴别，因为先天性扳机拇指有自愈的可能。

（二）拇指内收畸形虎口挛缩的治疗

先天性拇指内收畸形虎口挛缩的治疗是指拇指软组织功能的修复，包括两方面，一是开大虎口，包括皮肤、皮下组织缺损的修复；二是肌肉、肌腱、筋膜、腱膜、关节韧带挛缩的矫正，以及动力功能的重建。

1 开大虎口，修复皮肤及皮下组织缺损　修复方法首选第 1 指蹼区双 Z 成形术，即对偶三角皮瓣转移（图 6-56），此法简单易行，效果良好。其次是食指背侧皮瓣转移，即在食指近节指背设计蒂在近端的旋转皮瓣，修复虎口皮肤缺损（图 6-57），也是较好的选择。尚有选用骨间背侧动脉岛状皮瓣移植者，也是修复虎口区皮肤缺损的较好方法。也可采用其他带蒂皮瓣、游离皮瓣移植。

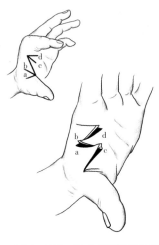
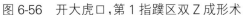
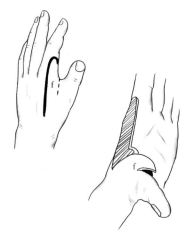

图 6-56　开大虎口,第 1 指蹼区双 Z 成形术　　　图 6-57　开大虎口,食指背侧皮瓣转移

2　挛缩肌肉的矫正和动力功能的重建　为加深虎口,有时需要切断拇收肌的横头;如仍不能矫正,可切断拇收肌的部分斜头。如拇长屈肌或拇长伸肌发育不良,可选用环指指浅屈肌腱或食指固有伸肌腱转移。掌指关节不稳定或挛缩者,可行掌指关节侧副韧带的修复或重建(详见第五章"先天性拇指发育不良")。

（三）拇伸肌腱发育不良性拇指内收畸形的治疗

其方法为开大虎口,皮肤、皮下组织缺损的修复及拇指伸展的动力功能重建,常选用食指固有伸肌腱移植。

1　开大虎口,皮肤、皮下组织缺损的修复　方法同上。

2　拇指伸展的动力功能重建　可采用食指固有伸肌腱转移、肱桡肌转移＋游离肌腱移植、桡侧腕长伸肌转移等方法。

（四）拇短屈肌挛缩性拇指内收畸形的治疗

1　非手术治疗　婴儿时期的拇指内收和屈曲畸形常表现为屈肌挛缩,可采用夹板支具治疗。6 个月以内的婴儿拇指呈屈曲和内收状态,即握拇指状态,如果到 1 岁时仍呈现握拇指状态,可采用夹板支具矫正,使第 1 掌指关节处于外展伸直位,以扩大第 1 指蹼。夹板支具应根据畸形的矫正状况进行调整,如果夹板支具应用后症状改善,可每 6 周更换一次,维持 3～6 个月;如果症状毫无改善,则采取手术矫正。

2　手术治疗　主要是切断或延长挛缩的拇短屈肌腱,轻者只需切断拇短屈肌的深头即可矫正畸形;严重者需切断或延长拇短屈肌的深、浅头,或同时将挛缩的拇收肌部分止点切断,以扩大第 1 指蹼(图 6-58)。两者均可达到满意的效果。

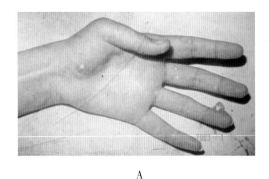
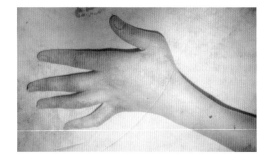

A　　　　　　　　　　　　　　　　　　　B

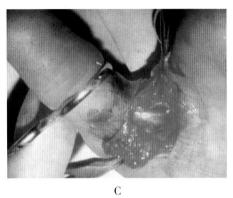

C

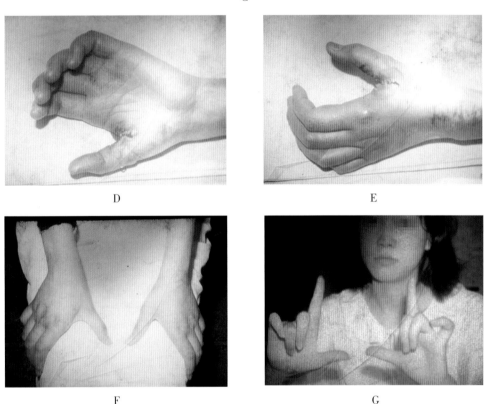

图 6-58 拇短屈肌挛缩性拇指内收畸形的治疗

A、B. 手术前的手外观　C. 手术中切断拇短屈肌腱深头　D、E. 手术后的手外观　F、G. 术后功能恢复良好

（五）第 1 骨间背侧肌挛缩性拇指内收畸形的治疗

这种畸形较为少见，术前的准确诊断是前提，治疗内容主要是解除挛缩。

在食指掌指关节桡侧作一 S 形切口，暴露挛缩的第 1 骨间背侧肌。在肌腱上作 Z 形切口，延长肌腱，矫正食指桡侧偏斜畸形。一般情况下，第 1 骨间背侧肌延长后，拇指内收畸形即被矫正。如果在肌腱延长后食指桡侧偏斜仍存在，则可作食指掌指关节侧副韧带松解，术后用克氏针暂时固定掌指关节 2～3 周。遇有因皮肤、皮下组织短缺造成虎口狭小者，则做相应的 Z 成形术或皮肤移植（图 6-59）。

（六）拇指内收畸形矫正的术前术后处理

拇指内收畸形多由手内肌挛缩或手外肌发育不良所致，手术矫正后常有第 1 指蹼回缩的倾向。为防止畸形复发，严重的拇指内收畸形可用克氏针架于第 1、2 掌骨之间，维持 3～4 周，然后应用支具扩大虎口 3 周。但一般情况下采用夹板支具维持手术治疗的效果，即用支具维持 3 周，3 周

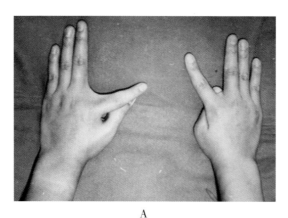

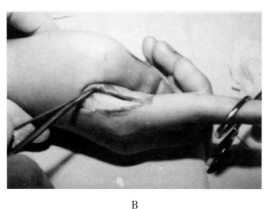
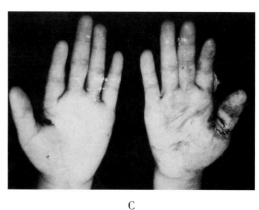

图 6-59　第 1 骨间背侧肌挛缩性拇指内收畸形的治疗

A. 术前手外形　B. 术中暴露挛缩的第 1 骨间背侧肌肌腱,进行延长　C. 虎口开大,皮瓣转移,皮肤移植术后

后如果效果不良,可白天活动,夜晚用支具维持,共用 3 个月左右。夹板支具不仅是术后防止畸形复发的工具,而且可作为术前准备,扩大第 1 指蹼,以提高手术效果。

(王炜)

第七节　先天性尺偏手畸形

一、概述

先天性尺偏手畸形(congenital ulnar clubhand)又称为先天性风吹手畸形,先天性手指、手掌挛缩畸形,表现为全手屈曲、尺偏畸形,是手及上肢先天性分化障碍引起的一类手部先天性畸形综合征。

先天性风吹手畸形表现为拇指内收、屈曲,虎口狭小,手掌挛缩,手指掌指或指间关节屈曲,拇伸、拇展和指伸功能障碍,拇指、手指发育不良,以明显的手指掌指关节屈曲和尺侧偏斜为特征,前臂旋后功能常常受限。这类手部先天性畸形的病因不明,常有家族发病史。由于这类畸形的功能缺陷是多方面的,并能相互影响,故对这类畸形的命名尚未统一,笔者认为,称其为先天性风吹手畸形、先天性尺偏手畸形或先天性风吹手畸形综合征较为合适。

先天性风吹手畸形是一种先天性拇指、手指的屈曲畸形,伴有掌指关节及手指的尺侧偏斜。早在 1897 年,Emile Biox 就已描述了风吹指(windblown fingers)畸形的特点,但有些学者认为这个名称不能反映手指偏转的方向。1976 年,Powers 等开始用先天性手尺侧偏斜或先天手指挛缩来描述这一畸形,并逐步被学界接受。Zancolli 在 1984 年将此畸形命名为先天尺偏手畸形。这种先天性手畸形可为某些综合征的症状之一,其中最著名的是 Freeman-Sheldon 综合征,这些综合征主要表现为颅部、手及足部畸形。1963 年,Burian 描述了吹口哨面容综合征,其症状也包含了先天性风吹手畸形。吹口哨面容综合征患者上唇长且突出,脸部表情僵硬,看上去像在吹口哨,因此而得名。以上所有综合征的手部畸形包括手指尺偏,掌指关节屈曲畸形,拇指内收畸形,第 1 指蹼挛缩。目前,使用先天性风吹手畸形或先天性尺偏手畸形这两个名称较为普遍,因为这两个名称形象地反映出了本畸形的形态和特点。

本畸形与手指屈曲畸形、指侧屈畸形、握拇指畸形、掌心拇指畸形等可归于一类,都具有挛缩畸形的特征。

二、病因

本病的发生与遗传缺陷有关,常为染色体显性遗传。有人曾对南非种族中的先天性掌挛缩畸形进行了遗传学研究,发现与染色体遗传基因病变有关。在笔者收治的数十例先天性风吹手畸形患者中,部分有家族性发病的倾向,具有显性遗传特征,但是不具有普遍性。其中有一 4 岁女孩,双手屈曲挛缩,拇指内收、屈曲畸形,虎口狭窄,掌挛缩,四指掌指关节屈曲,尺侧偏斜超过 30°,其母亲及外祖母有类似手畸形(图 6-60)。

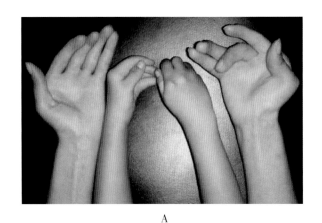
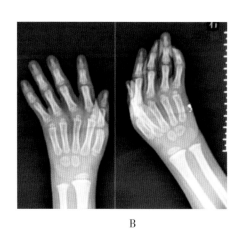

图 6-60 双手先天性风吹手畸形
A. 中间为患儿的双手,外侧为患儿母亲的双手　B. 患儿畸形手的 X 线片

三、病理

关于先天性风吹手畸形的病理基础有很多不同的学说,Fisk(1974)认为过强的手部屈肌腱造成了手指的屈曲及尺偏畸形;有的患者伴有上肢肌肉萎缩,往往单侧发病,这是风吹手畸形的另一个病理原因。Malkawi(1983)对风吹手畸形患者的标本检测后发现,其肌肉组织内存在脂肪浸润、纤维化,并有弥散性肌肉萎缩。风吹手畸形病理基础的众多学说中最主流的理论有以下几种。

（一）软组织挛缩学说

Zancolli 等认为风吹手畸形是软组织分化障碍引起的继发性改变。手的皮肤或掌中筋膜等的分化障碍，使手掌部及手指间形成厚而不规则的皮下挛缩条索，这些异常的皮下条索以及缩短的手指和掌部皮肤，会造成肌腱、关节和骨的继发性改变，成为掌指关节屈曲畸形及手指尺偏的主要原因。

（二）肌肉异常学说

Lanz 和 Teoh L. C. 等认为，异常或增生的肌肉作用于近节指骨尺侧是造成风吹手畸形的病理基础，手术中需去除这些异常肌肉。2004 年 Grunert J.提出了更加大胆的设想，他认为先天性尺偏手畸形的病理基础是一种返祖现象，是胚胎发育过程中暂时出现的部分肌肉退化不全。

这两种病理基础可将先天性风吹手畸形分为两种类型：一种为双侧发病，主要病理基础是软组织挛缩导致关节挛缩；另一种为单侧发病，往往可以看到手或上肢的肌肉肥大，异常增生的肌肉止于指骨尺侧。

（三）手部支持和动力结构分化不良学说

笔者认为，先天性风吹手畸形是由于手及前臂的支持结构（骨、关节、韧带、筋膜、腱膜）、动力结构（肌肉、肌腱）及相应的血管、神经和皮肤覆盖不同程度、不同组合的分化障碍所致，临床上以掌腱膜挛缩，指伸、拇伸肌腱尺偏，手指、拇指发育不良为特征。

正因为如此，患者的手及上肢的外形和功能缺陷是多方面和综合性的，不仅存在皮肤或掌筋膜等的分化障碍，还包括手的大鱼际肌、骨间肌、蚓状肌、指伸肌、拇伸肌以及骨、关节、韧带不同程度的发育异常，表现为拇指、手指较为短小，虎口狭窄，指蹼短浅，并且畸形包括拇指、全部手指、手掌及前臂，因此将这类畸形称为先天性风吹手畸形综合征较为合适。

Zancolli 等的软组织挛缩学说认为，风吹手畸形是软组织分化障碍引起的继发性改变，但这一结论难以解释风吹手畸形涉及多层次、全结构、全手指和手掌的发育异常，如果按上述理论，肌肉、肌腱、骨和关节的畸形是继发的，在出生后用支架即可矫正其偏斜畸形；事实上，手术前用支架并不能减少或防止肌肉、肌腱的畸形和畸变，也不能治疗骨和关节的畸形，这是许多临床医师在实践中的共识。

在笔者的众多案例中也可见到，这类畸形手常会伴有拇指和手指短小，虎口狭窄，指蹼较浅，前臂常伴有不同程度的旋后障碍，在腕屈位时，手指尺侧偏斜有所减轻，这也说明用单纯的软组织挛缩学说难以概括风吹手多种畸形的产生机制。笔者在对严重风吹手畸形进行治疗时，常采用军礼手畸形的指伸肌腱腱帽矫正手术，能有效地矫正掌指关节尺偏畸形，提示风吹手畸形存在手内肌发育缺陷，这可能是手尺侧偏斜动力缺陷的主要病理、病因之一。风吹手畸形常常表现为双侧性，常有拇伸肌、拇长展肌发育不良，证明这类畸形是由于手和前臂多结构的分化不良所致。

四、临床表现

先天性风吹手畸形的手尺偏、掌挛缩及指偏畸形在出生时即可出现。随着年龄的增加，其畸形更加明显，主要表现为拇指内收屈曲畸形，虎口狭窄，严重者拇指居于掌心，拇伸力量减弱或缺失，被动伸展拇指时有不同程度的抵抗张力，第2~5指也有不同程度的屈曲和尺侧偏斜畸形，以掌指关节屈曲和尺偏为主。有的患者可出现军礼手样畸形，被动伸直手指时，手掌皮肤及其下方结构有明显的张力。各指蹼均过浅，呈蹼状，拇指及手指常较正常人短小，第2~5指掌指关节向尺侧偏斜、屈曲并呈轻度旋前畸形。手指屈肌肌力正常或减弱，拇伸、指伸肌力常常减弱。在手指畸形中，其病理变化涉及掌指关节、近侧指间关节及远侧指间关节，表现为屈曲畸形，伸直受限，但常以近侧指间关节为甚，较少表现为指间关节的纽扣指畸形。除了手畸形外，可能伴有前臂肌肉发育不良。足部畸形可与手畸形伴发，表现为曲棍足、摇柄足及足趾跖挛缩等。亦可伴有面部表情呆板（呈面具样），小口畸形（外观如同吹口哨状），胸部、肩部不对称及脊柱侧凸等。

五、分型

Zancolli 等按照病变的严重程度将先天性风吹手畸形分为三类：①手的皮肤及皮下软组织挛缩；②除皮肤和皮下组织挛缩外，还存在受累手指的肌腱挛缩；③除了上述病变外，还包括关节韧带、关节囊的挛缩及骨的畸形。

笔者认为，风吹手畸形分为三型较适宜：①轻型风吹手畸形：以皮肤、筋膜、掌腱膜挛缩为主；②中型风吹手畸形：除了皮肤、筋膜、掌腱膜挛缩以外，尚有手内肌、手外肌的发育不良；③重型风吹手畸形：手的骨、关节严重畸形，需要进行骨关节矫正才能达到治疗效果。

（一）轻型风吹手畸形

轻型风吹手畸形以手掌手指屈曲挛缩为主要特征。当腕屈曲时，手指掌指关节和指间关节的屈曲畸形明显减轻，可低张力被动地伸直，手指掌指关节轻度尺侧偏斜（小于 20°），虎口轻度狭窄，拇指轻度内收屈曲畸形，能低张力地被动外展，指伸肌、拇伸肌、拇展肌肌力在 4 级以上（图 6-61）。

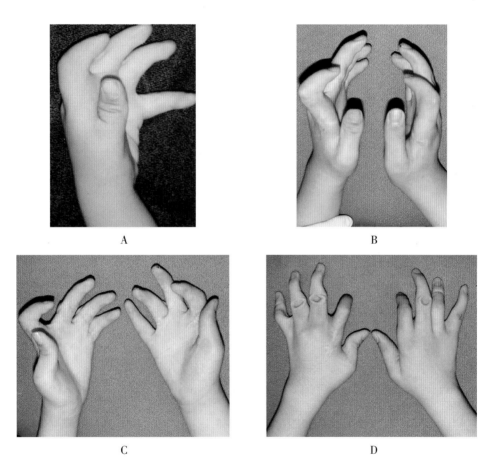

A

B

C

D

图 6-61　轻型风吹手畸形：以手掌手指屈曲挛缩为主要特征

（二）中型风吹手畸形

中型风吹手畸形表现为手掌手指严重屈曲挛缩和尺偏畸形，以掌指关节屈曲畸形为主，有军礼手样畸形，当腕屈曲手指被动伸直时张力高抗，拇指严重内收、屈曲畸形，常内收于手掌心，虎口严重狭窄，被动外展拇指时阻力大，手指掌指关节严重尺侧偏斜（超过 20°），拇伸肌和（或）指伸肌发育不良，拇伸肌、拇展肌肌力在 4 级以下（图 6-62）。

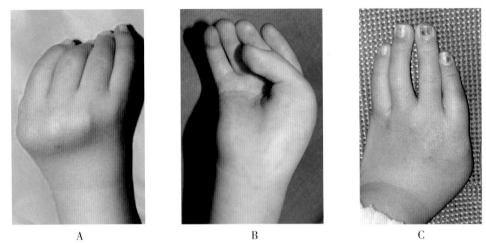

图 6-62 中型风吹手畸形:手掌手指严重屈曲挛缩和尺偏畸形,有军礼手样畸形
A、B. 右手 C. 左手

（三）重型风吹手畸形

重型风吹手畸形表现为手的骨关节严重畸形,需要进行骨关节矫正才能达到治疗效果。

六、鉴别诊断

风吹手畸形表现为全手屈曲、尺偏畸形,单手指和多手指屈曲畸形不在风吹手畸形之列（图6-63、图6-64）。

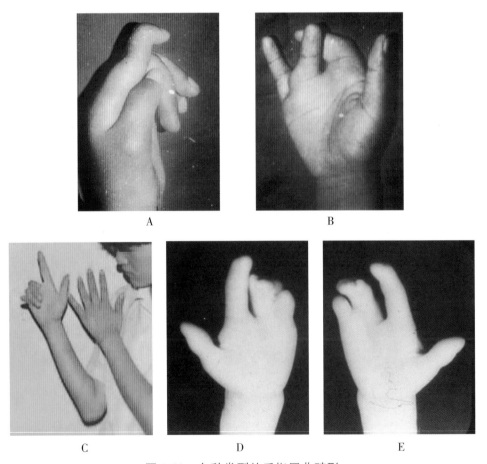

图 6-63 各种类型的手指屈曲畸形
A. 单手指先天性屈曲挛缩 B. 分裂手的手指屈曲畸形 C. 第 3~5 指指浅屈肌发育不良所致的中、环、小指屈曲畸形 D、E. 先天性手发育不良所致的多手指屈曲畸形

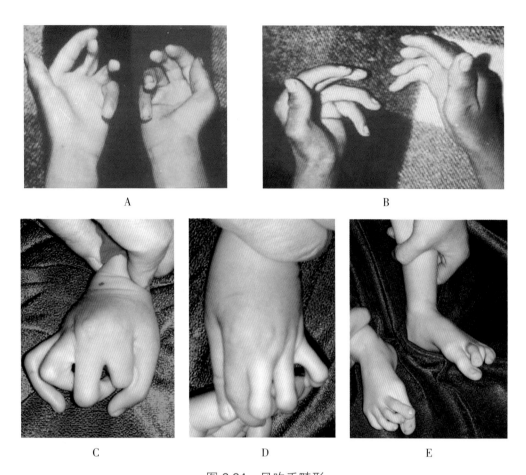

图 6-64　风吹手畸形

A、B. 先天性双手风吹手畸形,拇指内收屈曲畸形,手指掌指关节屈曲伴尺偏畸形　C～E. 先天性双手风吹手畸形,伴有双足趾屈曲内收、外旋等畸形

七、治疗

　　笔者认为本病宜早期进行治疗,可在 2 岁内予以手术治疗,术前采用夹板支架矫正手指屈曲及尺偏畸形,应成为常规的治疗前准备。其原因是,一方面由于患儿不易合作,要取得良好的效果比较困难;另一方面,用夹板支架作为治疗前准备,可减少手指屈曲挛缩矫正时的张力,对于掌指关节畸形的矫正有帮助。支架矫正畸形有效者,建议在 2～4 岁时手术,目的是矫正和减少屈曲畸形的组织张力。另外,2 岁以上儿童手术前的物理检查较为合作,可以让手术医师较准确地评判手畸形的功能缺陷状况,特别是了解手部肌肉的功能缺陷程度,以提出合理的治疗对策。笔者医治的风吹手畸形多为双手畸形,尚没有 1 例因为采用支架、夹板等物理治疗而治愈的。Kaliainen L. 报道,在 18 例患者中,只有 1 例可以通过支具治疗而避免手术,此患儿出生后 5 个月即开始戴支具,直到 2 岁以后。儿童期的手术治疗以短缩畸形的软组织矫正为主,青年及成年患者只有配合截骨矫正才能取得较好的效果。笔者诊治的均是儿童患者,没有 1 例需要采用掌骨截骨手术矫正的。

　　(一)拇指屈曲及内收畸形的矫正

　　首先切开屈曲挛缩的皮肤,作 Z 成形或局部皮瓣移植加游离皮片移植,矫正拇指屈曲畸形,并扩大虎口,使拇指达到桡侧外展位。轻度虎口挛缩时,可以用 2 瓣 Z 成形或 4 瓣、5 瓣改形;遇有虎口严重狭窄畸形伴有手内肌发育不良时,用局部的 Z 成形或 4 瓣、5 瓣法开大虎口有时不能奏效,或效果难以达到优良,可采用食指背皮瓣或拇指背皮瓣旋转移植修复虎口,能够取得较好的手术效果。有作者采用骨间背侧岛状皮瓣移植、游离皮瓣移植或远处带蒂皮瓣移植等,笔者认为这也是可以考虑的选择,但是对于儿童患者则不是最佳方案,因为局部皮瓣转移常常只能达到虎口开大的目的。

（二）手指屈曲畸形及指蹼过浅的蹼状畸形的矫正

手指屈曲畸形及指蹼过浅与手掌及手指掌侧皮肤短缺、血管神经束短缩有关,可采用手指掌侧 Z 成形或加 V-Y 整形术,皮肤缺损区用游离植皮修复。蹼状畸形的整形类似于轻度并指畸形的矫正,详见本章第一节"并指畸形"。

手指屈曲畸形有两种情况:一是手指掌指关节向尺侧偏斜,伴有近节指间关节的屈曲畸形,指间关节屈曲畸形的发生机制类似于纽扣指畸形。这种畸形在典型的风吹手畸形中并不多见,笔者主要采用指间关节处指伸肌腱两侧侧束的对合缝合,使其向中央靠拢,对矫正指间关节屈曲畸形有一定的效果。二是掌指关节屈曲,伴有近节指间关节伸直畸形,类似于手内肌阳性。笔者采用掌指关节背侧伸肌腱装置的网状韧带切除,有利于矫正畸形。

根据该畸形的发生机制,作手内肌前移或骨间肌肌腱延长也是可以考虑的手术方案,笔者将这些治疗方法用于重型风吹手畸形的治疗,取得了较好的疗效。

即使完成上述手术后,手指被动伸直仍较困难,这是因为屈肌腱仍有较大张力,故对于成年患者而言,作掌骨缩短不但可以矫正手指屈曲畸形,而且有助于掌指关节尺偏及内旋畸形的矫正,是最为简单易行的手术。

（三）掌指关节尺偏及内旋畸形的矫正

掌指关节尺偏及内旋畸形的矫正一直是治疗的关键,笔者认为纠正手指尺偏、屈曲畸形以重建手内肌肌力的平衡是必需的,因为手内肌肌力失衡是造成手指尺偏的主要原因之一。若是手内肌紧缩了尺侧结构,例如第3、4骨间背侧肌,小指展肌,那么这些结构应该用手术延长或切断。如果手指被动处于中立位时掌指关节囊或侧副韧带紧张（图 6-65）,那么在手术中可以切除部分关节囊及延长侧副韧带。若指浅屈肌短且紧张,手指尺偏严重,需将指浅屈肌转位后缝合到邻指桡侧手内肌上以纠正尺偏,但是此法较少被笔者选用。

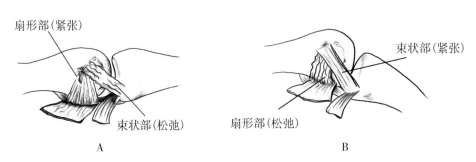

图 6-65　掌指关节囊侧副韧带紧张
A. 掌指间关节伸直位　B. 掌指间关节屈曲位

掌指关节尺偏的矫正,轻的可采用伸肌腱装置的整形,即将伸肌腱腱帽中心化,把脱位滑入掌骨头之间的伸肌腱复位,并固定到掌指关节的中线位。笔者采用伸肌腱腱帽尺侧偏斜动力矫正法,即在伸肌腱腱帽的尺侧作纵行切开,以松解腱帽尺侧偏斜的张力;腱帽桡侧松弛时则作纵行切开折叠缝合,以矫正伸肌腱轴线向尺侧偏斜的畸形,同时需要作掌指关节侧副韧带松解和腱帽三角韧带切除。为保证矫正手术后的稳定,需在掌指关节用克氏针固定3周,以维持矫正后的掌指关节张力平衡。有人采用分离出指伸肌腱的一条,环绕指骨一周后与指伸肌腱自身缝合的方法;还有人采用在近节指骨背侧钻孔,用 2-0 丝线缝合固定肌腱的方法,但是笔者不予推荐。为保证动力矫正手术的效果,可在掌指关节伸直位作克氏针固定 3 周,拔除钢针后继续用支架,白天自由活动,夜晚佩戴。在这些操作中要避免损伤骨骺。经过这些手术之后,畸形多半可明显矫正。尽管如此,有时畸形矫正仍不完善,或有些错过了手术时机的患者,则需做截骨矫正术。若属于重型风吹手畸形,则需要进行骨、关节的截骨矫正。

掌骨头下截骨术的效果优于指骨截骨术。在手背食指与中指间或者环指与小指间作纵向切口,将肌腱拉开后用电锯在掌骨上做楔形截骨,用 2 根克氏针或小钢板或微型钢板固定掌骨,术后用短前臂铸形石膏或支架固定 6 周(图 6-66)。在笔者的病例中,都是在儿童期或青年期予以矫正治疗的,没有 1 例需要采用掌骨头下截骨术。

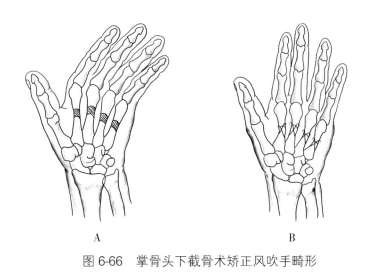

图 6-66　掌骨头下截骨术矫正风吹手畸形
A. 术前　B. 术后

（四）青年及成年患者的治疗

Ulkur E. 等报道了 2 例成年风吹手畸形患者的治疗。这类患者往往伴有骨和关节韧带的畸形,因此夹板固定几乎没有疗效,需要手术治疗改善患肢的外形和功能。手术松解第 2～5 指掌侧皮肤软组织的挛缩。第 1 指蹼的松解用近处或远处的皮瓣,克氏针用来维持第 1 指蹼的正常宽度。对于中等程度的指蹼挛缩,可以用 4 瓣法解决,必要时可以切断拇收肌和第 1 骨间肌。肌腱和韧带的处理包括指伸肌腱的中心化处理、手内肌的交叉移位(将尺侧手内肌转移固定到邻指的桡侧)。将缩短的拇短屈肌用 Z 成形方法延长肌腱。骨的处理主要是掌骨头下楔形截骨术,术后掌骨用钢板和螺丝钉固定,并使用动力性夹板 4 个月。

（五）异常肌肉所致的风吹手畸形的治疗

Lanz U. 等(1994)报道了 3 例先天性尺偏手畸形,均发现异常的肌肉止于掌指关节的尺侧。手术中切除这些异常肌肉,以后的二期手术包括手内肌的交叉换位,术后动力性夹板治疗,均获得良好的治疗效果。

综上所述,每个先天性风吹手畸形患者的病因、临床表现各异,因此,Wood 的观点是正确的和可供手外科医师借鉴的:"每一例患者都需要有个性化的治疗方案。"

（六）动力病理解剖分析

动力病理解剖分析是风吹手畸形手术方法选择的基础。

风吹手畸形是一类表现为多功能解剖缺陷的综合征,根据笔者多年的临床治疗经验和相关文献的复习,人们对于风吹手畸形的认识还有较多研究空间。因此,对于每一病例,都应细致检查,作出畸形手的动力病理解剖分析和手功能的综合评估,这也是风吹手畸形矫正手术决策的基础。

八、典型病例

（一）病例一：轻型风吹手畸形的矫正

患儿男性，4岁半第一次就诊，表现为双手风吹手畸形，拇指屈曲、内收畸形，掌指关节尺侧偏斜畸形。经过拇短屈肌腱松解延长、虎口开大、食指背侧皮瓣带蒂旋转转移、供区游离皮片移植修复、术后支架的应用，各手指掌侧皮肤及软组织挛缩松解，掌筋膜松解。术后7个月随访，风吹手畸形基本矫正（图6-67）。

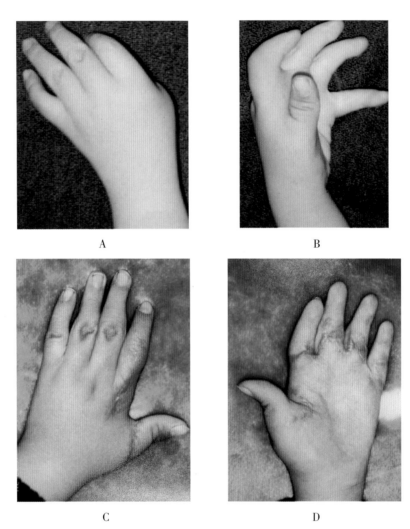

图 6-67　病例一：轻型风吹手畸形的矫正
A、B. 左手风吹手畸形手术前　C、D. 术后7个月随访，手部背侧观和掌侧观

拇指屈曲内收畸形不仅有皮肤的短缩，而且有拇指血管神经束的短缩。拇短屈肌的挛缩是一个较为重要的原因，手术时常需作拇短屈肌腱的延长，但该手术的延长范围有限，故往往剥离该肌的止点，使肌肉止点前移。拇短屈肌止点前移后，被动伸展拇指时可能仍有较大的张力。笔者愿意采用的方法之一是掌指关节掌板前移，以矫正拇指屈曲畸形。术后可作掌指关节伸直位的暂时性克氏针固定3周，克氏针拔除后再用夹板固定4周左右，直到畸形改善为止。对于严重的拇指屈曲畸形，拇长屈肌的Z形延长也可考虑选用，拇长屈肌腱的延长宜在前臂施术。若拇长屈肌的张力仍然过大，则需要将拇伸肌折叠缩短。若拇指尖仍不能完全外展，则可以将食指固有伸肌腱转移到拇长伸肌腱上。为了彻底矫正拇内收畸形，手术中可以把拇收肌在第3掌骨附着处部分切断松解；如

仍不能矫正,考虑同时选择第 1 骨间背侧肌在第 1 掌骨附着处部分切断松解延长,被动拉直拇指并用克氏针固定于外展位 3～6 周。手术前对于患手的功能检查和准确评估很重要,如果是拇伸肌和拇展肌发育不良造成的拇指内收和屈曲畸形,则应采取动力肌腱转移的方法,以修复动力肌发育不良的缺陷。拇指对掌功能重建常规选择环指指浅屈肌腱转移进行对掌动力再造;也可以使用 Royte-Thompson 法,包括旋转截骨及环指指浅屈肌腱桡侧移位。笔者采用创伤较少的挛缩矫正和动力再造均取得较好的疗效。

（二）病例二:中型风吹手畸形的矫正

患儿女性,6 岁就诊,表现为双手风吹手畸形,拇指内收、屈曲畸形,虎口狭窄,掌挛缩,其他四指屈曲畸形,掌指关节尺侧偏斜超过 30°,拇指伸肌和外展肌肌力明显下降,其母亲有类似病症。患儿于 2003 年 10 月行左手风吹手畸形的手术矫正,经过桡侧腕长伸肌移植作拇长伸肌功能重建,尺侧腕屈肌移植作拇外展肌功能重建,食、中、环指掌指关节,指伸肌腱腱帽整形,包括三角韧带切除,松解蚓状肌,矫正军礼手畸形,食、中、环指腱帽桡侧切开折叠,尺侧纵行切开松解,有效地矫正了手指尺侧偏斜畸形。这证明风吹手畸形的手指尺侧偏斜主要由手内肌——蚓状肌先天性发育不良所致。蚓状肌起于指深屈肌,止于指伸肌腱帽,一旦三角韧带切除后,蚓状肌的张力松解,挛缩就能得到矫正。在食、中、环指腱帽和蚓状肌腱松解,三手指的掌指关节尺侧偏斜矫正后,可以避免行小指掌指关节伸肌腱手术,也能被动矫正小指掌指关节尺侧偏斜畸形。同时进行虎口开大、掌腱膜松解等手术。于2004 年 3 月随访,同时进行右手风吹手畸形的手术矫正(图 6-68)。

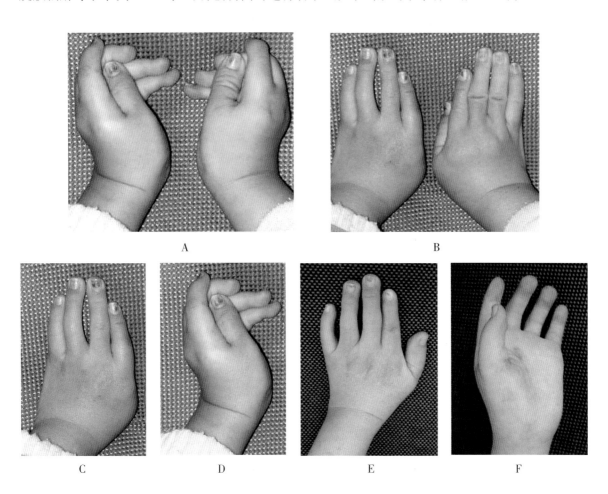

A   B

C   D   E   F

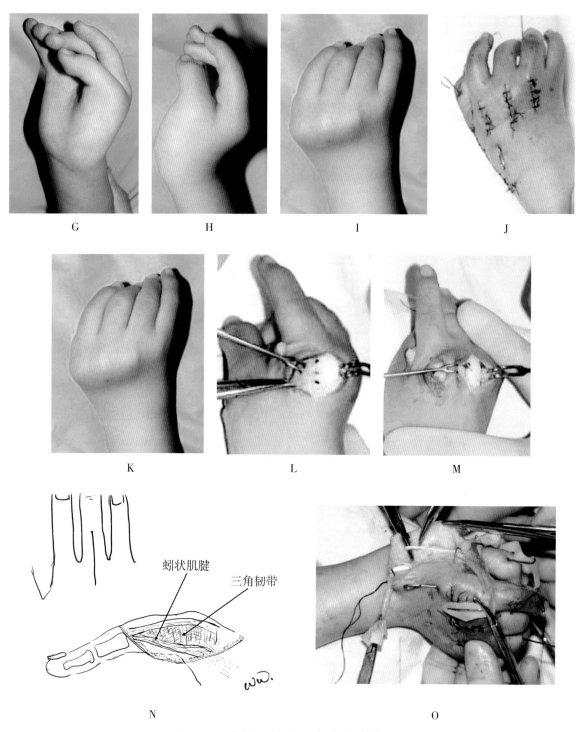

图 6-68　病例二：中型风吹手畸形的矫正

A、B. 双手风吹手畸形手术前　C、D. 左手风吹手畸形手术前　E、F. 左手风吹手畸形手术后　G～I. 右手风吹手畸形手术前　J、K. 右手风吹手畸形，术后即刻与术前对比　L. 手术中，显示食指三角韧带切除　M. 中指伸肌腱三角韧带切除，伸肌腱腱帽桡侧折叠紧缩，尺侧纵行切开松解，克氏针固定　N. 手指掌指关节尺侧偏斜矫正手术示意图　O. 手部分肌腱转移，拇伸和拇展动力再造，克氏针固定

（王炜　张龙春　姚建民）

第八节　关节松弛症

一、概述

关节松弛症(joint laxity, arthrochalasis)又称关节过度活动综合征(joint hypermobility syndrome, hypermobile joint syndrome)，是四肢关节疼痛的原因之一。Kirk 等于 1967 年最早报道关节过度活动综合征，以后有很多不同的名称用来称呼该综合征，如过度活动关节综合征、良性过度活动关节综合征(benign joint hypermobility syndrome, BJHS)等。本病是指在关节过度活动的基础上出现肌肉骨骼症状，但不伴有全身性的风湿性疾病。本病是一种遗传性结缔组织疾病，最初被认为是Ehlers-Danlos 综合征(Ehlers-Danlos syndrome, EDS)在骨科的临床表现。本病最重要的表现是全身关节的广泛松弛，并伴有皮肤菲薄、具有比正常人明显高的延伸性，静脉曲张等症状。在婴儿期表现为肢体异常活动、学步迟、容易摔跤，并且在成长过程中有多次扭伤和关节脱位的病史，患儿常常伴有马蹄内翻足、平足、脊柱侧弯、鸡胸等畸形。

随着近 40 年来对本病的广泛而深入的研究，Beighton 等在国际遗传性结缔组织疾病分型(INHDCT)中将本病表述为家族性关节过度综合征(familial articular hypermobility syndrome)，同时将一些涉及关节过度活动的遗传性结缔组织疾病排除在外，如 Ehlers-Danlos 综合征、马方综合征和成骨不全症。由于关节松弛症不存在致命的并发症，仅表现为关节活动性明显高于正常人群，有学者将其称为良性关节过度活动综合征，目前这一概念已被越来越多的医师所采用。

二、流行病学

全身性的关节松弛在没有主诉的人群中很常见，不伴有全身性疾病的关节过度活动在人群中的发病率为 4%～13%。随着年龄的增加，关节过度活动逐渐消退，且与性别及人种有关。总体上，女性的关节较男性更松弛，而且在健康女性中有 5%的人有关节过度活动症状，而男性只有 0.6%。非裔、亚裔及中东裔人群具有较松弛的关节。

流行病学调查显示，因种族、年龄、性别等因素的影响，本病在人群中的比例有很大的不同。公元前 4 世纪 Hippocrates 注意到来自黑海和里海沿岸地区的斯基泰人的关节具有非常高的活动度，这些人甚至因为关节松弛而无法拉弓射箭或是投掷标枪。对高加索人群关节松弛症流行病学的调查显示，柔软体质者的关节松弛症发病率为 5%～7%。Beighton 等人分析亚洲的印度、伊拉克及非洲人群的调查结果后认为，在亚洲和非洲人群中，本病的发生率明显高于高加索人群。Seckin 等的一项关于关节松弛症在美国高中学生中的流行病学调查显示，男性关节松弛症患者占全部被检男性的 7.2%，而女性关节松弛症患者则占全部被检女性的 16.2%。Jansson 等对瑞典 1845 名学生关于柔软体质流行病学的调查显示，男性 15 岁组中柔软体质者的比例为 15.5%，而女性 15 岁组中柔软体质者的比例为 53.3%。与本研究结果相同，以上调查均支持关节松弛症在流行病学调查中的性别差异，即女性柔软体质者的关节松弛症比例显著高于男性。

三、病因

关节松弛症是一种影响结缔组织蛋白胶原编码的常染色体显性遗传性疾病。有研究表明，关节松弛症患者的Ⅲ型胶原与Ⅰ型胶原比例异常。Ⅰ型胶原的拉伸强度高，是体内最常见的胶原，在肌腱、关节囊、皮肤、去矿化骨与神经受体内含量丰富；Ⅱ型胶原存在于软骨内，并且可承受压应力；而Ⅲ型胶原的伸展性更强并且排列紊乱，存在于肠道、皮肤与血管，这可以解释遗传性的松弛或组织硬度降低。最近的研究表明，本病与编码Ⅴ型胶原的基因突变有关。Ⅴ型胶原正常情况下在胶原纤维形成过程中与Ⅰ型胶原相互作用，并可调节胶原纤维的直径，这一过程中的变化可潜在地导致胶原纤维变薄、变细，并且排列更紊乱。皮肤成纤维细胞活检分析使研究人员进一步认识到遗传性结缔组织疾病的纤维结构差异。Malfai 等推测Ⅰ型胶原的 α 链（α1 或 α2）N 端前肽的处理受到干扰，从而造成 Ehlers-Danlos 综合征样症状，包括皮肤松弛、关节半脱位与脱位。本病患者的神经系统亦受累，有学者报道注射或表面应用局部麻醉剂对此类患者无效，其机制不明。研究表明，本病患者在重复近侧指间关节角度时不如健康人精确。也有研究表明，本病患者的膝关节位置觉减退，尤其是定位伸直终末范围的能力减退。结缔组织的松弛与脆弱、本体感觉的灵敏度减退以及神经肌肉的反射性改变，是关节松弛症患者易于发生损伤的可能原因。

四、临床表现

关节松弛症的症状与体征多样，患者最初的主诉是关节痛，可能累及一个或多个关节，症状可以是全身性的或对称性的，疼痛范围广泛并且持续时间长，可以从 15 天到 45 年。此外，患者还会陈述许多与关节相关的症状，如僵硬、弹响、半脱位、脱位、不稳，感觉关节软弱；还有许多影响其他组织的症状，如感觉异常、疲劳、虚弱、感觉不适及流感样症状。有时很难将患者的主诉与其外观及行动相匹配，因为患者的外观与行动经常良好，这在很少的情况下会使患者遭到误解，在最极端的情况下患者有可能被认为存在抑郁症而被贴上有心理问题的标签。首诊医师可以用 5 个简单的问题来识别关节松弛症：①你现在（或以前）能够在不屈膝的情况下将你的双手平放在地板上吗？②你现在（或以前）能够完全用拇指触及前臂吗？③当你还是儿童的时候，是否能将身体扭曲成奇怪的形状供你的朋友娱乐，是否能够做劈叉动作？④你在儿童或青少年时期，肩关节或膝关节经常脱位吗？⑤你认为自己有双节关节吗？

关节松弛症可以在任何年龄发病，许多患者被转诊至骨科、风湿科或康复科专科医师处。典型的表现是出现在儿童期的多个关节的自限性疼痛，疼痛可持续相当长的时间，到成人时疼痛可转变为持续性。疼痛可以累及全身任何关节，但最常见的是膝与踝，推测与它们是负重关节有关。体力活动或反复使用受累关节经常会加剧疼痛，因此，疼痛通常出现在每天的晚些时候，而晨僵不常见。比较少见的症状有关节僵硬、肌肉酸痛、肌肉痉挛以及非关节部位的肢体疼痛。本病患者常会认为自己有双节关节，他们还可以把自己的身体扭曲成奇怪的形状（即自主控制的半脱位）或轻松地做劈叉动作。然而这些主诉并不是关节松弛症的诊断（包括鉴别诊断）所必需的。此类患者可有肩或髌骨脱位的病史，并可能有双节关节或反复脱位的家族史，其他表现包括易于碰伤、韧带或肌腱断裂、先天性髋关节发育不良以及颞下颌关节功能失调。本病的关节外表现有皮肤脆弱与松弛、自主神经功能障碍、上睑下垂、静脉曲张和青紫、泌尿生殖道脱垂、雷诺现象、发育性运动协调延迟、神经肌肉反射改变、神经病变、踝管与腕管综合征、纤维肌痛、低骨密度、焦虑和恐慌状态以及抑郁。

关节松弛症不一定都会造成问题，并且有时会被认为是一种天赋。然而，对于那些不太幸运的患者来说,关节过度活动与组织松弛可能是多种衰弱症状的原因。症状通常出现在儿童时期并可能持续到成人阶段。一项研究报道,3/4 的关节松弛症患者在 15 岁时出现症状。Lewkonia、Murray 等将关节松弛症认定为 13～19 岁的儿童与青少年,尤其是女性的肌肉骨骼症状的最常见原因之一。

体检结果可因受累关节的不同而异。关节活动后出现疼痛很常见,可能会出现轻度积液,但不常见。本病患者在临床上不会出现提示有炎症的红、肿、热的显著压痛,但可能会有典型的结缔组织疾病体征,包括脊柱侧弯、平足、膝外翻、腰椎前凸、髌骨半脱位或脱位、马方综合征、静脉曲张、直肠或子宫脱垂、皮肤菲薄等。关节松弛症与二尖瓣脱垂之间的关联是有争议的,早期的研究显示关节松弛症与二尖瓣脱垂相关,但以后的研究由于有更严格的二尖瓣脱垂的超声心动图的诊断标准,因而对这一相关性提出了质疑。首诊医师应将具有二尖瓣脱垂表现的关节松弛症患者转至心内科,以进一步评估或排除更严重的心脏异常与结缔组织疾病。

表 6-5 列出了关节松弛症的急性(创伤性)与慢性(非创伤性)神经肌肉骨骼症状与后遗症。

表 6-5 关节松弛症的神经肌肉骨骼症状与潜在后遗症

急性(创伤性)	慢性(非创伤性)
扭伤	软组织风湿病
反复踝关节扭伤	肌腱炎
半月板撕裂	肱骨外上髁炎
下列关节的急性或习惯性脱位或半脱位	肩袖综合征
肩关节	滑膜炎
膝关节	青少年偶发性滑膜炎
掌指关节	滑囊炎
颞下颌关节	软骨软化
创伤性关节炎	腰痛
青紫	脊柱侧弯
骨折	纤维肌痛
	颞下颌关节功能失调
	神经卡压综合征
	腕管综合征
	踝管综合征
	肢端感觉异常
	胸廓出口综合征
	雷诺综合征
	平足及其后遗症
	非特异性关节痛或关节(足、踝、膝、髋、颈、肩、肘、腕、指)积液
	骨性关节炎
	运动功能发育迟缓
	先天性髋脱位

五、诊断标准

关节松弛症的诊断标准是伴随着对它的认识的不断加深而逐步发展的,并且仍在不断地讨论中。尽管"过度活动综合征"这一概念是在 1967 年提出的,但是关于关节损伤、疾病与关节松弛的关系在更早的时候就被报道了。1958 年 Carter 和 Sweetnam 就发现女性的关节较男性松弛,使她们

表 6-6　Beighton 的关节松弛症诊断标准

■主要标准
Beighton 评分≥4 分
有 4 个或更多的关节疼痛并超过 3 个月
■次要标准
Beighton 评分为 1～3 分
有 1～3 个关节疼痛超过 3 个月,或腰痛超过 3 个月,或者有颈椎病、椎弓根峡部裂、腰椎滑脱
曾发生过超过 1 个部位的关节脱位或半脱位,或 1 个部位的关节脱位超过 1 次
有 3 个或以上的软组织病变,如肱骨外上髁炎、腱鞘炎、滑囊炎等
马方综合征:身高较高,纤细体形,臂展大于身高(臂展/身高>1.03),上部量小于下部量(上身/下身<0.89),蜘蛛指
皮肤条纹,皮肤弹性异常增大,皮肤菲薄或异常瘢痕
眼部体征,如眼睑下垂、近视、眼裂倾斜
静脉曲张、疝气、子宫或直肠脱垂
二尖瓣脱垂
■诊断标准　如有以下任一种情况即可确诊
2 个主要标准
1 个主要标准＋2 个次要标准
4 个次要标准
2 个次要标准及家族史(有明确的第一级直系亲属患者)

更容易发生膝关节脱位;1960 年他们又注意到同样的因素使女性更容易发生肩关节脱位。Carter 和 Wilkinson 对 285 名正常的英国学龄儿童进行了检查,发现其中出现关节过度活动者占 7%,通过以上工作,他们制定了最初用于测定关节松弛程度的诊断标准,尽管该标准容易受主观因素的干扰而影响测定结果, 但是在早期, 这一标准仍被应用于大多数有关关节松弛症的调查。1969 年 Beighton 等人对这一诊断标准进行了修改,修改后的诊断标准称为 Beighton 评分(表 6-6),被认为是最合适的诊断标准而被广泛应用。Beighton 评分不仅包含了对于大关节和小关节活动范围的测试,也包含了对于身体躯干和髋关节活动度的综合测试。对于测定的项目,Beighton 等人选择了易于精确掌握标准的项目,如踝关节背伸和足外翻程度的测量都因为难以准确把握而被取消。在对手指的测试中,Beighton 等人认为仅对中指或全部五指的测量都是不准确的,所以他们选择了仅对小指的被动背伸进行测量。Beighton 的诊断标准在一定程度上也容易受到主观因素的干扰,所以很多医师通过量化测量关节的活动度来诊断关节松弛症。

　　Beighton 评分是确诊关节松弛症所必需的。第一步是计算 Beighton 评分,即检查全身关节的松弛度。医师可以通过让患者做 5 个简单的动作来计算这一评分,这些动作能够在 45～60 秒内完成(图 6-69),每个阳性动作计为 1 分,4 分或更高的 Beighton 评分提示有全身性关节松弛,然后结合患者的病史(家族史)、症状、体征,按照诊断标准进行判断,以明确关节松弛症的诊断。采用这些标准还可以帮助医师将关节松弛症与其他结缔组织疾病进行鉴别。

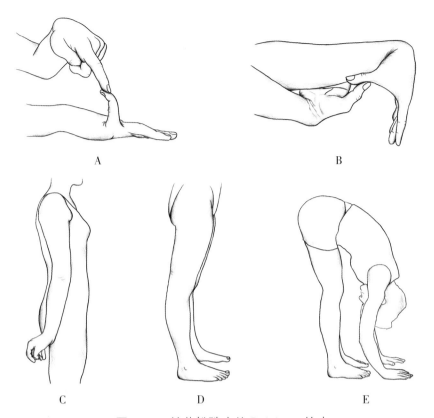

图 6-69　关节松弛症的 Beighton 检查
A. 小指被动背伸超过 90°　B. 拇指被动活动可触及前臂屈侧　C. 肘关节过伸超过 10°　D. 膝关节过伸超过 10°　E. 保持膝关节伸直位,向前弯腰时手掌可容易地触及地面

关节松弛症的诊断是排除性的,对于关节肿胀或疼痛患者,重要的是应排除感染性或自身免疫性原因。临床检查包括全血细胞计数、血沉、类风湿因子、抗核抗体、血清补体(如 C3、C4、CH50)、血清免疫球蛋白(如 IgG、IgM、IgA)的检测,这些检查结果不在正常参考值范围内都提示其他诊断。

大多数关节松弛症患者的关节松弛是对称性的。有时关节松弛症患者有关节积液,这种积液由半月板或关节软骨受刺激所致,其关节穿刺液是非感染性的。

关节松弛症需要与其他具有相同特点的疾病鉴别,例如马方综合征、EDS 和成骨不全。全身性关节松弛是所有遗传性结缔组织疾病的共同特点,并且这些特点相互重叠,但经常有可区别的特点用于鉴别这些疾病。

六、治疗

治疗关节松弛症的第一步是向患者强调本病是非进展性、非炎症性的结缔组织疾病。有效的治疗包括改变生活方式、调整锻炼方式、关节保护以及合适的体操锻炼。

(一)急性期治疗

常用非甾体类抗炎药(non-steroidal anti-inflammatory drug, NSAID)或对乙酰氨基酚止痛。一般认为,这类患者的关节疼痛不是炎症造成的,因此 NSAID 仅用于疼痛的治疗,而不推荐处理疼痛以外的症状。消化性溃疡、严重肝肾损害、严重心功能不全、严重血液系统异常患者以及妊娠晚期或哺乳期妇女禁用 NSAID。对于中度或重度疼痛,休息和停止剧烈运动可改善症状。理疗和关节保护也可能有益。

（二）中期治疗

通常注重于改变活动方式,尤其应避免能引起症状的活动。关节过度运动与关节松弛症的症状产生相关,剧烈和重复的活动常被认为是本病加重的因素。过度训练、过多的表演或体育竞技,着重于关节的柔韧性而非稳定性的活动可能会增加关节疼痛与损伤的风险。如果患者不能接受避免这些活动的建议,医师应该采取其他方法。在竞技运动前服用 NSAID 常可减轻症状。此外,接受可以提供肌肉和关节稳定性的训练方案可能有益,针对紧张肌肉而不对邻近关节施加应力的伸展运动可能会通过改善平衡与控制力改善症状。

1 治疗计划 Russek 的报道着重指出了教育、治疗性训练、工作与生活方式的适应与调整的重要性与必要性。对于大多数患者而言,建立需要优先处理的问题列表连同患者同意的短期、中期和长期治疗目标是治疗成功的关键。初始的治疗经常包括疼痛或损伤急性期的调治,这些可以通过休息、行走、关节保养、使用一定的物理治疗设备(包括超声和经皮神经刺激、绑带和夹板、热与冰)、轻柔地运动有关低可动性区域、按摩、肌肉能量技术(muscle energy techniques,MET)以及针灸等来进行。MET 是指患者遵照医师(治疗师)的指令主动收缩、舒张某块指定的肌肉,收缩强度可根据病情而有所不同,并通过医师(治疗师)给予的不同对抗力进行调节。MET 能降低过高的肌肉张力,延长肌肉中缩短的筋膜,增加受限关节的活动范围,帮助感觉和运动的整合。

2 物理疗法 由于康复与愈合经常是缓慢的,所以采用物理疗法治疗时应特别小心,因为疼痛通常是隐匿的并且容易加重。必须认识到结缔组织的脆性增加,并且在决定治疗剂量时考虑到这一点。推拿是一种有效的治疗关节松弛症的方法,可以放松关节,减轻疼痛,改善血供、淋巴回流以及本体感觉。

3 适当训练 包括开链(远端肢体可自由活动)与闭链(远端肢体受阻力)训练的组合。闭链训练常模拟肢体的功能要求,而开链活动对针对性的力量训练更佳。改善关节本体感觉的训练(如应用摇板)可能会改善症状。有时支持性的夹板连同合适的鞋类可以保护关节,而支持性的关节绑带可以改善关节的本体感觉。改善肌肉力量、平衡和协调的专项训练有助于改善关节的稳定性。改善本体感觉可以减少关节周围韧带的拉伤并避免进一步损伤,其包括:①躯干与四肢关节的稳定性训练及本体感觉的增强性训练;②全身性体力锻炼,以抵消或逆转躯体的不良倾向;③采用运动技术恢复由于失调及对伤害的恐惧而丧失的关节或脊柱节段的自然的过度运动。

4 其他 治疗还要包括一定程度的行为矫正,包括行走技术、应对策略、处理人体工程学方面的问题、工作和生活方式问题,而且也需要关于肠易激综合征、营养补充以及体重管理等方面的饮食建议。关节松弛症在女性更常见,因此要注意失禁、妊娠以及照顾幼儿等方面的问题。如前所述,由于恐惧回避以及活动减少,患者常处于失调状态,容易成为其他疾病的高危人群,因此可以通过规律的练习避免,以提高健康水平。由于体力活动减少是许多全身性疾病的一种已知的危险因素,所以寻找并建立鼓励患者体力活动的方法是治疗关节松弛症的重要组成部分。

对于慢性疼痛患者止痛剂通常是无效的,以认知行为技术为基础并由受过专门训练的心理医师实施的疼痛治疗程序可减少疼痛、焦虑并减轻疼痛对日常生活的影响。对有手足问题的患者,可将其转至手足病专科医师处进行足部力学评估并量身制作矫形器,或转至职业治疗师处帮助其处理书写以及其他工作相关的手部问题。

七、预后

由于关节松弛症是非进展性的,并且关节松弛程度随着年龄的增加而降低,因此本病的预后通常良好。然而患者应该知道本病的一些潜在的并发症,包括急性韧带与软组织损伤、过劳性损伤、关节不稳定、骨折、脊柱侧弯、子宫与直肠脱垂的发生率增高等。此外,这些患者由于长年的关节过度活动,比较容易罹患骨性关节炎。研究表明,关节松弛症与惊恐障碍存在关联性。尽管存在这些后遗症,患者还是应尽可能地活动。改变练习方案可避免慢性关节疼痛。好的训练策略包括缓慢的、有规律的训练,遵循正确的生物力学原则,改善本体感觉。关节松弛症的潜在并发症提示早期诊断与教育患者的重要性。

八、相关疾病

关节松弛症被认为是良性的,但存在一些伴有关节过度活动的疾病,如累及心血管系统、神经系统、骨骼系统的较严重的并发症。还有一些与关节松弛相关的遗传性疾病,大多具有家族性。

（一）马方综合征

马方综合征(Marfan syndrome)由 Marfan 在 1896 年首先描述,是一组因先天性间质组织缺陷导致的临床综合征,具有潜在的致命性,可以累及骨骼系统、视觉系统以及心血管系统等。常见症状有身材较高、体形纤细、多个关节过度活动、手指细长、近视和晶状体脱位等。

（二）成骨不全症

成骨不全症(osteogenesis imperfecta)又称脆骨病,是一种全身性结缔组织疾病,其病变不仅限于骨骼,其他结缔组织如皮肤、筋膜、肌腱、韧带、动脉、角膜等也常被累及。本病的遗传方式多为常染色体显性遗传,少数为常染色体隐性遗传,且遗传程度个体差异极大。发病率低,没有明显的种族关系,女性较多见。其特点是多发性骨折、蓝巩膜、进行性耳聋、牙齿改变、关节松弛和皮肤异常。患者常在骨折后才就医,骨质脆弱是本病的突出表现,轻度外伤,即便是肌肉收缩也可引起骨折。临床上分为先天性成骨不全和迟发型成骨不全两类,先天性成骨不全者在初生时可达上百处骨折,迟发型成骨不全者到儿童时期始出现骨折。症状出现得越晚,临床表现就越轻。

（三）Ehlers-Danlos 综合征

Ehlers-Danlos 综合征是一种包括关节过度活动、紫色纸草状瘢痕、皮肤弹性异常、皮肤脆弱,易导致受伤的结缔组织疾病。与关节松弛症一样,其遗传方式也是常染色体显性遗传,导致结缔组织胶原缺损及功能异常。关节松弛症与其中的Ⅲ型(关节过度活动型)最为相似,包括关节疼痛、标志性的关节过度活动、轻度的关节外症状、轻度的皮肤改变和伤痕。也有研究人员认为,关节松弛症可能是 Ehlers-Danlos 综合征的一个良性分型,因为它们有相似的遗传方式和相似的临床症状。

（四）其他

与关节松弛相关的其他疾病还有 Achard 综合征、高胱氨酸尿症、高赖氨酸血症等。

通过相关研究证实,胫骨的前后位移和膝关节韧带的松弛与前交叉韧带的损伤有密切关系,故在进行交叉韧带重建的患者中应注意筛查关节松弛症。研究证实,在相同术者和同一术式的情况下,关节松弛症组的后交叉韧带损伤重建术后效果较正常人组差。1979 年 Bird 等在对同年龄段无性别差异的 35 名体育特长生和 36 名非体育特长生进行研究后认为,长期的体育训练并不会导致关节松弛症。在一些柔韧性较高的运动项目(包括体操、舞蹈、足球、篮球等)中,女性运动员较男性运动员更容易发生运动损伤,尤以前交叉韧带损伤最为常见。虽无关节松弛症流行病学的相关调查结果支持,但研究人员均认为女性较高的关节活动度是主要发病因素之一。我们在进行运动员的挑选过程中应当筛查关节松弛症患者,尽管某些运动员在完成一些技术动作时具备一定的优势,但因其较正常人更容易发生关节脱位、韧带断裂等运动损伤,在针对其运动特点的训练中就应当补充相关训练。以膝关节为例,为加强膝关节的稳定性,应当对患有关节松弛症的运动员加强腘绳肌锻炼,以加强对前交叉韧带的保护作用。

关节松弛症被认为与肩关节脱位、膝关节脱位、韧带损伤、骨性关节炎等关节疾病和损伤密切相关,同时常伴随脊柱侧弯、平足、静脉曲张等症状,很有必要对其进行深入研究。

(边振宇　朱六龙)

第九节　指甲发育不良

指甲位于指端,具有固定和保护指尖、防止指腹软组织旋转、加强指腹触觉、强化和支持手指功能(如抓、捏、搔)等作用。指甲还具有美容功能,如发生缺失或畸形,将影响手指的外观及功能。指甲发育不良在临床上较为少见,但种类多,有时可造成患者的心理障碍。

指甲是皮肤的衍生物,甲根部的基质细胞紧贴甲床向前生长、推进,行程中不断接受甲床上皮细胞的增生、加厚。从剖面来看,甲床由根部至前缘逐渐加厚,每周约生长 1mm(成人正常指甲的生长速度为每周 0.5～1.2mm)。可见,指甲的生长与形态的维持需要甲根与甲床两者共同完成。根据组织学研究推测,在胚胎期中凡是影响、改变、损伤甲根基质或甲床上皮细胞正常生长发育的各种因素,都会导致指甲畸形。

一、病因

指甲发育不良大部分由环境因素所致,也可能与药物、食物、病毒感染、空气污染等有关,少数有遗传因素的影响。

二、组织学基础

Lewis(1954)根据指甲的色泽将其分为三个部分:①由近侧指甲皱襞表皮形成的甲背部分;②从甲根缘到甲半月远侧上皮形成的指甲中间部分,即半月弧部分;③由甲床上皮形成的指甲腹侧部分。

相反,Zaias(1968)采用放射性显影技术,认为指甲仅从甲基质产生;Norton(1971)和诸富武文(1972)采用核医学研究方法,结论与 Zaias 相同;铃木顺夫(1980)从胎儿指甲的发生过程中研究发现,指甲仅来源于甲基质,而与甲床和近侧甲皱襞上皮无关,以上看法称为指甲来源的一元学说。

以往多认为甲床本身不能再生,但更多的研究及临床观察均证实甲床本身也具有向远侧生长的能力,但其速度较指甲缓慢。Norton 在甲基质上进行了核素氨基酸标记,发现摄取这种标记物的细胞从甲基质向甲床移动,再由甲床近侧向远侧移动。Zaias 将硝酸银标记在甲床和指甲根部,5 周后可见这两个部位的硝酸银颗粒均向远侧移动。渡边政则切除猿的大部甲床,创面用皮片覆盖,经 2～4 个月后作组织学观察,发现从残留甲床上长出本来没有的颗粒层细胞和角化层,并且向远位生长到指骨末端,长出指甲。作者在烧伤患者的指甲中发现,由于甲根位置浅表,容易受损,影响指甲向前生长,但甲床不易受损,可不断地生长,此时其生长速度快于甲根部,表现为指甲肥厚。由此可见,正常时甲根部的生长速度快于甲床部。

三、临床表现

指甲发育不良的种类较多,临床表现也各不相同,按指甲数量分,有指甲缺失、多指甲、异位指甲等;按指甲大小分,有巨指甲、小指甲等;按甲根受累分,有指甲缺失、多指甲、异位指甲、分裂指甲、指甲黑痣等；按甲床受累分，可见各种指甲弧面的畸形，如峪状、舟状、贝壳状等。临床常见的有手指无指甲、小指甲、异位指甲、多指甲、赘生指甲等。指甲凹陷畸形指指甲呈贝壳状畸形，伴有指甲黑线（图 6-70）。本病常伴有甲床缺陷和其他畸形，如由骨骼异常引起的小手、无指（趾）骨、宽手、并指（趾）或多指（趾）畸形。这里所说的指甲发育不良一般无骨关节的异常，偶尔可合并小指中节指骨过短，但手指功能基本正常。然而，远节指节的长短会影响或决定指甲的长短或美观。

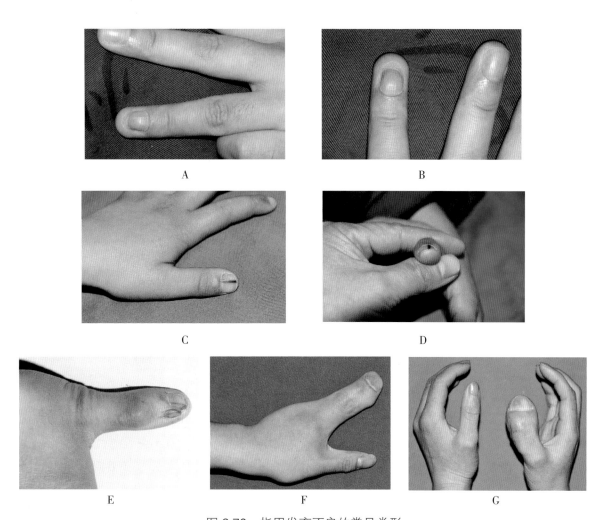

图 6-70　指甲发育不良的常见类形

A、B. 指甲短小畸形（贝壳状）　C、D. 手指甲黑线（黑痣）　E. 多指甲畸形　F. 并指性宽指甲　G. 巨指甲（骨异常）

（一）无指甲或缺指甲

出生时可有未成熟（残余）的指甲，随后残余的指甲脱落，脱落后不再长出，此为单纯性无指甲，属于常染色体显性遗传、隐性遗传或偶发的遗传异常。可表现为指甲部分或全部缺乏，但后者极少见。受累指甲可为一个或多个，有时累及一手或一足。无指甲症也可伴有牙发育异常，如隐性遗传性全部无甲伴显性遗传性上侧牙异常或发育不全、牙裂大、无磨牙症；也可伴有耳发育异常和腓骨发育不全；还可出现在一些综合征中，如较少见的腭舌强直综合征，家族性显性遗传无指甲伴屈侧畸形怪状色素沉着和毛发异常综合征，下颌-眼-面-头颅骨畸形综合征，家族性第 5 指缺失伴智力发育迟缓、粗糙面容、口唇肿胀，以及毛发稀少综合征等。

（二）周期性脱指甲病

周期性脱指甲病临床表现为一个或多个指甲的周期性脱落，虽有新指甲更替，但长出的新指甲往往有缺陷。本病为常染色体显性遗传，是仅限于指甲的遗传性疾病。

（三）指甲萎缩

指甲萎缩表现为指甲薄而小，有人把无指甲中尚有残余指甲者称为指甲萎缩。本病为先天性外胚层发育不良所致，为常染色体显性遗传。

（四）先天性厚指甲

先天性厚指甲临床表现为指甲增厚、变色、无光泽，伴有纵行的沟嵴，由于甲床角化过度而使指甲边缘隆起。先天性厚甲综合征为一罕见的外胚叶缺陷病，由 Jadassohn 及 Lewandowsky 于 1906 年首先报道，故又称Jadassohn-Lewandowsky 综合征。本病为常染色体显性遗传。

（五）白指甲

1 单纯白指甲　临床可分为点状白指甲、条纹状白指甲、部分白指甲和全白指甲。指甲呈乳白色或瓷白色，部分指甲末端有 2～4mm 长的粉红色区；而条纹状白指甲可呈纵行或横行带。条纹状白指甲及全白指甲的遗传方式均为常染色体显性遗传。

2 白指甲-匙状指甲病　指甲呈乳白色或瓷白色，伴有匙状畸形。为常染色体显性遗传。

3 白指甲-脆指甲-甲状旁腺功能不全-牙病-白内障综合征　指甲呈乳白色或瓷白色，伴有脆指甲、甲状腺功能不全、牙病及白内障等。为常染色体隐性遗传。

4 白指甲-匙状指甲-耳聋-指节垫-掌跖角皮病综合征　指甲呈乳白色或瓷白色，伴有匙状甲，耳聋、指节垫及掌跖角化。为常染色体显性遗传。

5 白指甲-多发性皮脂囊肿-肾钙化综合征　指甲呈乳白色或瓷白色，伴有多发性皮脂囊肿及肾钙化。为常染色体显性遗传。

6 白指甲-十二指肠溃疡-膀胱结石综合征　指甲呈乳白色或瓷白色，伴有十二指肠溃疡及膀胱结石。

7 甲-髌综合征　又称甲-骨发育不良（nail-patella syndrome，NPS），是一种罕见的常染色体显性遗传性疾病。1920 年 Chatelain 首先描述本病，1946 年 Foug 又报道过本病。本病是由基因突变所致的功能缺失，在胚胎发育过程中主要累及中胚层及外胚层结构，98%～100%有指甲问题，70%有髂骨角，30%～60%有肾病，15%发展为肾衰竭。主要临床特征为指甲发育不良、髌骨发育不良或缺如、髂骨角和桡骨小头脱位四联征，以指甲、髂骨角、膝和肘部畸形为典型表现（图 6-71）。

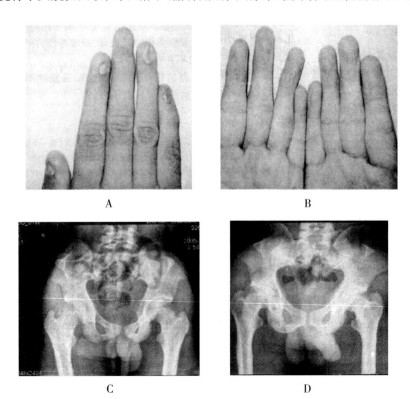

A

B

C

D

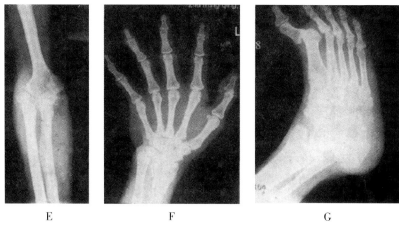

图 6-71　甲-髌综合征

A、B. 指甲小而扁,中央凹陷,可见纵行裂纹,第 3、4 指末节指间关节指纹消失　C、D. 两侧髂骨后外方骨性突起,即髂骨角,髂骨角处可见骨骺,骶髂关节面呈菱形　E. 髌骨发育较小并向外上移位,股骨内髁增大　F. 尺骨下端过长,腕关节尺偏畸形　G. 足内翻畸形,第 1～3 跖趾关节脱位

四、治疗

(一)手术时机

指甲畸形或缺失影响手指的功能和美观,随着年龄的增长还会逐渐影响心理,因此,一般以 2～7 岁(学龄前)为最佳手术时机。但是,由于小儿可供组织移植的肢体发育不全,修复材料不多或不够,供区付出的代价又太大,宜权衡利弊得失,或许可等待至成年。

(二)手术方法

1　无指甲(小指甲)　对缺损指甲进行趾甲移植,主要采用游离移植法,可分为四种方式:①中央部趾甲、甲床及甲母移植;②趾甲、甲床及部分甲母移植;③后甲廓、趾甲、甲床、甲母及趾骨表层移植;④带血管的趾甲、甲床、甲母及趾骨移植,这种手术要在手术显微镜下完成。

由于甲床及甲基质缺损,添田周吾(1988)报道利用指甲及其附属结构的综合组织移植法来治疗先天性指甲缺失症,将包括足趾的趾甲、甲床、甲基质、甲皱襞、甲上皮及甲下皮完整地切下,在患指端作一鱼嘴状切口,潜行分离成袋状,植入移植物,缝合切口,包埋固定在内。约 1 个月后植入指甲表面皮肤坏死、脱落,露出成活的植入指甲;数月后该指甲可能重新脱落,长出新生指甲。

游离移植整个甲母时,术后一般不会发生指甲变形。切取趾甲时应连同一部分趾骨,作包括 6mm 以上甲上皮的后甲廓在内的趾背侧游离移植。切除受区移植床指背的骨皮质至露出骨髓质,并与供甲的下层骨面紧密固定。有关固定的方法很多,可扇状打开移植部位的皮肤,插入趾甲后用褥式缝合法加以固定;也可将指甲、指骨及指腹用尼龙线穿过,并在两侧用纽扣加以固定;还可在指背侧移植部位作一皮瓣并使之上举,植入指甲后再将皮瓣复原并缝合。在手术显微镜下进行微血管吻合可以大大提高指甲移植的成功率,这可能是得益于断指再植手术。术中用显微外科技术吻合血管作趾骨、趾甲、甲母及皮肤的移植,并可以通过环状皮瓣使手指有所延长,术后可以较好地恢复功能,并使外观接近正常。这种手术除可用来进行指端横断再植外,还可用于包括甲母在内的指端缺损和指甲缺损的治疗。

游离甲床移植术后需加压包扎 10～14 天,并按微血管吻合的程序进行抗感染、抗凝和抗痉挛(三抗)治疗,予以药物扩张血管和观察血循环情况。

2 大指甲、巨指甲及畸形指甲 可采用对甲根或甲床基质层组织进行切除,行甲床重组矫形术。

3 重复指甲畸形(指端分叉症) 先天性指甲异常以指端分叉症最为多见,它也属于多指症的一种。常用的治疗方法是 Billhaut-Croquet 术式,即将分叉的末节手指按适当的大小分成两份,然后缝合两末节指骨的断面。手术时要使两侧的甲母、甲廓处于同一高度,术后两片指甲互相愈合形成一片指甲。其缺点是易在指甲吻合线处形成一道纵沟,而且指甲没有正常的曲度呈平坦形。为防止这种现象,可以在手术中使指甲有正常的横向弯曲,在处理指骨断面时也应注意使其与指甲有相应的弯曲面。除用钢丝缝合外,还可从末节指骨侧面穿入一细克氏针;为了防止指甲部形成纵沟,应拔掉指甲,紧贴甲床进行缝合。

4 指甲黑痣 于指甲根部甲基质处切除黑痣。

5 其他 对先天性宽甲、歪斜指甲和肥厚指甲,可根据不同的形态,对甲床进行改造或修复;也可采用非手术方法,如安放假指甲、指甲修饰等。

(姚建民　陈乙祯　徐靖宏)

第十节　Kirner 畸形

Kirner 畸形由 Kirner 于 1972 年首先报道,其特点是手指远节指骨进行性向掌侧及桡侧弯曲,最常受累的是小指;如果手指远节向背侧弯曲,则称为反 Kirner 畸形。这种变形发生在两个平面上,不同于斜指畸形的单一桡尺骨平面变形。

一、流行病学

Kirner 畸形的发病率为 0.15%～0.25%,女性是男性的 2 倍。这种畸形的遗传方式是常染色体显性遗传,呈不完全外显率,纯合状态决定了多个手指和双手畸形的表达。至少半数病例呈散发性,家族遗传与散发病例的差别之一在于发病年龄。基于此,Song 和 Koh 提出了一种分类方法,早发型或先天性Kirner 畸形出生时即有表现,并有相关家族史,不随成长而进展;迟发型 Kirner 畸形则是在童年晚期或青少年期散在发病。最初表现为单手或双手远节指骨背部或小指指骨肿胀,可能略有不适,但通常呈无痛性;随后远端指尖向掌侧及桡侧弯曲,特征性的表现是棒状或喙状指甲,远侧指间关节活动不受影响(图 6-72)。一旦形成,则畸形相对稳定。

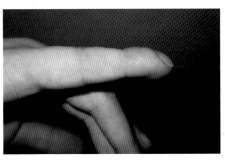
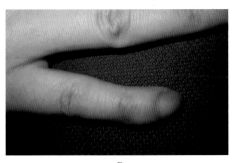

A　　　　　　　　　　　　　　　B

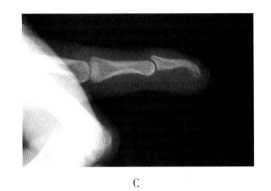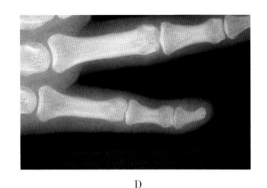

C　　　　　　　　　　　　　　　　　D

图 6-72　右手小指 Kirner 畸形
A、B. 手指外观　C、D. X 线表现

Kirner 畸形可见于 Cornelia de Lange 综合征、Silver 综合征、Turner 综合征、Down 综合征病例中。单侧畸形的鉴别诊断包括远端指骨肿瘤的迟发表现,尤其是骨骺骨折伴有掌侧成角时;手指烧伤或者冻伤累及骨骺生长板等。全面的病史询问结合体格检查与 X 线检查通常能明确诊断。

二、病因与病理

Kirner 畸形归因于远节指骨骨骺板的发育异常, 随后不对称的骨骺生长或屈肌肌腱对病变骨骺板的牵引造成了指骨远端的畸形。另一种理论认为,指深屈肌腱在远端的异常插入点导致在骨骼生长阶段造成过大的牵引力,或正常肌腱作用于骨质疏松的远端指骨造成了畸形。此外,还有血管性因素造成畸形的假说。

Kirner 畸形的特征是远节指骨骨骺板的变形、增宽,伴有骨干的弯曲。影像学检查可见异常的骨骺,其掌侧缘相对增长且干骺端的边缘粗糙硬化。骨骺板闭合延迟,且从背侧半边开始,此阶段指骨的组织学检查显示干骺端与骨骺板连接处的溶解。随后骨干的弯曲形成,在成熟阶段,骨骺板完全融合,变形的指骨骨密度恢复正常。

三、治疗

Kirner 畸形对手功能的影响轻微,音乐家和键盘手可识别小指定位相关的特定不适。手术首要的是重建手指的外形。关于手术的潜在风险和预期结果,要对患者进行仔细的告知。

据报道,在畸形早期肿胀阶段用夹板固定小指于伸展位可有效缓解不适。另有研究者报道,如果在生长完成前早期应用延时连续夹板固定有助于畸形矫正。Benatar 报道了早期通过松解屈肌腱插入点处的异常成分矫正畸形。另一种方法是切除背侧楔形组织(包括背侧生长板),以防止畸形进展。对于成熟的畸形,可运用矫正截骨术改善指骨的对线和相应指甲的生长(图 6-73),术中可通过背侧闭合楔形截骨术,或 2～3 个掌侧切口的开放楔形截骨以显露指骨。牵拉延长术也可用于矫正畸形。

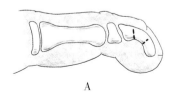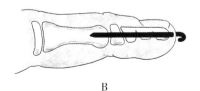

A　　　　　　　　　　　　　　　　　B

图 6-73　矫正截骨术:掌侧多平面楔形截骨,克氏针固定远节指骨
A. 术前　B. 术后

我们推荐畸形早期应用夹板固定,但需要严格的监护才能有效地预防和矫正畸形。正如Benatar所推荐的,早期手术在屈肌腱插入点远端分离,对减轻发育骨骼的变形力量方面能发挥一定的作用。然而,矫正手术必须延迟,直到患者能够参与作决定的时期,因为手术的主要目的是改善外形而非功能。笔者首选通过掌侧截骨术来矫正指骨弯曲,去除甲板,行桡背侧切口,保留甲皱襞,暴露远节指骨,按设计从背侧到屈肌腱插入点进行截骨,根据指骨的大小可进行2~3次。切开掌侧骨膜,保留背侧骨膜,它能对矫正效果起到铰链作用,同时能防止损伤指甲基质。应用锋利的刀片进行截骨,通过轴向克氏针固定矫正指骨弯曲,克氏针留在原位直到截骨处愈合。愈合过程中采用夹板固定保护手指。

（王斌　倪锋）

第十一节　先天性尺桡上关节融合

先天性尺桡上关节融合是一种罕见的上肢畸形(图6-74),多数患者表现为前臂旋前固定畸形(多>60°),日常生活,如吃饭、洗脸、写字等活动受限。

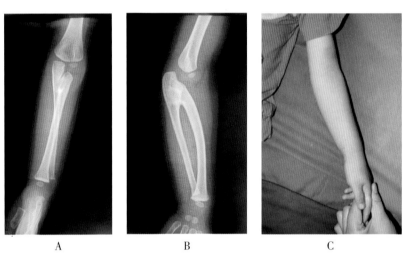

图6-74　先天性尺桡上关节融合(Cleary Ⅲ型)
A、B. X线表现　C. 畸形外观

一、临床表现与分型

由于肘关节的屈曲功能及腕关节功能正常,婴幼儿多可通过桡腕关节和腕中关节的代偿而完成前臂的旋转动作。在学龄期,因患儿不能完成洗脸等个人卫生动作而注意到前臂旋转障碍,因此,先天性尺桡上关节融合的诊断多在学龄期。亦有部分患儿因创伤原因发现前臂尺桡上关节融合。在肩关节内收、肘关节屈肘位检查前臂旋转功能,多呈旋前固定畸形。

整个前臂X线片可以发现桡骨和尺骨近端存在骨性连接,但有时前臂旋转障碍来源于尺骨、桡骨间的软骨性或纤维性连接。通常肱尺关节和远侧桡尺关节正常。

Cleary和Omer基于桡骨小头的形态和位置将尺桡上关节融合分为四型:Ⅰ型,桡骨小头及桡头关节正常,桡尺骨间存在纤维融合;Ⅱ型,桡骨小头外观及其与肱骨小头的对位正常,但桡尺骨间存在骨性融合；Ⅲ型，桡尺骨间存在骨性融合，桡骨小头发育不良伴有后侧脱位；Ⅳ型，桡尺骨间存在骨性融合，桡骨小头向前方脱位。

二、治疗

单侧前臂旋前畸形超过 60°，或双侧前臂旋前畸形明显，严重影响日常生活的患儿应采用手术治疗；对于仅累及单侧前臂，且旋前畸形不明显的病例可以不予治疗。

目前，先天性尺桡上关节融合的手术治疗主要有两类术式：第一类是分离尺桡骨融合处，恢复前臂的旋转功能。第二类是尺桡骨融合处截骨去旋转矫形术，即通过桡骨、尺骨处截骨，将前臂矫正于适应患儿日常生活的位置，对于优势上肢，将前臂置于旋前 10°～20° 位置；对于非优势上肢，将前臂置于中立位。由于第一类手术多需要在分离的桡尺骨间放置带血循环的筋膜瓣等预防出现再次融合，而且难以恢复肱桡关节的对位、对线，且多数报道手术效果不佳，因此学者多倾向于第二类术式。

尺桡骨融合处截骨去旋转矫形术（William Green 术式）的手术方法：上肢驱血后，上臂中段上止血带。从前臂背侧尺骨鹰嘴突起近侧一横指起始，沿尺骨背侧嵴桡侧作长 7～10cm 的纵行切口，切开皮肤、皮下组织，显露尺桡骨，在骨膜下剥离显露尺桡骨近侧融合。在尺骨鹰嘴处沿尺骨干髓腔植入 1.5mm 克氏针，防止截骨后骨折端移位。截骨线位于尺桡骨融合处的远侧段，沿截骨线横行切断尺桡骨融合处。截骨完成后，将前臂旋转至旋前 10°～20° 位置，再以 1 枚克氏针斜向固定骨折处。缝合骨膜，同时对前臂深筋膜作预防性切开，以防止骨筋膜室综合征的发生（图 6-75）。术后用长臂石膏托将前臂固定于旋前 10°～20° 位置。检查切口，拆除缝线，继续用长臂石膏托将上肢固定于屈肘 90°、旋前 10°～20° 的位置 4～6 周。

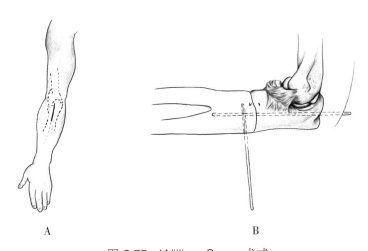

A　　　　　　　　　　　　　B

图 6-75　William Green 术式

（宫旭　路来金）

［1］Niranjan N S, Azad S M, Fleming A N, et al. Long-term results of primary syndactyly correction by the trilobed flap technique［J］. Br J Plast Surg, 2005, 58（1）: 14-21.

［2］Teoh L C, Lee J Y. Dorsal pentagonal island flap: a technique of web reconstruction for syndactyly that facilitates direct closure［J］. Hand Surg, 2004, 9（2）: 245-252.

［3］Brennen M D, Fogarty B J. Island flap reconstruction of the web space in congenital incomplete syndactyly［J］. J Hand Surg Br, 2004,29(4): 377-380.

［4］丁晟,马亮,姚建民,等.两种指间筋膜蒂皮瓣治疗先天性并指36例［J］.中华显微外科杂志,2013,36(1):70-71.

［5］Gulgonen A, Gudemez E. Reconstruction of the first web space in symbrachydactyly using the reverse radial forearm flap［J］. J Hand Surg Am, 2007,32(2): 162-167.

［6］Sawabe K, Suzuki Y, Suzuki S. Temporal skin grafts following straight incision for syndactyly correction［J］. Ann Plast Surg, 2005,55(2): 139-142:discussion 143-145.

［7］Sommerlad B C. The open finger technique for release of syndactyly［J］. J Hand Surg Br, 2001,26(5): 499-500.

［8］Kozin S H. Syndactyly［J］. J Am Soc Surg Hand, 2001,1(1): 1-13.

［9］Greuse M, Coessens B C. Congenital syndactyly: defatting facilitates closure without skin graft［J］. J Hand Surg Am, 2001,26(4): 589-594.

［10］Brodwater B K, Major N M, Goldner R D, et al. Macrodystrophia lipomatosa with associated fibrolipomatous hamartoma of the median nerve［J］. Pediatr Surg Int, 2000,16(3): 216-218.

［11］Dunker N, Schmitt K, Krieglstein K. TGF-beta is required for programmed cell death in interdigital webs of the developing mouse limb［J］. Mech Dev, 2002,113(2): 111-120.

［12］Xu J H, Hong X Y, Yao J M, et al. A long-term follow-up and improvement of the repair of incomplete syndactyly by web flap on a subcutaneous tissue pedicle［J］. Plast Reconstr Surg, 2009,124(1): 176-177.

［13］Caouette-Laberge L, Laberge C, Egerszegi E P, et al. Physiolysis for correction of clinodactyly in children［J］. J Hand Surg Am, 2002,27(4): 659-665.

［14］Carter P R. Reconstruction of the child's hand［M］. Philadelphia: Lea & Febiger, 1991.

［15］Elliott A M, Evans J A, Chudley A E, et al. The duplicated longitudinal epiphysis or "kissing delta phalanx": evolution and variation in three different disorders［J］. Skeletal Radiol, 2004,33(6): 345-351.

［16］Bamshad M, Van Heest A E, Pleasure D. Arthrogryposis: a review and update［J］. J Bone Joint Surg Am, 2009,91(4): 40-46.

［17］Amit Gupta, Kay Simon P J, Luis R S. The growing hand: diagnosis and management of the upper extremity in children［M］. London: Mosby, 2000.

［18］顾玉东,王澍寰,侍德.手外科手术学［M］.上海:复旦大学出版社,1999: 808-810.

［19］王澍寰.手外科学［M］.第2版.北京:人民卫生出版社,1999:750-751.

［20］于胜吉,蔡锦方.腕关节外科［M］.北京:人民卫生出版社,2002:470-472.

［21］洪光祥,王炜.手部先天性畸形［M］.北京:人民卫生出版社,2004.

［22］Schmidt-Rohlfing B, Schwöbel B, Pauschert R, et al. Madelung deformity: clinical features, therapy and results［J］. J Pediatr Orthop B, 2001,10(4): 344-348.

［23］胥少汀,葛宝丰,徐印坎.实用骨科学［M］.第3版.北京:人民军医出版社, 2005:1183.

［24］Green D P. Operative hand surgery［M］. 3rd ed. New York: Churchill Livingstone,

1993:417-442,1992-1998.

［25］朱云开,陈亚青,刘卫勇,等.小儿拇指扳机指超声表现的初步研究［J］.中华医学超声杂志(电子版),2011,8(8):65-67.

［26］Crenshaw A H.坎贝尔骨科手术大全［M］.过邦辅,蔡体栋,译.第 7 版.上海:上海翻译出版公司,1991:210.

［27］Scott W Wolfe,Robert N Hotchkiss,William C Pederson,等.格林手外科手术学［M］.田光磊,蒋协远,陈山林,译.第 6 版.北京:人民军医出版社,2012:1295.

［28］Teoh L C, Yong F C, Guo C M. Congenital isolated upper limb hypertrophy with hand abnormality—a report of 2 cases［J］. J Hand Surg Br, 2001,26(5): 492-495.

［29］Grunert J, Jakubietz M, Polykandriotis E, et al. The windblown hand—diagnosis, clinical picture and pathogenesis［J］. Handchir Mikrochir Plast Chir, 2004,36(2-3): 117-125.

［30］Kaliainen L K, Drake D B, Edgerton M T, et al. Surgical management of the hand in Freeman-Sheldon syndrome［J］. Ann Plast Surg, 2003,50(5): 456-462; discussion 463-470.

［31］Ulkur E, Celikoz B, Ergun O. Surgical management of the windblown hand in the adult［J］. Plast Reconstr Surg, 2006,117(6): 95-100.

［32］Hakim A J, Cherkas L F, Grahame R, et al. The genetic epidemiology of joint hypermobility: a population study of female twins［J］. Arthritis Rheum, 2004,50(8): 2640-2644.

［33］Seckin U, Tur B S, Yilmaz O, et al. The prevalence of joint hypermobility among high school students［J］. Rheumatol Int, 2005,25(4): 260-263.

［34］Engelbert R H, Uiterwaal C S, van de Putte E, et al. Pediatric generalized joint hypomobility and musculoskeletal complaints: a new entity? Clinical, biochemical, and osseal characteristics［J］. Pediatrics, 2004,113(4): 714-719.

［35］Jansson A, Saartok T, Werner S, et al. General joint laxity in 1845 Swedish school children of different ages: age- and gender-specific distributions［J］. Acta Paediatr, 2004,93(9): 1202-1206.

［36］Malfait F, Symoens S, Coucke P, et al. Total absence of the alpha2(Ⅰ) chain of collagen type Ⅰ causes a rare form of Ehlers-Danlos syndrome with hypermobility and propensity to cardiac valvular problems［J］. J Med Genet, 2006,43(7): 36.

［37］Hakim A J, Grahame R, Norris P, et al. Local anaesthetic failure in joint hypermobility syndrome［J］. J R Soc Med, 2005,98(2): 84-85.

［38］Stillman B C, Tully D E, McMeeken P J. Knee joint mobility and position sense in healthy young adults［J］. Physiotherapy, 2002,88(9): 553-560.

［39］Hakim A J, Grahame R. A simple questionnaire to detect hypermobility: an adjunct to the assessment of patients with diffuse musculoskeletal pain［J］. Int J Clin Pract, 2003,57(3): 163-166.

［40］Murray K J, Woo P. Benign joint hypermobility in childhood［J］. Rheumatology (Oxford), 2001,40(5): 489-491.

［41］Remvig L, Jensen D V, Ward R C. Are diagnostic criteria for general joint hypermobility and benign joint hypermobility syndrome based on reproducible and valid tests? A review of the literature［J］. J Rheumatol, 2007,34(4): 798-803.

［42］McCormack M, Briggs J, Hakim A, et al. Joint laxity and the benign joint hypermobility syndrome in student and professional ballet dancers［J］. J Rheumatol, 2004, 31(1): 173-178.

［43］Ferrell W R, Tennant N, Sturrock R D, et al. Amelioration of symptoms by enhancement of proprioception in patients with joint hypermobility syndrome［J］. Arthritis Rheum, 2004, 50(10): 3323-3328.

［44］Van Dijk F S, Cobben J M, Kariminejad A, et al. Osteogenesis imperfecta: a review with clinical examples［J］. Mol Syndromol, 2011, 2(1): 1-20.

［45］Myer G D, Ford K R, Paterno M V, et al. The effects of generalized joint laxity on risk of anterior cruciate ligament injury in young female athletes［J］. Am J Sports Med, 2008, 36(6): 1073-1080.

［46］苏国强,李丽,马建华,等.甲-髌综合征1例［J］.实用医药杂志,2011,28(8):691.

［47］缪小芬,王鸿帼,陆健,等.指甲-髌骨综合征的临床及X线征象探讨(附一家族6例报告及文献复习)［J］.实用放射学杂志,2006,22(4):424-426.

［48］马伟元,陶书杰,王晓威.全白指甲1例［J］.中国麻风皮肤病杂志,2008,24(4):275.

［49］张功林,郭翱,徐招跃.介绍一种指甲延长的新方法［J］.中国煤炭工业医学杂志,2007,10(6):620.

［50］Song W C, Koh K S. Kirner's deformity: progressiveness and classification［J］. Surg Radiol Anat, 2005, 27(5): 459-462.

［51］Damen A, van der Lei B, Nicolai J P A. Kirner's deformity and clinodactyly in one family［J］. Eur J Plast Surg, 2000, 23(4): 235-237.

［52］Benatar N. Kirner's deformity treated by distal detachment of the flexor digitorum profundus tendon［J］. Handchir Mikrochir Plast Chir, 2004, 36(2-3): 166-169.

［53］Jianmin Yao, Jianliang Song, Hao Sun. Repair of incomplete simple syndactyly by a web flap on a subcutaneous tissue pedicle［J］. Plast Reconstr Surg, 1997, 99: 2079-2081.

第七章
孪生畸形

第一节　复拇指畸形

一、概述

复拇指畸形表现为拇指孪生,或拇指桡侧、尺侧多指,隶属于多指畸形,是一种较为多见的手部先天性畸形,在分类学上被划为孪生畸形或多指畸形。孪生的拇指多半存在不同程度的发育不良。

多指畸形是上肢先天性畸形中较为多见的,其发病率为活产新生儿的 5/10000～19/10000。多指畸形可能单纯存在,也可能是多种综合征的症状之一,如 Beckwith-Wiedemann 综合征、Bloom 综合征、Ellis-van Creveld 综合征、Holt-Oram 综合征及 Klippel-Trenaunay-Weber 综合征等。

复拇指畸形又称为桡侧多指、轴前多指等,将它划为多指畸形虽不确切,但常见于文献之中。笔者同意较多作者的观点,将其称为复拇指畸形较为确切。复拇指畸形有以下特点:

(1)复拇指畸形以拇指畸形为主,如 I 型复拇指畸形仅表现为拇指指甲宽阔,其结构、形态和功能如同正常拇指。

(2)大多数复拇指畸形患者都有发育较好的鱼际肌群,且常伴有宽阔的虎口。

(3)绝大多数复拇指畸形患者有第 1 掌骨存在,而且属于拇指型掌骨,即骨骺位于掌骨的近心端。

(4)大多数复拇指畸形是拇指型的两节指骨,只是有不同程度的发育不良,而手指型指骨的复拇指畸形多数见于其分型中的Ⅵ型和Ⅶ型。

(5)复拇指畸形的五手指中,有一手指短于其他手指,位于对掌位。

因此,将复拇指畸形从多指畸形中分离出来,专列一节予以论述是必要的。显然,将存有拇指形态、结构、功能的桡侧多指畸形称为复拇指畸形更为确切。复拇指畸形的发生率报告相差较大,有的为 0.08‰,也有的为 0.18‰、0.33‰;而多指(趾)畸形的发生率报告为 1.4‰。

复拇指畸形虽然隶属于孪生畸形或多指畸形,但在形态、结构、诊断和治疗方法方面和后者是有差别的(图 7-1)。

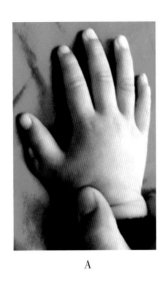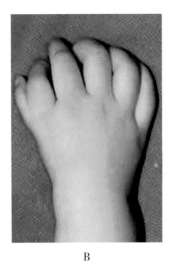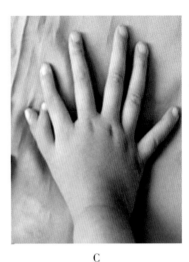

A   B   C

图 7-1　复拇指畸形和多指畸形

A. 六手指多指畸形——复拇指畸形　B. 六手指多指畸形——Ⅵ型拇指发育不良　C. 七手指多指畸形——多指畸形

二、临床表现

复拇指畸形是指在拇指的桡侧或尺侧部位赘生一个以上的拇指或手指。可仅在一手出现,也可发生在双手,有时在同一家族中会有多人发生程度不同的复拇指畸形。

复拇指畸形的临床表现变化多端,但有一定的规律性,有对掌位拇指存在,拇指赘生,其他手指的结构、形态、功能尚可。

复拇指畸形可发生在拇指的桡侧或尺侧,或表现为拇指两侧赘生。复拇指畸形的两个或三个拇指常不等大,且均有不同程度的发育不良和畸形。可为两节指骨的复拇指,也可为三节指骨或三角形指骨的复拇指。

笔者将两个拇指不等大的复拇指畸形称为主次型复拇指畸形,其中较大拇指的大小、形态、结构、功能接近正常;而另一个较小的拇指,其大小、形态、结构、功能与正常拇指相差悬殊。从治疗方法的选择上考虑,较大的功能较全的拇指予以保留,称为存留拇指(主干拇指);较小的功能不全的拇指拟被切除,称为赘生拇指。

有时复拇指畸形的两个拇指是大小、形态相似的孪生拇指,称为镜影拇指畸形。复拇指畸形中的两个拇指伴有指间关节、掌指关节的侧屈、掌屈或成角畸形的,其形态犹如龙虾钳样,称为龙虾钳复拇指畸形。复拇指畸形的拇指为三指时,称为三拇指畸形。

三、分类

复拇指畸形的分类方法较多,Wassel(1969)将复拇指畸形分类为 7 型(图 7-2),但其分类难以概括笔者临床见到的数百例复拇指畸形的复杂和变化。早年,笔者将复拇指畸形分类为 12 型,类似 Wassel 分类加上后来 Wood(1978)在此基础上补充的复拇指畸形亚型(图 7-3),弥补了 Wassel分类的不足,形成了 Wassel-Wood 复拇指畸形分类法。

王澍寰将其分为 5 型:①远节指骨型(包括完全分裂型、不完全分裂型);②近节指骨型(包括完全分裂型、不完全分裂型);③掌骨型(包括完全分裂型、不完全分裂型);④三节指骨型;⑤漂浮拇指型。这是以解剖部位进行畸形分类的。笔者认为 Wassel(1969)分类和 Wood(1978)的补充虽然不能涵盖复拇指畸形的全部,但是基本上涵盖了复拇指畸形的类别。

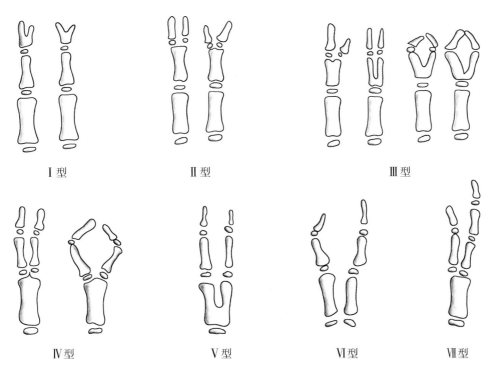

图 7-2　复拇指畸形的 Wassel(1969)分类

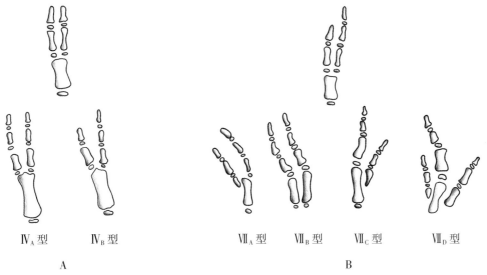

图 7-3　Wood(1978)补充的复拇指畸形亚型
A. IV型亚型　B. VII型亚型

（一）I型复拇指畸形（末节分叉型）

　　I型复拇指畸形是指末节指骨分叉，远端孪生为二、近端融合为一的复拇指畸形，即拇指末节远端分裂为二，有两个拇指末节指尖；或者仅为拇指末节增宽呈扁平状，指腹或指甲可见分裂为二的痕迹，拇指末节的根部及近节拇指仍为单一拇指。X线片显示末节指骨远端分裂为二，近端相并，末节指骨呈Y形。临床表现为拇指末节宽扁，指甲增宽、扁平，中央有分裂为二的凹槽，凹槽两边的拇指可能等大，也可能为一大一小，两拇指的指甲弧等大或不等大，常伴有拇指指甲甲皱畸形（图7-4、图7-5）。

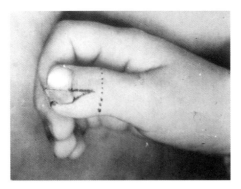

图 7-4　右手 I 型复拇指畸形:拇指末节分叉,不完全分裂

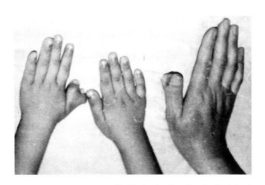

图 7-5　母子两人均为复拇指畸形,指甲畸形。母亲为右手 I 型复拇指畸形(右),儿子为左手Ⅲ型复拇指畸形(左)

（二）Ⅱ型复拇指畸形（末节成对型）

Ⅱ型复拇指畸形是指末节指骨孪生成对的复拇指畸形,即拇指末节指骨分裂为二,和拇指近节指骨形成两个指间关节。Ⅱ型复拇指畸形有两个指尖,两指甲间明显分开,两拇指可能等大,也可能一大一小。X 线片显示拇指末节指骨完全分裂,与一个近节指骨构成两个指间关节,近节指骨的指间关节面中央有突出的嵴,使两个分裂的远节指骨分离。复拇指有两个指间关节,在指间关节的桡侧及尺侧有侧副韧带,两个分离的指骨相邻面没有侧副韧带。相邻的两个远节指骨基底部也可能有关节存在。拇指呈 Y 形,两个指间关节位于近节指骨正远端或侧面,其中一个可能位于拇指中轴线上,另一个可能位于拇指近节指骨桡侧,常伴有拇指拇伸肌腱和拇屈肌腱畸形。孪生的两个末节指骨和近节指骨远端构成两个指间关节,也可能在近节指骨侧面构成指间关节(图 7-6～图 7-9)。

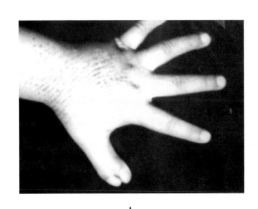

A

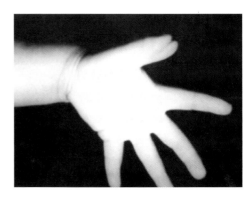

B

图 7-6　左手Ⅱ型复拇指畸形:末节指骨孪生成对,拇指末节分裂为二

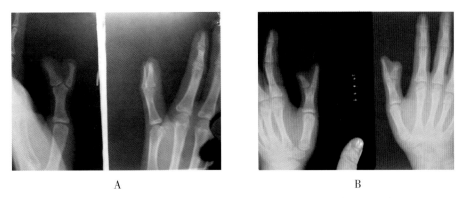

图 7-7　右手Ⅱ型复拇指畸形的 X 线表现:末节指骨孪生成对,远端分开,近节指骨远端指间关节面中央有嵴,呈蛇头样,两指间关节使拇指呈 Y 形

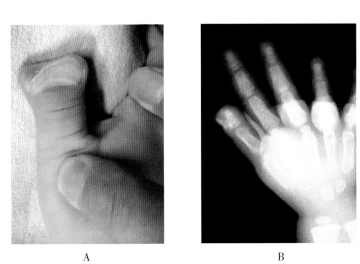

图 7-8　右手Ⅱ型复拇指畸形:末节指骨孪生成对,拇指末节分裂为二
A. 手外形　B. X 线示末节指骨分开,近节指骨远端指间关节面中央有嵴,两指间关节使拇指呈 Y 形

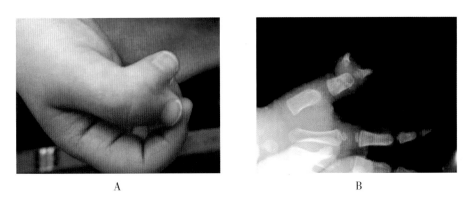

图 7-9　右手Ⅱ型复拇指畸形:末节指骨孪生成对,指间关节其一位于拇指中轴线上,其二位于拇指近节指骨桡侧
A. 手外形　B. X 线表现

　　1998 年,Dror Y.报告了罕见的末节复拇指畸形伴有 Shwachman-Diamond 综合征(SDS),表现为胰腺外分泌功能不全、不同程度的全血细胞减少和干骺端软骨发育不全。

　　(三)Ⅲ型复拇指畸形(近节分叉型)

　　Ⅲ型复拇指畸形是指末节指骨成对、近节指骨分叉孪生的复拇指畸形,即末节指骨分裂为二;近节指骨远端分裂,近端相连,呈 Y 形,与掌骨形成一个掌指关节。Ⅲ型复拇指畸形的两个拇指可能等大,也可能不等大,指骨发育的程度也不一。两拇指的生长方向可能延中轴方向,也可能表现为指间关节外展,互相呈角相对。复拇指的形态类似于龙虾钳样,常伴有拇伸肌腱和拇屈肌腱畸形(图7-10、图7-11)。

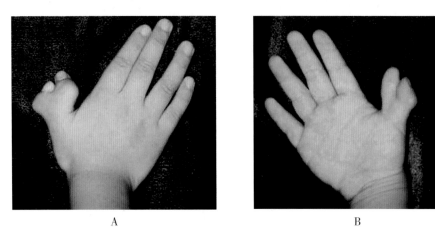

图 7-10　右手Ⅲ型复拇指畸形:末节指骨成对,近节指骨分叉孪生,两拇指分裂为二,其指间关节成角畸形,呈龙虾钳形

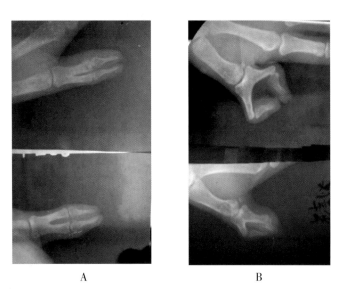

图 7-11　Ⅲ型复拇指畸形的X线表现:末节和近节指骨孪生,两拇指分裂为二,末节指骨分裂为二,近节指骨远端分叉,与掌骨中轴构成Y形
A. 两拇指指间关节平行生长　B. 两拇指指间关节成角畸形,呈龙虾钳形

(四) Ⅳ型复拇指畸形(近节成对型)

Ⅳ型复拇指畸形是指近节和末节指骨成对孪生的复拇指畸形,即末节指骨及近节指骨分裂为二,与一掌骨构成两个掌指关节。分叉的拇指可等大,呈镜影样,但大多数不等大。常伴有拇指的伸、屈肌腱发育异常,两拇指指间关节向相对面屈曲,使拇指呈龙虾钳样。两拇指呈Z形相对。掌指关节的桡侧及尺侧有完整的侧副韧带,两相邻的近节指骨和掌骨间侧副韧带缺失(图7-12、图7-13)。

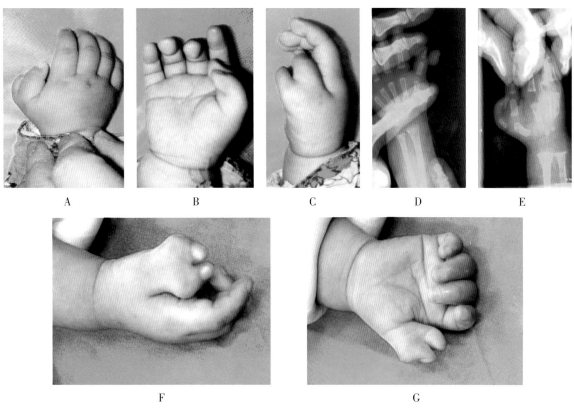

A B C D E

F G

图 7-12 右手Ⅳ型复拇指畸形:近节和远节指骨成对孪生
A~E. 复拇指的指间关节平行生长 F、G. 复拇指的指间关节侧弯畸形,呈龙虾钳样(Ⅵ$_D$型复拇指)

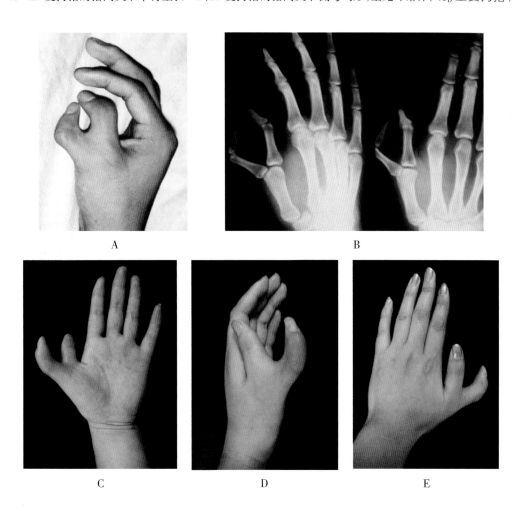

A B

C D E

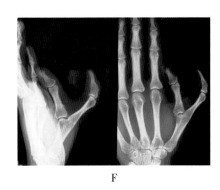
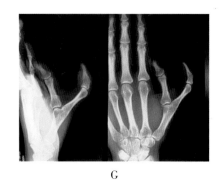

F   G

图 7-13　右手Ⅳ型复拇指畸形:近节和远节指骨成对孪生

A～E. 复拇指的指间关节侧弯畸形,呈龙虾钳样,近节和远节指骨分别和第 1 掌骨形成两个掌指关节　F、G. X 线显示桡侧复拇指近节指骨和第 1 掌骨融合

有作者根据形态及解剖特点,将Ⅳ型复拇指畸形分为 4 个亚型(表 7-1)。

表7-1　Ⅳ型复拇指畸形的亚型

分型	描述	发病率
Ⅳ$_A$型	发育不良型(Hypoplastic)	12%
Ⅳ$_B$型	尺偏型(Ulnar deviated)	64%
Ⅳ$_C$型	分散型(Divergent)	15%
Ⅳ$_D$型	汇聚型(Convergent)	9%

在临床上,Ⅰ～Ⅳ型是复拇指畸形中最为多见的。路来金等报告的 391 例复拇指畸形中,末节分叉型(Ⅰ型)46 例,末节成对型(Ⅱ型)49 例,近节分叉型(Ⅲ型)38 例,近节成对型(Ⅳ型)202 例。Ⅰ～Ⅳ型复拇指畸形的发生率占复拇指畸形总数的 85.7%(335/391),其中又以Ⅳ型最为多见。

(五) Ⅴ型复拇指畸形(指骨和掌骨分裂型)

Ⅴ型复拇指畸形是指拇指末节、近节指骨均分裂为二,成对孪生;第 1 掌骨不完全分裂,掌骨远端分裂为二,近端相并的复拇指畸形。Ⅴ型复拇指畸形有 2 个掌指关节和 2 个指间关节,近端掌骨构成一个第 1 腕掌关节,两个拇指均发育不良,大小不一,或两拇指平行生长,或呈龙虾钳状(图7-14、图7-15)。在Ⅴ型复拇指畸形中,有时第 1 掌骨远端虽然没有分裂为二,但是赘生拇指近节指骨和第 1 掌骨形成的掌指关节位于第 1 掌骨的侧方(图 7-16);有时第 1 掌骨中线位置垂直。

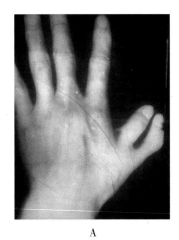
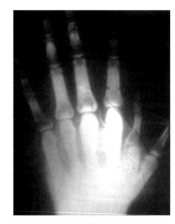

A   B

图 7-14　左手Ⅴ型复拇指畸形:成年男性,拇指末节指骨、近节指骨均分裂为二,第 1 掌骨远端分裂为二,近端相并

A. 手外形　B. X 线表现

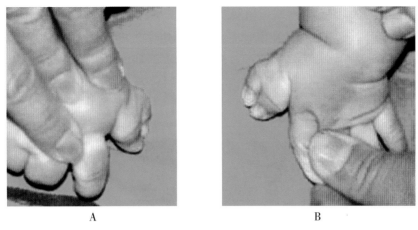

A   B

图 7-15 双手 V 型复拇指畸形:3 个月男婴,拇指末节指骨、近节指骨均分裂为二,第 1 掌骨远端分裂为二,近端相并

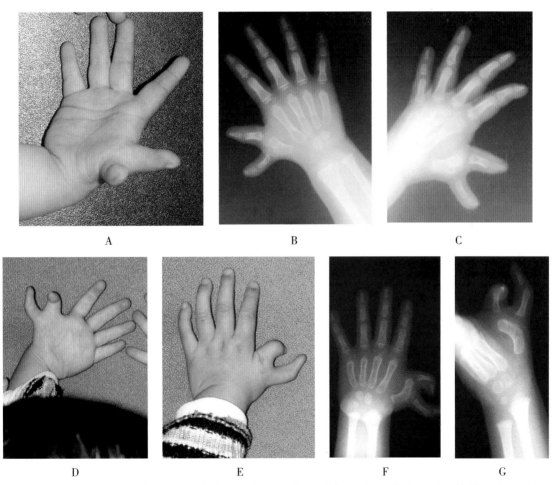

A   B   C
D   E   F   G

图 7-16 V 型复拇指畸形:拇指末节及近节指骨均分裂为二,第 1 掌骨远端虽然没有分裂,但是赘生拇指近节指骨和第 1 掌骨形成的掌指关节位于第 1 掌骨的侧方

    这类复拇指畸形的特征是复拇指有两个掌指关节,它们可以生长在同一个平面上,也可以生长在不同平面上。在后一种情况下,拇指末节指骨、近节指骨均分裂为二,第 1 掌骨虽然没有呈典型的 Y 形分裂,但是拇指近节指骨和第 1 掌骨形成的掌指关节,一个在第 1 掌骨桡侧的远端,另一个在第 1 掌骨干桡侧的中部。当这类复拇指畸形的掌指关节出现在第 1 掌骨桡侧的远端时,有人将其称为漂浮拇指,其命名容易和Ⅳ型拇指发育不良中的浮动性拇指相混淆。为便于临床识别,笔者建议不选用漂浮拇指命名。

（六）Ⅵ型复拇指畸形（指骨和掌骨成对型）

Ⅵ型复拇指畸形是指拇指指骨及掌骨均成双成对地存在并分裂的复拇指畸形，即两个拇指独立存在，有 4 个指骨和 2 个掌骨，两拇指的皮肤、皮下组织、肌腱、韧带、关节均有发育不良。两拇指的形态及组织结构变化多样，可能为大小相同，也可能为一大一小；可能为平行存在，也可能为侧屈相对（图 7-17、图 7-18）。

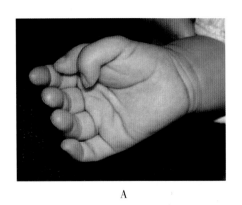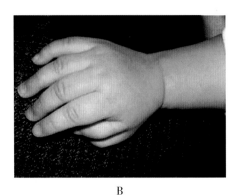

A   B

图 7-17　右手Ⅵ型复拇指畸形：指骨及掌骨均存在并分裂，双拇指发育不良，但双拇指为对掌位的拇指，虎口发育良好，大鱼际肌存在

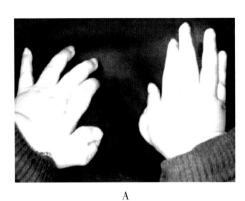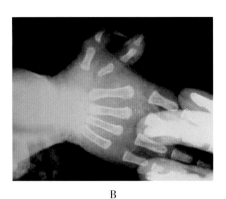

A   B

图 7-18　双手复拇指畸形：左手为Ⅴ型复拇指畸形，右手为Ⅵ型复拇指畸形
A. 手外形　B. X 线片显示双拇指近节指骨、远节指骨和掌骨均成对存在，伴发育不良

Ⅵ型复拇指畸形和Ⅵ型拇指发育不良虽然在外观上都是六指畸形，但是两者是有区别的，前者有对掌位的拇指存在，并有大鱼际肌存在，而后者没有对掌位的拇指，没有虎口，实际上是先天性拇指缺失。另外，Ⅵ型拇指发育不良为多指拇指缺失，这也有别于Ⅵ型复拇指畸形（图 7-19）。

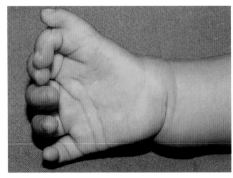

图 7-19　Ⅵ型拇指发育不良：虽然也是六指畸形，但是没有对掌位的拇指，没有虎口，有别于Ⅵ型复拇指畸形

（七）Ⅶ型复拇指畸形（拇指不规则赘生型）

Ⅶ型复拇指畸形是指在Ⅰ～Ⅵ型中无法包容的复拇指畸形。这类复拇指的指骨、掌骨呈不规则分裂、不规则赘生，表现为：①复拇指有三节指骨，或在拇指部位出现三拇指样手指；②复拇指有2个以上独立存在的掌骨；③有2～3个对掌位的拇指存在，发育不全的腕掌关节可能超过1个；④全手有6～7个手指，拇指虽然有发育不良，但其位于对掌位，并有宽阔的第1指蹼（虎口），大鱼际肌存在；⑤拇指的伸、屈肌存在，位置正常，并能行使功能活动（图7-20～图7-22）。

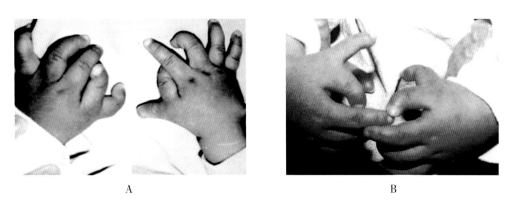

图7-20　Ⅶ型复拇指畸形：复拇指的指骨和掌骨不规则赘生，桡侧拇指为外展型，尺侧拇指为内收型；复拇指有宽阔的虎口，对掌良好，有大鱼际肌；复拇指尺侧指间关节成角畸形，指伸、屈肌腱存在，并能行使功能活动

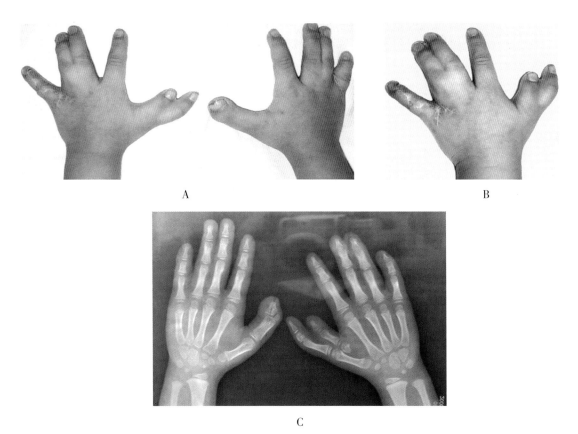

图7-21　双手复拇指畸形伴中环指并指畸形：左手为Ⅶ型复拇指畸形，拇指呈三节指骨畸形，但对掌良好，有虎口和大鱼际肌，复拇指桡侧指间关节成角畸形，伸、屈肌腱存在，位置异常
A、B. 手外形　C. X线表现

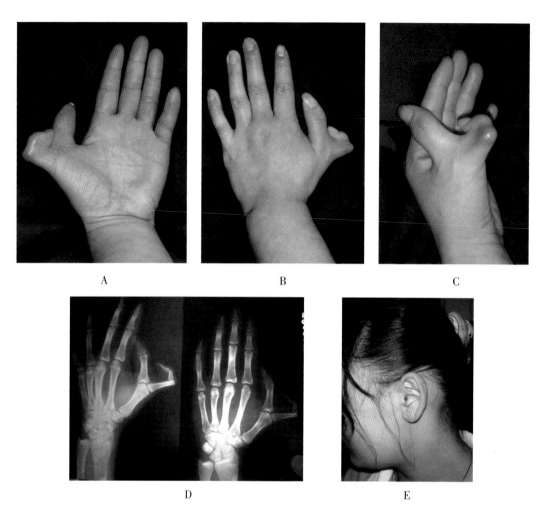

图 7-22　左手Ⅶ型复拇指畸形伴有双侧外耳郭畸形：成年女性，桡侧拇指为三节指骨，尺侧拇指为两节指骨，掌骨头不规则增大；复拇指有宽阔的虎口，对掌良好，大鱼际肌存在；复拇指尺侧和桡侧指间关节成角畸形，指伸、屈肌腱存在，位置异常

A～C. 手外形　D. X 线表现　E. 耳郭外形

四、病理表现和功能评定

复拇指畸形病理表现和功能评定是选择治疗方法的基础，也是评定手术治疗效果的依据。由于赘生拇指各组织成分的畸形变化，复拇指畸形的病理表现呈多样性。

（一）形态异常

形态缺陷、畸形或异样是手部功能缺陷的重要因素。复拇指畸形是一种严重的拇指发育异常，可影响拇指的功能和手功能。严重的手部形态缺陷可影响手功能的表达，还可能影响人的心理发育和社会交往。虽然大部分复拇指畸形患者能完成日常生活所必需的手功能应用，但由于拇指畸形，患者在人际交往方面受到了限制。例如一例 46 岁的男性著名工程师，右手复拇指畸形，两拇指呈龙虾钳样，由于患手功能良好，所以一直没有治疗，直到 20 世纪 70 年代后期，因手外形缺陷影响和西方同业人员交往，才要求手术治疗。

手部外形异常是一种明显的损害，由于当今手部功能评定只限于感觉和运动功能的评定，缺少形态评定，因此较多的国内外学者在描述和报告复拇指畸形时，常常认为复拇指畸形（特别是Ⅰ～Ⅳ型复拇指畸形）是没有明显功能障碍，复拇指的屈、伸、内收、外展、旋转、对掌功能基本良好，对指捏、指侧捏、握力也存在，或代偿功能近乎正常，手指感觉良好的畸形，忽视了对手部形态的评定，其实，形态缺陷也是一种手功能障碍。

笔者主张将形态缺陷作为复拇指畸形手功能缺陷的评定内容。复拇指畸形手术前后外形缺陷的评定分为三类(表7-2):一类:轻度畸形,拇指形态、大小轻度异常,关节成角<15°;二类:中度畸形,拇指形态、大小明显异常,畸形明显可见,关节成角>16°;三类:重度畸形,拇指形态、大小严重异常,形态丑陋,或关节成角>30°。

表7-2 复拇指畸形外形缺陷的评定

类别	畸形程度	评价标准	Ⅰ型(拇指、指甲)		Ⅱ、Ⅲ、Ⅳ型		Ⅴ、Ⅵ型		Ⅶ型	
			术前	术后	术前	术后	术前	术后	术前	术后
一类	轻度畸形	形态、大小接近正常,关节成角<15°								
二类	中度畸形	形态、大小明显异常,关节成角>16°								
三类	重度畸形	形态、大小严重异常,或关节成角>30°								

这三类外形缺陷对手功能影响的评定分别为:一类外形缺陷造成手功能缺失10%,二类外形缺陷造成手功能缺失20%,三类外形缺陷造成手功能缺失30%。

例如,一患儿拇指的屈伸、内收、外展功能良好,拇指近节和远节指骨严重畸形,即三类外形缺陷。因为拇指功能占手功能的40%(参见2-45),三类外形缺陷造成拇指功能丧失30%,因此,患儿整个手功能丧失评定为30%×40%=12%。

(二)结构异常

1 指骨及指间关节结构异常

(1)指骨异常:复拇指畸形时指骨表现为数量、形态及结构的异常。可能是两节指骨拇指,也可能存在三节指骨。在三节指骨拇指中,可能是形态正常的手指指骨,也可能中节指骨呈三角形;有发育正常的指骨,也有细小的、短扁的或增粗的指骨。存留拇指与赘生拇指的指骨可独立存在,也可有不同程度的融合。

(2)指间关节结构异常:指间关节的关节面可以呈正常的铰链式,也可能有不同程度的偏斜、移位、成角、脱位等。关节两侧的侧副韧带的健全程度和紧张度不一致,常表现为桡侧拇指的桡侧侧副韧带或尺侧拇指的尺侧侧副韧带较为松弛。复拇指畸形桡侧拇指的指间关节可不同程度地向尺侧侧屈,尺侧拇指的指间关节也可不同程度地向桡侧侧屈,指间关节平面不是呈水平位,而是向一侧倾斜,两拇指的外形呈龙虾钳样。

2 指骨、掌骨及掌指关节结构异常 复拇指畸形的掌骨可存在数量、形态及结构的异常改变。

(1)掌骨和指骨:复拇指的掌骨多半为一个,见于Ⅰ~Ⅳ型复拇指畸形;也可能为成对孪生,见于Ⅴ~Ⅶ型复拇指畸形。掌骨的结构可为拇指型或指骨型,即掌骨的骨化中心位于掌骨的远端,或是短小的掌骨。如为两个掌骨,则可能分别存在或有不同程度的融合,如Ⅴ型复拇指畸形。

(2)掌指关节:可为正常的掌指关节,也可在一个掌骨的远端形成两个掌指关节。在后一种情况下,掌指关节的关节面位于掌骨远端的桡侧面或尺侧面,并分别向桡侧或尺侧偏斜15°~60°。掌骨远端的掌指关节面中央有嵴,使复拇指的两拇指分别向桡侧及尺侧偏斜。Ⅰ~Ⅲ型复拇指畸形掌指关节的侧副韧带发育良好,Ⅳ型以上的复拇指畸形常出现桡侧侧副韧带(包括侧副韧带的束状部及扇形部)发育不良或松弛。Ⅳ型复拇指畸形常出现桡侧拇指掌指关节的尺侧侧副韧带缺失,尺侧拇指掌指关节的桡侧侧副韧带缺失,在矫正手术时应予以重建。

3 肌肉及肌腱结构异常

（1）手内肌发育不良：复拇指畸形，特别是手指型掌骨的复拇指畸形常伴有鱼际肌发育不良，对拇指的对掌功能影响较大。除了手内肌不同程度的发育不良外，尚有拇短展肌止点的异常，表现为不同程度的松弛，矫正时应重建肌止点。

（2）手外肌发育不良：复拇指畸形的拇长伸肌腱及拇长屈肌腱远端分裂为二，拇长伸肌腱及拇长屈肌腱的止点位置异常，不是止于末节指骨的中央，而是分别止于桡侧及尺侧复拇指末节指骨的相邻侧。由于拇长伸肌腱及拇长屈肌腱移位，偏向复拇指的相对侧，还可使两个拇指的指间关节或掌指关节向相对侧侧屈。拇长伸肌腱与拇长屈肌腱间的异常腱联合成为复拇指畸形指侧屈、掌屈或指扭曲畸形的解剖基础，同时产生拇指伸、屈功能受限或伸屈力量发育不良。这类肌腱结构的异常，久而久之，将造成复拇指指间关节或掌指关节结构异常，这也是笔者推荐在婴儿时期手术治疗的重要原因。在整复手术时宜将异常的联合结构切断、切除或移位，或选择动力再造。

为了评定复拇指手术前后的手功能，笔者主张在手术前、后作相应的记录，以便对于手术的治疗效果进行评定（表7-3、表7-4）。

表 7-3 复拇指畸形功能测定记录

分类	功能											
	指间关节				掌指关节				腕掌关节			
	中轴位置		屈/伸		中轴位置		屈/伸		内收/外展		对掌	
	术前	术后	术前	术后	术前	术后	术前	术后	术前	术后	术前	术后
I												
II												
III												
IV												
V												
VI												

分类	功能											
	指间关节				掌指关节				腕掌关节			
	中轴位置		屈/伸		中轴位置		屈/伸		内收/外展		对掌	
	术前	术后	术前	术后	术前	术后	术前	术后	术前	术后	术前	术后
VII												

表 7-4 复拇指畸形肌力测定记录

分类	肌力					
	对指捏		指侧捏		握力	
	术前	术后	术前	术后	术前	术后
I						
II						
III						
IV						
V						
VI						
VII						

五、治疗

复拇指畸形的治疗是一项拇指形态和功能的美学再造。

（一）治疗时机的选择

笔者主张，只要患儿没有心血管等脏器的严重畸形，身体状况良好，没有手术禁忌证，复拇指畸形的矫正手术应争取在拇指对掌功能发育时期前完成，即在出生后 6 个月内完成矫正的第一次手术，但需要保护好拇指的骨关节骨骺；继发畸形的治疗一般应争取在学龄前完成。而要对患手做出手功能的较为准确的测定，常常需要在 2 岁以后患儿能合作时才能进行。

（二）Ⅰ、Ⅱ型复拇指畸形的治疗

1 复拇指合并整形术　即将两个拇指合并，用于Ⅰ、Ⅱ型复拇指畸形中的镜影拇指，部分Ⅲ、Ⅳ型复拇指的合二为一整形。通常称为 Bilhaut 手术，是由 Bilhaut M.于 1889 年在法国的一次学术报告中提出的。复拇指畸形的合并手术包含了两拇指中央多余组织的切除，即切除多余的皮肤、指甲、指骨、关节面、肌腱，还要将剩余的结构合二为一，并使再造拇指在形态和功能上达到完全正常，所以是一项较为复杂的拇指美学再造手术。

以Ⅰ、Ⅱ型拇指畸形合并整形术为例，手术步骤如下：

（1）皮肤及指甲切口设计：在指甲的最凸出处即中央区，从甲缘到甲根作纵向切口，在甲根部拇指背侧皮肤作三角形切口，以矫正宽大畸形的拇指末节。在指腹作 Z 形或锯齿形皮肤切口，直达指骨，切除宽大的拇指腹侧。切除皮肤时应保留较多的皮下组织，使整形再造的指腹形态饱满，并注意保护指神经血管和指纹（图 7-23）。

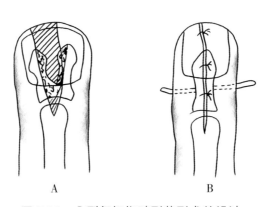

图 7-23　Ⅰ型复拇指畸形整形术的设计

（2）指骨截骨：解剖远节指骨，在指骨纵轴中线截除桡侧拇指远节指骨的尺侧半和尺侧拇指远节指骨的桡侧半，用两根克氏针横向固定，或用细钢丝或尼龙线将两远节指骨结扎，合二为一。注意使桡侧拇指指骨旋向掌侧 10°～15°，尺侧拇指指骨旋向背侧 10°～15°，并使两侧拇指指骨的骨面紧密对合，以使再造拇指的指甲弧度良好。

（3）皮肤缝合：将两个切除一半的拇指相对缝合，使形成的新拇指有饱满的指腹，并使两半指甲形成自然的弧度延续，尽可能避免指甲存留中央凹沟畸形。

（4）肌腱及关节韧带的修复重建：Ⅱ型复拇指畸形采用复拇指合并整形术时应行指间关节侧副韧带整形，以达到指间关节的稳定。拇指伸、屈肌腱亦需合二为一（图 7-24）。

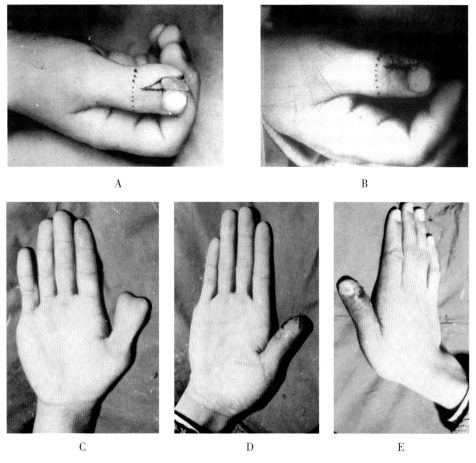

图 7-24　Ⅰ型复拇指畸形的治疗
A、C. 术前　B、D、E. 术后

　　有些Ⅲ、Ⅳ型复拇指畸形的治疗也可采用此术式(图 7-25)，但是术后指间和掌指关节面受到损害，容易造成手术后关节屈伸不良。

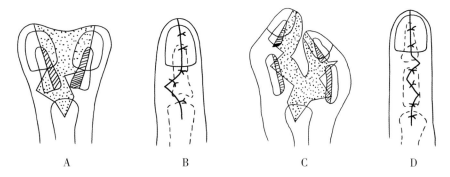

图 7-25　Ⅱ、Ⅳ型复拇指畸形整形术示意图(虚线区为切除的皮肤及皮下组织，斜纹区为指骨截骨的标志)

A. Ⅱ型复拇指畸形整形术的手术设计　B. Ⅱ型复拇指畸形整形术的手术效果
C. Ⅳ型复拇指畸形整形术的手术设计　D. Ⅳ型复拇指畸形整形术的手术效果

　　2 赘生拇指部分切除、存留拇指整形术　Ⅱ型复拇指畸形可采用两拇指合并整形术，也可采用赘生拇指部分切除、存留拇指整形术，其适应证是复拇指中有一拇指形态及功能接近正常。手术方法是切除赘生拇指，行存留拇指的指间关节、桡侧侧副韧带再造以及美学皮肤修整(图 7-26)。

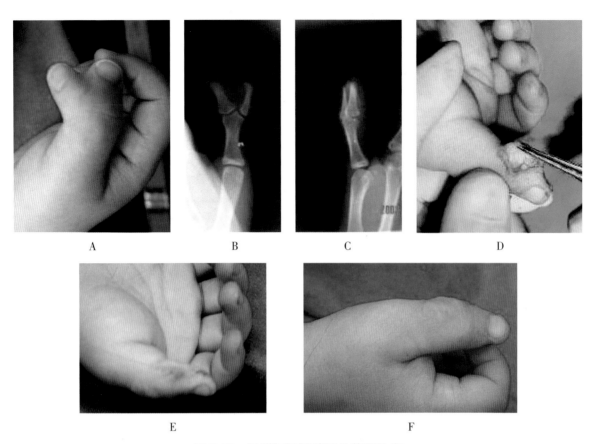

A   B   C   D

E   F

图 7-26　Ⅱ型复拇指畸形的整形治疗

A. 术前拇指形态　B、C. 术前 X 线片　D. 术中作复拇指畸形指间关节的侧副韧带重建　E、F. 手术后,拇指畸形得到矫正

(三) Ⅲ～Ⅶ型复拇指畸形的综合整形原则

赘生拇指切除、存留拇指整形是复拇指畸形整形的基本技术,适合于Ⅲ～Ⅶ型复拇指畸形的综合整形,该技术涵盖了手部先天性畸形整形再造、美学再造的多项基本技巧。

1　手术原则　用美学显微再造外科技术对复拇指进行整形、美化和再造,使再造拇指在形态和功能上与正常拇指相近。有时,复拇指畸形矫正手术后,与正常拇指相比,可达到惟妙惟肖的程度。对于Ⅲ～Ⅶ型复拇指畸形的综合整形术,不应理解为仅仅是赘生拇指的切除,重要的是对存留拇指进行功能和外形的再造。

2　术前评估　术前评估的内容包括确定存留拇指、深入了解存留拇指的功能外形缺陷、确定赘生拇指可供移植的组织以及手术术式的选择。

手术前对于畸形拇指各部分的大小、周径、长度、弧度、骨关节畸形状况进行详细了解,并对各关节的中轴线进行测量和记录,还应对拇指各部分的屈、伸、收、展、旋转等运动功能进行测量;如可能,应测量肌力和感觉,并设计存留拇指的修复重建项目,评估赘生拇指可供移植的组织。

3　手术基本技巧　复拇指整形手术属于显微外科手术,多半在婴儿时期完成。对于 6 个月以内的患儿,可采取微创技术进行美学再造。

(1) 皮肤切口设计:作 Z 形或曲线形皮肤切口,忌用直线切口,以免手术后切口瘢痕挛缩。

(2) 指骨及指间关节整形:截除赘生的远节及近节指骨的指间关节膨出部,在切除指骨时注意保留其侧方的骨膜及侧副韧带,以供修复存留拇指指间关节侧副韧带所用。注意切除赘生拇指的骨骺,以防术后局部指骨增生。为保证修复后的指间关节的稳定性,宜用克氏针于指间关节伸直位固定 3 周。

（3）皮肤缝合：采用无张力、曲线形（或Z形）、精确、精细的缝合技巧。

4 显微外科美学再造技术

（1）赘生拇指的移植：赘生拇指不宜完全切除，可用其带血供的皮瓣移植，作为加大存留拇指的外形整形所用，如制造宽扁饱满的指腹、形象逼真的指甲和甲皱，矫正拇指指间关节成角畸形后的皮肤短缺，制造一近乎正常的虎口。

（2）截骨和骨移植：用以矫正存留拇指指间关节或掌指关节的成角畸形或中轴偏移。

（3）关节稳定性的修复重建：切除指间关节或掌指关节处的赘生拇指时，注意保留赘生拇指的关节侧副韧带或部分骨膜，用于存留拇指关节侧副韧带的修复和再造。

（4）存留拇指的动力功能重建：赘生拇指的拇伸或拇屈肌腱应根据需要予以保留，用于存留拇指伸直或屈曲功能的再造或关节侧偏畸形的矫正。

（5）术后处理：注意保护移植皮瓣的血供。作肌腱移植或骨、关节矫正者，需要作3周以上的固定和制动。

复拇指整形手术是利用准备切除的赘生拇指，将其原有的骨、关节、皮肤、肌腱、韧带进行组织移植，作为存留拇指形态和功能再造的供区。手术前，术者对于存留拇指和赘生拇指的形态、功能、结构应进行详细的肉眼、物理和X线检查等，并制定出存留拇指的美学和功能再造的项目，同时进行赘生拇指可供移植的皮瓣、韧带、肌腱、骨的设计。因此，复拇指畸形的矫正是一种应用显微外科技术进行拇指美学和功能再造的技术（图7-27、图7-28）。

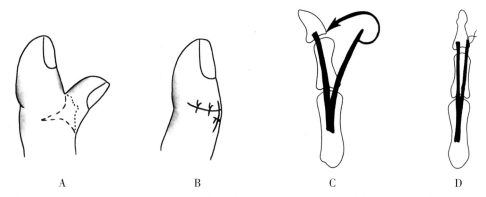

图7-27　Ⅱ～Ⅳ型复拇指畸形，赘生拇指切除的手术设计和手术模拟过程
A. 皮肤切口设计：在存留拇指桡侧指间关节背侧设计Ⅴ形切口，在赘生拇指掌面尺侧设计Ⅴ形切口，制造赘生拇指的Ⅴ形皮瓣，用于修复和美化存留拇指指间关节的中轴偏移畸形；或制造一含血管（或神经）的岛状皮瓣，用于存留拇指的畸形矫正和形态美学再造　B. 手术效果　C、D. 将赘生拇指的拇长伸肌腱或拇长屈肌腱转移，矫正拇指指间关节侧偏畸形；如有指间关节中轴偏移，需要进行截骨矫正

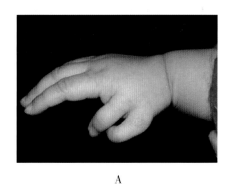

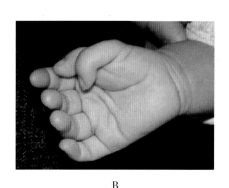

A　　　　　　　　　　　　　　　B

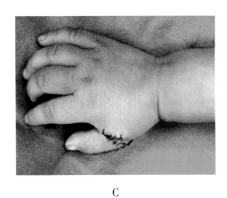
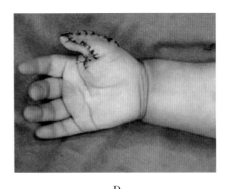

C   D

图 7-28   V型复拇指畸形的整形手术

A、B. 手术前,V型复拇指畸形,四手指发育良好,术前检查发现尺侧拇指位置、形态和功能较好,定为存留拇指。因存留拇指较细小,并有屈伸功能不全,拟用赘生拇指作为供区行组织移植,加大存留拇指,并进行功能再造   C、D. 手术后

5 手术设计和执行误差   在复拇指畸形治疗中,手术设计和执行误差较为常见。最多见的误差是单纯切除复拇指之一,作为治疗复拇指的选择;或是虽然曾对存留拇指进行修复,但没有进行完全的皮肤、骨、关节、韧带、肌腱的整形和美学再造,因此不佳的手术将给Ⅲ～Ⅶ型复拇指畸形的二期修复带来较为悲观的效果(图 7-29)。对此,外科医师必须引起足够的重视,如果没有掌握相应的整形外科知识,应将复拇指畸形患儿转给专科医师处理。

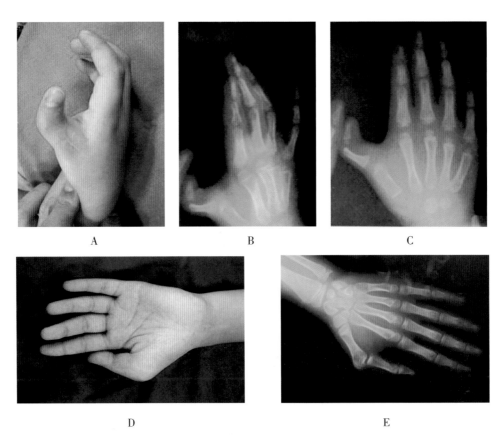

A   B   C

D   E

图 7-29   Ⅳ型复拇指畸形龙虾钳形拇指的手术误差

A～C. 手术单纯切除其中一拇指,术后留有存留拇指畸形,拇指掌指关节和指间关节成角畸形,需要进行二期修复和重建   D、E. Ⅳ型复拇指畸形,曾做一拇指切除术,术后出现存留拇指掌指关节中轴侧偏、掌骨头凸出和掌指关节畸形

（四）Ⅲ～Ⅶ型复拇指畸形整形的常用手术方法

1 赘生拇指切除术 适用于主次型复拇指畸形。手术切除赘生拇指的指骨及其相应的指间关节。如系Ⅳ～Ⅶ型复拇指畸形，其掌骨也存在畸形，在切除赘生拇指的同时应切除赘生的掌骨。一般情况下，对于Ⅳ型及Ⅶ型复拇指畸形，在赘生拇指的近节指骨基底部切除后，尚应切除其掌骨的突出部分，并施行掌指关节侧副韧带的修复或再造，以防止术后存留拇指的掌骨头凸出和掌指关节畸形。

2 带血管神经的远端拇指移植术 适用于主次型复拇指畸形。主次型复拇指畸形可表现为一拇指远端游离部分发育较好，但与掌骨形成的掌指关节不佳；而另一拇指近端发育较好，可形成一宽阔虎口。此时可利用远端发育较好的拇指，进行带血管神经的远端拇指转移，移植到近端有良好的掌指关节的截除拇指的基底部（图7-30）。

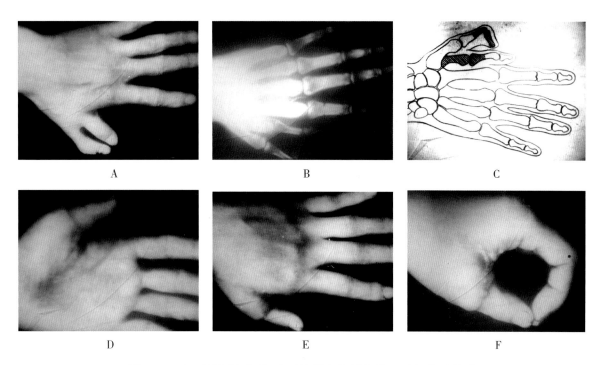

图7-30 左手Ⅵ型复拇指畸形的带血管神经的远端拇指移植术
A～C. 手术前，Ⅵ型复拇指畸形，虎口狭窄，内侧拇指虽然短小，但远节拇指形态尚佳，外侧拇指处于良好的对掌位，拇指指间关节屈曲畸形 D. 手术设计：将外侧指间关节屈曲拇指的远端切除，取内侧拇指近节指骨远端进行带血管神经移植，修复和再造外侧拇指，并进行虎口修复 E、F. 手术后

3 美学和功能的综合整形术 综合整形术包括赘生拇指切除，利用赘生拇指的血管神经岛状皮瓣、肌腱、骨、关节以及关节周围的侧副韧带，对存留拇指进行皮肤、骨、关节、韧带以及肌腱的动力功能重建和外形美学塑造。综合整形手术适用于Ⅲ～Ⅶ型复拇指畸形。

Ⅳ型及Ⅶ型复拇指畸形的治疗应用了复拇指畸形综合整形的核心技术。Ⅳ型复拇指畸形的拇指外形包括龙虾钳形、平行形和类龙虾钳形几种，其手术复杂程度有所区别。以龙虾钳形畸形的治疗设计为例，临床应用技术如下：

（1）赘生拇指血管神经岛状皮瓣的制备：在赘生拇指的指背及指腹设计Z形皮肤切口，在其指腹的一侧设计椭圆形、菱形或多边形血管神经岛状皮瓣。根据需要设计1～2个皮瓣，用以加大存留拇指的指腹、指甲、甲皱，并用于其指间关节、掌指关节侧屈、屈曲畸形矫正后皮肤缺损的修复（图7-31）。

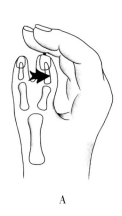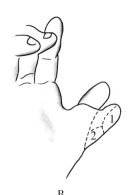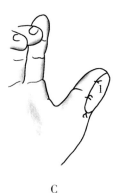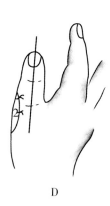

A   B   C   D

图 7-31　赘生拇指血管神经岛状皮瓣移植的设计

A. 赘生拇指切除,其相关组织移植,作为存留拇指功能及形态的美学再造　B. 在赘生拇指上设计血管神经岛状皮瓣 1 和 2,计划移植到存留拇指上　C. 将赘生拇指的血管神经岛状皮瓣 1 移植于存留拇指指端,用以加大存留拇指,并作存留拇指的指腹整形　D. 将赘生拇指的血管神经岛状皮瓣 2 用于修复存留拇指的关节侧屈畸形

(2) 指屈曲、侧屈畸形的矫正:赘生拇指切除后,存留拇指掌指关节或指间关节的屈曲、侧屈畸形应予以矫正。关节的屈曲及侧屈畸形由以下因素造成:①骨的数量、形态异常,关节面、关节囊畸形;②关节两侧的侧副韧带发育不良,两侧支持力不平衡;③屈、伸肌腱的止点位置异常及肌腱迷路;④皮肤及皮下筋膜的结构和分布异常等。在扭曲型复拇指畸形中,上述因素常常同时存在,构成了复拇指畸形的多样性。

指骨及掌骨的整形:赘生拇指的骨关节切除后,存留拇指的扭曲畸形应得到矫正。重要的是要进行指骨及掌骨的截骨矫正,但在指骨或掌骨截骨时要尽可能防止关节骨骺和软骨损伤。通常进行近节指骨、掌骨的楔形截骨或植骨,使偏斜的指间关节或掌指关节的平面成为水平位,关节面平整,关节面的软骨对合良好,关节中轴和拇指中轴一致,并处于对掌位,能与其他手指相对。截骨或植骨后用克氏针固定,也可采用钢丝结扎或微型钢板固定。在截骨过程中应注意关节侧副韧带的保护,以作为关节稳定性及畸形修复的组织来源。

指间关节及掌指关节的整形:Ⅲ～Ⅶ型复拇指畸形在切除赘生拇指后,可造成指间关节或掌指关节的外形不佳或不稳定。Ⅲ型复拇指畸形有粗大的近节指骨,与存留拇指细小的远节指骨构成不稳定的指间关节;而Ⅴ型复拇指畸形有粗大的掌骨,与存留拇指细小的近节指骨构成不稳定的掌指关节。对于这两类畸形,需要截除膨出的近节指骨的远端指间关节面(Ⅲ型),或截除膨出掌骨远端的掌指关节面(Ⅴ型),使再造的指间关节或掌指关节形成流线形,关节中轴符合拇指生长方向,无局部异常膨出。但在截除时应注意保护关节侧副韧带,以便于切除赘生拇指后进行侧副韧带的修复,从而增强关节的稳定性。

在指间关节及掌指关节整形中,尚有两侧侧副韧带紧张度不平衡、掌板的紧张或松弛等因素,需在术前有所判断,并在手术中予以修复和矫正。

(3) 肌腱畸形的矫正及修复:Ⅲ～Ⅶ型复拇指畸形常常存在拇长屈肌腱及拇长伸肌腱止点的异常,其止点不是位于末节指骨的中部,而是位于两拇指相邻的侧面,这也是其指间关节成角畸形的原因。此时这两肌腱的作用除了伸、屈拇指的指间关节、掌指关节以外,还使其侧屈。为矫正这种畸形可采用两种术式:一是将赘生拇指的拇长屈肌腱及拇长伸肌腱切下,旋转移植到存留拇指末节指骨的相对侧,重新建立止点,以平衡拇指屈、伸肌腱的动力轴方向;二是将赘生拇指及存留拇指的拇长伸肌及拇长屈肌腱从其止点上取下,合并为一,重新止于存留拇指末节指骨的中央。由于复拇指畸形患儿的年龄较小,加之肌腱发育不良使其变得十分细小,要求手术医师具有娴熟的显微外科技巧,进行微创、精细地解剖分离和准确地修复重建,才能成功地完成这一手术。

手内肌腱的移位:在切除赘生拇指时,将拇短展肌连同近节指骨基底的骨膜一起剥离,保留其足够的长度,但不包括掌指关节的侧副韧带。将其与存留拇指的近节指骨基底部固定,重建止点,用克氏针作掌指关节暂时固定。

(五)典型病例

1 病例一 患者男性,右手Ⅲ型复拇指畸形,复拇指呈龙虾钳形,有近乎正常的虎口。选尺侧拇指为存留拇指,该拇指小,指间关节向桡侧成角畸形,拇伸肌力薄弱。手术设计:在存留拇指桡侧边缘切开皮肤,分离拇指掌侧和背侧皮肤,切断拇长伸肌腱,指骨截骨矫正拇指指间关节中轴成角畸形,第1掌骨头桡侧肥大予以缩小。赘生拇指部分切除,取赘生拇指的皮瓣移植,加大存留拇指;取赘生拇指的伸肌腱移植,加强拇长伸肌;用赘生拇指掌指关节侧副韧带和骨膜瓣修复再造拇指掌指关节的桡侧侧副韧带。术后用克氏针固定(图7-32)。

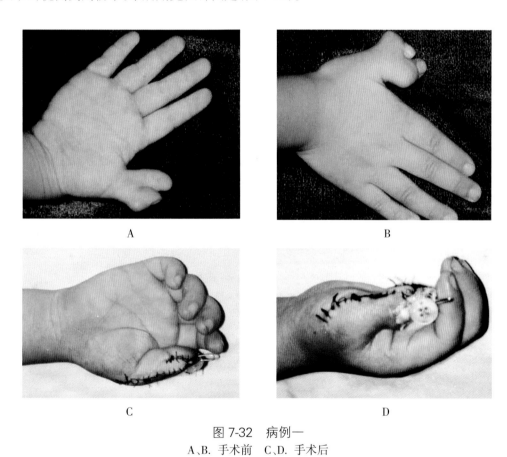

图 7-32 病例一
A、B. 手术前 C、D. 手术后

2 病例二 Ⅳ型复拇指畸形龙虾钳形拇指的整形治疗。

在复拇指畸形的整形中,龙虾钳形拇指的修复较为困难,其存留拇指有较多畸形需要矫正,包括拇指细小,指间关节畸形,指骨畸形,关节成角畸形,拇伸、拇屈肌腱发育不良等(图 7-33、图7-34)。

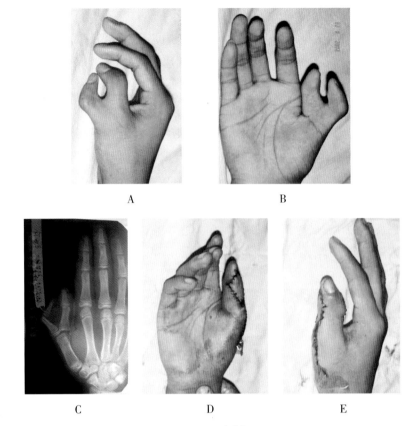

图 7-33　病例二

A、B. 术前手外形　C. 术前 X 线片　D、E. 术后手外形

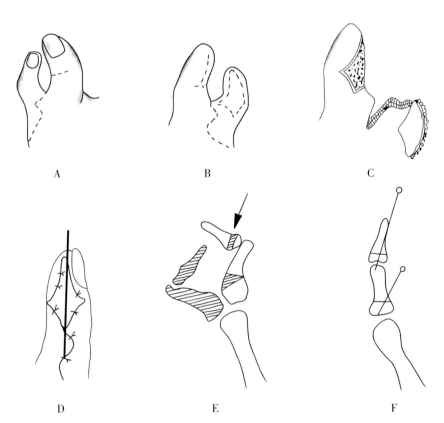

图 7-34　Ⅳ型复拇指畸形综合整形手术设计示意图

A、B. 皮肤切口设计　C、D. 赘生拇指的血管神经岛状皮瓣制备及其移植效果

E、F. 骨及关节的整形

3 病例三　Ⅳ型复拇指畸形平行形拇指的整形治疗。

患儿为Ⅳ型主次型复拇指畸形,两拇指平行存在,大小不一。桡侧拇指较为细小,较少有功能应用;而尺侧拇指较大,较多被应用。拇指处于对掌位,有近乎正常的虎口。因此,手术者决定桡侧拇指为赘生拇指,予以切除,并取其皮瓣和肌腱供移植;尺侧拇指为存留拇指,用赘生拇指组织移植进行功能和外形的修复和再造。

采用桡侧赘生拇指的组织来修复尺侧的存留拇指,当存留拇指较大时,赘生拇指的血管神经岛状皮瓣仅用来修复存留拇指掌指关节的皮肤缺损(图7-35)。

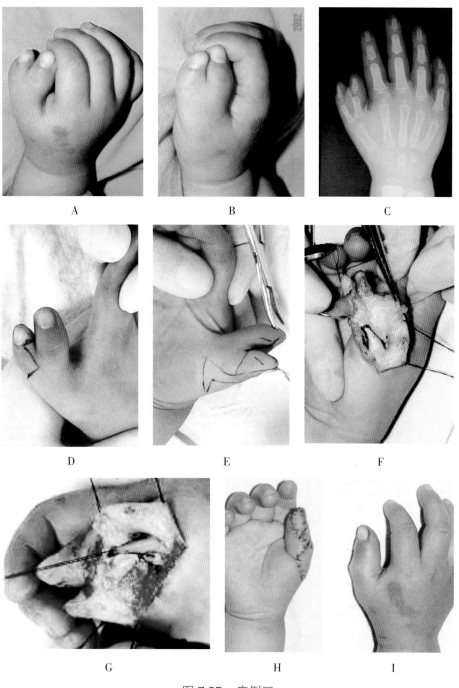

图 7-35　病例三

A、B. 术前手外形　C. 术前 X 线片　D. Z 形皮肤切口设计　E. 赘生拇指移植皮瓣设计
F. 赘生拇指拇伸肌腱移植　G. 掌指关节侧副韧带整形:在赘生拇指掌指关节的桡侧拇长伸肌腱上设计舌状肌腱瓣(黑色丝线牵引),在赘生拇指掌指关节的桡侧设计并切取桡侧掌指关节侧副韧带,用丝线提起舌状肌腱瓣和桡侧掌指关节侧副韧带,修复和重建存留拇指的掌指关节稳定结构　H、I. 术后手外形

4 病例四 Ⅳ型复拇指畸形类龙虾钳形拇指的掌指关节侧副韧带修复和重建。

Ⅳ型复拇指畸形类龙虾钳形拇指表现为指间关节或掌指关节轻度偏斜或屈曲畸形。在Ⅳ型复拇指畸形中，类龙虾钳形畸形较龙虾钳形畸形轻，但较平行形畸形重。此类畸形的治疗方法和龙虾钳形类似，矫正手术较为简单。其矫正过程如图 7-36 所示。

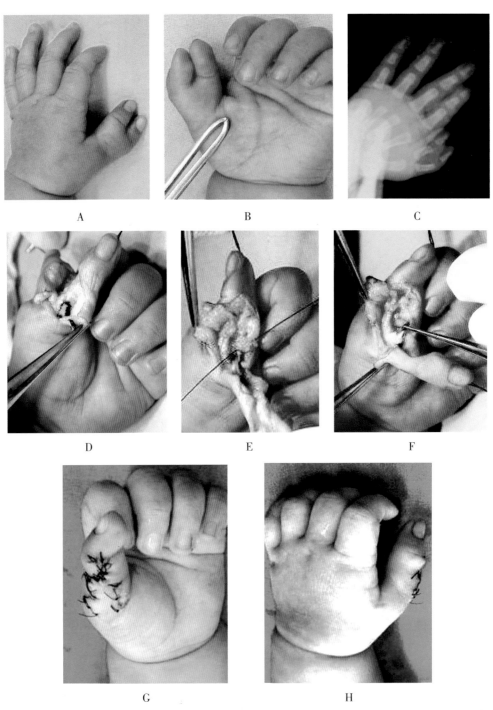

图 7-36 病例四

A、B. 术前手外形 C. 术前 X 线片 D. 丝线牵引的为赘生拇指，亚甲蓝标志的为保留的部分骨膜和关节侧副韧带，用以修复存留拇指的掌指关节桡侧侧副韧带 E. 亚甲蓝标志的为赘生拇指切除后存留的拇伸肌腱和部分骨膜、侧副韧带组织瓣和皮瓣，供修复存留拇指的掌指关节桡侧侧副韧带、拇伸肌腱以及皮肤 F. 亚甲蓝标志的为掌指关节侧副韧带，用以修复存留拇指的掌指关节桡侧侧副韧带 G、H. 手术后

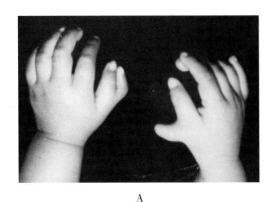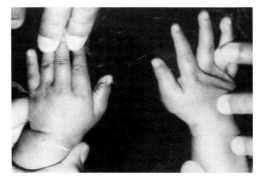

A   B

图 7-37 病例五
A. 手术前 B. 手术后

5 病例五 漂浮型复拇指畸形的整形治疗。

漂浮型复拇指畸形的治疗方法较为容易。对于Ⅴ～Ⅶ型漂浮型复拇指畸形患者,只要切除赘生拇指,对存留拇指的皮肤、骨关节作修复和重建,即能取得较好的手术效果(图 7-37)。

六、后遗畸形的二期修复

复拇指畸形的单纯切除术常常留有遗憾的后遗畸形和继发性发育不良,而且拇指后遗畸形随年龄增长呈进行性加重,但也可缓慢发展。因此,复拇指畸形单纯切除后遗畸形的整复治疗是必需的,并且应尽可能早期进行。

(一)后遗畸形的临床表现

1 拇指发育不良 拇指有不同程度的发育不良,表现为存留拇指较健侧拇指短小。

2 拇内收畸形 存留拇指表现为内收畸形,第 1 指蹼过浅过小,拇外展活动受限,对掌或对指功能障碍。

3 关节偏斜 包括拇指指间关节向尺侧或桡侧偏斜,掌指关节向尺侧或桡侧偏斜,或两个关节同时存在相反方向的偏斜。指骨与掌骨不处在中央伸直位,使伸、屈肌腱的传力减退而导致伸、屈功能障碍。指间关节的尺偏或桡偏与掌指关节的桡偏或尺偏并存,临床检查时往往可扪及偏斜处的骨性突起或凸出畸形。

4 拇指伸指无力 由于拇指手内、外肌发育不良,使拇指伸、屈、外展、内收肌力降低,握力、对指捏、三指捏力降低,较多见的是拇伸肌功能丧失或减弱。

5 其他 拇指指骨、掌骨发育不良,指间关节、掌指关节不稳定等。

(二)后遗畸形的治疗

复拇指畸形单纯外科切除的后遗畸形通常是复拇指本身异常解剖结构的继续发展,单纯外科切除术往往不能解决异常解剖结构向正常化的改变。外科医师在诊治复拇指畸形后遗症时常常发现有下述异常解剖结构的存在:①指、掌骨发育不良;②残留骨骺和复拇指有双关节面;③拇短展肌止点下移;④拇长伸肌发育纤细,其止点向后向侧方移位;⑤关节囊松弛。这些异常结构可单独存在,也可合并存在,是产生后遗畸形的解剖基础。

对异常解剖结构仍应以综合整复治疗为主,包括:①皮肤软组织的改形;②异常肌止点的重新固定;③关节囊侧副韧带重建术;④关节面修整和截骨术;⑤必要的肌腱转移替代术;⑥用足趾或部分足趾游离移植等进行修复和再造。

1 内收畸形的整复 采用 Z 或多 Z 改形术的方法矫正(详见本章相关内容)。

2 关节偏斜的矫正 首先查明关节偏斜和病理解剖缺陷的病因,是由骨发育不良引起的,或是关节韧带松弛和发育不良引起的,或是手内肌、手外肌发育不良引起的,还是三者皆有之,一般来说,以关节囊侧副韧带的松弛、肌止点的异常移位、遗留骨骺及双关节面异常较为多见。需要根据解剖异常予以治疗,矫正的方法有以下两种:

（1）韧带-骨膜瓣联合法:利用关节侧副韧带和近端指骨或掌骨的骨膜,构成副韧带-骨膜联合瓣。瓣蒂设计在近端,形如倒U字。在关节远端掀起联合瓣,手法复位关节后,紧缩重新缝合联合瓣（参见图7-36）。对较轻的关节偏斜畸形,此法修复效果好。

（2）截骨矫正法:将偏斜的指骨或掌骨作楔形截除,或对残留关节面做削切术,手法复位后使指、掌骨处在中央伸直位,以克氏针固定。

3 伸肌功能的修复 复拇指畸形时拇长伸肌的发育往往纤细而使伸拇肌力减弱,或其止点位于指骨的侧方。手术时可在原复拇指切口近端解剖出残留的拇长伸肌腱,向近侧解剖游离一段后,从皮下穿过到达存留拇指并与存留拇指的拇长伸肌腱缝合,两腱合并可加强伸拇肌力,术后以克氏针或石膏托固定拇指于伸直位6周。若术中见拇长伸肌腱过于纤细或缺如不能采用时,可采用食指固有伸肌腱或桡侧腕长伸肌腱转移替代。拇长伸肌功能不良时,解剖见该肌发育纤细,也可能发现该肌止点向后向侧方异常移位,止于近节指骨远端的桡侧或尺侧。手术时应分离异常止点,并将其重新缝合到末节指骨基底背侧,以恢复拇长伸肌功能。

4 拇指发育不良的修复 除在复拇指畸形一期修复中采取综合整形治疗外,尚无理想办法。笔者曾取第2足趾复合组织游离移植再造拇指等手术,使拇指的外形、功能得以改善。

5 手术注意事项 包括:①拇内收皮肤挛缩改形时常伴有拇短展肌止点下移,应重建止点,才能完善拇指的外展功能;②采用韧带-骨膜瓣矫正关节偏斜时,应注意有无异常的大鱼际肌止点的改变;③复位指、掌骨在中央伸直位后,应重新固定于正常位置;④将两条拇长伸肌合并缝合后,尚应检查该肌有无向后向侧方移位;⑤对于严重关节偏斜患者,注意不能削切过深,以免裸露髓腔,增加关节囊内瘢痕形成,关节削切后用联合瓣修复。

复拇指畸形的二期修复类同于复拇指畸形的综合整形术,应根据皮肤、皮下组织缺损的程度选择组织移植,并对骨、关节、肌腱、韧带畸形以及关节偏斜进行相应的矫正。

（三）典型病例

1 病例一 Ⅳ型复拇指畸形,一期手术切除赘生拇指,手术后留有拇指指间关节侧屈畸形、虎口狭窄,需要二期修复。二期手术进行了近节指骨截骨矫正,虎口开大,拇伸肌腱修复和再造（移植、止点重建）,掌指关节、指间关节侧副韧带修复再造等（图7-38）。

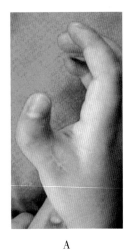
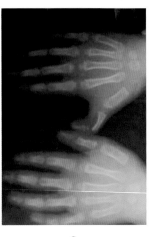
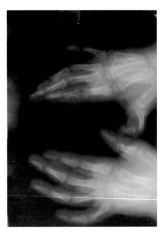

A B C D

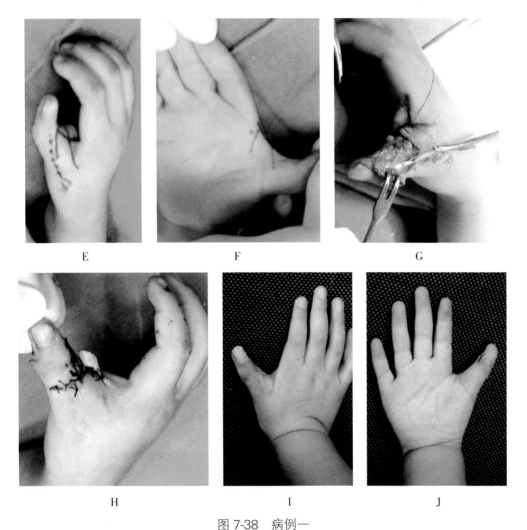

图 7-38 病例一

A、B. 术前手外形　C、D. 术前 X 线表现　E、F. 手术中作虎口开大的皮肤切口设计　G. 指骨截骨矫正及肌腱修复重建　H～J. 术后手外形

2 病例二　Ⅳ型复拇指畸形矫正术后留有存留拇指细小、掌指关节侧屈、掌骨远端肥大、虎口狭窄畸形,需要二期修复。二期手术进行左拇指第 1 掌骨头赘生部分截除、桡侧掌指关节侧副韧带缩短、掌指关节尺侧副韧带延长、再造拇伸肌腱移位修正、赘生拇指的拇伸肌腱移植加固掌指关节的桡侧侧副韧带以及虎口开大等(图 7-39)。

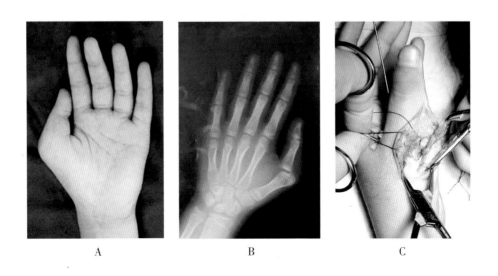

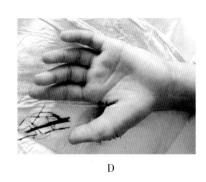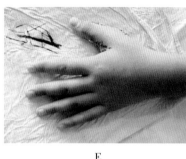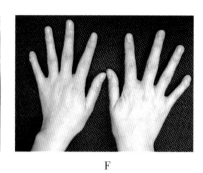

D E F

图 7-39 病例二

A、B. Ⅳ型复拇指畸形矫正术后遗畸形 C、D. 二期手术矫正后遗畸形 E. 术后即刻 F. 术后 2 个月

3 病例三 Ⅳ型复拇指畸形龙虾钳形拇指矫正术后遗畸形，表现为拇指近节指骨向尺侧侧屈，掌指关节向尺侧成角畸形；拇指远节指骨向桡侧侧屈，指间关节向桡侧成角畸形；关节畸形，但是指骨和掌骨没有明显畸形。

手术设计：①拇指指间关节桡侧侧副韧带延长，尺侧侧副韧带缩短；②拇长伸肌肌腱止点移位，矫正指间关节侧偏畸形；③掌指关节桡侧侧副韧带缩短，矫正拇指掌指关节尺偏畸形；④拇伸肌腱止点异常移位矫正；⑤赘生拇指的拇伸肌腱移植，矫正指间关节侧偏畸形，加强拇伸肌力量等；⑥作存留拇指桡侧 Z 形皮肤切口，指间关节尺侧皮肤切口，用以暴露从掌指关节到指间关节区域。没有采用指骨、掌骨截骨矫正，严重的指间关节和掌指关节侧偏畸形也得到有效的矫正（图 7-40）。

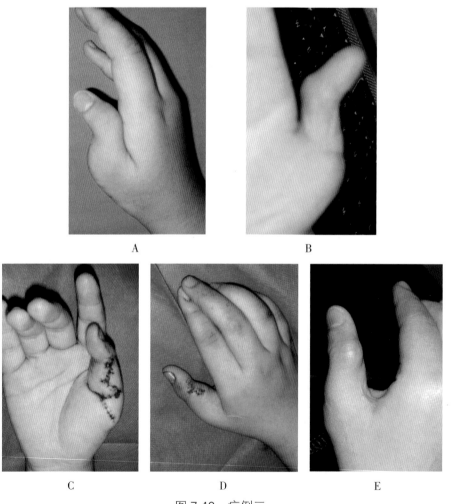

A B

C D E

图 7-40 病例三

A、B. Ⅳ型复拇指畸形龙虾钳形拇指矫正术后遗畸形 C～E. 二期手术矫正后

七、术后效果评定

复拇指畸形矫正术是一项典型的整形外科手术,其包括赘生拇指的切除和存留拇指的美学整形。经过美学整形,特别是畸形指骨的截骨整形和关节侧偏矫正后,常常留有关节活动范围减少甚至强直,因此,复拇指畸形的治疗不应仅停留在形态的矫正方面,更重要的是要作功能的修复和重建。所以,为复拇指畸形矫正手术设定术后形态功能评定,是衡量手术效果的一杆尺。笔者设计的复拇指畸形矫正手术术后效果评定如表7-5所示。

表7-5 复拇指畸形矫正手术术后效果评定

效果	表现
优+	畸形拇指不留任何外形和功能缺陷,外形和正常拇指相似
优	畸形拇指不留外形和功能缺陷,但是和正常拇指相比存有发育不良
良	拇指外形或指甲轻度畸形,关节成角<15°,关节活动范围减少<15°
可	拇指或指甲存有明显的外形或功能缺陷,关节成角>15°,关节活动范围减少>15°
差	拇指严重畸形,功能严重障碍,关节成角畸形明显,关节强直

八、复拇指畸形和综合征

在临床上,复拇指畸形是许多综合征的症状之一,笔者曾遇到一罕见病例:6岁半女孩,先天性双侧面神经瘫痪,双眼内斜视(已接受治疗),双眼球固定于中央,双眼睑闭合不全,双侧额肌瘫痪,不能皱眉和降眉,不能完成吹口哨动作,双侧外耳耳郭呈菜花状畸形,右手复拇指畸形(图7-41)。来院后做桡侧拇指切除术,术后存留拇指内收屈曲畸形,右足马蹄内翻足。

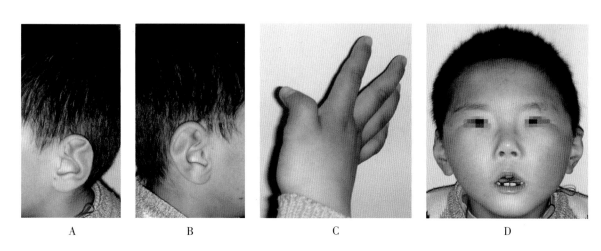

A   B   C   D

图7-41 综合征性复拇指畸形,双侧面神经瘫痪,双眼内斜视
A、B. 耳郭外形 C. 手外形 D. 面部外形

(王炜)

第二节　三节指骨拇指

　　三节指骨拇指可为独立的畸形,也可与系统性异常相关(如 Holt-Oram 综合征或 Fanconi 综合征),还可与复拇畸形同时发生(Wassel Ⅶ型),并且表现多样(图 7-42～图 7-44)。三节指骨拇指通常伴有其他先天性异常,如多指畸形、拇指发育不全或中央列缺失。

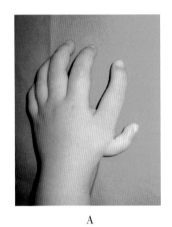 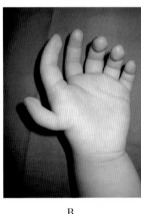 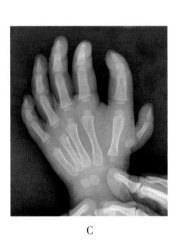

A　　　　　　　　　　B　　　　　　　　　　C

图 7-42　左手三节指骨拇指伴复拇指畸形

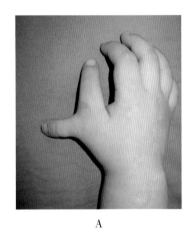 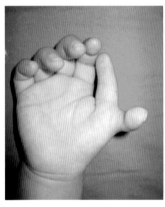 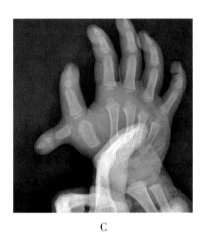

A　　　　　　　　　　B　　　　　　　　　　C

图 7-43　右手三节指骨拇指伴复拇指畸形

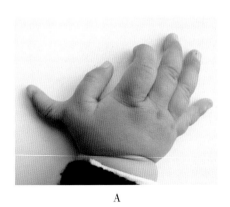 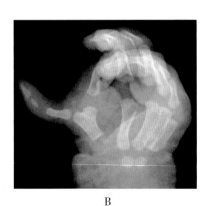

A　　　　　　　　　　　　　　　B

图 7-44　复拇指畸形的桡侧拇指为三节指骨,掌骨不全分裂

一、临床类型

三节指骨拇指可分为两种不同的类型:第一型是拇指形态相对正常,具有大小不等的额外指骨(图 7-45),额外的指骨可以呈三角形、梯形或矩形;第二型是指骨在手指平面上发育完全,此型被认为是五指手畸形,也可能是缺失拇指的食指多指畸形(图 7-46)。与大多数分类一样,上述两类三节指骨拇指的表现各具特点,自成一格。此外,三节指骨拇指的类型可随遗传代次不同而变化。

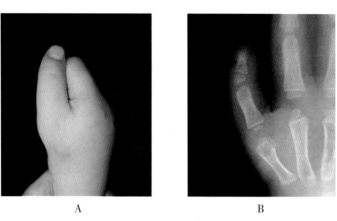

A   B

图 7-45　拇指斜指畸形,拇指轻度延长伴中度成角
A. 拇指外形　B. X 线显示三角形中节指骨

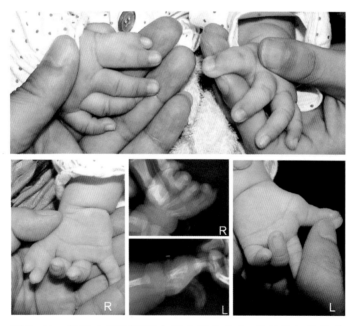

图 7-46　指骨在手指平面上基本发育完全,为缺失拇指的食指多指畸形

两种类型的三节指骨拇指都是常染色体显性遗传,有明显的变异性和高的外显率。考虑到不同的变异谱会有不同的表现型,父母需要作适当的遗传咨询。三节指骨拇指也可以是散发的。

二、治疗

(一)方法和时机的选择

三节指骨拇指的治疗因人而异,其方法取决于三节指骨拇指的类型和有无其他先天性异常的存在,如复拇指畸形。三节指骨拇指的治疗需考虑到多个方面,包括手指的长度异常和成角、额外的指间关节、拇指食指间的指蹼、拇指对掌功能的存在与否。

治疗时机的选择也取决于有无其他先天性异常的存在。在12～18个月时,拇指对掌和捏持功能发育完全,在此之前重建拇指,使其具有足够的功能;轻微的长度异常或成角的治疗可以推迟到更后一点,一般建议在学龄前完成。

（二）长度异常和成角的处理

额外指骨有不同的形状和发育过程,其长度和形态决定了拇指的长度和排列。额外指骨的生长速度有所不同,最初治疗时需检查并评估其生长潜能。同时需定期评估每个指间关节的活动,这在重建时是一个重要的因素。额外指骨最终可能不发育,基本不生长,可无须治疗;相反,其持续生长或非对称生长将分别导致拇指长度过长或进行性成角,成角常是顶端-尺侧方向成角。

小的楔形中节指骨会导致进行性偏斜,需切除并进行韧带重建,手术最好在1岁左右进行。选择经伸肌结构的背侧纵向切口或侧方切口,分离出额外指骨,记录其大小。从两边提起包括侧副韧带在内的骨膜袖,去除额外指骨,将侧副韧带重新附着。对合远节和近节指骨,用克氏针纵向固定和制动,直到韧带愈合。用可吸收缝线闭合切口,长臂拇指人字形石膏固定,术后6周去除石膏和克氏针,制作并使用短臂拇指人字形夹板,治疗和轻度活动时可移除,夹板在术后6周可去除。在最初的3个月尽可能减少侧方捏持,以防指间关节处的桡侧偏斜。这种看上去亲和的手术方法会导致多种问题,包括关节不稳定、关节僵硬和活动度不足。事实上,笔者试图避免单纯切除,而选择保留一小块中节指骨,它对拇指功能的作用可以忽略不计。如果此指骨影响拇指的排列和功能,则进行关节复位术。

（三）额外的指间关节的处理

额外的指间关节有不同的活动度,此关节对手指功能来说影响轻微。大块的楔形额外指骨会引起手指过长,伴有或不伴有偏斜。一般不行该指骨的切除术,因为常会并发关节不稳定。常将异常指骨与远节或近节指骨融合,同时进行骨缩短术,以消除额外关节,重排拇指,校正长度。保留活动度最大的关节,融合活动度最小的关节。

选择经伸肌结构的背侧纵向切口,分离出额外指骨和邻近关节。在活动度最小的关节处行关节切开术,避免在活动度最大的关节上进行。将该指骨从关节两端切除,以缩短和重排拇指。非对称性骨切除术可矫正成角畸形,骨切除后需进行骨对合,并将克氏针从指尖向截骨位点逆行穿过进行内固定。调整伸肌结构,可吸收缝线关闭皮肤切口,使用长臂拇指人字形石膏固定。术后5周去除石膏和克氏针,制作并使用短臂拇指人字形夹板,功能锻炼时可移除。

（四）拇指食指间指蹼的处理

狭窄的指蹼会妨碍拇指功能。轻度的拇指食指并指畸形可通过加深指蹼得以纠正。四瓣法Z成形术用于加深指蹼,可比两瓣法获得更加圆滑的外形。中度的拇指食指间指蹼需作局部旋转推进皮瓣,以达到足够的加深。指蹼的处理策略与拇指发育不良时拇指食指间指蹼狭窄的处理方式相似。

五指手畸形没有指蹼,拇指化可提供对掌位的指头和拇指食指间指蹼,其手术方法与V型拇指发育不良或拇指缺失相同。有人描述了二期手术再造手指,一期手术包括关节复位,二期手术包括旋转截骨术联合对掌功能重建。发育不良的三节指骨拇指需要切除拇指,然后行食指拇指化。

（五）拇指对掌功能的重建

五指手畸形因缺少对掌位手指而影响手功能,对掌功能的重建方法见第五章"先天性拇指发育不良"。如果拇指食指间指蹼狭窄,需同时进行指蹼开大术。关节复位可在肌腱移位时进行或作为二期手术。

（六）并发畸形的处理

三节指骨拇指并发复拇指畸形的治疗应依据拇指功能重建的原则进行。通常,优势组分予以保留,而非优势组分予以去除,任何重要元素(如侧副韧带)应予以保留。如果三节指骨得以保留,额外指骨的处理与前述原则相同。并发畸形中三节指骨部分的处理可与复拇指畸形同时或延后治疗。

对同时有三节指骨拇指和中央列缺失的手畸形,治疗时需联合应用纵列原则和三节指骨拇指重建原则。纵列形成的严重程度和拇指食指间的指蹼状态是治疗的关键点。完全性拇指食指并指畸形须早期行并指分离。纵列处的皮肤可转移至拇指食指连接处,以重新覆盖指蹼(又称 Snow-Littler 皮瓣)。

（王斌　蒋永康　张红星）

第三节　尺侧多指畸形

尺侧多指(ulnar polydactyly)又称轴后多指,比桡侧多指少见,也不像桡侧多指那样类型繁多。Flat(1994)报告的 403 例多指畸形中,尺侧多指有 142 例,占 35%。尺侧多指在非洲人种中较多见,有报道发病率达出生婴儿的 1/300～1/143。可发生在单侧或双侧,以双侧多见;单侧发生时以左侧多见,伴或不伴尺侧多趾(图 7-47)。通常为常染色体显性遗传(图 7-48),但病变形态常有变异,可表现为多种临床类型。

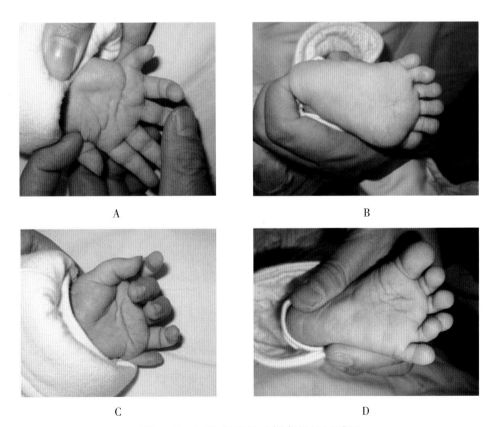

图 7-47　四肢多发性尺侧多指(趾)畸形

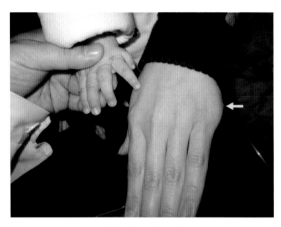

图 7-48 母女均为尺侧多指畸形(箭头所示为母亲尺侧多指切除后残留的瘢痕)

一、临床表现与分型

Temtamy 和 McKusick(1969)根据多指的发育情况及基因表型将尺侧多指分为两型:A 型,发育良好型;B 型,发育不良型或赘生指型。A 型多指通常有完整的指骨和肌腱系统,甚至有完整或部分融合的掌骨。有完整独立掌骨的整列尺侧多指较少见,多为主副指的近节指骨共同与一个比较粗大的第 5 掌骨头形成关节。B 型有时仅为一个微小的有皮肤蒂相连的发育极不完全的多指。B 型较 A 型多见,有报道 A 型发生率仅为 0.014%。

Rayan 和 Frey(2001)将尺侧多指畸形的临床类型进一步细化后分为五型:

1 Ⅰ型 为软组织小瘤(疣状指),无指甲(图 7-49)。

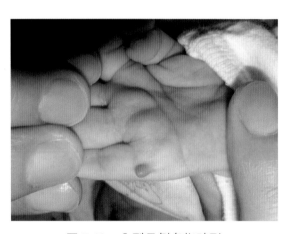

图 7-49 Ⅰ型尺侧多指畸形

2 Ⅱ型 为有蒂无功能指(棒棒糖状指),其中ⅡA 型为窄蒂(蒂宽<3mm),ⅡB 型为宽蒂(蒂宽>3mm)(图 7-50)。

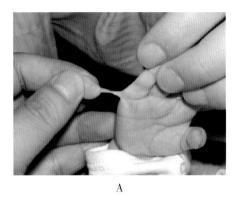
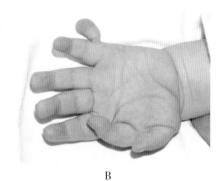

图 7-50 Ⅱ型尺侧多指畸形
A. ⅡA 型 B. ⅡB 型

3 Ⅲ型 为外形良好的功能指与第 5 掌骨成关节(ⅢA 型)或融合(ⅢB 型)(图 7-51)。

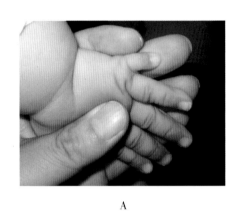
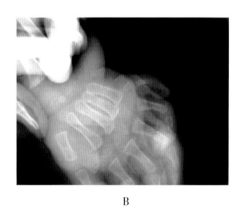

图 7-51 ⅢA 型尺侧多指畸形

4 Ⅳ型 为外形良好的功能指,并有独立的第 6 掌骨(图 7-52)。

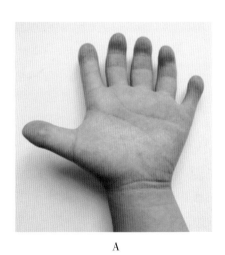
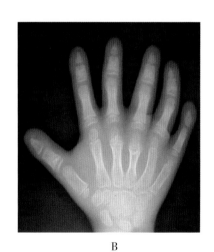

图 7-52 Ⅳ型尺侧多指畸形

5 Ⅴ型 为复合型多指,如尺侧多并指畸形或三小指畸形(图 7-53)。

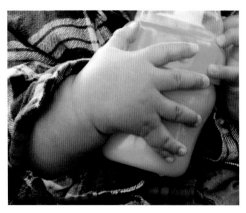

图 7-53　Ⅴ型尺侧多指畸形

在 Rayan-Frey 分类中,Ⅰ型为软组织多指,多指中没有骨、肌腱等组织;Ⅱ型及Ⅲ型为单纯多指,多指中含有骨、肌腱等;Ⅳ型及Ⅴ型为复合性多指,多指中不仅含有骨、肌腱等组织,而且包括掌骨孪生等。

尺侧多指畸形可伴有其他畸形,其中以并指最为多见,此外还可伴有 13 及 18 三体综合征、软骨外胚层发育不良症(Ellis-Van Creveld 综合征)、三节指骨拇指(图 7-54)、胫骨缺损、脊柱畸形、唇裂、多囊肾、膀胱外翻、肛门闭锁、心脏病、智力低下、侏儒等,临床上需仔细鉴别。

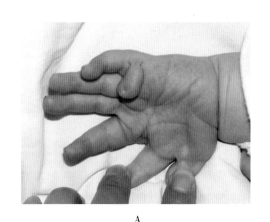 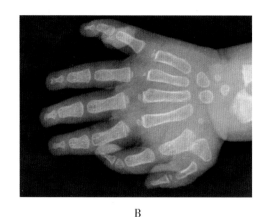

A　　　　　　　　　　　　　　　　B

图 7-54　尺侧多指畸形伴三节指骨复拇指畸形

二、治疗

（一）无掌骨及掌指关节的赘生指

对于无掌骨及掌指关节的赘生指,可在新生儿期采用缝线结扎蒂部的方法让其自行变黑坏死脱落,但此法常会留下后遗症,如多指部位头状切迹或神经瘤的发生,需二次手术。若赘生指蒂部较宽,则不适合采用结扎法,因其可能导致无法自行脱落或出血过多。

（二）尺侧单纯性多指

对于尺侧单纯性多指,宜在婴儿 3~6 个月内切除较小的重复指。跟桡侧多指切除相比,其保留指一般不必进行很复杂的重建手术。若重复指的大小相似,可等待至 1 周岁以后观察哪一个为非功能指,再作切除决定。切除尺侧多指时,对于附着于多指上的小鱼际肌(小指外展肌)止点,术中应将其剥离下来,重新固定于保留指近节指骨基底部尺侧,以便保留小指的外展功能;其肌腱从多指的分叉处切断并弃用。多指切除时可于掌指关节处解脱,解脱前应剥离并保留尺侧侧副韧带,

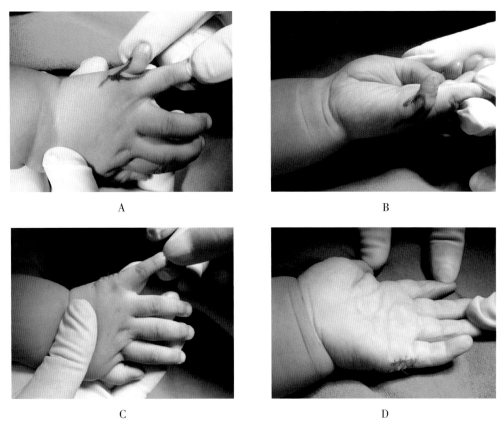

图 7-55　尺侧单纯性多指的手术矫正
A、B. 手术设计　C、D. 术后即刻手外观

用以修复小指的掌指关节囊（图 7-55）。多指伴单纯性并指畸形者，通常仅在手的尺侧缘作 Z 形切口，暴露和切除多余的次要指，然后再行局部皮肤整形。若有软组织重建，术后患手需石膏外固定 3 周。

（三）尺侧复合性多指

对于尺侧复合性多指，手术时间可适当推迟，但仍应争取在 2 岁前完成，以利于家长在心理上早日得到安慰，患儿亦不至于有心理障碍。当尺侧多指有完整的掌骨或部分融合的掌骨时，除了切除多余的手指以外，还需进行孪生掌骨的全切除或部分切除，其切除量可根据患手形态、功能重建的要求而定。在切除多指的同时，有时需进行关节、骨畸形的矫正，关节韧带的修复及皮肤整形，手术中均应予以考虑。

第四节　中央多指畸形

中央多指（central polydactyly）畸形是指主要累及食中环指的重复畸形，以环指最为多见，中指次之，食指最少见。Flat（1994）报告的 403 例多指畸形中，中央多指占 19%，其发生率低于桡侧及尺侧多指。Ogino 等发现中央多指、并指及分裂手畸形在胚胎发育早期即有相似的形态学表现，并报道了同一家族内 3 例患者的 5 处中央多指、并指及分裂手畸形，认为此三种畸形可归为同一类。我们也观察到中央多指伴并指及分裂手畸形的患者，呈常染色体显性遗传（图7-56）。

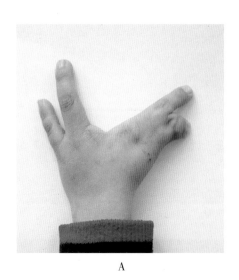 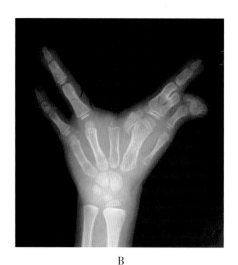

A　　　　　　　　　　　　　　B

图 7-56　中央多指伴并指及分裂手畸形

一、临床表现

　　临床上中央多指畸形可表现为单一症状，亦可为某些综合征的并发症状，如 Grebes 软骨发育异常综合征。由于中央多指可能被同时伴有的并指所掩盖，临床上需仔细检查，并依靠影像学手段帮助诊断。Muragaki(1996)报道环指的多并指通常有家族史，并伴有 2 号染色体上 HOXD13 基因的变异。

　　中央多指畸形表现多样，往往双侧发病，可伴发中央多趾(图 7-57)和裂足畸形(图 7-58)。

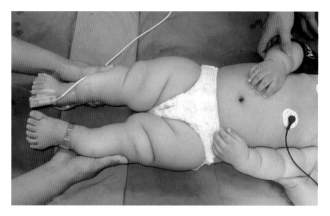

图 7-57　中央多指伴发中央多趾

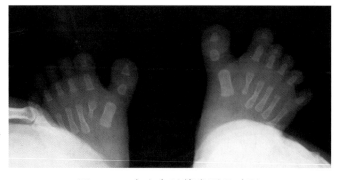

图 7-58　中央多趾伴发裂足畸形

Steling 和 Turek 将中央多指畸形分为三种类型：Ⅰ型，仅为一块多余的软组织，其中没有骨骼、关节软骨和肌腱；Ⅱ型，为手指的重复或部分重复，有正常的手指结构，包括分叉的掌骨或指骨，以关节相连，此型还可以细分为Ⅱa型（非并指的）和Ⅱb型（并指的）（图7-59）；Ⅲ型，很少见，多指有完整的掌骨、指骨和各种软组织结构（图7-60）。

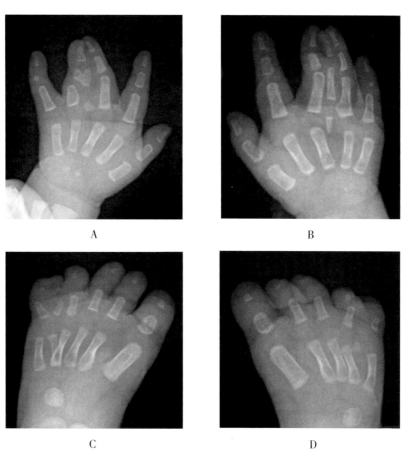

图 7-59 Ⅱ型中央多指（趾）

A、B. 手部 X 线表现 C、D. 足部 X 线表现

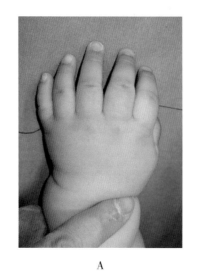
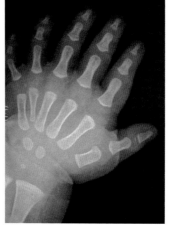

图 7-60 Ⅲ型中央多指

二、治疗

术者应根据患者的手指条件、并指程度、中央多指的功能来灵活决定术式,以功能和力学稳定为指导原则。

1 Ⅰ型中央多指　仅有多余的软组织,无骨及关节,因此单纯切除即可。

2 Ⅱ型中央多指　多余的手指常与邻近手指重叠在一起,切除多余指后可行分指植皮术。

在并连手指的近基底部,于掌侧及背侧各设计一个等腰三角形皮瓣,在指间相连的皮肤上,沿掌、背侧三角形皮瓣远端作 Z 形切口,两个 Z 形切口的方向相反,类似于并指畸形分指手术切口。按设计切开皮肤及皮下组织,直达指蹼基底,同时将多生指切除,修剪多余的皮下组织。将三角形皮瓣在手指基底部相交缝合,形成新的指蹼,缝合各手指侧方的皮瓣,剩余的创面取中厚皮片覆盖。

3 Ⅲ型中央多指　为有完整的掌骨、指骨和各种软组织结构的手指,需行包括掌骨在内的整个指列切除,再将相邻的两指列并拢。手术中除要注意指蹼的重建外,在切除多余的掌骨后还应注意掌骨头横韧带的重建(图 7-61)。

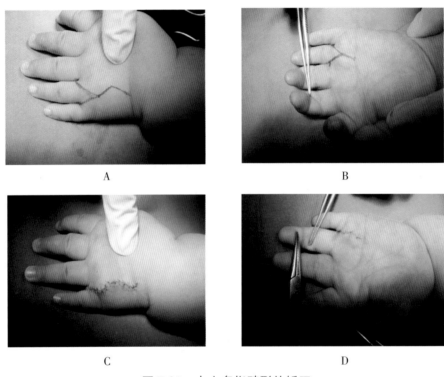

图 7-61　中央多指畸形的矫正
A、B. 手术设计　C、D. 术后即刻手外观

4 手术注意事项

(1)切除多生指时,勿损伤邻近的指神经血管束,以免影响保留手指的血液供应。

(2)并指要彻底分开,直达指蹼基底处。

(3)宽大的关节面需要修整,手指偏斜时需作截骨矫正。

(4)伸、屈肌腱需要中心化或重新平衡,侧副韧带需要重建或保留。

(5)掌骨头横韧带需要重建并注意指蹼间隙的形成。

由于中央多指常伴有并指畸形和血管、神经的变异,切除多余手指时应避免损伤保留指的血供及神经支配,以免发生保留指坏死。对中央多指的切除,有人采用分两次手术的方法,第一次在患儿 6 个月时切除多指,第二次在患儿较大时作截骨矫形及侧副韧带修复重建。但如果有较好的显微外科技巧,术前对手指的血供有充分的了解,一次手术即可达到切除多指,矫正骨、关节、韧带、肌腱畸形的目的。

多并指手术的难度通常较大,并指的分离及隐藏多指的切除可能会导致多余指骨切除不彻底,造成手指关节不稳定及活动障碍,所以对于结构复杂的多并指,术前应详细制定手术方案,以免导致患手功能受损。

(王斌　曹怡)

第五节　镜影手畸形

镜影手(mirror hand)或镜影手多指畸形(mirror hand polydactyly)是指手的大部分结构出现孪生畸形,包括 3 个以上三节手指、掌骨的赘生、并指、指屈曲畸形,伴有双尺骨畸形及桡骨发育不良等,是一前臂生长有两只手手指的先天性畸形,如同镜影影像,因此而得名。该畸形又称单臂双尺骨畸形或双尺骨畸形,是上肢孪生畸形中的一种罕见畸形。

一、分类

镜影手为一种罕见的先天性手部畸形,以肢体中线为轴的对称性复制为特征。典型的镜影手表现为中央手指的两侧对称性地排列着 3 个分别代表中、环、小指的指节,尽管有多个手指存在,但拇指是缺失的;前臂没有桡骨,为双尺骨,尺骨支撑着镜影排列的尺侧腕骨成分。然而,该畸形存在很多变异,使得分类(表 7-6)和治疗变得复杂。极罕见的多手畸形也属于镜影手畸形中的一类。

表 7-6　镜影手的分类

类型	名称	临床特征
1	尺侧复肢	多指,双尺骨 A 型:每个尺骨发育良好 B 型:轴前尺骨发育不良
2	中间型	多指,双尺骨,桡骨发育不良
3	中间型	多指,单尺骨,单桡骨 A 型:桡骨发育良好 B 型:桡骨发育不良
4	综合征型	双侧镜影足,鼻缺损 A 型:Sandrow 综合征-双尺骨 B 型:Martin 综合征-单尺桡骨
5	多手	包括拇指的全手镜影,前臂正常

Barton 等总结了其异常表现:轴前尺骨通常短小,手部向桡侧偏移;软组织结构异常而复杂,不可知的解剖变异常见。

二、病因

镜影手的发病归因为调控桡尺骨发育的信号中心的重复制。肢芽后部的极化活性区（ZPA）将肢体极化为桡尺轴并主导轴前轴后的肢体发育。ZPA 迁移，或其信号分子、音猬因子蛋白导致肢体尺侧的镜像复制。目前尚未找到与镜影手直接相关的基因异常。镜影手的检查从手指的数目和功能开始，并记录腕部、前臂及肘部的活动度，可见继发于腕伸肌腱缺损的伸腕受限。由于双尺骨阻碍了关节的正常活动，前臂及肘部的活动度也常受限。屈肘活动度的变化与肘部的解剖结构畸形程度相关。

三、临床表现

镜影手畸形的特点是一前臂生长有双尺骨，表现为桡侧多指，有 7～8 个三节手指或发育不全的手指，如同两只手的手指生长在一只手上。这类畸形手常伴有肱骨下端畸形，桡骨缺失，双尺骨，其中一尺骨发育不良；或双尺骨并存，伴有一发育不良的桡骨。镜影手畸形是由于胚胎上肢肢芽发育异常所致。

笔者在几十年医疗实践中收治过 8 例镜影手畸形患儿。镜影手畸形可有 7～8 个手指，其中尺侧的 4 个三节手指发育较好，桡侧的 3～4 个三节手指有不同程度的发育不良；也可表现为所有手指均发育不良，或所有手指均有不同程度的并指和屈曲畸形。因大鱼际肌未发育，患者只有平坦的手掌，屈腕力量较弱，手处于桡侧微屈位，腕伸力量也薄弱，前臂旋前、旋后受限，肘关节因双尺骨畸形导致屈伸功能不全，桡侧前臂腕伸肌缺失，肱二头肌发育不良，同侧肩关节外展时容易产生肩关节不全脱位；也可能伴有下肢类似镜影足畸形。这些症状在笔者的案例和文献中均有报告（图 7-62）。

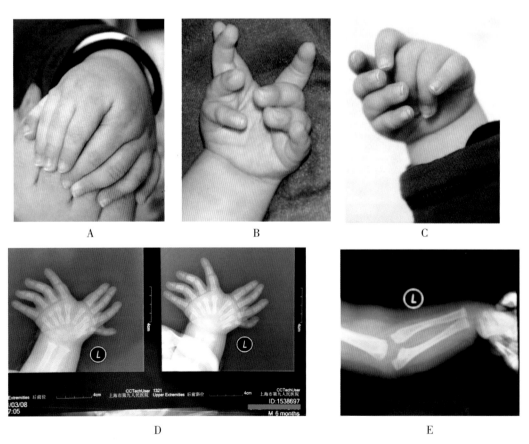

图 7-62　患儿，男，左手镜影手畸形，前臂双尺骨畸形，3 月龄就诊，6 月龄时手术矫正
A～C. 术前手外形　D. X 线示左手桡侧四手指三节骨多指，伴有四掌骨赘生　E. X 线示双尺骨畸形

1966年笔者曾收治了1例14岁女孩,右手有8个手指,第7、8手指并指,左手有6个手指,伴有并指和指屈曲畸形、双足多趾畸形,自幼年起患儿总是将双手放在裤子口袋里。入院后进行了手术治疗(图7-63)。这类畸形文献报告称为Laurin-Sandrow综合征(LSS),为双尺骨畸形和双腓骨畸形,镜影手和镜影足,桡骨和胫骨缺失或发育不良,伴有并指短指畸形。

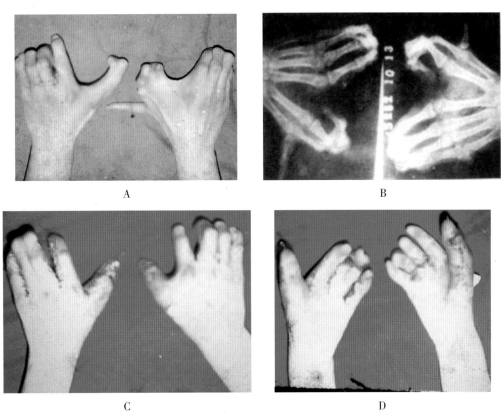

图7-63　双侧镜形手畸形手术前后
A. 术前手外形　B. 术前X线表现　C、D. 第一次手术后

镜影手畸形属于较为少见的上肢畸形,Upton J.(1990)描述这类畸形的历史文献报告共有60例。

笔者将前臂下有7个、8个或更多手指的多指畸形归入这类畸形中, 其掌骨也可能有7个、8个,前臂往往短小,尺骨孪生,拇指缺失。文献中描述的镜影手多半为单侧性的,而笔者的8例镜影手中有6例为双侧性的。其中1例为男性,12岁,双手均为镜影手,双足也是镜影足,未治。镜影手畸形的形态是多样的,印度Bhaskaranand(2003)报告了1例罕见的镜影手畸形,患儿为3.5岁男孩,左手多指畸形,镜影手,桡侧第4手指为两节,其他手指为三节。X线片显示前臂有两根近乎融合的、发育不良的桡骨和一根尺骨,肩关节正常,肘关节屈曲40°固定畸形,右上肢正常。

镜影手畸形也可表现为六指手畸形,其形态和一般的多指畸形一样,可能误诊为多指畸形。笔者曾诊治过1例9月龄男婴,一手六指不完全并指畸形,另一手七指不完全并指畸形,双手在中部明显分开,两侧对称,双足也呈重复赘生,为双手镜影手和双足镜影足(图7-64)。

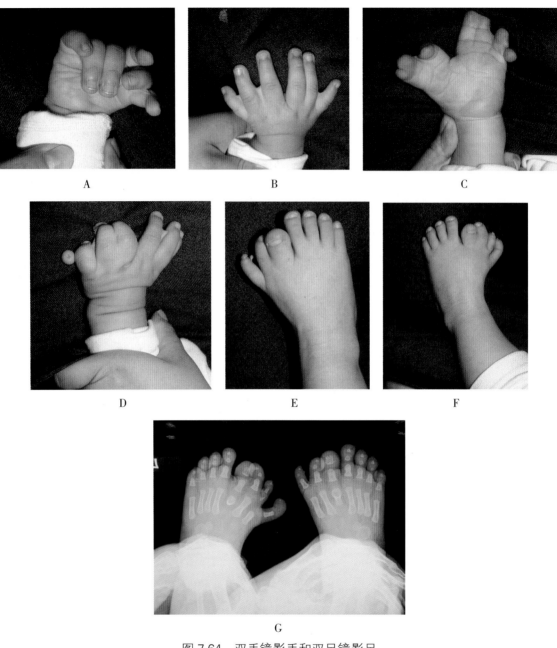

图 7-64　双手镜影手和双足镜影足
A～D. 手外形　E、F. 足外形　G. 足部 X 线表现

四、治疗

镜影手的治疗常需根据畸形手的解剖结构进行个性化设计。

对于手术时期的选择,笔者建议在拇指出现对掌功能发育时进行第一期手术,即在婴儿 6 月龄时施行第一期手术,手术内容包括多余手指及掌骨的切除、拇指形态和功能再造、第 1 指蹼再造,或同时进行腕部腕伸功能重建等。除此以外,还可同时完成手掌、手背皮肤整形,肌腱转移、手指手内肌转移,作为再造拇指动力功能的修复和重建,目的是使镜影手经过手术后,达到外形及功能接近正常。其他有关腕伸、前臂旋前旋后、肘关节功能障碍的修复,留待后期完成。对于伴有多手指并指的矫正手术也可分期进行,先进行拇指再造、多余手指切除、部分并指畸形分指术和弯曲手指畸形矫正术,间隔 2～3 个月后再进行其他手指并指的矫正。第二期手术进行桡侧腕伸肌的动力再造,前臂旋前功能重建。第三期手术进行肘关节功能重建。

治疗手段主要为切除多余手指,并利用其中一指重建拇指。选择性地切除额外的手指及重建拇指是手术的关键。手术必须重建虎口,通过肌腱转移增加保留下来的拇指的活动度。拇指的重建包含利用多余手指进行拇指化。一般选择桡侧活动度最佳、外形最好的手指进行拇指化,去除相对僵硬的手指,去除手指的皮肤可以用来扩大虎口。在笔者多年的镜影手治疗经验和文献中,这是有效的治疗方法(图 7-65)。

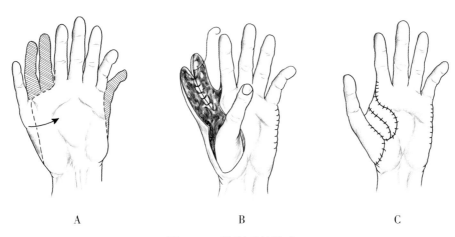

图 7-65　镜影手的治疗
A. 选择功能及形态最佳的手指进行拇指化　B. 将多余手指形成剔骨皮瓣
重建虎口　C. 轴后多指可以切除,以改善全手列线及外观

运用 Buck-Gramcko 技术重建第 1 腕掌关节仍然是关键步骤。笔者对 Buck-Gramcko 技术进行了多项改进,强调将拟拇指化手指的掌指关节改造为腕掌关节,即将拟拇指化手指的掌骨头改造成大多角骨。简单地说,就是将拟拇指化的手指进行掌骨头下的截骨,将掌骨头向背侧旋转,将掌骨断端与近节指骨背侧基底缝合固定,矫正松弛的掌板,紧缩关节侧副韧带,形成稳定的第 1 腕掌关节。术中将再造拇指调整于对掌位(即将再造拇指外展 80°~90°),并使再造拇指指腹冠状位旋前 45°,呈对掌位,能与其他四指相对。对腕掌关节的固定方法、再造拇指的美学再造和动力重建则包括拇指化手指伸肌腱的缩短、骨间掌侧肌代拇收肌、骨间背侧肌代拇短展肌、固有伸肌腱代拇长展肌等,详见第五章"先天性拇指发育不良"。

五、典型病例

男童,左手镜影手,双尺骨畸形,手术分三期进行,6 月龄时进行首次手术矫正。

(一) 第一期手术

1　手术设计　在桡侧 4 个手指中,第 3 手指较为粗大,将其作为拇指再造的手指,切除多余的手指和掌骨。拇指再造方法和拇指发育不良的手术方法类似。

2　手指移植再造拇指　选择桡侧第 3 手指作为拇指再造的手指,切除桡侧第 1、2、4 手指及掌骨。在桡侧第 3 手指近侧指间关节掌面设计一舌状皮瓣,在手背设计两皮瓣。由于再造的拇指较为细小,可选择邻近手指指腹带血管神经皮瓣移植,以加大再造的拇指。手术设计详见第五章"先天性拇指发育不良"。

3　手指缩短再造拇指　将桡侧第 3 掌骨部分切除,掌指关节背侧旋转 90°固定,制造再造拇指的第 1 腕掌关节;或将桡侧第 3 手指近节指骨的近心端和第 3 掌骨的远心端部分切除,制造成两节指骨拇指(图 7-66),其他多指予以切除。

4　再造拇指的对掌位重建　桡侧第 3 手指指骨、掌骨缩短后,将其旋转到对掌位固定,作为再造拇指。

5 **再造拇指的动力再造** 保留桡侧第 1 手指的肌腱或小指短屈肌，作为再造拇指的拇短展肌。缩短桡侧第 3 手指的指伸肌腱，作为再造拇指的拇长伸肌，拇指屈肌让其手术后自然回缩。保留桡侧第 4 手指的蚓状肌或骨间肌，作为再造拇指的内收肌。将桡侧第 1、2 手指的指伸肌腱移植，作为再造拇指的拇长展肌。

6 **止血缝合** 冗余皮肤修整，仔细止血，皮肤精确缝合。

7 **再造拇指外支架固定** 用支具控制虎口于开大位，拇指对掌位 1 个月（图 7-66、图 7-67）。

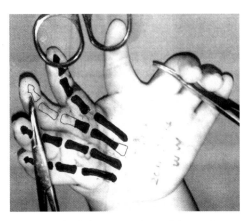

图 7-66 将桡侧第 3 手指近节指骨的近心端和第 3 掌骨的远心端部分切除，制造成两节指骨拇指（黑色实体为指骨掌骨的切除部分，黑色空心为指骨掌骨的保留部分）

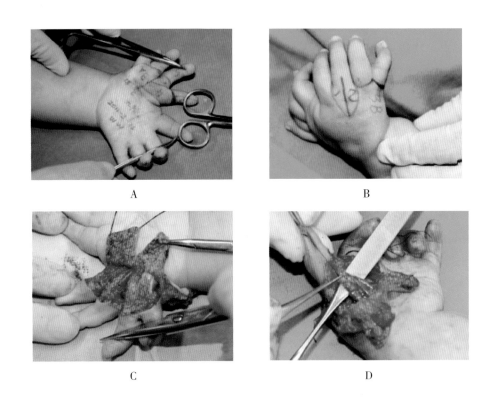

A

B

C

D

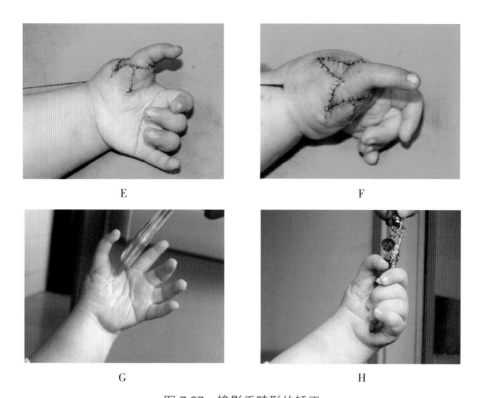

E　　　　　　　　　　　　　　　　F

G　　　　　　　　　　　　　　　　H

图 7-67　镜影手畸形的矫正

A、B. 手术设计　C. 术中掌侧皮瓣的掀起　D. 神经血管束的保护　E、F. 术后即刻的
手外形　G、H. 术后 6 个月的手外形与功能

（二）第二期手术

作腕关节矫正，桡侧腕伸肌重建和前臂旋前、旋后功能重建。

（三）第三期手术

作肘关节功能重建（图 7-68）。

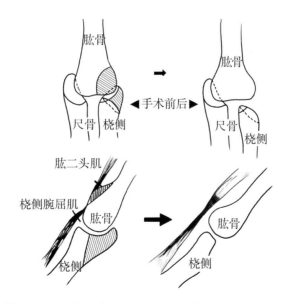

图 7-68　镜影手第三期手术肘关节功能重建示意图（斜线表示切除部分）

Tsuyuguchi（1982）报告第二、三期手术可合并施行。

（王炜　王斌）

第六节　先天性赘生手畸形

先天性赘生手畸形（congenital superfluous hand）是十分罕见的先天性肢体畸形，表现为上肢或手样结构赘生于躯干上，其赘生的可能是整个肢体，也可能是肢体的部分结构。赘生肢体常位于腹部或背部，罕见于面部。

一、临床表现

先天性赘生手畸形是指部分或全部手样结构生长于躯干部位，患者往往具有正常的双手。赘生手具有手的部分或全部特征，但不具有功能，常与深部组织相连。本病十分罕见，戴传昌曾治疗过1例位于面部的赘生指，指体由颊部向下垂，并有皮蒂与耳郭相连，同时伴有并指畸形（图7-69）。

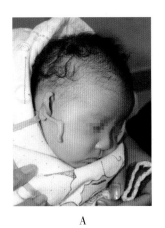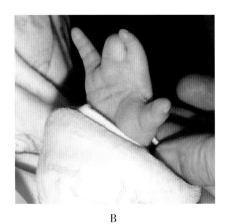

A   B

图 7-69　面部赘生指，伴有食中环指并指畸形

二、病因和病理

赘生手畸形可能与肢芽或外胚层在形成早期受到特殊的损害而部分发生分裂有关。赘生手具有手的全部或部分结构特征（如骨支架），但缺乏手的动力系统（如肌腱等）。按 Swanson 分类属于肢体重复畸形。

三、治疗

先天性赘生手的治疗应从改善外貌、纠正心理障碍的角度出发，将赘生手切除整形。如遇与深部组织相连，手术切除时应注意勿伤及深部组织，单纯切除赘生手即可；如果和脊柱构成关节或伴有脊柱裂，则应在手术前查明，并在相关学科协助下完成手术。

赘生肢体位于腹部时，切除后应用赘生肢体的皮瓣修复腹部缺损。

四、典型病例

笔者于20世纪80年代曾治疗过1例颈项部赘生手畸形。患儿为14岁男孩，在颈项部赘生一发育不良的肢体，形如一海豹手，附着于C6~8、T1区域，伴有脊柱裂。赘生手的感觉存在，但没有运动功能。全身其他器官未见畸形，无家族遗传史，家长述说患儿智力发育特别良好。在全身麻醉下切除赘生手,因为伴有脊柱裂,颈胸椎实体部分未解剖涉及,手术切除后颈部及脊柱的功能外形均得到改善(图 7-70)。

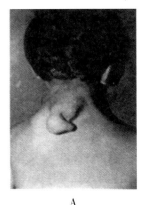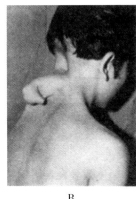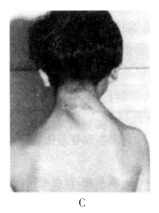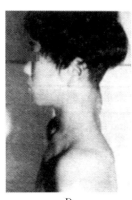

A   B   C   D

图 7-70　颈项部先天性赘生手畸形
A、B. 术前　C、D. 术后

花明学曾报告 1 例 11 个月女孩,出生时即见背部相当于 T7～9 节段处有一直径约 5cm 的软组织肿块,其表面有五处大小不等、深浅不一的陷窝。其上游为一指状物,指尖向下,长约 8cm,外观呈三指节,指横纹清晰,无主动活动功能,末端的指甲和指腹与正常指一样。X 线片显示 T7～9 为裂椎,T6～11 脊椎裂合并杵状棘突(图 7-71)。

赘生肢体也可生长在腹部,类似于不全生长的连体婴儿。

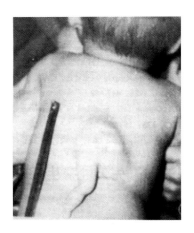

图 7-71　背部先天性赘生手畸形

(王炜　王斌　倪锋　戴传昌)

[1] Cetik O, Uslu M, Cirpar M, et al. Experience with the surgical treatment of radial polydactyly in adults[J]. Ann Plast Surg, 2005,55(4): 363-366.

[2] Herring J A, Tachdjian M O. Tachdjian's pediatric orthopaedics[M]. Philadelphia: WB Saunders, 2002.

[3] 王炜.整形外科学[M].杭州:浙江科学技术出版社,1999.

[4] 洪光祥,王炜.手部先天性畸形[M].北京:人民卫生出版社,2004:164-195.

[5] 路来金,宣昭鹏,张晓杰,等.复拇指畸形 391 例临床治疗分析[J].中华手外科杂

志,2007,23(5):258-260.

[6] Kocer U, Aksoy H M, Tiftikcioglu Y O, et al. Polydactyly: a study of four generations of a Turkish family including an affected member with bilateral cleft lip and palate[J]. Scand J Plast Reconstr Surg Hand Surg, 2002,36(5): 284-288.

[7] Goldfarb C A. Reconstruction of radial polydactyly[J]. Techniques in Hand and Upper Extremity Surgery, 2006,10(4): 265-270.

[8] Ezaki M. Radial polydactyly[J]. Hand Clin, 1990, 6(4): 577-588.

[9] Flatt A E. The care of congenital hand anomalies[M]. 2nd ed. St. Louis: Quality Medical Publishing, 1994:120-145.

[10] Elliott A M, Reed M H, Evans J A. Triphalangeal thumb in association with split hand/foot: a phenotypic marker for SHFM3? [J]. Birth Defects Res A Clin Mol Teratol, 2007,79(1): 58-61.

[11] Wang Z Q, Tian S H, Shi Y Z, et al. A single C to T transition in intron 5 of LMBR1 gene is associated with triphalangeal thumb-polysyndactyly syndrome in a Chinese family[J]. Biochem Biophys Res Commun, 2007,355(2): 312-317.

[12] Merolli A, Tranquilli Leali P, Cataldi L. Autosomal dominant transmission of bilateral "opposable" triphalangeal thumb[J]. Chir Organi Mov, 1999,84(4): 381-386.

[13] Wood V E. Treatment of the triphalangeal thumb[J]. Clin Orthop Relat Res, 1976, 120: 188-200.

[14] Dobbs M B, Dietz F R, Gurnett C A, et al. Localization of dominantly inherited isolated triphalangeal thumb to chromosomal region 7q36[J]. J Orthop Res, 2000,18(3): 340-344.

[15] Gurnett C A, Bowcock A M, Dietz F R, et al. Two novel point mutations in the long-range SHH enhancer in three families with triphalangeal thumb and preaxial polydactyly[J]. Am J Med Genet A, 2007,143(1): 27-32.

[16] Ogino T, Ishii S, Kato H. Opposable triphalangeal thumb: clinical features and results of treatment[J]. J Hand Surg Am, 1994,19(1): 39-47.

[17] Horii E, Nakamura R, Makino H. Triphalangeal thumb without associated abnormalities: clinical characteristics and surgical outcomes[J]. Plast Reconstr Surg, 2001, 108(4): 902-907.

[18] Hovius S E, Zuidam J M, de Wit T. Treatment of the triphalangeal thumb[J]. Tech Hand Up Extrem Surg, 2004,8(4): 247-256.

[19] El-Karef E. The non-opposable triphalangeal thumb: a new technique of management [J]. J Hand Surg Br, 2004,29(6): 544-551.

[20] Kozin S H. Syndactyly[J]. J Am Soc Surg Hand, 2001,1(1): 1-13.

[21] Lee H S, Park S S, Yoon J O, et al. Classification of postaxial polydactyly of the foot[J]. Foot Ankle Int, 2006,27(5): 356-362.

[22] Temtamy S A, McKusick V V A. The genetics of hand malformations[M]. New York: Alan R Liss, 1978:364.

[23] Rayan G M, Frey B. Ulnar polydactyly[J]. Plast Reconstr Surg, 2001,107(6): 1449-1454; discussion 1455-1457.

[24] Naruse T, Takahara M, Takagi M, et al. Early morphological changes leading to central polydactyly, syndactyly, and central deficiencies: an experimental study in rats[J]. J

Hand Surg Am, 2007,32(9): 1413-1417.

［25］Al-Qattan M M, Al-Thunayan A, De Cordier M, et al. Classification of the mirror hand-multiple hand spectrum[J]. J Hand Surg Br, 1998,23(4): 534-536.

［26］Daluiski A, Yi S E, Lyons K M. The molecular control of upper extremity development: implications for congenital hand anomalies[J]. J Hand Surg Am, 2001,26(1): 8-22.

［27］Harpf C, Hussl H. A case of mirror hand deformity with a 17-year postoperative follow up, case report[J]. Scand J Plast Reconstr Surg Hand Surg, 1999,33(3): 329-333.

［28］Innis J W, Hedera P. Clinical report two patients with monomelic ulnar duplication with mirror hand polydactyly: segmental Laurin-Sandrow syndrome[J]. Am J Med Genet A, 2004,131(1): 77-81.

［29］McCarthy J G. Plastic surgery[M]. 3rd ed. Philadelphia: WB Saunders, 1990: 5356-5362.

［30］Bhaskaranand K, Bhaskaranand N, Bhat A K. A variant of mirror hand: a case report[J]. J Hand Surg Am, 2003,28(4): 678-680.

第八章
低度发育

第一节　短指畸形

短指畸形（brachydactyly）是一种常染色体显性遗传性畸形，主要表现为由指骨、掌骨发育异常导致的指短小、畸形（图 8-1）。因其是手及手指的低度发育造成的，故又称为手及手指发育不良。目前普遍认为，短指畸形主要与遗传因素和环境因素相关，而药物导致的短指畸形也不容忽视。手及手指发育不良既可单独出现，又可出现在许多综合征之中，如 Apert 综合征、Poland 综合征等。该畸形可以表现为单个手指的部分缺失，也可以表现为一个或几个手指缺失，还可合并掌骨缺失而形成裂手畸形，严重者可为全手缺失。除了巨肢（指）症以外，几乎所有的先天性上肢畸形均可伴有不同程度的手及手指发育不良。创伤、感染等造成的指骨生长板损伤也经常导致短指畸形。拇指发育不良也属于手及手指发育不良，基于其治疗的特殊性，已将它列为专题论述。

单手指型的铲形手，或者 Apert 综合征、Poland 综合征中的手部发育不良，均有典型的短指或并指畸形，这类畸形有时被划入并指畸形范围。

一、病因

短指畸形主要由遗传因素和环境因素造成，亦可因压迫所致，如羊膜带或脐带缠绕压迫所致的子宫内截肢，可造成全手或肢体的缺肢畸形。药物性致畸则更为重要，如 20 世纪 60 年代初期沙利度胺事件造成大量胎儿的肢体畸形，尤以短指、无指畸形多见。亦有报道短指畸形与先天性梅毒和内分泌功能障碍有关，其发生机制是胚胎中期指骨的软骨内骨化受到干扰，骨化生长发生障碍或停顿，使指骨变短，手指亦短，甚至造成海豹手畸形。

家族遗传表现为常染色体显性遗传。首例孟德尔常染色体显性遗传病即 A1 型短指（趾）畸形症，在 1903 年由 Farabee 首次报道，并被世界大多数遗传学和生物学教科书引以为例。近 100 年来，世界各地的科学家潜心钻研其发病机制，却一直没有获得实质性的突破。

近年来随着人类基因组的完成，在基因诊断上亦不断有所突破，我国学者对本病的致病基因进行了精确定位（位点定在 2 号染色体 35～36 区），并首次发现了人类 IHH 基因和该基因上的三个突变位点是导致 A1 型短指（趾）症的直接原因。国外 2001 年亦成功地阐明了短指症的突变基因，这为人类预防和治疗本病提供了良好的基础。

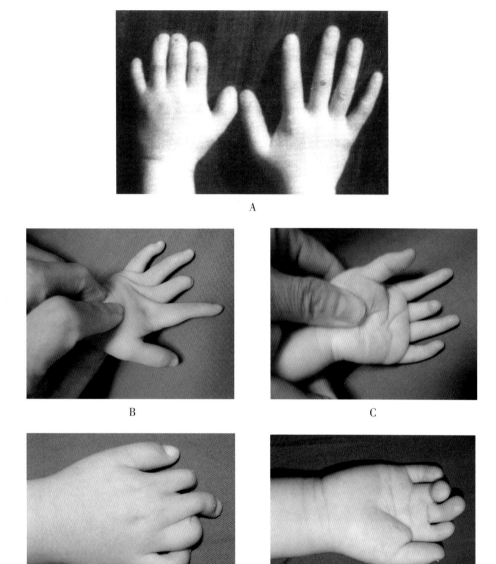

图 8-1　短指畸形

二、分类

（一）Blauth 和 Gekeler 分类

1971 年 Blauth 和 Gekeler 将短指畸形按严重程度进行了分型：

1 短指型（Ⅰ度）　部分或全部中节指骨短缩，常累及中央指列；拇指仍保留其正常大小和形状，但拇指根部常位于掌骨水平；腕关节发育异常，丧失旋转、屈曲等功能。常见全手均匀性缩小，涉及所有手指，患手与正常手相比明显短小，且随生长发育而生长（参见图 8-1）。

2 裂手型（Ⅱ度）　一个指列或中央多个指列严重发育不良，多见于尺侧部分，严重者一个或多个手指仅为一个肢芽样赘生物，可包含骨和软骨的残余。邻近的手指可出现弯曲畸形，指骨和关节发育不全，掌指关节、指间关节脱位或半脱位。

3 单一指型（Ⅲ度）　第 2～5 指缩小到仅剩一个带有指甲的残指；拇指可保留其外形和功能，但较短小，可伴有活动受限。

4 缺肢畸胎型（Ⅳ度）　手指全部缺失，仅为一驼峰样隆突。

（二）Bell 分类

Bell 在 1951 年分析了 124 个显性遗传的短指畸形家族后，根据解剖学形态，将遗传性非综合征性短指畸形分为 5 型：

1 A 型 又分为 4 个亚型：

（1）A1 型：第 2～5 指中节指骨及拇指近节指骨短小。

（2）A2 型：第 2 指中节指骨及拇指指骨短小，骨骺缺如，S 形指骨向桡侧弯曲。

（3）A3 型：第 5 指中节指骨短小伴桡偏畸形。

（4）A4 型：第 2～5 指中节指骨短小，拇指近节指骨分叉，第 5 指无功能。

2 B 型 第 2～5 指中节指骨短小，末节指骨短小或缺如。

3 C 型 第 2、3、5 指中节指骨短小，第 2、3 指近节指骨过长。

4 D 型 拇指近节短粗畸形。

5 E 型 第 3～5 指中节指骨短小。

三、临床表现

本病以手及手指短小为特征，可以是单纯性的手指指骨短小，也可以是掌骨短小造成的短指畸形。根据短缩的部位，可将短指畸形分为短末节指骨（brachytelephalangia）、短中节指骨（brachymesophalangia）、短近节指骨（brachybasophalangia）和短掌骨（brachymetacarpia）四类。此外还有少节指骨和多节指骨短小畸形，后者常在近节多一节指骨。短指可与并指同时存在，且表现出多种形式，可为两个三指节的短手指相并（图 8-2），或两个单指节的短手指相并（图 8-3）；亦可为拇指正常，而第 2～5 指的四个短手指相并（图 8-4）；甚至表现为全手，即拇指及第 2～5 指全部短小而相并（图 8-5）。如畸形仅限于一个或几个手指及其相应的掌骨，称为短指畸形；如畸形包括所有的手指时，称为小手畸形（图 8-6）。轻的短指畸形其外形或功能近乎正常，仅有一节指骨或一掌骨，或有某肌腱、肌肉发育不良。严重手发育不良病例，其手指形如豆状肉赘，附着在手掌远端，除了皮肤、皮下组织外，没有骨、关节、肌腱、肌肉成分；或是有短指存在，指端有不同程度的并指（图 8-7）。本病常累及胸壁（如 Poland 综合征），检查时应观察是否有胸壁异常。

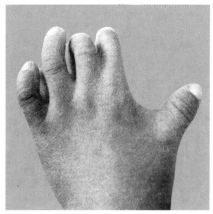
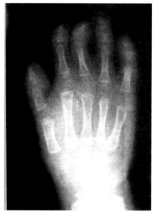

A   B

图 8-2 短指并指畸形：两个三指节的短手指相并

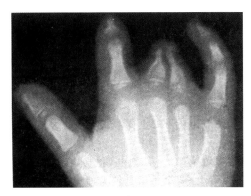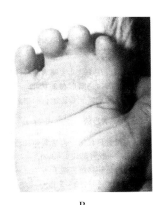

A B

图 8-3　短指并指畸形:两个单指节的短手指相并

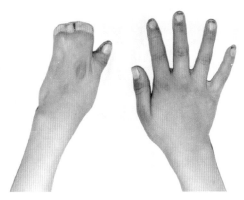

图 8-4　短指并指畸形:拇指正常,第 2～5指
的四个短手指相并

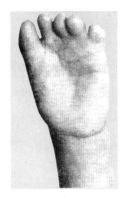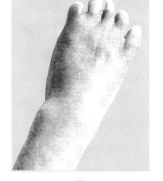

A B

图 8-5　小手并指畸形:全手短手指相并

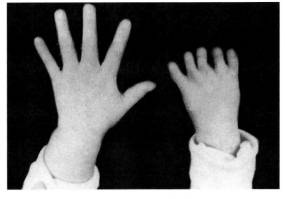

图 8-6　小手畸形

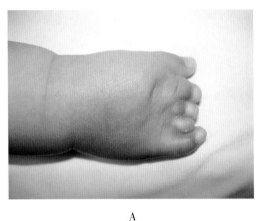
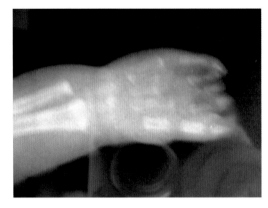

A   B

图 8-7　严重手发育不良

四、治疗

本病的治疗方法取决于手指缩短的程度、残存手指的状态以及身体其他部位的异常情况。

（一）非手术治疗

单个手指缩短，特别是小指，常不需要手术治疗。虽然单个手指缩短外形不佳，但往往对手功能影响不大，况且手指延长后目前尚不能很好地改善其功能，还可能导致其他症状出现。

（二）手术治疗

除部分单个短指畸形外，其他各类短指畸形几乎均有手指的功能障碍，因此需手术恢复并重建手指功能。对于第Ⅱ～Ⅳ度短指畸形患者，手术的主要目的是改善手的抓握和对指功能。

学龄前是Ⅰ、Ⅱ度畸形的最佳手术时机，关节固定需到骨骺闭合的年龄。手术方法如下：

1　掌骨延长术　在短缩的掌骨背侧纵行切开，将指伸肌腱牵向一侧，显露掌骨干，在掌骨近中 1/3 交界处行两个 V 形截骨，向远侧显露深部的掌横韧带并切开，剥离掌骨两侧的骨间肌。牵引掌骨，在髂嵴取骨，塑形后置入空隙，用克氏针固定。在合适的位置重新将骨间肌固定在掌骨或移植骨上，缝合皮肤，石膏夹板外固定。术后 3 周开始活动手指，6 周后拔除克氏针。

2　牵引延长术　Arslan 和 Miyawaki 曾报道应用骨牵引器治疗短指畸形，这也是目前较常用的方法。需分次手术，第一阶段牵拉骨间隙至合适的长度，或达到神经、血管、皮肤的限度；第二阶段自髂嵴、尺骨、腓骨等部位取骨块后置入骨间隙，并用克氏针固定。

3　足趾移植术　首选第 2 足趾，如需要也可选其他足趾。对于Ⅲ度短指畸形拇指完好、第 2～5 指缺如者，本方法较为理想，再造 1～2 个手指，可恢复手指运动功能，外形亦较满意。但手术难度较高。

4　关节成形术　主要手指关节或掌指关节强直影响功能者，可行关节成形术。

5　并指分离术　对合并并指者，可根据情况行并指分离术，尤其是小手畸形伴并指的患者，应尽早做并指分离术，以改善手的外形，为锻炼手指功能提供条件。

6　植骨、皮管延长术　取髂骨块延长手指，再采用皮管修复。其手术方法较为简单，但再造手指臃肿、难看，功能亦不满意，故现已较少应用。

本病为遗传性疾病，预防尤为重要，是否能够通过基因工程技术寻找新的预防和治疗方法，有待进一步探讨。

第二节 短并指畸形

短并指畸形（brachysyndactyly）为手指短缩与并指同时存在的复杂畸形。在许多综合征中均可见短并指畸形，如 Apert 综合征、Poland 综合征等。

Poland 综合征是一种早已报告过的罕见的先天性畸形，包括一侧胸肋骨发育不良，一侧胸大肌、胸小肌及上肢发育不良。女孩常常发生在右侧，且伴有乳房发育不良。手发育不良表现为患手短小、并指及短指，常因先天性并指而就诊。其病因常认为是锁骨下动脉系列畸形。

一、治疗时机的选择

并指的治疗时机应根据患儿的全身状况、手功能损害状况、并指部位、麻醉的安全性及家长的要求而定。如果情况允许，应在 5～6 个月前进行手术；若为骨融合并指，手术可以推迟，但应尽可能在 2 岁以前进行；如果由于一些别的原因需要推迟手术，也应尽可能在进小学前完成治疗。

单纯皮肤并指畸形仅仅是将手指分开，手术方法简单，但手术效果要达到近乎正常还是不容易的。采用显微外科技术，即使是新生儿的并指分指手术，在技术上是不困难的，关键是要有准确的皮肤 Z 形切口，并做到无张力缝合，用皮瓣修复指蹼，皮肤缺损需要皮片移植。如果有可能，经验丰富的医师可为出生后不久的患儿安排并指分指。在复杂性并指的矫正中，伴有骨融合畸形者，手术时间可安排得晚一些。交叉性短指并指的整形术宜在 6 个月～2 岁时施行。手术原则是修复和再造主要手指的形态和功能，必要时需牺牲较少功能的手指和增加重要手指的长度。四个手指并指的分指术有时需分次进行。

二、手术方法

手术方法包括：①并指畸形的分指术，这是必须最先考虑的手术；②骨延长术，包括指骨延长及掌骨延长，是矫正短指畸形的主要手术；③铲形手往往有大鱼际肌存在，将并联的桡侧手指拇指化是简单有效的手术；④严重的手发育不良因手指缺失，可进行足趾移植，作拇指及中指再造，或拇指、中指及环指再造。

张元平、宋修军等采用分指及指蹼上移术治疗复杂性短小并指畸形获得了满意效果，因皮瓣游离范围大、指蹼重建位置高，因而预留了一定的生长空间。较长时间后随访，可见指蹼位置较术前上移，可达到分指、延长手指从而治疗短并指畸形的目的。

三、典型病例

患儿男性，8 岁，Poland 综合征铲形手畸形。在全麻下手术，进行铲形手分指，第 1 掌骨拇指化，截骨旋转至对掌位，虎口用局部皮瓣修复，不足之处以游离植皮修复（图 8-8）。

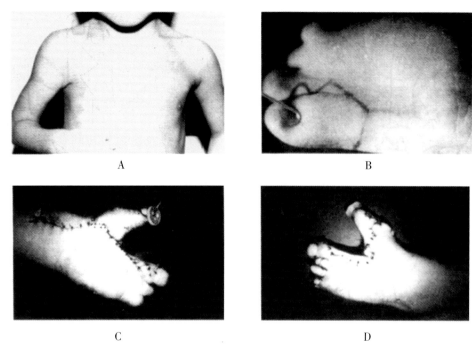

图 8-8　Poland 综合征铲形手畸形的分指术

A. 术前　B. 皮肤切口设计　C、D. 术后

第三节　手屈肌、伸肌发育不良

一、指浅屈肌异常

（一）分类

指浅屈肌异常有三种类型：

1　长肌型　指浅屈肌肌腹从前臂延伸至腕管远端。

2　短肌型　指浅屈肌不是起于前臂,而是起于腕横韧带、掌腱膜;或一个异常肌腹起于它本身。

3　二腹肌型　异常肌腹位于手掌,代替部分肌腱,两端肌腱相连。

（二）临床表现

指浅屈肌异常常无任何症状。报告的病例多因出现局部肿块而误诊为软组织肿瘤或在腕管综合征手术时被发现。

（三）治疗

无症状者可不予处理,局部肿块突出或压迫周围组织,尤其是出现神经压迫症状时可将其切除。指深屈肌功能完好者,切除指浅屈肌后其肌腱可不予修复。

伴有鱼际肌和拇长屈肌缺失者,保留该异常肌腹近端的血管神经支配,将其游离,从两段的肌腱处切断,并将其移位,用以替代拇短展肌,即将该肌腹的近端缝于腕横韧带,远端通过皮下隧道缝到拇指桡侧侧腱束,使拇指处于外展对掌位。同时切取环指指浅屈肌腱,将其移位,固定于拇指末端,代替拇长屈肌腱。

二、拇长屈肌异常

单纯的屈肌腱异常报道最多的是拇长屈肌。在解剖学上,拇长屈肌和食指指深屈肌间的异常肌腱连接最为常见。当屈曲拇指指间关节时,食指的近、远侧指间关节亦屈曲。

（一）分类

1　单纯拇长屈肌缺失　单纯拇长屈肌缺失于1895年首次报道。在发育过程中,拇长屈肌的形成和生长是与指深屈肌分离的。单纯拇长屈肌腱缺失已有很多报道,并观察到在缺失的肌腱处有残余的纤维组织,将其牵拉可产生指间关节屈曲。

2　复杂拇长屈肌异常　即拇长屈肌异常合并其他异常,如异常的拇长屈肌与拇长伸肌的桡侧缘互相连接,阻碍指间关节屈曲,并使拇指外展;鱼际肌发育不良,拇长屈肌腱位于腕管掌侧或经腕横韧带;尺侧侧副韧带松弛及功能不全;拇长屈肌与指深屈肌共一个肌腹等。

（二）临床表现

拇长屈肌异常的临床表现主要有两种:一种为单纯性,即在婴儿或幼儿期即存在指间关节屈曲障碍,可为单侧或双侧,某些病例有家族史;另一种表现为拇长屈肌腱附着到拇长伸肌腱的止点,屈曲指间关节时拇指产生外展,并常伴有拇指发育不良,拇指指间关节皮纹消失。

（三）治疗

1　单纯拇长屈肌缺失　其手术治疗应具备两个先决条件:①手指关节被动活动良好;②患儿在康复过程中能够充分合作。

2　伴有腱鞘缺失的拇长屈肌缺失　拇长屈肌缺失通常伴有腱鞘缺失,重建肌腱时还需要重建腱鞘,特别是A2滑车,亦可采用伸肌支持带重建A2滑车。如拇长屈肌缺乏肌腹,则可将环指指浅屈肌腱移位重建拇长屈肌腱。

三、拇长伸肌异常

手指伸肌异常较罕见,1934年Zadek首次报道了双手拇长伸肌缺失,并发现在一个家族中有遗传倾向。

（一）临床表现

典型的单纯拇长伸肌发育不良或缺失表现为拇指处于屈曲位,其指间关节伸直障碍;但在某些病例,因拇短伸肌存在,且其止点位于拇指远端,其指间关节可能能够伸直,检查时应注意。

（二）治疗

单纯拇长伸肌缺失的治疗方法:

1　食指固有伸肌腱移位　将食指固有伸肌腱从其掌指关节背侧处切断,并将其从腕背部的切口中抽出,通过皮下隧道引至拇指指间关节背侧,固定于拇指末节指骨基底背侧。

2　桡侧腕伸肌腱移位　对于食指固有伸肌腱异常的病例,可将桡侧腕长伸肌于其止点处切断,通过肌腱移植予以延长,再通过皮下隧道引至拇指指间关节背侧,固定于拇指末节指骨基底部背侧。

四、指伸肌异常

（一）临床表现

指伸肌异常的发生率从高到低依次为指总伸肌→食指固有伸肌→拇长伸肌→小指固有伸肌。其临床表现为所累及的手指掌指关节伸直障碍。

（二）治疗

将环指的指浅屈肌腱通过骨间膜引至腕背，用于修复拇长伸肌缺失。将桡侧腕短伸肌从其止点处切断，切取掌长肌腱移植予以延长，用以修复食、中指指总伸肌缺失。

（陈博　马亮　李东平　孙晟君　姚建民　王炜）

第四节　Madelung 畸形

Madelung 畸形（Madelung deformity）又称先天性远端尺桡关节半脱位、腕关节进行性半脱位等。1839 年 Dupuytren 首先报道了这种畸形，1878 年 Madelung 对这一畸形的临床表现首次进行了详细描述，故称为 Madelung 畸形。这种畸形是由于桡骨远端尺、掌侧部分骨骺发育障碍，而尺骨继续正常发育，导致尺桡骨远端不在同一平面内所引起的半脱位。

本病女性多发于男性，多见于 6~13 岁儿童。通常双侧发病，但两侧畸形的程度不一定相同。Madelung 畸形的发病原因并不十分明确，通常认为是软骨发育不良的遗传性疾病，通过显性基因伴不完全性外显率遗传。

一、临床表现

Madelung 畸形是由胚胎期部分桡骨远端骨骺生长发育障碍所致，故在发病早期症状往往不明显，有些患者出现腕部疼痛时才到医院就诊。Madelung 畸形的临床表现主要为腕关节畸形、疼痛，腕关节不稳定和腕关节运动障碍等。

（一）畸形

畸形是 Madelung 畸形的主要症状，桡骨远端的掌、尺侧骨软骨发育不良是导致畸形的主要原因，腕部尺侧可见尺骨向背侧突出，远端尺、桡关节呈脱位表现，手部偏向尺侧（图 8-9）。

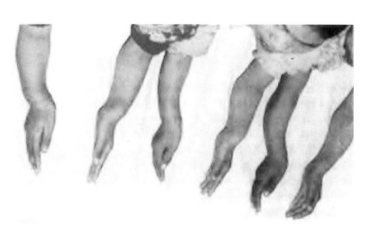

图 8-9　Madelung 畸形

（二）疼痛

由于腕关节长期处于非功能位，不正常的关节软骨发育使关节易于磨损，长时间后易于形成创伤性关节炎，腕关节运动时就会出现疼痛，随着创伤性关节炎的逐渐加重，疼痛也会加剧。

（三）腕关节不稳

严重畸形患者的桡骨远端关节面尺倾角大于45°，手如同悬挂在桡骨远端，尺桡关节脱位，出现腕关节不稳。由于腕关节不稳产生手部乏力，且逐渐加重。

（四）运动障碍

一般表现为腕关节背伸及尺偏动作受限，同时有前臂旋前、旋后受限，以旋后受限为明显，而屈腕时活动范围反而增大。

二、X线表现

Madelung畸形的诊断主要依据临床症状体征及X线检查结果。

早期X线片显示桡骨骨干呈弓形弯曲，干骺端呈截断状，骺核尖细，如同被削去一部分一样。随着年龄的增长，弓形弯曲更加明显，桡骨远端的发育明显不对称，其尺侧部分和掌侧部分发育差，干骺端呈三角改变，并出现软骨发育不良。桡骨尺侧和掌侧部分骨骺闭合比正常的桡侧部分早，可以提前数年。典型的X线片可见桡骨远端关节面和骨骺线向尺侧倾斜，尺倾角可大于45°，内侧部分骨性愈合；尺骨远端旋转、硬化，骨骺线和关节面向桡侧倾斜；近排腕骨近端由曲拱圆形变成尖顶形，腕骨角可小于90°。X线侧位片见桡骨呈弓形弯曲，桡骨远端关节面向掌侧倾斜，掌倾角可大于25°，月骨被隐埋于其中，尺骨远端向背侧凸起。腕骨改变的程度与病情的严重程度呈正相关，但其X线片都具有以上基本特征（图8-10）。

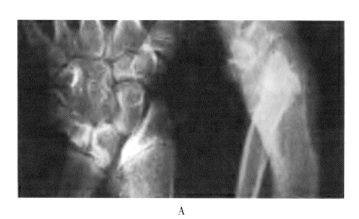

A

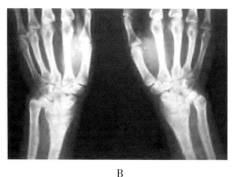

B

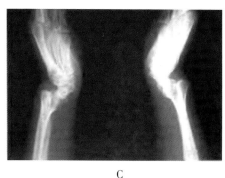

C

图8-10　Madelung畸形的X线表现
A. 单侧畸形　　B、C. 双侧畸形

三、治疗

Madelung畸形的治疗以手术治疗为主，儿童患者的手术时间宜在12岁以后。手术术式应根据畸形程度、病变情况、医师的经验而选择。

（一）手术适应证

腕关节疼痛、明显畸形及活动受限是手术治疗的适应证。

（二）麻醉

一般选择臂丛神经阻滞麻醉；若为儿童或其他原因不宜使用臂丛神经阻滞麻醉时，可采用全身麻醉。

（三）手术方法

1 腕关节松解术　于前臂掌侧腕横纹近端约 1.5cm、腕关节上方正中作纵向切口，切开皮肤、皮下组织后显露掌长肌、桡侧腕屈肌、正中神经，将其向桡侧牵开，显露切口处指屈肌腱，并将其向尺侧牵开，注意保护正中神经。向深部钝性分离，切开远侧的旋前方肌，显露桡骨远端的病变区，此时即可发现连接月骨近端与桡骨远端异常肥厚的桡月韧带和其他异常软组织。将其全部切断，然后沿远侧尺桡关节的桡骨面，由桡腕关节的桡骨面开始纵行切除约 5mm 长的少许骨皮质。

在松解异常增厚的韧带时，应注意避免损伤正中神经和指屈肌腱。切开旋前方肌时，注意避开骨间掌侧动脉。放松止血带，彻底止血，防止术后血肿形成和肌腱粘连。

此手术适用于病变早期，松解后可使桡骨的发育过程得到改善，减轻畸形。

2 尺骨远端切除及骨间背侧神经切除术　在前臂远端 1/3 处尺侧作倒 L 形切口，切开皮肤、皮下组织，沿尺侧腕伸肌和尺侧腕屈肌之间分离，显露尺骨远端，此时可见尺骨头向背侧突出，位于手背近端尺侧深筋膜深面。切开尺骨骨膜，钝性分离，在距尺骨茎突约 4cm 处截断尺骨，将其远端切除（图 8-11）。

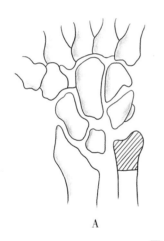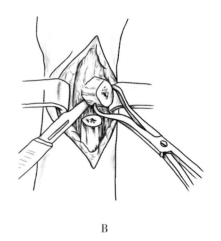

A　　　　　　　　　　　　　　　B

图 8-11　尺骨远端切除术
A. 手术设计　B. 尺骨远端切除

尺骨远端切除后，为了保持尺骨近端的稳定，可将尺侧腕屈肌腱从其止点处劈开一半，向近端切取适当长度，并将其环绕尺骨近端的断端予以缝合（图 8-12）。

在此切口内，于尺桡骨骨间膜找到骨间背侧神经远侧部分，将其切除 2mm 左右，以减轻腕部疼痛。冲洗伤口，彻底止血，置橡皮条引流后缝合伤口。术后 24 小时拔除引流条，2 周拆线，进行功能锻炼。

手术注意事项：①尺骨远端的切除不能太少，以免因切除范围不够而不能改善旋转功能；②若腕部疼痛不严重，可不必切除骨间背侧神经；③术中勿损伤尺神经手背支；④桡腕关节的关节面已破坏或有创伤性关节炎时不宜行此手术，可行桡腕关节融合术；⑤此手术无法改善腕关节的稳定性。

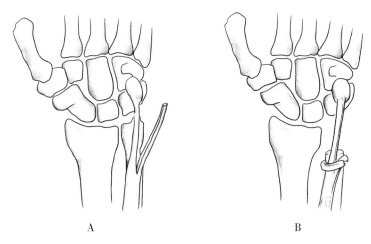

图 8-12 尺骨远端切除后用腕屈肌腱条固定
A. 劈下尺侧腕屈肌腱条　B. 将腱条绕过尺骨残端予以固定

3 尺骨远端切除及桡骨远端楔形截骨术　在前臂背侧远端的尺、桡侧分别作纵向切口。在尺侧切口内显露尺骨远端，将其切除 4cm 左右。在桡侧切口内切开皮肤、皮下组织，在肱桡肌与桡侧腕长伸肌之间钝性分离，显露桡骨，距桡骨茎突约 5cm 处切开骨膜并钝性分离，在骨膜下楔形截骨。截除桡骨骨块的大小应根据畸形程度而定，截骨后的桡骨远端关节应维持在掌倾 15°、尺偏 30° 左右的位置并用钢板螺钉固定。冲洗伤口，彻底止血，置橡皮条引流后缝合伤口。术后 24 小时拔除引流条，2 周拆线，6 周可拆除外固定，行功能锻炼（图 8-13）。

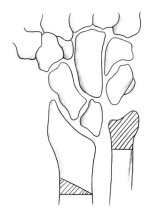

图 8-13 尺骨远端切除及桡骨远端楔形截骨术

手术注意事项：①术前应设计好楔形截骨的角度；②截骨时，应将桡骨尺侧的少许骨皮质及骨膜保留完整，以免完全截断后造成手术困难或侧方移位；③截骨面对合不严时可用所截骨块切碎后回置。

4 桡骨远端楔形截骨及尺骨缩短术　分别在桡、尺骨远端的两侧作纵向切口，与尺侧腕屈肌和尺侧腕伸肌之间暴露尺骨远侧段。在距尺骨茎突约 4cm 处截除一段尺骨，截骨量应根据畸形程度而定，并使尺骨头与桡骨远端关节面的尺侧缘相平行，将尺骨近远端靠拢后以钢板固定（图 8-14）。按上述方法楔形截除桡骨，以钢板固定。冲洗伤口，彻底止血，两侧各置橡皮条一根，缝合伤口，包扎后石膏固定。术后 24 小时拔除引流条，2 周拆线，6 周可拆除外固定，行功能锻炼。

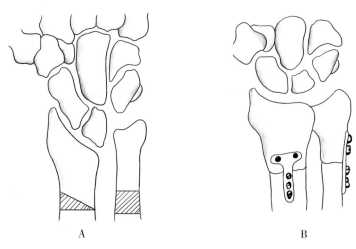

图 8-14　桡骨楔形截骨及尺骨缩短术

手术注意事项:①尺骨短缩后尺骨头回缩,重建远侧尺桡关节;②尺骨短缩有困难时,应松解尺骨头周围的软组织;③此手术适用于青少年或儿童,尺骨头向远端突出不太明显者,能明显矫正畸形,解除疼痛,保持腕关节稳定性,改善腕关节功能;④对于远侧尺桡关节不稳定者,此手术尺桡关节重建的效果不确切,且易发生创伤性关节炎。

5　远侧尺桡关节融合及尺骨假关节形成术　在前臂远侧 1/3 尺侧作倒 L 形切口,在尺侧腕伸肌、腕屈肌肌腱之间暴露尺骨,于尺骨近端 2cm 处切除尺骨 1.5~2cm(连同骨膜一并切除)形成骨缺损。将尺骨小头近端回缩至桡骨切迹处,在桡骨切迹和尺骨小头的尺侧缘分别凿一粗隆骨面,使两骨面对合并用螺钉固定(图 8-15)。冲洗伤口,彻底止血,置橡皮条一根,缝合包扎伤口。术后 24 小时拔除引流条,2 周拆线,可早期行功能锻炼。

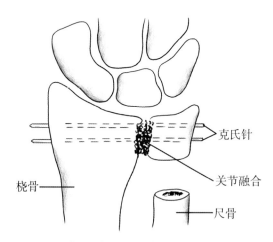

图 8-15　远侧尺桡关节融合及尺骨假关节形成术

手术注意事项:①术中所造成的尺骨缺损应在 1.5~2cm 之间,不能太少,否则尺骨会重新形成骨愈合;②必要时可用旋前方肌等附近的组织瓣填塞,以保证尺骨的假关节形成,代替远侧尺桡关节而重建前臂旋转功能;③如果远侧尺桡关节已经形成骨愈合,或尺骨移位不多且很稳定,不必重新固定;④如果桡骨远侧关节面尺偏角度太大,可同时作桡骨楔形截骨,以矫正畸形,改善腕关节桡偏角度。

本方法可以明显矫正畸形,保持腕关节的稳定,消除疼痛和改善旋转功能。

　　6　Vickers 韧带松解＋骺板松解术　1992 年，Vickers 和 Nielson 发现桡骨远端骨骺的掌尺侧与腕骨间存在着异常韧带（Vickers 韧带），该韧带起始于桡骨远端骨骺的掌尺侧，止于月骨和三角纤维软骨复合体。组织检查学证实 Vickers 韧带是由纤维组织和纤维软骨组织构成，Murphy 等则观察到 Madelung 畸形患者的旋前方肌存在双止点，但其他学者认为这些异常结构的出现可能与软组织需要支撑腕骨而出现的代偿性反应有关。目前尚无文献证明 Vickers 韧带是 Madelung 畸形的始动因素还是继发性软组织反应。

　　Vickers 韧带松解术适用于儿童早期 Madelung 畸形，手术目的在于恢复桡骨的生长。沿桡侧腕屈肌腱表面作纵向切口（Henry 切口），向尺侧牵开桡侧腕屈肌腱，切开其腱鞘，显露旋前方肌，沿其桡侧缘切开其止点，保留部分软组织以备缝合。在骨膜下向尺侧剥离旋前方肌，在桡骨远端尺侧可以显露粗壮的 Vickers 韧带，其厚度为 5～7mm。切断 Vickers 韧带，松解其软组织束缚。根据术前 X 线平片及术中透视，刮除桡骨远端骺板掌尺侧的骨桥，术中应避免损伤邻近的骨骺软骨。同时将周围的脂肪组织或旋前方肌肌瓣刮除，防止骨桥复发。修复旋前方肌，闭合切口，短臂管形石膏固定腕关节 2 周。术后 6 个月通过 X 线平片密切观察桡骨的生长。

　　7　桡骨远端拱形截骨＋Vickers 韧带松解术　对于青少年 Madelung 畸形，畸形明显，且桡骨骺板生长潜能有限者，采用桡骨拱形截骨＋Vickers 韧带松解术。

　　全麻下，上臂上止血带。沿桡侧腕屈肌腱走行作纵向切口，起始于掌侧腕横纹，向近侧延长，长约 8cm。分离桡动脉与桡侧腕屈肌腱间隙，显露深面的旋前方肌。切开旋前方肌在桡骨的止点，保留部分软组织，以备修复旋前方肌。向尺侧剥离旋前方肌，显露桡骨干骺端、增厚的掌侧桡月韧带及三角纤维软骨复合体。在月骨桡侧切开关节囊，在桡骨远端掌尺侧切断 Vickers 韧带。环行剥离桡骨干骺端骨膜后，在干骺端、下尺桡关节近侧作月牙形切骨，月牙弧向近侧凸起。用弧形骨凿通过桡骨掌侧切骨线、干骺端及背侧皮质完成截骨，使桡骨远端骨块的近端呈拱形。桡骨远端骨块通过腕骨、三角纤维软骨复合体连接于尺骨，并通过背侧骨膜连接于近侧桡骨块。轴向牵拉，复位手与尺骨的位置关系，使远侧桡骨块产生桡偏和背伸。术者用拇指挤压远侧桡骨块，使其向背侧移位。矫形后以两枚克氏针经桡骨茎突固定（图 8-16）。用后前位及侧位 X 线透视评估手与前臂轴线、截骨面对位及克氏针的位置。用咬骨钳切除突起的掌侧骨皮质，将其作为植骨材料填塞于背侧骨膜下方。闭合切口前作预防性前臂深筋膜切开，缝合旋前方肌，闭合切口。

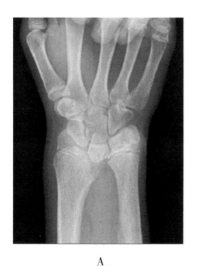
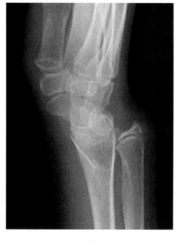

A　　　　　　　　　　　　　　　　　　B

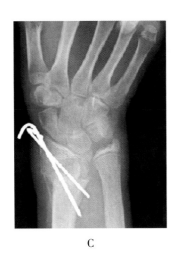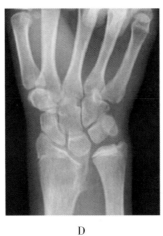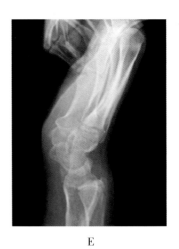

C   D   E

图 8-16　桡骨远端拱形截骨

A、B. 术前 X 线表现　C. 桡骨拱形截骨,克氏针经桡骨茎突固定　D、E. 术后 6 周桡骨愈合情况

对于严重畸形或尺骨仍具有生长潜能的病例,可同时行骨骺固定术或尺骨短缩术。在尺侧腕伸肌腱和腕屈肌腱之间作切口,在皮下组织内保护尺神经手背支,显露尺骨远端骺板。对于尺骨无明显正变异者,显露骺板,予以刮除,以皮质骨或松质骨填塞;对尺骨正变异明显者,切除相应尺骨,以接骨板固定。截骨平面尽量靠近尺骨干骺端,但不要累及下尺桡关节。截骨面上下各用两枚螺钉固定。术后过肘位管形石膏固定,6 周后检查骨折愈合后,拆除石膏,拔针,进行功能练习。

(徐靖宏　于一佳　王炜　路来金　宫旭　姚建民　谢庆平)

第五节　先天性手发育不良

一、Apert 综合征

1906 年,Eugene Apert 报道了 9 例具有相似特点的畸形病例:前额宽而高,枕部扁平,眼距增宽,眼外眦低于内眦,下颌突出而上颌骨短小;手完全的呈勺状,尖端变细,多双侧对称,食、中、环指呈骨性并指,只有一个指甲,而小指与环指则呈简单并指,拇指与食指亦可出现并指,或表现为拇指短小,向桡侧弯曲。Apert 将其命名为尖头-并指畸形。Apert 综合征临床罕见,发生率为 1/20万。

（一）手部畸形的表现与分型

Apert 综合征的手部畸形明显,第 2～4 指末节指骨融合,形成复杂并指,三指指甲形成并甲,第 4、5 掌骨基底在 5 岁以后形成骨性融合,但第 4、5 指则表现为不同程度的简单并指畸形,第 2～5 指的近侧指间关节及拇指的指间关节存在粘连。尽管在 X 线上指骨之间存在分隔,但实质上并非关节,因此,患儿的手指从婴儿期至儿童期逐渐出现屈曲障碍,除掌指关节及小指近侧指间关节外,其他关节均出现僵硬。近节指骨的骺板出现半侧闭合是导致食指或小指侧弯畸形的原因。

在 Apert 综合征患儿,拇指经常与食指形成并指,其掌指关节总是表现为严重的桡侧侧弯畸形。Fereshetian 和 Upton 证实,拇指的侧弯畸形是拇短展肌在拇指末节存在异常的止点所致,因此,对于拇指的侧弯畸形,应以松解拇短展肌为主,而不应采用近节截骨矫形。

1991 年,Upton 将 Apert 综合征的手部畸形分为三型:

1 Ⅰ型 手呈铲形,拇指与食指间存在虎口,但虎口间隙浅;食、中、环指呈复杂并指,环、小指呈简单并指(图 8-17)。

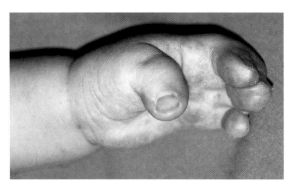

图 8-17 Ⅰ型:铲形手

2 Ⅱ型 手呈勺形,拇指与食指呈部分或完全的简单并指,食、中、环指呈复杂并指,环、小指呈完全的简单并指(图 8-18)。

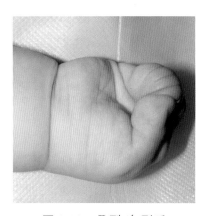

图 8-18 Ⅱ型:勺形手

3 Ⅲ型 手呈玫瑰花蕾状,拇指与食指呈复杂并指,远端存在骨性融合,拇、食、中、环指远端背侧覆盖一个宽的指甲;小指与环指之间无骨性融合,但呈完全的简单并指。在部分病例存在五指远端的骨性融合(图 8-19)。

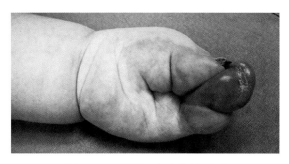

图 8-19 Ⅲ型:玫瑰花蕾形手

(二) 手部畸形的治疗

尽管目前的医疗技术不能改变 Apert 综合征手部畸形的外观和僵硬的关节,但是,积极的手部畸形矫治可以明显提高患手的功能。尤其是Ⅲ型手畸形,如果不予以矫治,患儿只能用双手完成抓持动作。

Apert综合征手部畸形的矫治主要包括开大第1和第4指蹼。尽管拇指的运动功能受限,但开大虎口后拇指与食指间的夹持对于患手的功能至关重要。由于Apert综合征患者的小指运动功能最佳,因此开大第4指蹼可以有效地增强患手的握持功能。Apert综合征的并指分指术与普通并指分指术的原则一致,多采用手背皮肤作为组织供区,设计局部皮瓣形成虎口或指蹼,相邻指的侧缘采用全厚皮片植皮覆盖。Apert综合征患儿手部多汗,术后手部汗液浸渍植皮区,往往导致植皮坏死,并指复发,因此应予以注意,尽量选择非炎热季节治疗。对于第2~4指指端的并甲畸形,可采用末节指腹Z成形术形成甲周皮。

拇指侧弯畸形的矫正对于患手功能的提高并无意义,但是可以有效地改善外观。目前多采用在拇指末节松解拇短展肌止点,将其短缩后缝合于拇指近节基底的方法。

僵硬的第3、4指分指术对于手部功能的提高并无意义,但对于外形的改善具有一定意义。Dobyns等建议切除食指列,增加虎口的距离,以改善手的功能。

Apert综合征手部畸形的矫治需要多次手术完成,二次松解复发的并指或挛缩可达13%~18%,因此,如何制定治疗策略以减少手术次数至关重要。

对于Apert综合征手部畸形的Ⅰ型和Ⅱ型,手术治疗可以保留五指;而对于Ⅲ型,由于骨骼畸形严重,需要切除一个指列,以减少手术次数。如果确定畸形的分型后,即可确定保留四指还是五指,从而将手术次数限制在3次。

对于Ⅰ型和Ⅱ型,第一次手术应在患儿12个月以内进行,完成双手的虎口开大、第3指蹼成形和拇指侧弯畸形的矫治;第二次手术安排在6个月后,分开一只手的第2和第4指蹼;再过6个月进行第三次手术,完成另一只手的第2和第4指蹼成形。

对于Ⅲ型,第一次手术应在患儿12个月以内进行,完成双手的虎口开大、第4指蹼成形及拇指侧弯畸形的矫治,同时切除第4指列或第3指列;第二次手术安排在6个月后,完成一只手的第2指蹼成形;再过6个月进行第三次手术,完成另一只手的第2指蹼成形。

二、Poland综合征

Poland综合征最早由Alfred Poland于150年前报道,其发生率为活产新生儿的1/30000,具体表现为单侧胸大肌的胸肋头发育不良,同侧手发育不良伴简单并指和短指畸形。多数病例无家族史,男性多于女性,右侧多于左侧。

(一)手部畸形的表现与分型

Poland综合征可以根据胸大肌发育不良或缺如及手部畸形予以确诊。Al-Qattan将Poland综合征的手部畸形分为七型:

1　Ⅰ型　手发育正常。

2　Ⅱ型　手功能正常,但与健侧比较手外形较小。

3　Ⅲ型　手的五列均存在,但有不同程度的手发育不良,表现为短小和并指畸形,并指为简单并指。可出现前臂、上臂短缩畸形,其短缩程度与手发育不良成正比。此型的另一特点是手指中节指骨发育不良或缺如,其缺损程度与手指短缩程度成正比。在严重病例,手指中节指骨完全缺如,呈单关节手指(图8-20)。

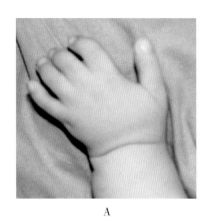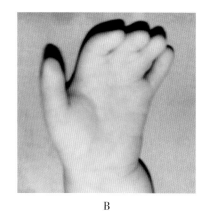

A　　　　　　　　　　　　B

图 8-20　Ⅲ型：单关节手指

4　Ⅳ型　手指的一列或多列缺如(图 8-21),根据缺如的程度可分为 5 个亚型:A 型,为桡侧列手指缺如,伴漂浮拇指或拇指缺如;B 型,为食指缺如;C 型,为食指和中指缺如;D 型,为中央列手指缺如,可形成分裂手畸形;E 型,为尺侧列手指缺如。

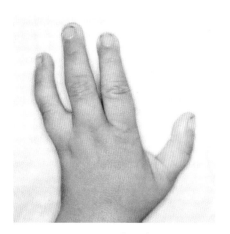

图 8-21　Ⅳ型：手指缺如

5　Ⅴ型　所有的手指均无功能,外形呈小瘤样(图 8-22)。

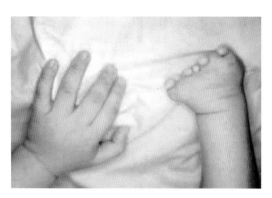

图 8-22　Ⅴ型：无功能手指

6　Ⅵ型　为无手畸形(acheiria),横行缺损平面可以在腕关节以远,残留掌骨残迹;也可在腕关节以近。

7 Ⅷ型 为缺肢畸形(phocomelia-like deficiency)。

(二)手部畸形的治疗

Poland 综合征手部畸形的Ⅰ型、Ⅱ型无须治疗。Ⅲ型需要行并指分指及虎口加深治疗,其术后功能相对较好,但外形的改善取决于手发育的程度。在Ⅳ型中,A型需要行拇指重建(足趾游离移植或食指拇指化);D型需要加深手裂隙,以改善手指的抓握功能。Ⅴ型需要足趾游离移植再造手指。Ⅵ型及Ⅶ型需要应用假肢。

(路来金　宫旭)

[1] Temtamy S A, Aglan M S. Brachydactyly[J]. Orphanet J Rare Dis, 2008,3:15.

[2] Blauth W, Gekeler J. Morphology and classification of symbrachydactylia[J]. Handchirurgie, 1971,3(4): 123-128.

[3] Blauth W, Gekeler J. Symbrachydactylias[J]. Handchirurgie, 1973,5(3): 121-174.

[4] Wolfe S W, Hotchkiss R N, Pederson W C, et al. Green's operative hand surgery [M]. 6th ed. New York: Churchill Livingstone, 2011.

[5] Miyawaki T, Masuzawa G, Hirakawa M, et al. Bone-lengthening for symbrachydactyly of the hand with the technique of callus distraction[J]. J Bone Joint Surg Am, 2002,84(6): 986-991.

[6] Arslan H. Metacarpal lengthening by distraction osteogenesis in childhood brachydactyly[J]. Acta Orthop Belg, 2001,67(3): 242-247.

[7] 王炜.整形外科学[M].杭州:浙江科学技术出版社,1999.

[8] 洪光祥,王炜.手部先天性畸形[M].北京:人民卫生出版社,2004.

[9] Vasileva P, Radev R. Poland syndrome—clinical study[J]. Akush Ginekol (Sofiia), 2007,46(2): 16-19.

[10] 张元平,郭飞,裴国献.回顾性研究复杂性短小并指畸形的治疗[J].中国医疗前沿,2008,3(12):3-4.

[11] 宋修军,曲永明,王葵光.指蹼上移术治疗先天性短并指畸形[J].整形再造外科杂志,2005,2(1):32-37.

[12] Yao J M, Song J L, Sun H, et al. Repair of incomplcte simple syndactyly by a web flap on a subcutaneous tissue pedicle[J]. Plast Reconstr Surg, 1997,99(7): 2079-2081.

[13] Xu J H, Hong X Y, Yao J M, et al. A long-term follow-up and improvement of the repair of incomplete syndactyly by web flap on a subcutaneous tissue pedicle[J]. Plast Reconstr Surg, 2009,124(1): 176-177.

[14] Elliot D, Khandwala A R, Kulkarni M. Anomalies of the flexor digitorum superficialis muscle[J]. J Hand Surg Br, 1999,24(5): 570-574.

[15] Nicholas S, Eric M, Christopher L. Anomalous flexor digitorum superficialis muscle belly presenting as a mass within the palm[J]. Can J Plast Surg, 2007,15(1): 44-46.

[16] Lutes W B, Tamurian R. Bilateral congenital absence of the flexor pollicis longus [J]. Orthopedics, 2007,30(4): 318-319.

[17] Linburg R M, Comstock B E. Anomalous tendon slips from the flexor pollicis longus to the flexor digitorum profundus[J]. J Hand Surg Am, 1979,4(1): 79-83.

[18] Thomas C, Mathivanan T. Congenital absence of flexor pollicis longus without hypoplasia of the thenar muscles[J]. J Hand Surg Br, 1999,24(3): 385-386.

［19］Rubin G, Wolovelsky A, Rinott M, et al. Anomalous course of the extensor pollicis longus: clinical relevance［J］. Ann Plast Surg, 2011,67(5): 489-492.

［20］Harley B J, Carter P R, Ezaki M. Volar surgical correction of Madelung's deformity ［J］. Tech Hand Up Extrem Surg, 2002,6(1): 30-35.

［21］McCarroll H R Jr, James M A. Very distal radial osteotomy for Madelung's deformity ［J］. Tech Hand Up Extrem Surg, 2010,14(2): 85-93.

［22］Guero S J. Algorithm for treatment of Apert hand［J］. Tech Hand Up Extrem Surg, 2005,9(3): 126-133.

［23］Chang J, Danton T K, Ladd A L, et al. Reconstruction of the hand in Apert syndrome: a simplified approach［J］. Plast Reconstr Surg, 2002,109(2): 465-470; discussion 471.

［24］Oishi S N, Ezaki M. Reconstruction of the thumb in Apert syndrome［J］. Tech Hand Up Extrem Surg, 2010,14(2): 100-103.

［25］Al-Qattan M M. Classification of hand anomalies in Poland's syndrome［J］. Br J Plast Surg, 2001,54(2): 132-136.

［26］Ireland D C, Takayama N, Flatt A E. Poland's syndrome［J］. J Bone Joint Surg Am, 1976,58(1): 52-58.

第九章
过度生长

第一节　先天性巨肢(指)症

单个或多个手指或伴有手掌、肢体的超常发育,表现为手指、肢体异常增长肥大,称为先天性巨肢(指)畸形或巨肢(指)症,是临床上少见的上肢先天性畸形之一。

一、病因及分型

巨肢(指)症是一种较少见的先天性过度生长畸形,其病因目前尚不清楚,Inglis 认为可能与神经支配异常、血供异常、体液系统异常相关,有人认为是外界因素(如 X 线、激素、氮芥等)或微量元素缺乏干扰胚胎间胚叶发育所致,也有人认为是神经纤维瘤病的一种退化类型。巨指可发生于单指或多指,以食指居多,常限单手,几个手指同时受累时皆为相邻指;亦可发生于足趾。男性略多于女性。畸形的程度轻重不一,亦缺乏规律性,故难以进一步加以分类。巨肢(指)畸形多无家族性发病,患者的染色体检查未发现异常。

Barsky 和 Brotherston 将先天性巨肢(指)症分为静止型与进展型两类,静止型为不再随儿童的发育而进展,进展型为与正常发育不成比例地增大。

二、临床表现

临床上将巨肢(指)症分为两大类:①真性巨肢(指)症,或称原发性巨肢(指)症;②继发性巨肢(指)症,或称获得性巨肢(指)症。此症可导致外形丑陋、功能不良及神经卡压等症状。

(一)真性巨肢(指)症

真性巨肢(指)症是指手指的各种成分,包括皮肤、皮下脂肪组织、神经、血管以及骨组织普遍超常发育、异常生长而肥大。可以是单个手指或多个手指过度生长,也可以是整个肢体、肢体节段或半侧身体过度生长等(图 9-1)。

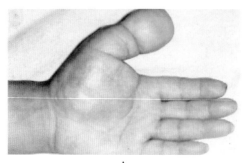

A

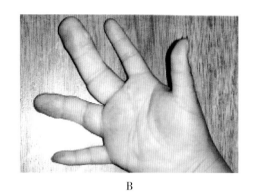
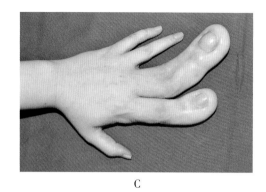

B　　　　　　　　　　　　　　　C

图 9-1　先天性巨肢(指)症

A. 拇指巨指　B. 中、环指巨指　C. 食、中指巨指

真性巨肢(指)症又可分为常态巨肢(指)症和进行性巨肢(指)症两种类型,前者是指出生时即显现出手指增粗、增长;后者是指出生时手指不一定肥大,但在儿童早期即迅速增粗、增长。临床上以真性进行性巨肢(指)症为多见,食指巨指或两个以上手指巨指较为常见。

（二）继发性巨肢(指)症

继发性巨肢(指)症是指由全身性或部位性疾病引起的肢体异常发育和生长过度,如垂体功能亢进引起的肢体肥大,上肢的血管瘤、淋巴管瘤、神经纤维瘤、动-静脉瘘及脂肪组织增生等占位性病变引起的手指及肢体的过度生长。

三、治疗

目前没有可以控制巨肢(指)生长的有效的非手术方法,手术指征包括肢(指)增粗、成角,腕管综合征和灼性神经痛。手术治疗的目的是减少巨肢(指)在长度和周径上的差异,并通过分期的减脂术来纠正侧弯,同时强调保留指尖的感觉和掌指关节的活动。因此治疗必须是个体化的,很多因素应该考虑,比如巨肢(指)的类型、进展程度和年龄。对于治疗时间,建议在出生6个月后进行,因为这时才能较客观地评估畸形累及的范围和模式,从而制定最佳的手术方案。常用的手术方法包括以下几种:

（一）·软组织切除术

单纯的软组织切除术只适用于静止型巨肢(指)畸形,即那些皮肤和皮下组织肥大明显,而骨累及很少的成年患者;亦可以将单纯的软组织切除术作为骨切除术的有效补充。对于较严重的巨肢(指)畸形,单纯的软组织切除术不能有效地减小手足部的体积,最多也只是暂时的缩短,很多患者都需要再次治疗。由于单纯的软组织切除术术后仍存在组织肥厚、外观难看和功能部分缺失的可能性,因此目前临床上已很少采用此法。

（二）手指末端整形缩短术

1　经典的 Barsky 法　如图 9-2 所示。

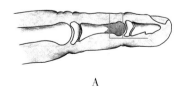
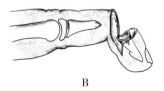
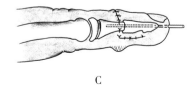

A　　　　　　　　　　B　　　　　　　　　　C

图 9-2　Barsky 法

A. 作 L 形侧正中及背侧切口,切除背侧过剩的软组织、中节指骨远端和远节指骨近端部分(阴影区)　B. 骨端准备,如铅笔帽样缩短复位　C. 远节指骨复位至中节指骨,用克氏针固定

2 Tsuge 法　如图 9-3 所示。

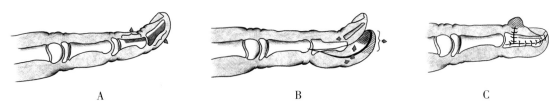

A　　　　　　　　　　　　　　B　　　　　　　　　　　　　　C

图 9-3　Tsuge 法

A. 切除远节指骨掌侧半和中节指骨背侧半的对应部分(阴影区)　B. 将远节指骨放在中节指骨上,保留背侧皮肤相连,去除过剩的软组织　C. 关闭伤口,保留背侧部分多余的软组织

3 Uemura 法　经典的 Barsky 法和 Tsuge 法适用于局限性手指增大,但两者都需要分二期进行(一期缩短巨指或巨趾,制作带蒂的指甲瓣;二期切除缝合过剩的皮肤组织),于是,Uemura 设计了一种一期手术即可完成的带血管蒂的指甲瓣缩短并重塑指甲的方法。一期手术中同时切除部分远端和单侧的指甲及部分中节指关节表面的皮肤,骨缩短方法同 Tsuge 法。该手术的优点是指甲大小可随意调整。但本法不适合用于进展期的儿童患者。对于比较严重的巨指,还需增加缩窄宽度。

4 经典的 Millesi 法　可在 Uemura 法的基础上进行。通过近节和远节指骨背侧的纵向切口,切除远节指骨的中 1/3 及其表面的指甲和甲床的中 1/3,然后通过平行的斜行截骨切除近节指骨的中 1/3。远节指骨剩余的两纵行部分用克氏针横穿固定;近节指骨的远端和近端缩短对位,用克氏针斜向固定(图 9-4)。

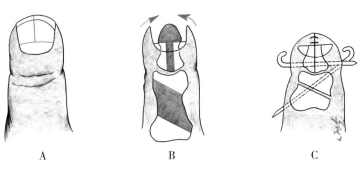

A　　　　　　　　　　　　　　B　　　　　　　　　　　　　　C

图 9-4　Millesi 法

A. 切除指骨和指甲的远端部分,保留甲床　B. 通过背侧切口缩短截骨
C. 剩余骨缩短,用克氏针固定

5 Bertelli 法　由于上述方法均无法改变手指的横向增宽,所以 Bertelli 设计了一种纵向横向半指切除加近端指间关节侧副韧带移植的方法。手术方式为 Z 形纵向切除掌面和背面的尺侧部分,包括皮肤、脂肪组织、神经血管束;纵向切除约 1/3 的关节面和骨组织,包括近节、中节和远节指关节;横向缩短巨指时,指尖和部分指甲被保留。指尖切除术包括了远节 1/3 指甲水平的横向切除,保留了部分掌侧皮肤以覆盖指尖缺损。远节指骨的尖端没有被去除。将在切除的手指中获取的侧副韧带移植到近节指间关节缺损处,从而保证了关节的稳定性。但 Bertelli 认为该术式可能因瘢痕挛缩而发生远端指间关节侧方弯曲。

6 其他　亦有一些保留指甲的手术方法,如 Sabapathy 法是切除增大的手指或足趾,指甲成为完全游离的指甲瓣,这个方法简单,可以广泛应用,但是其血供不能完全保证,可能导致指甲的萎缩和变形;而 Koshima 报道的带血管的指甲移植需要吻合血管,技术要求更高,但可以保证较好的血供。

以上几种手术方法均有其优势和不足之处,临床工作中必须采用个体化治疗,选择最佳的手术方法;同时要充分考虑患者的意愿,如患者是否积极要求保留指甲、是否愿意接受二期手术等。

（三）骨骺遏止术

骨骺遏止术适用于进展型巨指或巨趾畸形,以阻止骨(包括掌骨、跖骨)的纵向生长。术中暴露近节、中节和远节指骨骺板,用高速钻、刮匙或电灼将骺板融合,关闭切口后用指夹板固定3周。单侧的骨骺遏止术亦可用于侧弯的矫正;侧弯还可用楔形截骨术来治疗,目前临床上采用此法较多。截骨术亦常和关节融合术同时进行。

（四）神经切除和减压

Tsuge认为指神经肥大是导致巨指的原因,所以切除指神经是有效的,在儿童期手术对神经功能影响很小。他强调部分或全部切除受累的肥大神经不是非常有效,在切除肥大神经的同时还要切除周围过多的脂肪组织,从而减少巨指的体积才是有效的手段。为了保留感觉功能,只切除指神经分支,保留神经干,所有分支从神经干游离出来,与脂肪组织一并切除。如果指神经明显增粗,可将其剥去一半。如果指神经弯曲过多,可按Kelikian方法行节段切除后作端端吻合。切除远节指骨的掌侧半和中节指骨的背侧半,然后将剩余骨片叠加对位。但是,这种方法仍然存在争议,Kalen等报道指神经切除术没有必要,Minguella等报道了部分指神经切除术治疗3例巨指症没有产生任何效果。尽管如此,我们仍认为切除肥大的神经分支和软组织是治疗巨指的方法之一。

当巨指症伴有正中神经生长失控,造成正中神经在腕管处受压时,作腕管松解可使神经减压。Yoshida最近报道了运用内镜技术行腕管释放减压术来治疗巨指症患者的腕管综合征,取得了较好的效果。

（五）截骨术

指骨或趾骨截骨术可用于缩短骨的长度,这也是临床上最常用的方法之一。Tsuge还推荐用楔形截骨术来矫正成角畸形。Tan等还设计了中节指骨去除关节的缩短术,手术中去除中节指关节,通过指间关节成形术使近节和远节指骨连接在一起。因为两者在解剖上是相似的,关节面的大小相差不明显,同时有足够的腔隙可以形成有功能的关节。屈肌腱和伸肌腱都被缩短,以达到良好的关节活动。神经血管束必须保留,但可以去除多余的软组织。该方法能够保留手指的提、捏、抓等基本功能,并且外形美观。但此法不可用于拇指和踇趾。

（六）截指(趾)术

截指(趾)术适用于过大的、本身失去功能的,并影响其他功能的巨指(趾),但截指(趾)术也意味着要牺牲整个指(趾),这个激进的做法会导致严重的外观缺陷和功能丧失。同时,我们认为由于患指(趾)的形态各异,即使根治术也不一定能达到美观,而且截指(趾)术不能保证局部组织不再生长,所以二次手术可能还是需要的。因术中应用皮瓣包裹残端,切除的纤维脂肪组织又影响了局部血供,术后常发生伤口延迟愈合(曾报道7例中4例发生了延迟愈合),因此,截指(趾)术通常是最后采取的方法,必须经过慎重考虑和充分的医患沟通。

（七）放射状切除

趾骨的放射状切除包括肥大的跖骨,近节、中节、远节趾关节等骨组织和周围软组织,可有效缩窄跖骨肥大和矫正足宽度、高度增加,适用于累及跖骨的非踇趾巨趾患者。趾骨远端切除术或骺骨干成形术只能缩短足趾的长度,对足增宽、增高的矫正没有帮助,所以放射状切除比跖趾关节水平的截趾术有更好的美观效果。当患者的跖骨延伸角大于100°时可以行放射状切除。然而对于踇趾巨趾,则不宜手术切除,因为踇趾和第1跖骨在负重和维持正常步态方面起着重要作用。当踇趾巨趾症仅累及单侧时,推荐重复进行趾骨、跖骨骨干缩短术。跖骨骺骨干固定术是另一个选择,建议当跖骨发育到正常成人大小时再行骺骨干固定术较适宜。

（王炜　姚平　方苏亭　赵风景　姚建民）

第二节　先天性单侧肢体肌源性肥大综合征

　　先天性单侧肢体肌源性肥大综合征是一种临床上罕见的先天性疾患,主要表现为一侧上肢或下肢肥大,尤以手部肥大更为显著。单侧上肢肌源性肥大综合征的主要形态学改变为骨骼肌数量增多、体积增大,手部肌肉的畸形更为严重,手内在肌、外在肌同时受累,手的外形及功能受到严重影响。下肢也有同样的畸形病例发现,但其发生率远少于上肢,迄今为止,笔者所在中心诊疗过的此类畸形患者,发生在上肢的有 13 例,发生在下肢的仅 2 例。该畸形由日本学者 Mizuoka 于 1962 年首先报告,笔者查阅文献,迄今共有 31 例报告。畸形上肢的骨性结构有不同程度的增大,肌肉组织的畸形相对较轻。由于前臂和上臂骨结构的畸形比较轻微,因此肩、肘关节的功能障碍较小。造成手功能严重障碍的主要原因是大量异常肥大肌肉的堆积,同时其容积、数量、走行也存在异常,导致手部骨关节运动及动力学机制失常,产生一系列的手畸形。患者使用手时变异肌肉之间产生不协调的非正常收缩,导致相互拮抗、作用抵消、应力方向改变等,使手功能无法正常完成。

　　对此先天性疾病也有其他不同的称谓,如迷走肌肉综合征或副肌肉综合征等,笔者也曾称其为风吹手畸形或非典型性风吹手畸形。目前认为它是一种独立的、有自身形态学特点的先天性肢体畸形,其确切发病机制尚不清楚,患者无家族遗传病史。

一、先天性单侧上肢肌源性肥大

（一）临床表现

　　先天性单侧上肢肌源性肥大(图 9-5)主要表现为:①上肢肥大出生时即存在;②上肢肥大呈单侧性(屈伸侧),手部肥大比上臂及前臂更为严重,呈非进行性增长;③手功能受到严重影响。

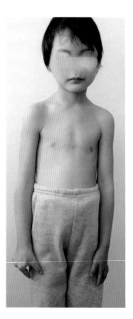

图 9-5　先天性单侧上肢
肌源性肥大（右侧）

（二）形态学特征

（1）强力伸指时，手指过度外展（图9-6）。

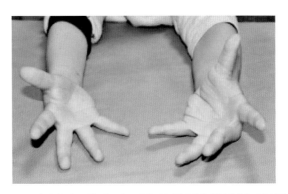

图9-6　患（左）手伸直时，手指外展幅度较健侧明显增大

（2）拇指过度向桡、掌侧外展，虎口极度宽大（图9-7）。

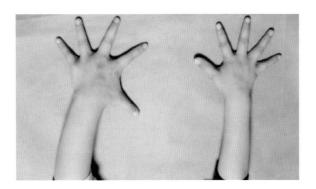

图9-7　患（左）手拇指极度向桡侧外展，虎口宽大

（3）手掌增宽（图9-8）。

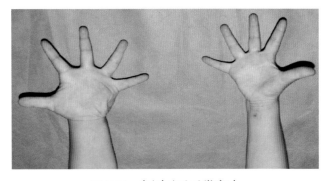

图9-8　患（左）手手掌宽大

（4）掌指关节尺偏、屈曲（类似于风吹手畸形），尤以食、中指为重，动力状态下掌指关节也可桡偏（图9-9）。

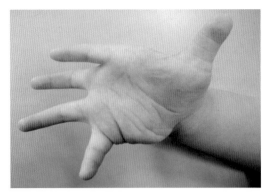

图 9-9 食、中、环、小指的掌指关节尺偏、屈曲

（三）诊断依据

（1）具有明显的形态学特征。

（2）除了外形改变外，手功能亦受到明显影响（图 9-10）。

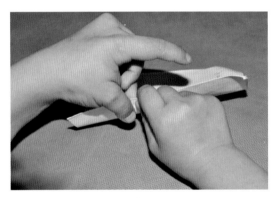

A

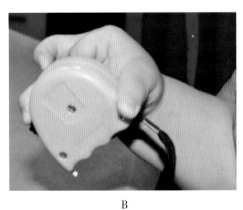

B   C

图 9-10 手功能障碍
A. 捏物功能障碍　B. 握物功能障碍　C. 握笔障碍

（3）排除原发性巨肢症（图 9-11）、Oller 病（图 9-12）、血管瘤（图 9-13）、神经纤维瘤病、海神综合征（图 9-14）及风吹手畸形（图 9-15）等疾病所致的上肢肥大。

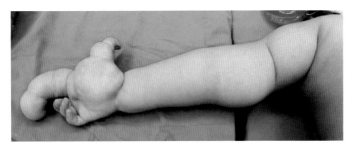

图 9-11 原发性巨肢症

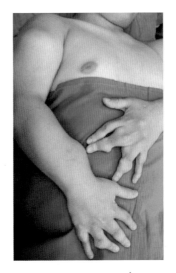

图 9-12 Oller 病

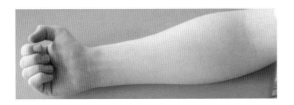

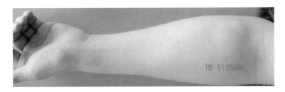

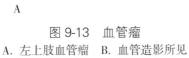

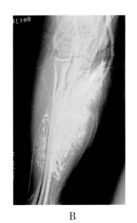

A   B

图 9-13 血管瘤

A. 左上肢血管瘤   B. 血管造影所见

图 9-14 海神综合征

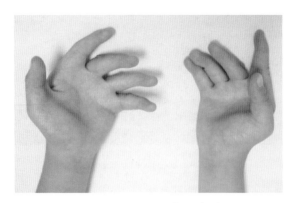

图 9-15　双手风吹手畸形

（4）手术探查可见到大量数目增多、起止点及走行异常、体积增大的内在肌和外在肌（图 9-16）。

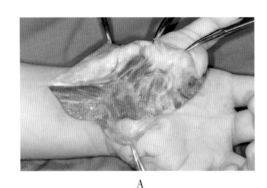

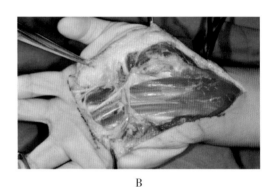

A　　　　　　　　　　　　　B

图 9-16　手术探查所见

A. 手掌、腕掌及前臂可见大量异常肥大的内在肌及外在肌　B. 手内可见到起源于前臂、止于手指的异常肌肉

（四）其他形态学表现

（1）皮肤皱褶增多，走行无规律（图 9-17）。

（2）掌纹异常（图 9-18）。

（3）掌指关节侧副韧带松弛（图 9-19）。

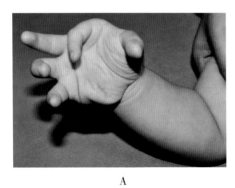

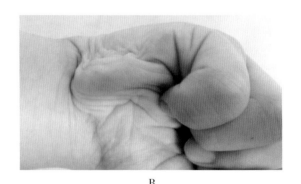

A　　　　　　　　　　　　　B

图 9-17　皮肤皱褶增多

A. 手部皮肤皱褶增多　B. 小鱼际肌收缩时，可见到皮肤中有大量无规律、杂乱的皱褶

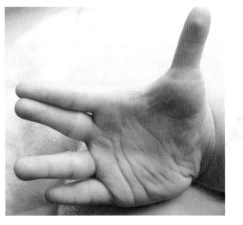

图 9-18　手掌横纹排列异常

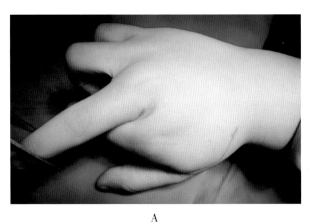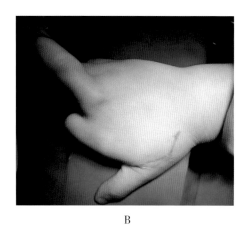

A B

图 9-19　掌指关节侧副韧带松弛
A. 掌指关节尺侧侧副韧带松弛　B. 掌指关节桡侧侧副韧带松弛

（4）中央腱束不稳定，强力伸指时可导致掌指关节屈曲和桡偏畸形。

（5）食指掌指关节极度尺偏，造成食中指交叉畸形（图 9-20）。

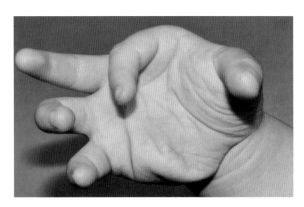

图 9-20　食中指交叉畸形

（五）影像学检查

1 X线表现

（1）肱骨、桡骨、尺骨、掌骨及指骨稍粗，长度变化不大（图9-21）。

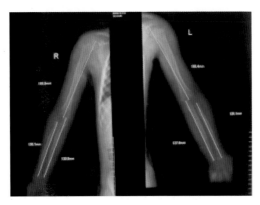

图9-21 健、患（左）侧上肢骨关节形态比较

（2）掌骨头间隙增宽，尤以第2、3掌骨头为明显，并出现肌肉软组织阴影（图9-22）。

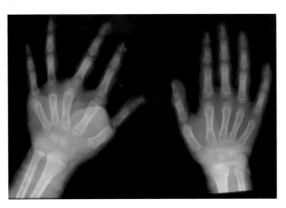

图9-22 左手第1～5掌骨头间隙明显增宽，并出现肌肉软组织阴影

（3）有掌指关节半脱位（图9-23）。

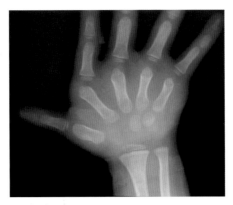

图9-23 第2、3掌指关节半脱位，以第2掌指关节为著

（4）掌骨头形态异常(图9-24)，由掌骨骺发育不良所致。

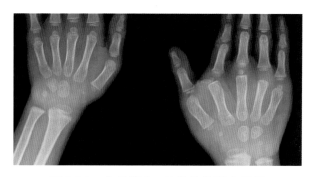

图9-24　右手第2～5掌骨头形态异常

2　MRI 表现　有广泛的内在肌、外在肌肥大，肌肉容量增多，波及上臂、前臂和手部，肌肉影像信号与健侧接近(图9-25)。

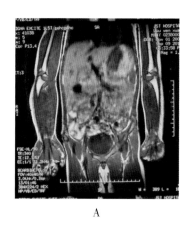

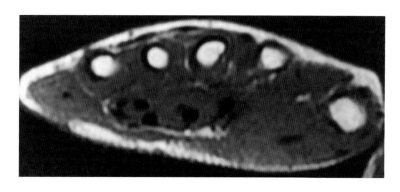

A

B

图9-25　MRI 表现

A. 健、患(左)侧 MRI 显像对比　B. 患手横断面 MRI 显像，异常肥大的肌肉分布于掌骨间、手掌、大小鱼际肌

二、先天性单侧下肢肌源性肥大

单侧下肢肌源性肥大的发生率远少于上肢。与上肢类似，足的外形肥大较大腿和小腿明显，但畸形对功能的影响远不如上肢严重。由于足底有大量异常生长的肌肉组织充填，使足弓消失或变浅，在快速行走或奔跑时略感不稳，或行走较长时间后有明显的疲乏感(图9-26)。

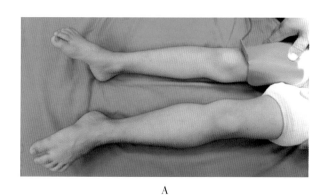

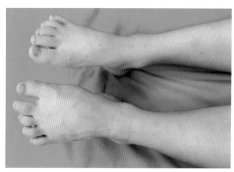

A

B

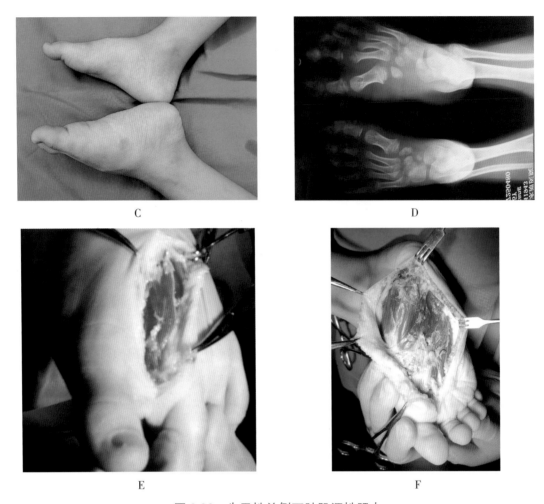

图 9-26 先天性单侧下肢肌源性肥大

A. 左侧下肢肌源性肥大 B. 足部肥大明显，跗骨头间隙增宽 C. 足弓消失 D. 骨关节变异与上肢类似
E. 足背内在肌异常肥大 F. 足底肌肉的数量、体积增加

三、治疗

由于较为罕见，先天性单侧肢体肌源性综合征的畸变规律尚不十分清楚，对其确切的病因及生物力学机制的改变认知有限，因此目前还没有形成相应的治疗规范，尚不能达成统一的治疗原则。目前主要根据患者家属的求治愿望和对畸形的认识进行一定的外科干预，对于变异肌肉仅能行一定程度上的外科切除，而解剖切除几无可能。治疗应以恢复一定的手功能和改善外形为目的。患者需接受多次不同的手术治疗，方可获得有限的外形和功能上的改进。笔者曾对 12 例患者进行了平均 2.5 年的随访，结果显示：拇指桡侧外展较术前平均减少了 25°；掌指关节侧偏畸形矫正手术共 12 指，其中 4 指复发；掌骨旋转截骨共 7 处，骨折全部愈合；掌指关节屈曲畸形矫正 11 例，较术前平均减少了 12°。患者家属对术后外形的满意率为 60%，不满意率为 40%；对术后功能的满意率为 50%，不满意率为 50%。

现将笔者常用的外科治疗方法介绍如下。

（一）部分切除变异肌肉

通过部分切除变异肌肉及多余皮肤，改善大、小鱼际肌的外形。缩小异常宽大的拇指指蹼，减轻由于拇指指蹼过度宽大造成的捏、握功能障碍（图 9-27）。

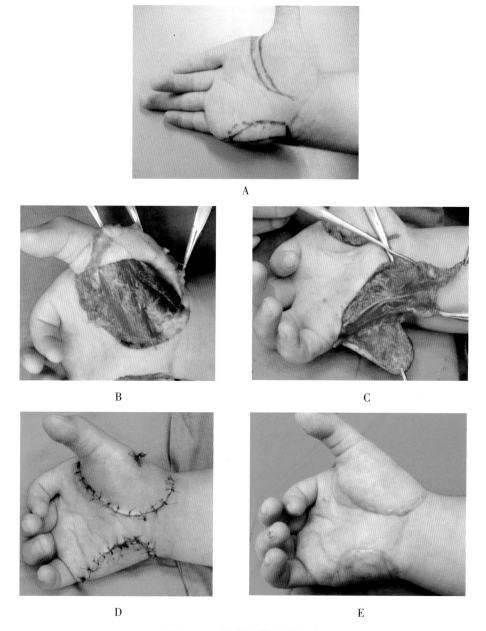

图 9-27 部分切除变异肌肉
A. 切口设计　B. 显露大鱼际肌的畸变肌肉　C. 显露小鱼际肌的畸变肌肉　D. 变异肌肉及多余皮肤切除后　E. 术后 6 个月的手外形

（二）切除手掌、前臂的肥大肌肉

大量容积、数量、走行异常的肥大肌肉堆积于手掌、腕部及前臂，导致手部骨关节运动及动力学机制异常，变异肌肉之间产生不协调的非正常收缩，引起肌肉的相互拮抗、作用抵消、应力方向改变等，使手的形态发生畸变，手功能无法正常完成。特别是腕掌侧常常堆积着大量的肌肉组织，影响了手的捏、握功能。有限度地切除部分畸变肌肉，可有效降低畸变肌肉对功能的影响（图9-28）。

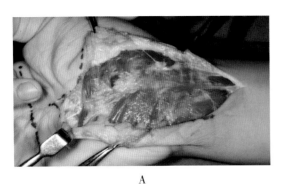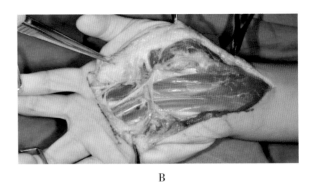

図 9-28　切除手掌、前臂的肥大肌肉

A. 切除前臂及手掌的变异肌肉　B. 浅层肌肉切除后,进一步显露深部的变异肌肉

（三）手掌皮肤软组织松解,游离皮片移植

早期,由于笔者对本综合征的畸变原理认识不足,往往通过皮肤软组织切除手术来纠正掌指关节尺偏和屈曲畸形,同时切除拇指指蹼的部分皮肤组织以缩窄虎口,但二期需进一步纠正掌指关节背侧中央腱束不稳定。虽然手掌皮肤软组织松解,游离皮片移植没有切除畸变的肌肉,但仍可在一定程度上改善掌指关节尺偏、屈曲畸形及拇指过度外展畸形(图 9-29)。

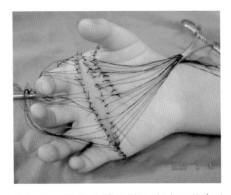

图 9-29　手掌皮肤软组织松解,游离皮片移植,切除多余皮肤后缩窄拇指指蹼

（四）切除掌指关节背侧的变异肌肉,紧缩中央腱束及伸肌腱帽

手掌皮肤软组织松解手术后,切除掌指关节背侧的变异肌肉,紧缩中央腱束及伸肌腱帽,可进一步恢复掌指关节动力平衡,同时稳定指伸肌腱中央腱束(图 9-30)。

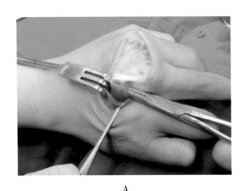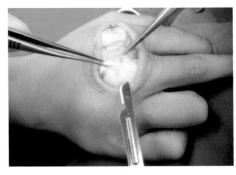

图 9-30　切除掌指关节背侧的变异肌肉,紧缩中央腱束及伸肌腱帽

A. 显露掌指关节背侧的变异肌肉　B. 切除变异肌肉后,中央腱束移位固定

（五）第 2 掌骨或第 2、3 掌骨旋转截骨

产生食中指交叉畸形的原因除了变异肌肉改变了力学平衡外，还有第 2 掌骨或第 2、3 掌骨骨骺发育不良造成的关节脱位或半脱位。在软组织因素部分解除后，仍需进行第 2 掌骨或第 2、3 掌骨旋转截骨，以矫正第 2 掌骨或第 2、3 掌骨的力线，使半脱位的掌指关节复位，同时缩小掌骨头间隙，配合软组织手术，可有效地改善和控制手指交叉和侧偏畸形（图 9-31）。

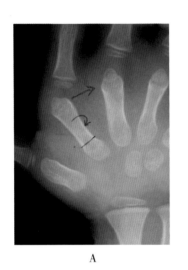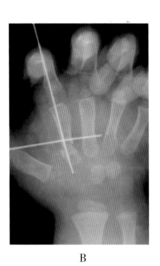

A   B

图 9-31　第 2 掌骨或第 2、3 掌骨旋转截骨
A. 截骨术前　B. 截骨后以克氏针固定

四、总结

目前国外文献对于此类先天性畸形有不同的命名，如巨肢（指）症、副肌肉综合征、迷走肌肉综合征、先天性单侧肢体肌肉肥大等。根据其形态学特点及病因分析，本畸形与原发性或继发性巨肢（指）症（如海神综合征、骨软骨瘤病、血管瘤、神经纤维瘤病等）有明显的不同，具有其自身的独特性，应该成为一个独立的先天性肢体畸形类别。综合该畸形可能的病理解剖学机制、性质、范围、主要形态学特征、病因等临床特点，笔者建议采用"先天性单侧肢体肌源性肥大综合征"来命名，对诊断、治疗或科研教学更为合理。

作为一种临床上少见的先天性肢体畸形，先天性单侧肢体肌源性肥大综合征的形态学特征及病因尚需进一步深入研究，尤其是变异肌肉的畸变规律及引起畸形和功能障碍的生物力学机制。从笔者的治疗结果分析，目前的治疗方法还不成熟，没有形成科学合理的规律，因此仅能在有限的程度上改善肢体的外形和功能，在今后的诊疗过程中需不断地研究。

本节部分资料由田光磊、刘波提供。

（田文　赵俊会）

［1］Ishida O, Ikuta Y. Long-term results of surgical treatment for macrodactyly of the hand［J］. Plast Reconstr Surg, 1998,102(5): 1586-1590.

［2］Green D P. Operative hand surgery［M］. 3rd ed. New York: Churchill Livingstone, 1993:497-509.

［3］Chang C H, Kumar S J, Riddle E C, et al. Macrodactyly of the foot［J］. J Bone Joint Surg Am, 2002,84(7): 1189-1194.

［4］Tan O, Atik B, Dogan A, et al. Middle phalangectomy: a functional and aesthetic cure for macrodactyly［J］. Scand J Plast Reconstr Surg Hand Surg, 2006,40(6): 362-365.

［5］Bertelli J A, Pigozzi L, Pereima M. Hemidigital resection with collateral ligament transplantation in the treatment of macrodactyly: a case report［J］. J Hand Surg Am, 2001,26(4): 623-627.

［6］Uemura T, Kazuki K, Okada M, et al. A case of toe macrodactyly treated by application of a vascularised nail graft［J］. Br J Plast Surg, 2005,58(7): 1020-1024.

［7］Sabapathy S R, Roberts J O, Regan P J, et al. Pedal macrodactyly treated by digital shortening and free nail graft: a report of two cases［J］. Br J Plast Surg, 1990,43(1): 116-119.

［8］Koshima I, Soeda S, Takase T, et al. Free vascularized nail grafts［J］. J Hand Surg Am, 1988,13(1): 29-32.

［9］洪光祥,王炜.手部先天性畸形［M］.北京:人民卫生出版社,2004:119-122.

［10］Akinci M, Ay S, Ercetin O. Surgical treatment of macrodactyly in older children and adults［J］. J Hand Surg Am, 2004,29(6): 1010-1019.

［11］Tsuge K. Treatment of macrodactyly［J］. Plast Reconstr Surg, 1967,39(6): 590-599.

［12］Kalen V, Burwell D S, Omer G E. Macrodactyly of the hands and feet［J］. J Pediatr Orthop, 1988,8(3): 311-315.

［13］Minguella J, Cusi V. Macrodactyly of the hands and feet［J］. International Orthopaedics (SICOT), 1992,16(3): 245-249.

［14］王炜.整形外科学［M］.杭州:浙江科学技术出版社,1999:1301-1302.

［15］Yoshida A, Okutsu I, Hamanaka I, et al. Two cases of endoscopic management of carpal tunnel syndrome in macrodactyly patients［J］. Hand Surg, 2007,12(1): 41-46.

［16］Tsuge K. Treatment of macrodactyly［J］. J Hand Surg, 1985,10(6 Pt 2): 968-969.

［17］Dautel G, Vialaneix J, Faivre S. Island nail transfer in the treatment of macrodactyly of the great toe: a case report［J］. J Foot Ankle Surg, 2004,43(2): 113-118.

［18］Dennyson W G, Bear J N, Bhoola K D. Macrodactyly in the foot［J］. J Bone Joint Surg Br, 1977,59(3): 355-359.

［19］Takka S, Doi K, Hattori Y, et al. Proposal of new category for congenital unilateral upper limb muscular hypertrophy［J］. Ann Plast Surg, 2005,54(1): 97-102.

［20］Gilhuis H J, Zöphel O T, Lammens M, et al. Congenital monomelic muscular hypertrophy of the upper extremity［J］. Neuromuscul Disord, 2009,19(10): 714-717.

［21］Imai S, Isoya E, Kubo M, et al. Congenital unilateral upper limb muscular hypertrophy associated with contracture of an extrinsic extensor tendon［J］. J Hand Surg Eur Vol, 2007,32(3): 308-310.

［22］Tanabe K, Tada K, Doi T. Unilateral hypertrophy of the upper extremity due to aberrant muscles［J］. J Hand Surg Br, 1997,22(2): 253-257.

［23］So Y C. An unusual association of the windblown hand with upper limb hypertrophy［J］. J Hand Surg Br, 1992,17(1): 113-117.

［24］Teoh L C, Yong F C, Guo C M. Congenital isolated upper limb hypertrophy with hand abnormality: a report of 2 cases［J］. J Hand Surg Br, 2001,26(5): 492-495.

［25］Lanz U, Hahn P, Varela C. Congenital unilateral muscle hyperplasia of the hand with ulnar deviation of the fingers[J]. J Hand Surg Br, 1994,19(6): 683-688.

[26] Pillukat T, Lanz U. Congenital unilateral muscular hyperplasia of the hand: a rare malformation[J]. Handchir Mikrochir Plast Chir, 2004,36(2-3): 170-178.

[27] Ogino T, Satake H, Takahara M, et al. Aberrant muscle syndrome: hypertrophy of the hand and arm due to aberrant muscles with or without hypertrophy of the muscles[J]. Congenit Anom, 2010,50(2): 133-138.

第十章
环状缩窄带综合征

环状缩窄带综合征又称羊膜中断肢体序列综合征或羊膜带综合征，文献报道的名称有 34 种之多（表10-1）。

表 10-1　环状缩窄带综合征的不同名称

constrictive bands	congenital constriction ring syndrome
constriction bands	congenital ring constriction syndrome
constriction rings	congenital bands
constriction grooves	congenital amputations
amniogenic bands	congenital ring constriction
amniotic bands	congenital annular constrictions
amniotic disease	congenital annular defects
amniotic constrictions	annular defects
amniotic band syndrome	annular constricting bands
amniotic band disruption complex	amnio-choronic mesoblastic
ring constriction	fibrous strings
ring constriction syndrome	circular constricting scars
constriction ring syndrome	focal deficiency
congenital ring syndrome	Streeter dysplasia
congenital constricting band	acrosyndactyly
congenital constriction band	intrauterine amputations
congenital constriction band syndrome	fetal amputations

该综合征以发生在四肢和手指的完全或不完全的环状缩窄为特点，临床表现包括末端并指（趾）、短指或缺指畸形，缩窄带以远的局部肿胀和指（趾）淋巴水肿（图 10-1）。

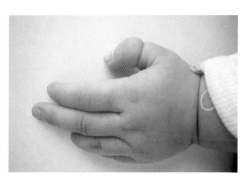
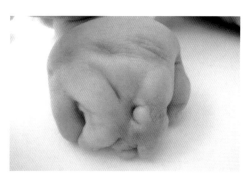

A   B

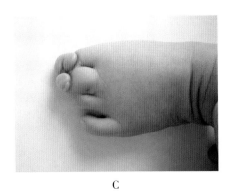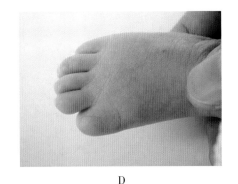

C D

图 10-1　环状缩窄带综合征

A. 拇指环状缩窄伴指体远端淋巴水肿　B. 食中环指远端融合而近端皮肤有隙并指

C. 第 1～4 趾远端融合而近端皮肤有隙并趾　D. 环状缩窄造成的截趾

一、病因

病因有内因和外因两大学说。内因学说由 Streeter 于 1930 年首先提出,认为其病因为胚胎内血管中断, 囊胚层发育受到干扰所致;Van Allen 利用 RMA 和 TCA 观察到新生儿肢体环状缩窄处动脉呈分叉状或细而无分支,也支持该学说。外因学说以 Torpin 为代表,认为是由子宫内羊膜破裂,胎儿肢体或部分肢体被释放的羊膜带缠绕绞窄所致;还有人假设认为是因为肢体可能被卡在羊膜壁的破口处,但此学说无法解释伴有其他先天性疾患(如并指、唇腭裂、肛门闭锁等)的病例。1975 年,Kino 用胚胎大鼠复制出环状缩窄伴远端粘连性并指的动物模型(图 10-2)。

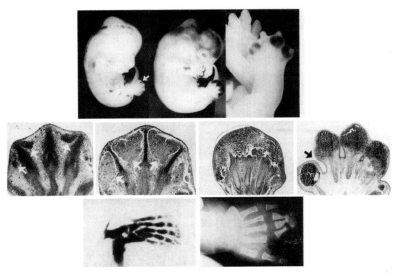

图 10-2　环状缩窄动物模型的建立

二、临床表现

缩窄可为完全的环状收缩,也可为不完全的环状收缩,可发生在身体的任何部位,但以肢体处最为常见。这些缩窄可导致先天性截肢或不全离断伴远端水肿,在严重病例可影响肢体的发育;缩窄还可导致相邻或非相邻指、趾的融合,从而形成复合性并指和(或)末端并指畸形,且两指远端融合而近端留有窦道(图 10-3、图 10-4)。然而缩窄环以近的肢体几乎正常。截肢或缺指可发生在肢体的任何水平,甚至有报道发生在头颈部、腹部。更小的缩窄环可能造成一些罕见的面裂。残肢可能表现为皮肤紧绷地覆盖在尖端变细的骨骼上。在缩窄环以远的残留肢体,其皮肤可能较硬且呈非

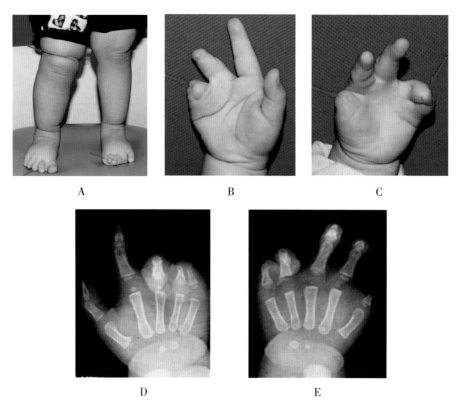

图 10-3　右大腿环状缩窄伴发短指、截指(趾)、有隙并指(趾)

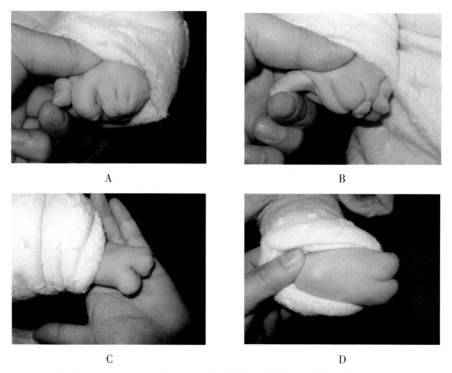

图 10-4　环状缩窄伴发裂足、短指、截肢(趾)、有隙并指(趾)

凹陷性水肿。神经损伤可为缩窄环所致的后遗症,并在出生后即表现出症状。笔者经过手术探查,发现这些症状与远端的神经缺如有关。环状缩窄还可以伴发唇腭裂、裂足,甚至伴发桡侧纵列发育不全(图 10-5～图 10-7)。

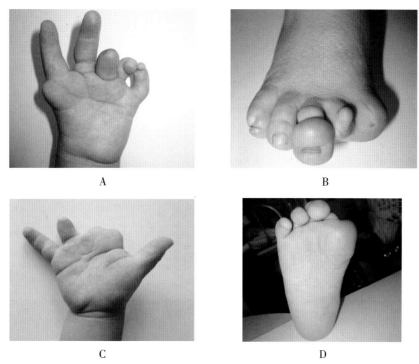

图 10-5　环状缩窄伴发足趾淋巴水肿、手指桡侧纵列发育不全以及短指、并指、截指(趾)

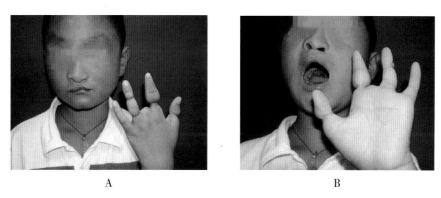

图 10-6　环状缩窄伴发隐性唇腭裂、截指

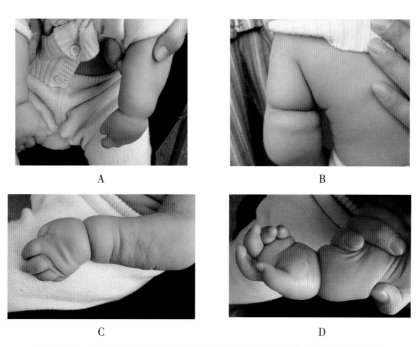

图 10-7　上臂、腕部的环状缩窄伴发桡神经损伤、手部淋巴水肿

MRI 对于判断深部组织的累及程度具有意义,并可以显示重要血管的走向。而我们的研究也表明,在大多数环状缩窄病例中,深部血管很少被累及,这为一次性切除提供了有力的影像学支持(图 10-8)。

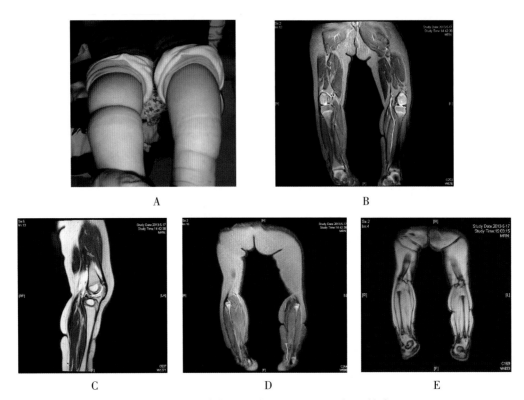

A B

C D E

图 10-8　左小腿缩窄环深在,MRI 显示深部血管未累及

三、分类

环状缩窄带综合征被定义为一个整体,并可根据肢体的畸形表现进行进一步的分类(表 10-2、表 10-3)。

表 10-2　环状缩窄带综合征的 Patterson 分类

类型	表现
1 类	单纯环状缩窄
2 类	环状缩窄伴远端畸形,合并(或不合并)淋巴水肿
3 类	环状缩窄伴远端融合,末端并指
Ⅰ 型	指尖融合
Ⅱ 型	指尖融合,指蹼较远
Ⅲ 型	指尖融合,无指蹼,复合性并指伴近侧窦道
4 类	宫内截肢

表 10-3　环状缩窄带综合征的 Isacsohn 分类

类型	表现
1 类	皮肤浅沟
2 类	深达皮下及肌肉
3 类	深达骨骼
4 类	假关节形成
5 类	宫内截肢

四、治疗

（一）出生前的羊膜带松解治疗

在极少数的情况下,缩窄环会导致远端缺血,此时手术松解缩窄带的压迫是必要的,但术后肢体的成活常成问题,多需要进行手术截肢。宫内松解下肢缩窄环的手术已成功实施并能保留患肢,当产前超声检查发现严重缩窄时,可考虑行该项治疗,可是,孕妇及胎儿的风险必须考虑。目前,胎儿镜下羊膜带松解仅限于造成进行性水肿及循环中断的、可致肢体缺损的病例(图 10-9)。医师必须告知存在自发性流产的可能,其发生率为 6%～10%。

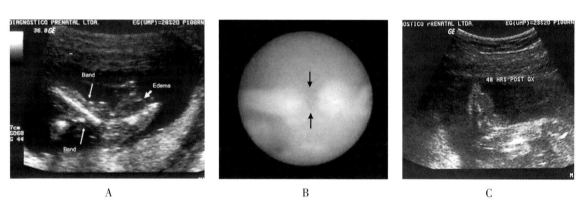

A　　　　　　　　　B　　　　　　　　　C

图 10-9　超声下羊膜带定位,胎儿镜下羊膜带松解,超声观察到肢体淋巴水肿减退

（二）神经移植

环状缩窄可导致周围神经损伤。电生理评估的价值尚有疑问。有报道称神经压迫解除后可获得良好疗效,但神经连续性存在而神经压迫无改善的病例仍居多数,大多数患儿仍需要进行神经移植。

（三）缩窄环的处理

其目的是功能与美学的改善,主要是切除缩窄环周围的皮肤及皮下组织,作环形束带 Z 成形或 W 成形。这些技术可以重新设计瘢痕,使缩窄环得以松解消除(图 10-10、图 10-11)。Upton 强调了用皮下筋膜瓣复位纠正挛缩的重要性(图 10-12)。Mutaf 最近报道了一种矩形瓣技术,通过裂缝处的真皮脂肪瓣转位来提高组织厚度,从而不延长皮肤的瘢痕(图 10-13)。以前认为不必一次性切除整个束带,现在认为一次性切除整个束带是安全的。但当存在两个束带且其互相毗邻时,推荐采用分次手术,每次切除一个束带。笔者倡导以完整切除缩窄环、筋膜瓣复位、皮肤三角瓣成形为特点的一次性切除术,不仅能有效缓解淋巴水肿,还可以实现瘢痕最小化(图 10-14)。

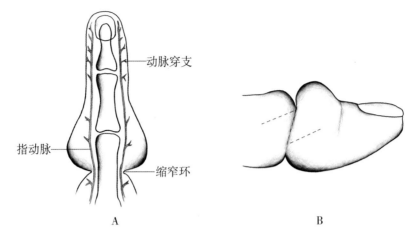

图 10-10　手指环状缩窄的解剖特点与手术设计

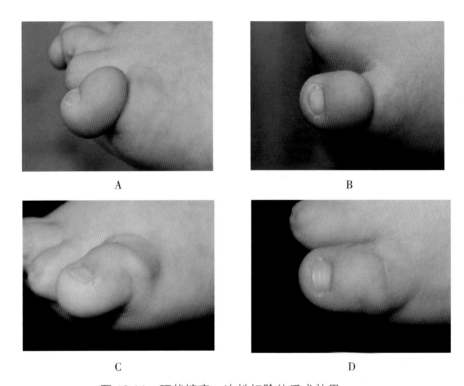

图 10-11　环状缩窄一次性切除的手术效果

A、B. 术前　C、D. 术后 6 个月

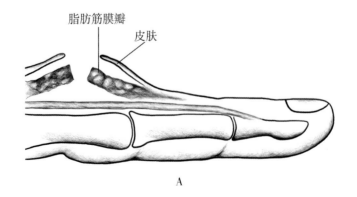

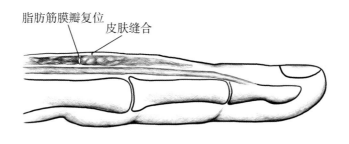

B

图 10-12 筋膜瓣的推进和复位

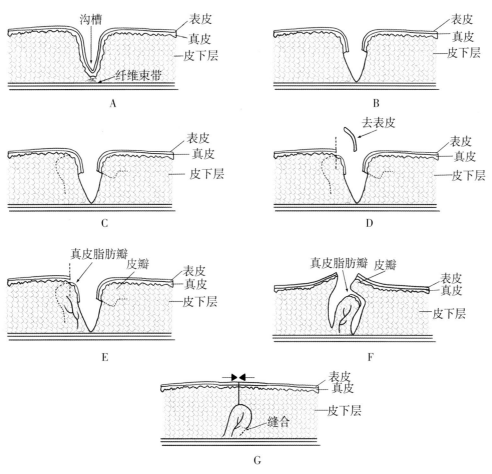

图 10-13 Mutaf 矩形瓣技术

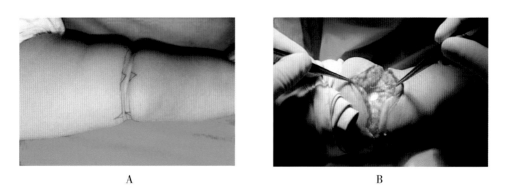

A

B

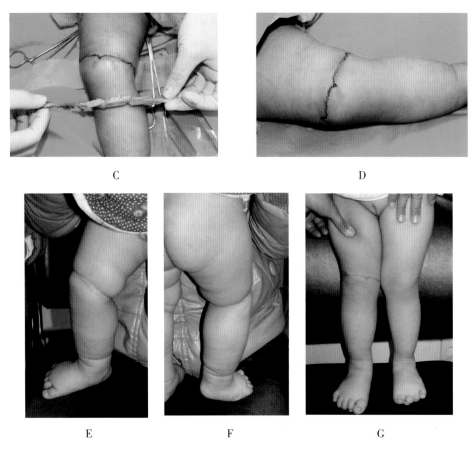

图 10-14　以完整切除缩窄环、筋膜瓣复位、皮肤三角瓣成形为特点的一次性切除术

（四）末端并指分离

环状缩窄合并并指畸形的治疗原则与其他并指畸形相同。分指时需要注意指蹼的重建，手指皮肤缺损的植皮，指甲、指腹的成形。通常窦道距离较远，无法并入结合处的皮瓣，所以常切除皮肤后用全厚皮片移植。此外还需注意松解伴随的缩窄环。分指手术的时间很重要，因为相连的手指常常是不等长的，随着生长会造成成角畸形。解除并指末端的粘连后将解除这种栓系作用，而近端的分指及指蹼重建可延期至学龄以后。

（五）皮肤结节

皮肤结节在环状缩窄带综合征中常见，这些肿块常位于指背，位置固定且呈水肿。这些皮肤结节可用很多方法治疗，但 Z 成形术往往疗效不佳。常用方法是完全切除，必要时行局部全厚皮片移植。

（六）指、趾移植

环状缩窄带综合征中常见指、趾缺如，缺如的数量多变，外形与横断缺如相似。因缺如水平近端的结构正常，可以行指、趾移植。

（王斌　周晟博）

[1] Streeter G L. Focal deficiencies in fetal tissues and their relation to intra-uterine amputation[J]. Contrib Embryol Carnegie Inst, 1930, 22(126): 1-44.

[2] Van Allen M I, Siegel-Bartelt J, Dixon J, et al. Constriction bands and limb reduction defects in two newborns with fetal ultrasound evidence for vascular disruption[J].

Am J Med Genet, 1992,44(5): 598-604.

［3］Torpin R. Amniochorionic mesoblastic fibrous rings and amniotic bands: associated constricting fetal malformations or fetal death[J]. Am J Obstet Gynecol, 1965,91: 65-75.

［4］Kino Y. Clinical and experimental studies of the congenital constriction band syndrome, with an emphasis on its etiology[J]. J Bone Joint Surg Am, 1975,57(5): 636-643.

［5］Patterson T J S. Congenital ring-constrictions[J]. Br J Plast Surg, 1961,14: 1-31.

［6］Isacsohn M, Aboulafia Y, Horowitz B, et al. Congenital annular constrictions due to amniotic bands[J]. Acta Obstet Gynecol Scand, 1976,55(2): 179-182.

［7］Ronderos-Dumit D, Briceno F, Navarro H, et al. Endoscopic release of limb constriction rings in utero[J]. Fetal Diagn Ther, 2006,21(3): 255-258.

［8］Mutaf M, Sunay M. A new technique for correction of congenital constriction rings [J]. Ann Plast Surg, 2006,57(6): 646-652.

第十一章
手及上肢先天性畸形与相关综合征

手及上肢先天性畸形既可以出现在各种综合征中，又可以出现在全身骨骼畸形综合征中，分别叙述如下。

第一节　手及上肢先天性畸形与各种综合征

一、Marfan 综合征

Marfan 综合征又称蜘蛛指（趾）综合征，是全身结缔组织的先天性疾病，为常染色体显性遗传。本病可分为无力型、非无力型、挛缩型、关节活动过度型四种类型，主要累及肌肉骨骼、心血管和眼部。患儿出生后即可发现异常，表现为蜘蛛脚样指（趾）；身材偏高，肢体特别是远端肢体细长，身体下部比上部长；脸狭长，腭弓高；鸡胸或漏斗胸，脊柱侧凸或后凸；韧带和关节囊松弛，可伴有髋关节、膝关节脱位，平足等。心血管畸形包括升主动脉扩张、二尖瓣脱垂、主动脉夹层。眼部症状有严重近视、斜视、青光眼等（图 11-1）。本病无特效治疗，以对症治疗及矫形手术为主。

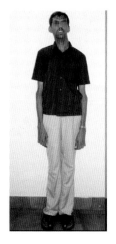
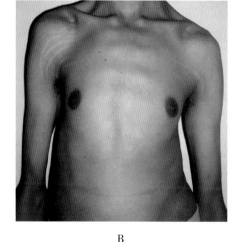

A　　　　　　　　　　　B

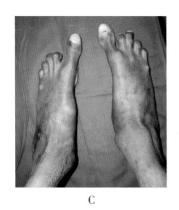
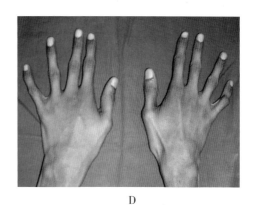

图 11-1　Marfan 综合征
A. 身材偏高,肢体细长　B. 肩部可见伸展皮纹,皮肤干燥有鳞屑　C. 第 1 足趾细长　D. 蜘蛛脚样指

二、Ehlers-Danlos 综合征

Ehlers-Danlos 综合征又称皮肤弹性过度综合征,为最常见的遗传性结缔组织疾病之一。本病由胶原代谢障碍引起,主要表现为皮肤弹性过度、皮肤和血管脆弱、关节活动过度等(图 11-2),有九种临床类型:Ⅰ型(重型),为常染色体显性遗传,表现为皮肤弹性过度,关节活动过度,有皮下钙化结节;Ⅱ型(轻型),症状与Ⅰ型相同,但较轻,关节活动过度仅限于手和足;Ⅲ型(良性关节活动过度型),为常染色体显性遗传,关节活动过度,皮肤瘢痕形成正常;Ⅳ型(淤斑型),皮肤薄,皮下青肿明显,关节活动正常,动脉易破裂;Ⅴ型,为性连锁遗传,症状同Ⅱ型;Ⅵ型(眼型),除皮肤关节症状外,可有角膜、巩膜破裂,视网膜剥离;Ⅶ型(先天性多发性关节松弛型),关节松弛,常伴有髋、膝和其他关节脱位或半脱位;Ⅷ型(牙周炎型),皮肤易挫伤,有进行性牙周炎,过早脱牙;Ⅸ型(枕骨角型),皮肤脆弱松弛,关节活动过度,可伴桡骨小头脱位、枕骨角、疝、膀胱憩室等。

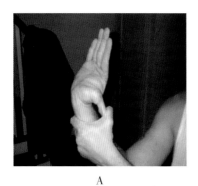
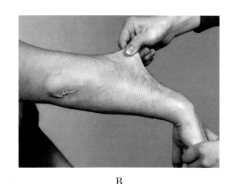

图 11-2　Ehlers-Danlos 综合征
A. 关节活动过度　B. 皮肤弹性过度

本病无特效治疗。四肢畸形及脱位可以进行手术矫形,但术后瘢痕宽、薄、亮。由于关节韧带松弛,术后可能仍有半脱位,但对功能影响不大。

三、Larsen 综合征

Larsen 综合征又称腭裂-平脸-多发性先天性关节脱位综合征,为常染色体隐性或显性遗传。因全身结缔组织发育障碍,引起全身关节过度松弛而出现脱位,面容改变,手、足、脊柱及心脏畸形等,表现为前额突出,颜面扁平,眼距增宽,鼻梁低平,眼眦异位,腭裂;髋、膝、肘关节脱位,多为对称性;手指呈圆柱状,掌骨短,指甲宽而短;足呈马蹄内翻或外翻畸形(图 11-3)。四肢关节脱位和足部畸形可予以手术复位与矫形,效果较好。

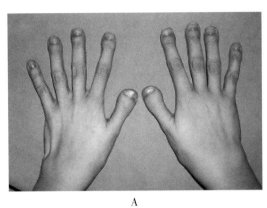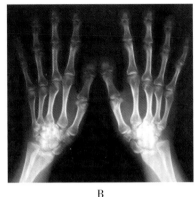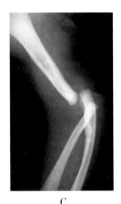

A　　　　　　　　　　B　　　　　　　　　　C

图 11-3　Larsen 综合征
A、B. 手指呈圆柱状,掌骨短,指甲宽而短　C. 肘关节脱位

四、Down 综合征

Down 综合征又称 21-三体综合征,是多出一条 21 号染色体引起的以智力障碍为主的先天性发育异常,表现为短头畸形,可有第三囟门,上颌骨、鼻骨发育不良,眼裂斜向外上方,眼距增宽,舌厚,耳小;四肢肌张力低下,关节柔软,关节韧带松弛,可过度活动;手短而宽,手掌纹往往只有一条,呈通贯手,小指末端常向内弯曲;脚宽、厚,踇趾与其余四趾分离较远;常伴有脊柱侧弯,髂骨翼向外展,髋臼偏平;常有智力障碍。染色体检查可确诊。本病无特殊治疗,以长期教育训练为主。

五、Edward 综合征

Edward 综合征又称 18-三体综合征,是多出一条 18 号染色体所致。核型分析可见 47 条染色体,18 号染色体位置上有一条多余染色体,呈三体性。临床表现为多发畸形,出生时手指屈曲呈紧握状,第 2、3 指重叠,小指向内弯斜;足呈马蹄内翻足或扁平足;颅骨狭长,枕骨突出,耳位低,下颌短小,短颈,胸骨短,骨盆狭窄,脊柱畸形;常伴有先天性心血管畸形、智力低下。细胞染色体检查可确诊。本病预后不良,90%的患儿在 1 岁内死亡。

六、Patau 综合征

Patau 综合征又称 13-三体综合征,染色体有 47 条,多出一条 13 号染色体。临床表现为小头颅,小眼或无眼,唇腭裂,短颈伴颈蹼,有毛细血管瘤,耳聋,耳位低下,多指和并指,指间关节屈曲性挛缩,足部畸形,距骨脱位,可伴有神经系统及心血管系统重度畸形、智力低下。染色体核型检查可确诊。本病预后不良,常在婴儿期死亡。

七、Trisomy-8 综合征

Trisomy-8 综合征又称 8-三体综合征,染色体有 47 条,8 号染色体呈三体。临床表现为头颅大,外耳发育不良,耳位低,颈短,躯干细长,胸骨凹陷;马蹄内翻足畸形,踇趾屈曲,手指细长弯曲,四肢关节运动受限,髋关节脱位;可伴有隐睾、先天性心脏病、智力低下等(图 11-4)。染色体检查可确诊。本病预后差,仅少数可存活至成年。

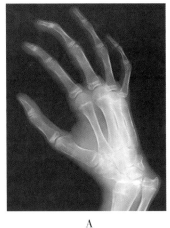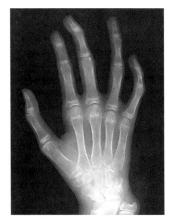

A　　　　　　　　　　　B

图 11-4　Trisomy-8 综合征所致的手畸形

八、Turner 综合征

　　Turner 综合征又称原发性卵巢功能不全综合征,为先天性染色体组合异常所致。仅女性发病,表现为身材矮小,颈蹼,肘外翻;性发育幼稚,卵巢萎缩,子宫小,乳腺不发育,原发性闭经;常有心血管系统畸形及智力低下。X 线检查显示肘外翻畸形,腕骨排列异常,第 4 掌骨变短,骨龄延迟。染色体检查可确诊。性发育幼稚可用性激素替代治疗。颈蹼和肘外翻必要时可予以手术矫形。

九、Klinefelter 综合征

　　Klinefelter 综合征又称小睾丸症,为男性患者多了一个 X 染色体,性染色体为 XXY。小儿时症状不明显,青春期后表现为睾丸小,不能生育,可出现性格体态女性化,并有轻度智力障碍;骨骼畸形有尺桡骨融合,第 4 掌骨短小,第 5 指末节向内弯斜。染色体检查可确诊。本病可用睾酮替代治疗。骨骼畸形影响功能时可予以手术矫形。

十、Klippel-Trenaunay-Weber 综合征

　　Klippel-Trenaunay-Weber 综合征又称血管扩张性肢体肥大症。病因不明,表现为一侧肢体粗而长,皮温升高,多汗或少汗,伴有皮肤血管瘤时可听到血管杂音;可伴有全身的血管畸形及多指、并指、蜘蛛指、脊柱裂、小头畸形,部分患者有智力低下(图 11-5)。X 线可见骨皮质增厚。早期可用弹力绷带对症治疗。本病预后较好。

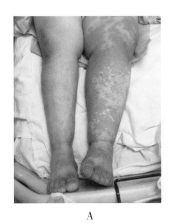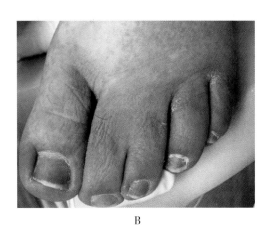

A　　　　　　　　　　　B

图 11-5　Klippel-Trenaunay-Weber 综合征
A. 一侧肢体的血管瘤　B. 并趾畸形

第二节　手及上肢先天性畸形与全身骨骼畸形综合征

一、Apert 综合征

　　法国精神病学家 Apert 于 1906 年首次报告了 Apert 综合征。这是一种以双手、双足完全性并指为特征的较罕见的疾病，发病率约为 1/65000，男女之间无明显差别。父母年龄较大与发病相关。资料显示，亚洲人的发病率较高，西班牙人的发病率较低。

　　Apert 综合征又称尖头并指畸形（acrocephalosyndactyly），是一种以中面部后移、鹦鹉嘴鼻、颅缝早闭、镜影性并指（趾）为主要表现的临床综合征。由于未知的原因，在同一患者身上，颅面部畸形的严重程度与手部畸形的严重程度成反比。手部畸形包括食中环指的复杂性并指畸形以及环小指的单纯性并指畸形，有不同程度的第 1 指蹼狭窄，加上拇指的侧偏畸形，严重影响了手的抓握功能。严重病例可出现远端指骨全部融合，手指远端呈花骨朵样，手掌向内凹陷，并且时常出现甲沟处感染。

　　Apert 综合征患儿在编码 FGF 受体 2（FGFR2）的基因上有两种突变位点，即 Ser252Trp 和 Pro253Arg 突变，这两个位点均在 FGFR2 基因座的ⅢA 外显子区域。根据临床观察发现，Ser252Trp 突变表现为颅面部畸形较轻，手部畸形较重；而 Pro253Arg 突变表现为手部畸形较轻，颅面部畸形较重。

　　（一）临床表现

　　1　尖头畸形　冠状缝早闭，阻止了与冠状缝垂直方向的颅盖骨的发育，使头颅前后径不能增长，沿横径发展，因此表现为前额高而宽。

　　2　颜面畸形　眼距增加，鼻梁低平，上颌骨因发育不良而呈前突，可伴腭裂。

　　3　并指畸形　有程度不等的皮肤性并指或骨性融合，以中、环、小指多见，双手对称出现。由于手指末节指骨并指，指间关节无活动。指骨短，指甲宽大，覆盖整个远节指骨。

　　4　其他　拇指短，仅有一节指骨。掌骨短，第 4、5 掌骨基底有时融合。多有智力迟钝、内脏畸形。颅内压增高，可有头痛、抽搐、突眼、视力丧失等。

　　（二）分型

　　根据软组织和骨骼畸形的程度，可将 Apert 综合征手部畸形分为三型。不同的分型决定不同的临床手术方案。

　　1　Ⅰ型［产科医师手（obstetrician's hand）］　手指并指平面平坦，拇指独立，食中环三指形成并指复合体，第 5 指并指相对分开，末节可活动。拇指有桡侧侧弯畸形（拦车手）。

　　2　Ⅱ型［杯状手（cup hand）］　拇指相对独立，有桡侧侧弯畸形，手部横弓收拢形成杯状，指间有长度至掌指关节的间隙，第 5 指并指相对分开。

　　3　Ⅲ型［花蕾手（rosebud hand）或马蹄手（hoof hand）］　各指并指紧密连接成团，常出现内生指甲而导致感染。拇指指骨较小，并且被食中环指包围，但拇指不一定存在桡侧侧弯畸形。

　　（三）治疗原则

　　Apert 综合征的手部畸形较为特殊，与其他手部畸形相比，具有独特的治疗方案。治疗时应遵循以下原则：①由于指关节粘连以及食中环指间无法相对活动，分离并指时可以使用直线切口；

②首先分离拇指和第 5 指;③在患儿 1 岁以前可行双侧同时分指手术;④在分指手术前可能需要首先处理内生指甲引起感染的问题;⑤三角皮瓣可用于甲沟成形术;⑥手指的创面区域可以植皮覆盖;⑦拇指需要延长至指骨水平;⑧分离第 4、5 掌骨的联合,以改善手抓取物体的功能。

（四）手术方法

1 重建第 1 指蹼,使拇指具有足够的外展空间 可采用连续的皮肤筋膜松解、固有肌延长、腕掌关节囊切开等方法增加指蹼的面积,允许拇指外展达 45°。未成年人的第 1 指蹼狭窄可通过局部皮瓣进行修复,如 4 瓣法 Z 改形。较重的第 1 指蹼狭窄伴皮肤组织不足者,可用手背部旋转推进皮瓣或手背部扩张皮瓣进行修复。

2 矫正拇指弯曲畸形 开放的楔形截骨是延长拇指的首选方法。拇指指蹼的松解和拇指截骨最好在同一期手术进行。在行指蹼松解及拇指楔形截骨延长术后,通常伴有拇指一侧的皮肤短缺,可通过 Z 改形来进行修复。

3 并指分离 松解并指通常分阶段来完成,其中指蹼的松解和食指的位置决定了手术方案,而并指中的神经血管束通常不会影响手术方案的制订。严重的并指畸形主要通过分离末端融合的指骨和甲床来实现,通过分期手术,可将复杂性并指畸形转化为单纯性并指畸形,从而进行彻底矫正。如果畸形严重的食指分开后不能形成一个有足够功能的手指,则可考虑去除。

Ⅰ 型并指很少需要作第 1 指蹼的分离,必要时可设计皮瓣改善虎口功能。对于畸形较重的 Ⅲ 型,指骨和指甲很小,局部缺乏可以利用的皮肤组织,这时通过设计充分利用指蹼周围的皮肤尤为必要。在 3～5 岁时作拇指的延长会有效地增加虎口的功能。对于各指蹼的手术设计没有固定的最佳方案,术者可根据基本原则选择设计方案。由于手掌和手背的皮肤都是不够的,设计时需要把足够的皮肤留给指蹼的前后结合处。通常会在手掌和手背分别设计皮瓣插入对侧(图 11-6)。

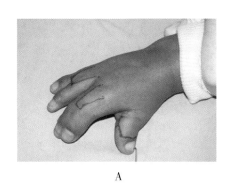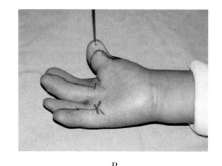

A   B

图 11-6 Apert 综合征手部畸形的手术设计

4 二期手术 在并指分离术后,随着手部的生长发育,植皮区域的瘢痕与其他组织出现的非对称生长均需要整形。拇指桡侧侧弯畸形通常在 4～5 岁前矫正。第 4、5 掌骨连接也需要二期截骨分离(表11-1)。

表 11-1 Apert 综合征手部畸形的治疗

年龄	手术
1～6 个月	处理甲沟感染,虎口松解释放,Ⅲ 型手术转化为 Ⅰ 型手术
6～18 个月	并指分离,关节松解
4～6 岁	拇指侧弯矫正,掌骨连接截骨矫正,皮肤瘢痕整形,甲床整形
≥7 岁	指骨畸形矫正,皮肤瘢痕整形,指蹼松解,关节整形

二、Poland 综合征

（一）临床表现

这种畸形最早报道于 1841 年，当时 Alfred Poland 描述了一具尸体的胸廓和四肢的解剖畸形，包括胸大肌、胸骨头以及部分前锯肌的缺失，有蹼状粘连的手指发育不全。100 年后，在同一家医院，这份档案被翻阅和研究，并将这种畸形命名为 Poland 综合征。Poland 综合征的两个主要表现是胸大肌和胸肌部分缺失，发育不良的蹼状指畸形（图 11-7）。患者往往伴有同侧胸廓的骨骼结构异常，包括肋骨缺失、脊柱侧弯等，还可伴有拇指三节指骨畸形。

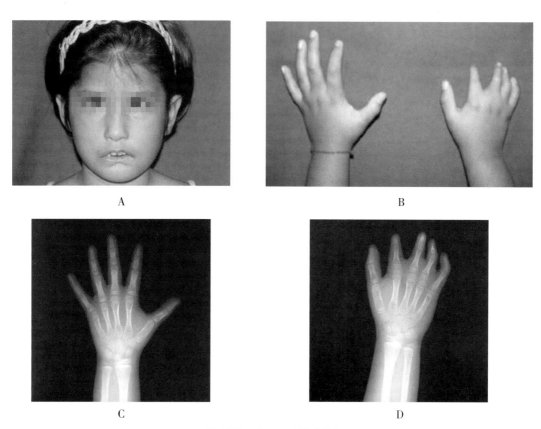

图 11-7　Poland 综合征
A. 面部畸形　B～D. 手部畸形

Poland 综合征的病因尚不明确，未发现遗传倾向和遗传易感性。手部发育不良程度可以从中环指的蹼状指畸形到完全没有手指，以致影响到前臂和上臂。通常中间的手指（食、中、环指）更容易出现畸形，当严重的发育不良累及第 1、5 指时，中间仅有大小不等的球状突起。

（二）治疗原则

由于胸肌及胸廓的畸形通常不引起呼吸问题，因此对胸廓的矫正主要出于整形的目的。对于女性，可以选择缺失乳房的重建或隆乳；对于男性，可以作背阔肌转位重建胸肌。

由于畸形程度不同，Poland 综合征手畸形的治疗有很大的差别，对于手指发育良好、拇指正常的患者，须进行并指分指，同时尽可能大地保留虎口；对于中间手指严重发育不良的，可以进行边缘手指的转位移植；对于无手指或无拇指的畸形，可以考虑足趾移植再造手指。

Poland 综合征的并指分指手术没有非常特殊的要求，对于手指较短的患者，需要尽可能地设计和制造更深的指蹼，以延长手指；而对于复杂的需作再造的畸形，则要设计个体化的序列治疗，这种手术没有固定的方案，每个专家的设计都会有所不同，而且需要用到许多复杂技术。

三、Holt-Oram 综合征

Holt-Oram 综合征有常染色体显性遗传倾向,85%的患者有 TBX5 基因突变。女性发病率较高且程度严重,主要表现为上肢骨骼系统畸形及心血管系统畸形。

心血管畸形以房间隔缺损较为常见,多为第Ⅱ孔型缺损;其次为室间隔缺损;其他有动脉导管未闭、大血管转位、管状动脉异常、主动脉狭窄、肺动脉狭窄、三尖瓣闭锁等。心律失常包括Ⅰ度房室传导阻滞、不完全性右束支传导阻滞、房性或室性期前收缩等。

骨骼畸形表现为上肢的多指和并指畸形。桡侧骨骼常受累,表现为桡骨短,桡尺骨融合。拇指的变异具有特征性:拇指与其他四指处于同一水平,呈指化现象,对掌功能消失;一侧拇指缺失,对侧为多节拇指。腕骨和掌骨可有发育不良(图 11-8)。可伴有上肢以外的畸形,如两侧锁骨和肩胛骨不对称、鸡胸、漏斗胸、脊柱侧弯、驼背、脊柱裂、唇腭裂、弓形腭等。其他尚有消化系统畸形和泌尿系统畸形。

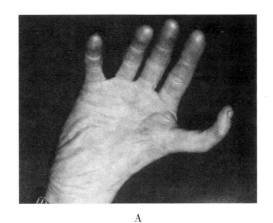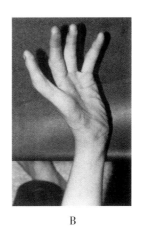

图 11-8　Holt-Oram 综合征
A. 右手为三节指骨拇指　B. 左手为拇指缺失

治疗上应首先根据心脏缺陷的严重程度决定手术时机,必要时可以选择介入治疗。对于尺桡骨融合,旋前 30°以内的患者无须手术,因其可以代偿;旋前 60°以上的患者由于有明显的功能损害,需要做尺桡骨融合分离术;旋前 30°~60°时,需要根据功能损害程度和外观要求来决定是否手术及何时手术。手术分离后的尺桡骨可能发生再次粘连,可以考虑术中分离后以脂肪或筋膜阻隔断端的方法以减少再次粘连。

手部畸形治疗前可根据拇指发育的状况进行分型,并选择相应的手术方式。

四、吹口哨面容综合征

吹口哨面容综合征又称颅-腕-跗骨综合征(cranio-carpo-tarsal syndrome),其畸形包括小口畸形、风车翼样手部屈曲畸形和高尔夫球棒足畸形,常有身高发育受限,有常染色体显性遗传倾向(染色体 11p15.5)。由于肌张力增强,患儿常表现为额丰满和假面具样脸,有吹口哨状小口,双眼深陷,宽鼻梁,内眦赘皮,斜视,眼裂狭小,小鼻,鼻翼发育低下,人中长,脸上有 H 形皮肤小凹,腭高拱,小舌,腭运动受限,有鼻音;手足部畸形包括手尺偏,外皮性拇指,指屈曲,厚皮覆盖邻近指趾骨弯曲面,马蹄内翻足,趾挛缩,垂直距骨。常伴有腹股沟疝、睾丸下降不全,智力多数在正常范围(图 11-9)。胎儿一般为臀位,分娩困难。呕吐和咽下困难使婴儿生长不足,可早期致死。

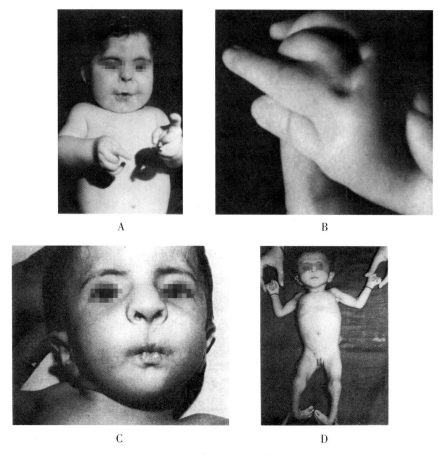

图 11-9　吹口哨面容综合征

　　治疗以改善生活质量为中心，包括开大口裂以改善进食和呼吸功能，矫正内翻足以产生部分行走功能，矫正脊柱畸形至能够坐，手部畸形的矫正可以在早期进行屈肌止点的释放和腕关节前侧切开松解等。

五、血小板减少-桡骨缺如综合征

　　血小板减少-桡骨缺如综合征有常染色体隐性遗传倾向，目前发病机制仍然不明确。好发于女性，患儿出生时血常规可能正常，但血小板计数减少，并且在出生后第一年内急剧下降。患儿表现为身材矮小，发育迟缓，桡骨完全缺失，可伴有尺骨缺损、肱骨、肩胛骨或锁骨发育不良，并指，髋关节脱位，股骨、胫骨和足畸形等(图 11-10)。与其他桡骨缺失的综合征相比，患儿具有功能相对完整的拇指，并向外侧弯曲、延伸；往往有手内肌，并有一定的外展功能；尺骨较短且畸形，10%～20%的病例有不同程度的尺骨缺如。50%的病例有各种下肢畸形，此外还有心血管系统的先天性畸形。首先治疗血小板减少和出血，待患儿年龄稍大后，可根据相关原则行矫形手术。

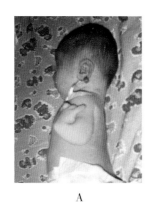 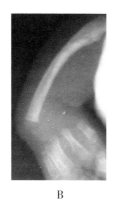 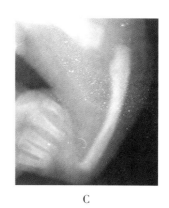

A B C

图 11-10 血小板减少-桡骨缺如综合征
A. 畸形外观 B、C. X 线表现

六、Carpenter 综合征

Carpenter 综合征又称尖头多指并指畸形,为常染色体隐性遗传。患儿表现为尖头畸形,眼距增宽,体形肥胖,多有隐睾畸形。由于长期颅内压增高,可产生头痛、视力减退、抽搐、智力障碍等。轴前性多指,并指较轻,多为软组织相连(图 11-11)。

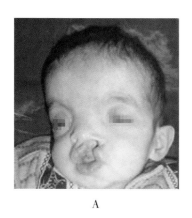 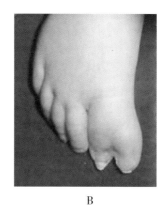 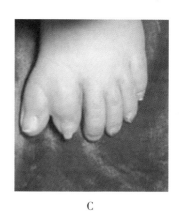

A B C

图 11-11 Carpenter 综合征
A. 头面部畸形 B、C. 肢体畸形

治疗原则以颅骨切开降低颅内压为主。多指并指可按手部畸形的治疗原则处理。

七、Treacher-Collins 综合征

Treacher-Collins 综合征又称下颌-面骨发育不良,为常染色体显性遗传。患儿出生时就表现为眼裂向下倾斜,颧骨、颌骨发育不良,外耳道细小,口角与外耳之间有盲端窦道。常伴有上肢畸形,如并指、拇指发育不良或缺如、上尺桡关节融合、桡骨缺如等。

治疗包括耳郭成形术以改善听力,面部畸形可行面部整形,上肢和脊柱畸形可按相关治疗原则处理。

八、Pierre-Robin 综合征

Pierre-Robin 综合征又称下颌发育不良,与遗传相关,为伴有不同外显率的显性遗传。患儿表现为下颌骨细小,向后退缩,严重者并发舌下垂致呼吸道阻塞。常有腭裂,心血管畸形,眼、脑异常。肢体畸形包括并指、短指、指侧屈畸形和多关节挛缩。

四肢畸形可根据病情采用相应的手术矫正。

九、Oculo-mandibulo-facial 综合征

Oculo-mandibulo-facial 综合征又称眼-下颌-面综合征、Hallermann-Streiff 综合征。病因不明,可能是胚胎第 5 周发育障碍所致。患儿表现为颅骨发育不良,前额隆起,小鸟样外貌,缩颌;眼部有特征性的白内障,小眼球,视力障碍,眼球震颤;牙齿畸形;有不同程度的侏儒表现;肢体畸形包括爪形手、并指、桡骨和尺骨骨性连接、脊柱裂和髋关节脱位。

本病无特效治疗。四肢畸形影响功能者,可根据相关原则行矫形手术。

十、Oculo-dento-digital 综合征

Oculo-dento-digital 综合征又称眼-牙-指综合征,为常染色体显性遗传,由外胚层发育障碍所致。患儿表现为小头畸形,鼻翼小而薄,鼻孔向前倾,小眼球,小眼裂,两眼距变窄,可有视力障碍,牙釉质发育不良;手部畸形常见并指、多指,或中指缺如,或屈指畸形。

四肢畸形影响功能者,可根据相关原则行矫形手术。

十一、Oro-facial-digital 综合征

Oro-facial-digital 综合征又称口-面-指综合征,为遗传性疾病,仅女性发病。患儿表现为鹰嘴,鼻翼软骨发育不良,唇裂,腭裂,分叶舌,舌系带肥厚增生;手部畸形包括并指、短指、歪斜指。

治疗包括面部整形及手部矫形手术。

十二、Oto-palato-digital 综合征

Oto-palato-digital 综合征又称耳-腭-指综合征,病因不明,有遗传性,仅男性发病。以多发性骨发育异常为基础,常有传导性耳聋,腭裂,身材矮小,侏儒;手足畸形包括拇指(趾)短小、扁平,中间三指末节增大,小指向外弯曲。X 线可见第 2、3 掌骨基底部有骨骺炎变化,腕骨和指骨大小、形态异常。

一般手足畸形不影响功能,可不行手术。

十三、Weill-Marchesani 综合征

Weill-Marchesani 综合征又称眼-短肢-短身材综合征,为常染色体隐性遗传。眼部症状常在 10 岁以前出现,表现为近视、晶状体畸形等;四肢和指(趾)短小,X 线可见掌骨、指骨对称性缩短、变宽,腕骨、跗骨、趾骨骨化延迟;身材矮小(图 11-12)。

四肢畸形的矫正可根据肢体的功能,并参照相应的原则进行。

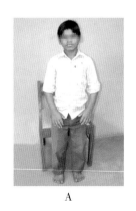 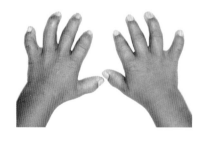 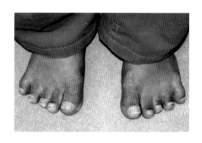

A   B   C

图 11-12 Weill-Marchesani 综合征
A. 身材矮小 B. 短指畸形 C. 短趾畸形

十四、Rubinstein-Taybi 综合征

Rubinstein-Taybi 综合征又称阔拇指巨趾综合征,可能与遗传有关。患儿表现为拇指(趾)宽而短,呈匙状或短棒状,末节指(趾)骨粗大,X 线可见第 1 掌骨、第 1 跖骨、拇指(趾)增粗,肋骨融合,股骨颈短(图 11-13)。面部畸形包括耳位置低,耳畸形;眼裂下斜,睫毛多,眼球下视,可有白内障;鼻子小,下颏尖。患儿多有身材矮小,智力低下。

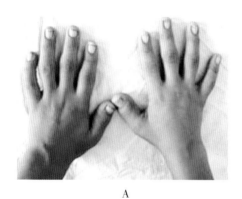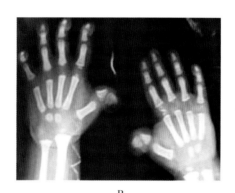

A B

图 11-13　Rubinstein-Taybi 综合征的手部畸形

十五、Smith-Lemli-Opitz 综合征

Smith-Lemli-Opitz 综合征又称小头小颌并指(趾)综合征,为常染色体隐性遗传。患儿表现为侏儒,智力低下;小头,鼻梁宽,鼻孔向前,眼睑下垂,下颌小而后缩,高腭弓;脊柱侧凸;手足部畸形包括拇指、中指短小,小指歪斜,第 2、3 足趾并趾,跖骨内收、内翻(图 11-14)。

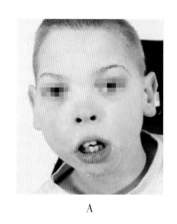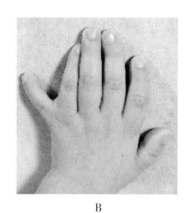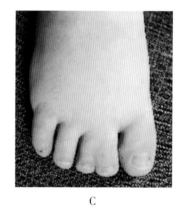

A B C

图 11-14　Smith-Lemli-Opitz 综合征
A. 面容　B. 手畸形　C. 足畸形

肢体畸形可根据相关原则进行手术矫形。

十六、Laurence-Moon-Bardet-Biedl 综合征

Laurence-Moon-Bardet-Biedl 综合征又称性幼稚-色素性视网膜炎-多指畸形综合征,为常染色体隐性遗传。可能为下丘脑功能障碍引起的继发性性腺功能低下,表现为性发育障碍,青春期不出现第二性征。患儿常有视力减弱甚至失明,身材矮小,多指或并指畸形,伴有智力发育障碍(图 11-15)。

治疗以性激素替代治疗为主,四肢畸形可根据相关原则行手术矫正。

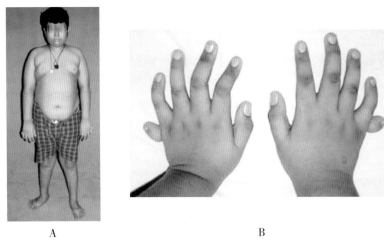

图 11-15　Laurence-Moon-Bardet-Biedl 综合征
A. 体形　B. 多指畸形

十七、Cornelia de Lange 综合征

　　Cornelia de Lange 综合征又称阿姆斯特丹型侏儒，可能为常染色体显性遗传。患儿表现为侏儒，智力低下，小头，多毛，上肢短小，手部皮肤纹理异常。X 线可见全身骨骺发育迟缓，桡骨小头脱位，肘关节屈曲挛缩或强直，小指偏斜，手指尺侧部分缺如，腕骨融合，拇指近节脱位，髋关节脱位。

　　四肢与关节畸形影响功能者可行手术矫正。

十八、Aase-Smith 综合征

　　Aase-Smith 综合征又称先天性贫血-三节拇指综合征，可能为性连锁隐性遗传。仅男性发病，表现为贫血貌，拇指有三节指骨，桡骨轻度发育不全，窄肩，室间隔缺损，囟门闭合延迟，肝脾大，骨髓增生不良。

　　四肢畸形影响功能者，可根据相关原则行矫形手术。

十九、Aglossia-Adactylia 综合征

　　Aglossia-Adactylia 综合征又称无舌-无指综合征，病因不明。患儿表现为面部畸形，颜面小、尖、窄，如鸟脸，舌发育不全或无舌，伴有手指、足趾部分或全部缺如，或有缺少指甲的手指（图 11-16）。

　　根据功能需要可行矫形手术。

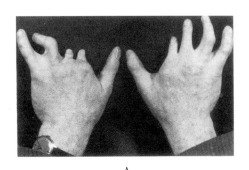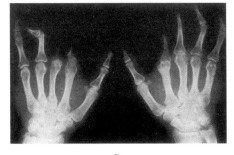

图 11-16　Aglossia-Adactylia 综合征的手部畸形

（徐靖宏　沈辉　王炜　陈博　丁晟）

［1］ Mathes S J, Hentz V R. Plastic surgery: the hand and upper limb［M］. Philadelphia: Saunders Elsevier, 2006.

［2］ 王炜.整形外科学［M］.杭州:浙江科学技术出版社,1999.

［3］ 洪光祥,王炜.手部先天性畸形［M］.北京:人民卫生出版社,2004.

［4］ Oishi S N, Ezaki M. Reconstruction of the thumb in Apert syndrome［J］. Tech Hand Up Extrem Surg, 2010,14(2): 100-103.

［5］ Randhawa A K, Mishra C, Gogineni S B, et al. Marfan syndrome: report of two cases with review of literature［J］. Niger J Clin Pract, 2012,15(3): 364-368.

［6］ Morley J, Perrault T. Chiropractic management of Ehlers-Danlos syndrome: a case report［J］. Journal of the American Chiropractic Association, 2010,47(2): 6-15.

［7］ Bicknell L S, Farrington-Rock C, Shafeghati Y, et al. A molecular and clinical study of Larsen syndrome caused by mutations in FLNB［J］. J Med Genet, 2007,44(2): 89-98.

［8］ Alvi F, Alonso A, Brewood A F. Upper limb abnormalities in mosaic trisomy 8 syndrome［J］. Arch Orthop Trauma Surg, 2004,124(10): 718-719.

［9］ Mathews M S, Kim R C, Chang G Y, et al. Klippel-Trenaunay syndrome and cerebral haemangiopericytoma: a potential association［J］. Acta Neurochir, 2008,150(4): 399-402; discussion 402.

［10］ Domingos A C, Lopes S L, Almeida S M, et al. Poland-Moebius syndrome: a case with oral anomalies［J］. Oral Dis, 2004,10(6): 404-407.

［11］ Hurst J A, Hall C M, Baraitser M. The Holt-Oram syndrome［J］. J Med Genet, 1991,28(6): 406-410.

［12］ MacLeod P, Patriquin H. The whistling face syndrome—cranio-carpo-tarsal dysplasia, report of a case and a survey of the literature［J］. Clin Pediatr (Phila), 1974,13(2): 184-189.

［13］ Bajaj M, Mehta L. Freeman-Sheldon (whistling face) syndrome in a Turner mosaic ［J］. J Med Genet, 1984,21(5): 398.

［14］ Pavlenishvili I V, Mchedleshvili N V, Gotua T A. Thrombocytopenia-absent radius (TAR) syndrome［J］. Georgian Med News, 2011,193: 86-88.

［15］ Wani A A, Dar T I, Ramzan A, et al. Carpenter's syndrome: a rare craniofacial dysmorphic syndrome［J］. Indian J Pediatr, 2009,76(9): 972.

［16］ Chu B S. Weill-Marchesani syndrome and secondary glaucoma associated with ectopia lentis［J］. Clin Exp Optom, 2006,89(2): 95-99.

［17］ Kumar S, Suthar R, Panigrahi I, et al. Rubinstein-Taybi syndrome: clinical profile of 11 patients and review of literature［J］. Indian J Hum Genet, 2012,18(2): 161-166.

［18］ Porter F D. Smith-Lemli-Opitz syndrome: pathogenesis, diagnosis and management ［J］. Eur J Hum Genet, 2008,16(5): 535-541.

［19］ Sahu J K, Jain V. Laurence-Moon-Bardet-Biedl syndrome［J］. J Nepal Med Assoc, 2008,47(172): 235-237.

［20］ Nevin N C, Burrows D, Allen G, et al. Aglossia-adactylia syndrome［J］. J Med Genet, 1975,12(1): 89-93.

［21］ Tolarova M M, Harris J A, Ordway D E, et al. Birth prevalence, mutation rate, sex ratio, parents' age, and ethnicity in Apert syndrome［J］. Am J Med Genet, 1997,72(4):

394-398.

［22］ Von Gernet S, Golla A, Ehrenfels Y, et al. Genotype-phenotype analysis in Apert syndrome suggests opposite effects of the two recurrent mutations on syndactyly and outcome in craniofacial surgery［J］. Clin Genet, 2000,57(2): 137-139.

［23］ Journeau P, Lajeunie E, Renier D, et al. Syndactyly in Apert syndrome: utility of a prognostic classification［J］. Ann Chir Main Memb Super, 1999,18(1): 13-19.

［24］ Brodwater B K, Major N M, Goldner R D, et al. Macrodystrophia lipomatosa with associated fibrolipomatous hamartoma of the median nerve［J］. Pediatr Surg Int, 2000,16(3): 216-218.

［25］ Coombs C J, Mutimer K L. Tissue expansion for the treatment of complete syndactyly of the first web［J］. J Hand Surg Am, 1994,19(6): 968-972.

［26］ Van Heest A E, House J H, Reckling W C. Two-stage reconstruction of Apert acrosyndactyly［J］. J Hand Surg Am, 1997,22(2): 315-322.

第十二章
手部血管瘤和脉管畸形

血管瘤和脉管畸形(包括血管畸形和淋巴管畸形)是一组十分常见的先天性或后天性病变,可见于体表各处,其中约60%分布于头颈部,分布于四肢的仅约20%,手部病变所占比例尚未见明确报道。

由于发病部位广泛,因此该类疾病患者可广泛分布于多个学科,如整形外科、口腔颌面外科、血管外科、皮肤科、介入放射科、骨科以及手外科。以往,各学科间的交流与融合尚不密切,诊疗策略存在不同程度的局限性,未能使绝大多数患者获得准确的诊断和恰当的治疗;近年,随着国际上对该类疾病研究的不断深入,在许多问题上已达成跨学科间的共识,因此,由来自于各个学科的医疗团队共同完成该类疾病的诊疗已成为国际趋势。目前,虽然国内血管瘤和脉管畸形的专业学术会议渐趋频繁,多个专业学术组织相继成立,共同致力于新观点和新技术的推广,推进了学科间的交叉与融合,但还有多个学科的相当一部分医师仍然对该类病变仅有模糊或陈旧的认识,明显的诊断错误和治疗失当屡见不鲜,造成病情延误、加重以及难以修复的继发畸形。

手具有极为精巧的组织结构及重要的功能,因此手部血管瘤和脉管畸形的诊断与治疗更具独特之处,须更加注重功能与外观的平衡。不当的治疗常导致手部功能和外观的双失,使患者的生存质量严重下降,这是医患双方均不愿见到的结局。因此,本章将对手部血管瘤和脉管畸形的诊断与治疗的基本问题和最新进展加以介绍,以期共同交流与提高。

第一节　血管瘤和脉管畸形的分类

20世纪80年代以前,人们对血管瘤和脉管畸形的认识较为模糊。以现代观点,当时最为混乱的一点是没有将血管内皮细胞来源的真性肿瘤和脉管发育异常所致的血管或淋巴管畸形区分开来,"血管瘤(hemangioma)"一词被用于统称各种病变,不能准确地反映病灶的性质,造成治疗上的明显混乱及学术交流的较大障碍。因此在阅读早期文献(甚至一部分国内近期文献)时,必须对现代观点具有十分清晰的认识,才可能甄别文献中病例的类型,判断文中方法或观点的可信程度。

对肿瘤和畸形性质的认识混乱也造成了没有科学而统一的脉管性病变分类标准,这一局面直到 1982 年才发生了根本性的变化。当年,美国哈佛大学波士顿儿童医院整形外科的 Mulliken 教授首次提出了基于血管内皮细胞生物学特性的分类方法,他将血管性病变分为血管瘤和血管畸形,并阐释了两者最本质的差别,即血管肿瘤存在血管内皮细胞的异常增殖,而血管畸形则无此现象。这一观点被广泛认同,从而成为现代分类标准的基础,此篇论著也成为整形外科史上最为经典的文献之一。

1992 年国际脉管性疾病研究学会（International Society for the Study of Vascular Anomalies, ISSVA）在匈牙利首都布达佩斯成立。在 1996 年的大会上,ISSVA 制定了一套较为完善的分类系统（表 12-1）并被广泛采用,成为世界范围内不同学科研究者进行交流的共同语言。

表 12-1　ISSVA 的脉管性病变分类

脉管肿瘤	脉管畸形
婴幼儿血管瘤	低流量脉管畸形
	毛细血管畸形:包括葡萄酒色斑、毛细血管扩张、角化性血管瘤
先天性血管瘤(RICH 和 NICH)	静脉畸形:包括蓝色橡皮乳头样痣、家族性皮肤黏膜静脉畸形、球状细胞静脉畸形、Maffucci 综合征
丛状血管瘤(伴或不伴 Kasabach-Merritt 综合征)	淋巴管畸形
	高流量脉管畸形
卡波西血管内皮瘤(伴或不伴 Kasabach-Merritt 综合征)	动脉畸形
梭状细胞血管内皮瘤	动静脉瘘
少见血管内皮瘤:包括上皮样血管内皮瘤、混合性血管内皮瘤、网状血管内皮瘤、多形性血管内皮瘤、血管内乳头状血管内皮瘤、淋巴管内皮肉瘤	动静脉畸形
	复杂性脉管畸形
皮肤获得性血管肿瘤:包括化脓性肉芽肿、靶样含铁血黄素沉积性血管瘤、肾小球样血管瘤、微静脉血管瘤等	CVM、CLM、LVM、CLVM、AVM-LM、CM-AVM

注:①RICH:迅速消退型先天性血管瘤。②NICH:不消退型先天性血管瘤。③C,毛细血管;A,动脉;V,静脉;L,淋巴;M,畸形。

在这一分类系统中,脉管性病变被分为脉管肿瘤和脉管畸形两大类,其中脉管畸形依血流动力学的差异,又被分为低流量、高流量和复杂性脉管畸形。在脉管性病变中,有 5 种病变在临床中最为常见,其命名经历了从传统到现代的演变(表 12-2),这也是本章将重点阐述的病变。

表 12-2　血管瘤和脉管畸形的现代命名和传统命名对照

现代命名	传统命名
婴幼儿血管瘤	草莓状血管瘤
葡萄酒色斑	毛细血管瘤
静脉畸形	海绵状血管瘤
动静脉畸形	蔓状血管瘤
淋巴管畸形	淋巴管瘤

一、婴幼儿血管瘤

婴幼儿血管瘤(infantile hemangioma)旧称草莓状血管瘤(strawberry hemangioma),为最常见的婴幼儿良性肿瘤,具有出生时或出生后不久迅速增生和1岁左右开始自发消退的特征性自然病史,典型表现为鲜红色突起的包块,但部分深部血管瘤表面皮肤几乎完全正常。

二、葡萄酒色斑

葡萄酒色斑(port wine stain)旧称毛细血管瘤(capillary hemangioma),亦称鲜红斑痣、红胎记,为先天性的毛细血管畸形或微静脉畸形,表现为粉红至紫红色、界限清晰的斑片,位于头面部的病灶成年以后常出现增厚和结节。

三、静脉畸形

静脉畸形(venous malformation)旧称海绵状血管瘤(cavernous hemangioma),由异常沟通的薄壁静脉扩张充盈而形成,表现为紫蓝色的柔软包块,具压缩感,其体积可随体位的改变而变化。

四、动静脉畸形

动静脉畸形(arteriovenous malformation)旧称蔓状血管瘤(racemose hemangioma),是由动脉和静脉直接沟通形成的迂曲扩张的血管团,其表面皮温高,搏动或震颤明显,可出现严重的并发症,如组织坏死、大量出血或充血性心力衰竭,是危害最大、治疗最困难、风险最高的类型。

五、淋巴管畸形

淋巴管畸形(lymphatic malformation)旧称淋巴管瘤(lymphangioma),由异常扩张的淋巴管道构成,经皮穿刺可见淡黄色清亮的淋巴液。依囊腔大小可分为巨囊型和微囊型,与治疗效果密切相关。

六、先天性血管瘤

先天性血管瘤分迅速消退型(rapid involuting congenital hemangioma,RICH)和不消退型(non-involuting congenital hemangioma,NICH)两种,表现为出生时即出现明显病灶,呈蓝紫色的半球形隆起,界限清楚,表面可见红色扩张血管,周缘见色素减淡白晕,在1岁左右几乎完全消退或终身不消退(图12-1)。其外观、病理和影像学表现与婴幼儿血管瘤有明显差异。治疗以手术切除为主(图12-2)。

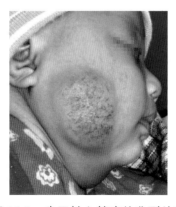

图 12-1 先天性血管瘤的典型外观

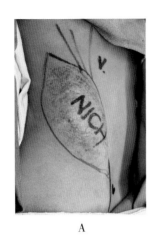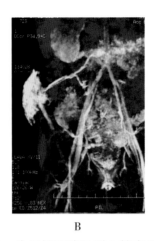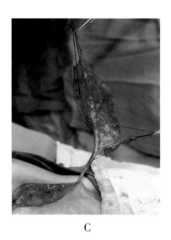

| A | B | C |

图 12-2　先天性不消退型血管瘤的手术切除

A. 右髂部先天性不消退型血管瘤　B. MRA 示病灶内有两条粗大的供血动脉　C. 术中解剖出供血动脉,与 MRA 所见相符

七、卡波西血管内皮瘤

卡波西血管内皮瘤（Kaposiform hemangioendothelioma,KHE）和丛状血管瘤（tufted angioma,TA）与 KM 现象密切相关,均呈紫红斑块或肿块,外观表现多样(图 12-3、图 12-4)。巨大的实体肿瘤将血小板捕获和滤过,造成血小板减少,严重时可威胁生命。少数病例可自然消退,但消退缓慢而不完全。临床遇可疑病例时应注意查血常规。治疗方法有局部压迫、激素治疗、抗肿瘤药物(长春新碱、环磷酰胺等)治疗以及手术切除。

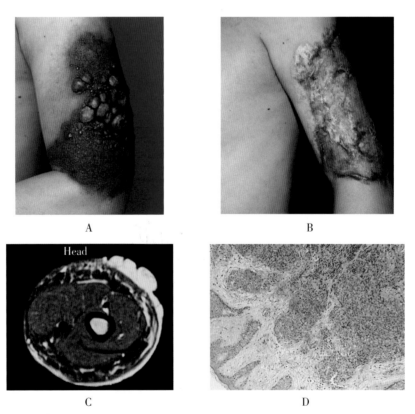

图 12-3　左上臂卡波西血管内皮瘤伴 KM 现象

A. 左上臂紫红色结节呈簇状分布,边界清楚　B. 外院行病灶切除植皮术(术中出血 1000ml,术后曾反复大量出血)术后　C. MRI 示病灶累及浅筋膜层　D. 病理检查示真皮和皮下组织中存在大量的血管内皮细胞团

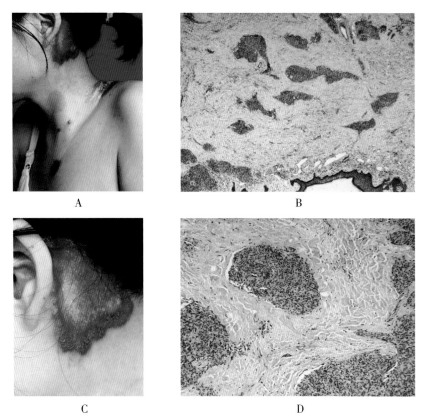

图 12-4　左耳后、颈部丛状血管瘤

A、C. 左耳后红色斑块,周缘隆起,中央平坦,界限清楚,有明显触痛　B、D. 病理检查具特征性,表现为在胶原纤维的背景上有呈簇状分布的、界限清晰的内皮细胞团

八、化脓性肉芽肿

化脓性肉芽肿(pyogenic granuloma)亦称分叶状毛细血管瘤,在病理上没有炎性改变或肉芽肿样特征。在局部轻微外伤后或孕期较易出现,表现为鲜红色柔软的突起或结节,大小一般不超过2cm,如表面出现溃疡则极易在触碰后出血(图 12-5)。治疗方法有激光治疗、电化学治疗及手术切除,但手术后有复发可能。

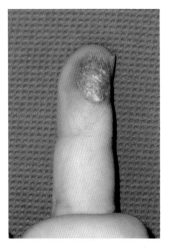

图 12-5　右食指末节化脓性肉芽肿,呈紫红色肿块,触之易出血

九、角化性血管瘤

角化性血管瘤(angiokeratoma)为表面角化的紫红色斑块,边界清楚,局限在真皮浅层,不侵犯深部组织(图 12-6)。依病灶的部位和范围可分为局限型、肢端型、阴囊型、丘疹性和弥漫型 5 种类型。治疗主要包括激光和手术切除。

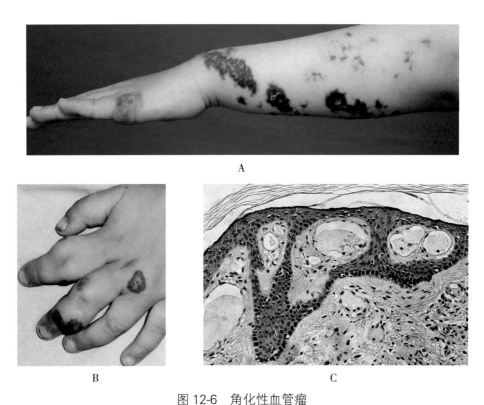

图 12-6　角化性血管瘤

A、B. 前臂和手散在分布的病灶,呈紫红色、边界清楚、局部隆起的斑块,表面有明显角化,呈灰白色多层状,随年龄的增长逐渐加重　C. 病理检查示病灶由大量扩张的毛细血管构成,分布于真皮浅层并凸向表皮,可见覆盖的角化物

十、球状细胞静脉畸形

球状细胞静脉畸形(glomuvenous malformation,GM)旧称血管球瘤,因在畸形静脉壁上出现球状细胞而得名,可能兼具血管畸形和肿瘤的性质。大小数毫米至数厘米不等,明显触痛或阵发性疼痛是其显著特征。孤立性病灶主要见于甲床,也可位于肢端、头颈等部位;多发性病灶则为常染色体显性遗传病(图 12-7、图 12-8)。

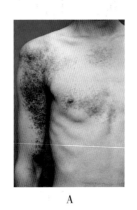

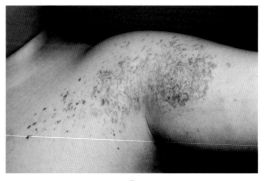

A　　　　　　　　　　　　　　　B

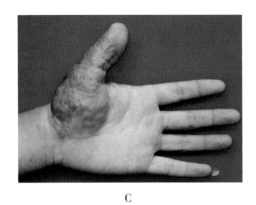

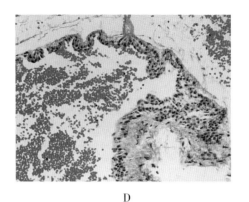

C

D

图 12-7　球状细胞静脉畸形

A～C. 身体不同部位的病灶,深部病灶表面可见紫红色簇状突起,体位试验阴性　D. 病理切片可见管壁多层球状细胞

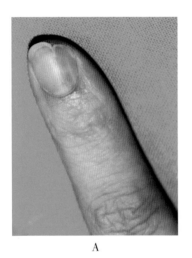

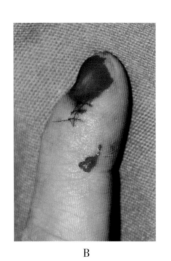

A

B

图 12-8　甲下球状细胞静脉畸形的手术切除

A. 甲下病灶透过指甲呈淡紫蓝色,压之剧痛　B. 手术完整切除病灶,约绿豆大小,质地坚韧

　　上述分类系统仍在不断的完善之中,因为仍有新的病变被报道或新的临床现象和实验研究被发现。一些外观相近的病变需要谨慎地加以鉴别,避免误诊和治疗失当(图 12-9)。在血管瘤和脉管畸形研究中仍有许多未知领域,尚需要更进一步的深入探索。

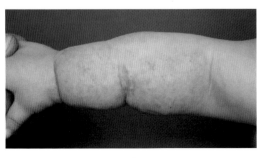

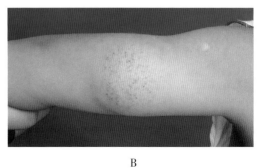

A

B

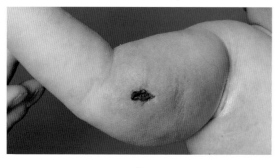
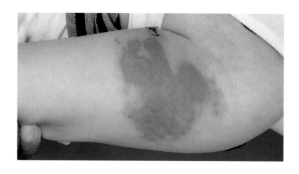

C

D

图 12-9　位于肢体的 4 种血管瘤

A. 右上肢婴幼儿血管瘤，病灶大部位于皮下，整体呈紫蓝色，局部呈非典型的鲜红色　B. 左上肢先天性不消退型血管瘤，呈蓝紫色圆形包块，周缘有白色晕圈，中央有散在突起的呈簇状分布的紫红色病灶　C. 右上肢卡波西血管内皮瘤，紫红色隆起病灶，边界不清，质地坚韧　D. 右大腿丛状血管瘤，呈砖红色斑块，边界尚清，质地坚韧，伴触痛

（陈辉　林晓曦）

第二节　婴幼儿血管瘤

　　婴幼儿血管瘤是最为常见的婴幼儿真性良性肿瘤，发病率为 3‰～1%。病灶可分布于全身，但相对好发于面颈部。男女发病之比为 1:5～1:3。

一、临床表现

　　婴幼儿血管瘤具有十分鲜明而独特的自然病程，并可以自行消退，对于诊断和治疗具有重大意义。病灶通常在出生后 2 周出现，并迅速增大，在经历约 1 年的增生期后即开始长达 3～5 年的缓慢消退。其典型外观为鲜红色、突出于皮肤、边界清晰的肿块，状如草莓，压之不退色。但早期病灶可表现为针尖样红点、红色斑片或斑块，其后出现增大、隆起或融合，形成上述典型外观。当病灶中央开始逐渐发白，并融合扩大，肿块开始变软时，即提示进入消退期，消退后常遗留色素沉着、瘢痕形成、毛细血管扩张以及纤维和脂肪沉积（图 12-10、图 12-11）。少数体积巨大或生长迅速的病灶可出现自发性溃疡，特别是在关节等易于形成皮肤皱褶的地方，经换药处理多能缓慢愈合，但常遗留明显的瘢痕（图 12-12、图 12-13）。

　　婴幼儿血管瘤可见于手或肢体的任何部位，其大小和外观可有明显差异，从孤立的黄豆大小的突起到弥漫整个肢体的斑块，通常仅累及皮肤或浅筋膜，极少引起功能障碍。

　　并非所有的血管瘤都有草莓样典型外观，如深部血管瘤仅表现为皮下包块，皮肤表面完全正常，而状如草莓的红色病灶也可能并非血管瘤（图 12-14）。在增生期向消退期转变的过程中，血管瘤的病理表现会出现显著变化，因此，自然病史也是重要的诊断依据。

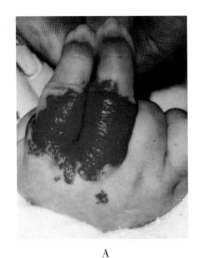
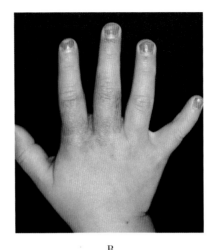

A　　　　　　　　　　　　　B

图 12-10　手部血管瘤的自然消退

A. 3 个月时,血管瘤处于增生期,病灶呈鲜红色,边界清晰　B. 2 岁时,病灶几乎完全消退,仅残留轻微的皮肤色素沉着和毛细血管扩张,手功能正常

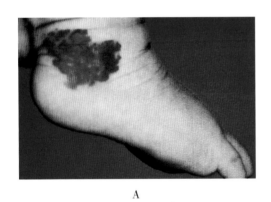
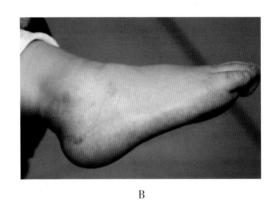

A　　　　　　　　　　　　　B

图 12-11　足部血管瘤的自然消退

A. 4 个月时,血管瘤处于增生期　B. 3 岁时,病灶消退,残留轻微毛细血管扩张,皮肤颜色、质地恢复正常

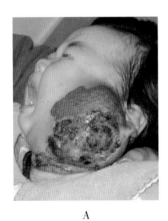
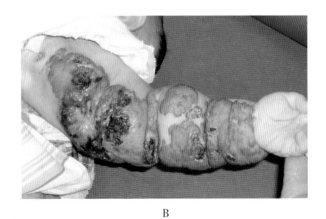

A　　　　　　　　　　　　　B

图 12-12　血管瘤的自发性溃疡,其发生可能与瘤体生长过快,局部组织缺氧有关

A. 左面颈巨大血管瘤溃疡　B. 左上肢血管瘤溃疡,皮肤皱褶处明显

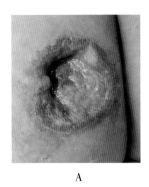 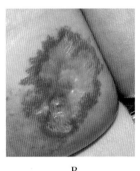 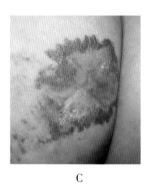 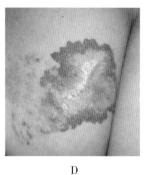

| A | B | C | D |

图 12-13　左臀部血管瘤溃疡的愈合过程,历时 4 个月

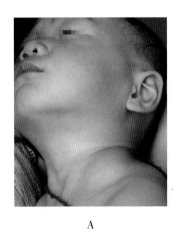 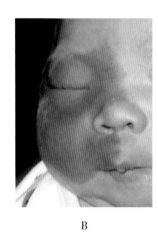 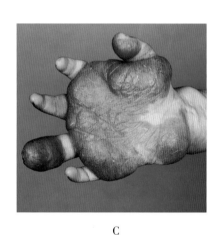

| A | B | C |

图 12-14　深部血管瘤和草莓样的非血管瘤病变

A. 左颈根部深部血管瘤,为皮下质韧包块,表面皮肤正常,CT 及血管造影可鉴别　B. 右面部葡萄酒色斑,呈鲜红色,出生时即有,随身体发育成比例增长,无增生史　C. 右手毛细血管-动静脉畸形,出生时即有,并迅速增长,局部可见迂曲血管,皮温高,可触及搏动,为动静脉畸形的特征

二、发病机制

婴幼儿血管瘤的发病机制目前尚不明确,其增殖和消退现象仍没有得到很好的阐释。其增生的机制存在多种理论,如成血管细胞理论、胎盘起源理论、血管发生失衡理论、细胞因子调节通路突变理论、发育区缺陷理论、血管瘤形成中非内皮细胞理论、免疫与炎症学说等;而其消退则被认为与细胞成分改变、细胞因子的表达改变、细胞凋亡等因素有关。随着血管瘤特征性的流行病学、基本生物学和细胞学信息的不断积累,其增生和消退机制的研究已经有了显著进展,但由于缺少理想的动物模型,对研究的深入有一定阻碍。目前的研究热点仍集中在成血管细胞、胎盘种植、血管生成失调以及发育缺陷方面,对血管瘤消退机制的研究甚少,未来的研究应着眼于此,有助于为血管瘤的早期预防、特异性的干预治疗提供新思路,并能为血管发育生物学的研究开辟新视野。

三、治疗

手部血管瘤因极少引起功能障碍,且能自行消退,故在增生期时尽量避免手术切除。手术后效果常不如自行消退,且易残留明显瘢痕,造成继发性功能障碍。

首选非手术方法,通过药物、激光等治疗促进肿瘤消退,避免遗留明显的继发畸形。对于肢体小面积的局限性病灶,如消退后残留明显的纤维脂肪性包块,可予手术切除,以改善外观。

目前常用的促进血管瘤消退的药物包括普萘洛尔、皮质类固醇激素、咪喹莫特、抗肿瘤药物

（平阳霉素或博来霉素）等。激光或放射性核素敷贴亦可作为辅助性治疗，但应慎用。

（一）药物治疗

1　普萘洛尔　目前作为一线药物，口服或外用均可。最早于 2008 年由法国 Bordeaux 儿童医院第一次报道，他们在使用普萘洛尔治疗 1 例肥厚性心肌病患儿时，发现其合并的鼻部血管瘤出现明显消退。这是一个极其偶然且意义重大的发现。

普萘洛尔作为一种非选择性 β 受体阻滞剂，在临床上用于治疗高血压、肥厚性心肌病、心律失常等疾病已有数十年，其安全性已获认可；而治疗血管瘤的历史短暂，其作用机制也尚未阐明。

（1）口服适应证：①瘤体增生迅速，1～2 周内面积或体积增大超过原瘤体 2 倍；②多发性血管瘤；③血管瘤合并溃疡或位于易发溃疡部位，如颈部、腋部、会阴部等皮肤皱褶处；④腮腺区、乳腺（女婴）血管瘤；⑤血管瘤合并功能障碍或位于高风险部位，如耳部、唇部、眼周、鼻部；⑥气道或声门下血管瘤（未合并呼吸异常，喉镜或磁共振检查显示呼吸道阻塞小于 50%）。

（2）禁忌证：①可能危及生命的血管瘤，如合并呼吸窘迫、心脏异常等；②内脏、消化道、颅内血管瘤；③支气管哮喘或哮喘家族史；④心脏传导阻滞（Ⅱ～Ⅲ度房室传导阻滞）；⑤重度或急性心力衰竭；⑥窦性心动过缓；⑦肝肾功能障碍；⑧患儿监护人未签署《知情同意书》（超处方用药）。

（3）用法：在用药方法上，Siegfried 和 Lawley 提出了目前国际上较为认可的阶梯治疗方案，即对于初次使用普萘洛尔的患儿，入院 48 小时内监测血压、心率、血糖等，并做完善而必要的检查（如心电图、心脏彩超、儿童心内科会诊等），以排除心脏病变、气道高敏感疾病和其他肺部疾病，初始剂量为 0.17mg/kg·8h，逐渐加到最大剂量 0.67mg/kg·8h；没有条件入院监测的门诊患者，初始剂量也为 0.17mg/kg·8h，服药 1 小时后检查生命体征和血糖水平，若无明显异常，可以每 3 天加量一倍，直至 0.67mg/kg·8h。大部分患儿都可以耐受这种治疗方案，并能取得较好的疗效。

（4）不良反应：已报道的普萘洛尔治疗血管瘤过程中发生的不良反应包括血压降低、暂时性呼吸窘迫、病灶复发、心率减慢、高血钾、低血糖、恶心呕吐、嗜睡、转氨酶升高、易激惹、四肢冰冷、夜惊、皮疹等，大部分经对症支持治疗可缓解或自行缓解。目前尚未有关儿童服用普萘洛尔致死或严重不良反应的报道。

笔者所在科室自 2008 年 9 月～2012 年 9 月，在门诊应用口服普萘洛尔的方法进行了 395 例婴幼儿血管瘤治疗的前瞻性研究。在用药前，所有患儿均行血常规、肝肾功能、血糖、心肌酶谱、心电图、心脏彩超检查。治疗起始剂量为 0.5mg/kg，首次服药后观察患儿有无肢端湿冷、精神委靡、呼吸困难和明显烦躁等现象。如患儿能够耐受，12 小时后继续给药，剂量仍为 0.5mg/kg。如患儿仍无明显异常，第二天增量至 1.5mg/kg，分 2 次口服，并密切观察。如患儿仍无异常反应，第三天增量至 2mg/kg，分 2 次口服，后续治疗以此剂量维持。停药则采取逐渐减量的方式，倒数第三天 2mg/kg，分 2 次口服，间隔 12 小时；倒数第二天 1.5mg/kg，分 2 次口服，间隔 12 小时；最后一天 1mg/kg，分 2 次口服，间隔 12 小时。不良反应包括睡眠减少（23 例）、睡眠增加（5 例）、腹泻（9 例）、食欲下降（5 例）、呕吐（5 例）、间歇性便秘（1 例）、呼吸加深（3 例）、皮疹（1 例）、肢端发凉（1 例），均在服药后 1 个月内自行好转。另 1 例患儿在服药 1 个月后出现转氨酶升高而停止服药。尚未发现由普萘洛尔引起的严重不良反应（图 12-15）。

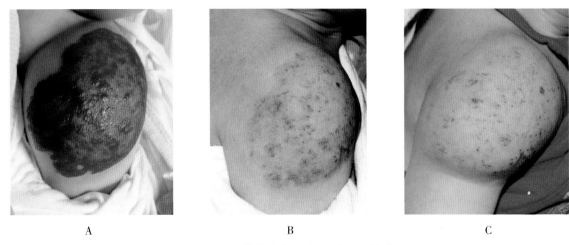

A | B | C

图 12-15　普萘洛尔治疗婴幼儿血管瘤

A. 18 月龄女性患儿,右肩部巨大混合性婴幼儿血管瘤　B. 口服普萘洛尔 45 周,停药时　C. 停药 2 个月后,深部病灶略有复发

目前 β 受体阻滞剂的外用制剂也已广泛使用,如噻吗洛尔滴眼液和普萘洛尔凝胶等,对于浅表的小面积血管瘤尤为适用,而且更为安全易行(图 12-16)。联合用药也可获得满意效果(图 12-17)。

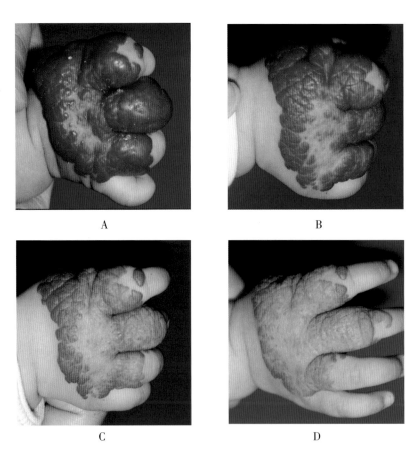

A | B
C | D

图 12-16　0.5%噻吗洛尔滴眼液治疗婴幼儿血管瘤

A. 2 月龄患儿,右手瘤体迅速增生,呈鲜红色隆起　B. 治疗 4 个月后瘤体开始萎缩消退　C. 治疗 8 个月后瘤体明显变薄　D. 治疗 10 个月后病灶已大部消退,停药 2 个月后瘤体进一步消退,未见复发

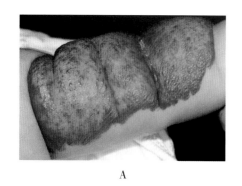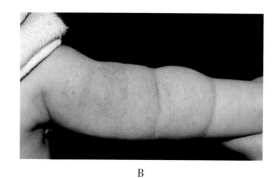

A　　　　　　　　　　B

图 12-17　口服普萘洛尔和外用噻吗洛尔滴眼液联合用药,治疗左上肢血管瘤

A. 治疗前　B. 用药 20 周后病灶消退

2　皮质类固醇激素　在普萘洛尔出现之后已渐趋少用。可口服泼尼松或局部注射曲安奈德等,口服适用于面积较大或增生迅速的病灶,局部注射多用于局限性包块样病灶。常规口服泼尼松的方案是:每次 4mg/kg,隔日 1 次,早晨顿服,共 8 周,以后每周减量一半,继续用药 1～2 周为一个疗程。通常给药不超过两个疗程,每个疗程间隔2～3 周。但并非所有的增生期血管瘤都对激素敏感,其有效率在 85% 左右。在第一疗程未见疗效的血管瘤,提示对激素不敏感,不应继续使用大剂量的激素治疗。对已经进入消退期的血管瘤不应使用激素治疗,因为此时血管形成的过程已经中止。从大样本的治疗结果来看,按规定用药者很少出现明显或严重的并发症,即使出现食欲不振、腹泻及肥胖等并发症,也能在停药后逐渐恢复。

注射治疗时应尽量避免将药物注入正常组织,故注射治疗适用于有一定厚度的病灶。少量多次治疗有助于提高安全性。注射治疗的不良反应可能更甚于口服用药。

3　咪喹莫特　是一种免疫调节剂,可直接诱导 α-干扰素、肿瘤坏死因子,间接诱导 γ-干扰素在病灶聚集,并可能诱导细胞凋亡,在皮肤科被用于尖锐湿疣、鳞状上皮癌、基底细胞癌等疾病的治疗。在2002 年最早被报道用于治疗婴幼儿血管瘤,前瞻性的自身对照研究已证实其有效性。其主要适用于早期较为平坦的病灶,即使面积较大也可使用,对于已有明显增厚的病灶效果欠佳。常用方法为隔日一次,睡前涂于病灶处,晨起时用清水洗净。主要不良反应为局部刺激性反应,如病灶周围皮肤发红瘙痒,病灶不同程度的结痂,严重时可出现破溃,应尽量避免,否则将遗留浅表瘢痕。

4　抗肿瘤药物　局部注射抗肿瘤药物在临床应用也比较广泛,其中报道最多的是平阳霉素或博来霉素,对增生期的血管瘤有明显的治疗作用,在较低浓度时能阻抑血管瘤的增生,是目前国内治疗血管瘤的常用手段。平阳霉素的常用浓度为 8mg 加 8～16ml 生理盐水稀释,博来霉素的常用浓度为 15mg 加 10～20ml 生理盐水稀释。

药物浓度过高或用量过大,可致局部软组织坏死。大量远期随访病例显示,局部组织发育可能受药物抑制,形成缺损或凹陷畸形,故在嘴唇、眼睑或面颊部注射时应慎重。

（二）激光治疗

其原理主要是依赖激光的选择性光热作用。选择性光热作用是指利用毛细血管内血红蛋白在580nm 波长附近存在吸收高峰而周围组织吸收热量较少的特性,以及利用脉冲间期散热的原理,实现对血红蛋白较高选择性的热凝固作用,最终导致血管闭塞。

治疗首选脉冲染料激光(585nm),一般较少发生瘢痕形成和色素改变。由于在此波长范围内可见光的实际穿透能力较弱,往往小于 1.5mm,因此不能作用于大多数血管瘤的全层病灶,仅用于表浅、面积较小、生长缓慢或已停止的部分病灶,并以不形成任何瘢痕及不发生永久性色素改变为前提。因此,目前只有在合适的病例,由有经验的医师进行操作才能满足这一要求。

Nd:YAG(1064nm)、CO_2(10600nm)等非选择性光热激光因易发生破溃,并且遗留瘢痕的风险较高,故不适用于血管瘤的治疗。对于消退后残留明显毛细血管扩张的病例,使用脉冲染料激光或 Nd:YAG 激光治疗则是非常适合的。

(三)放射性核素敷贴治疗

增生期血管瘤的血管内皮细胞处于幼稚的增殖状态,对放射治疗有较高的敏感性,经治疗后血管生成停止,毛细血管变性闭塞,出现类似消退的表现,效果较为可靠和客观。但该法只适用于浅表、小面积、非颜面部位的血管瘤,且应用时要十分注意控制放射剂量,否则极易出现皮肤色素减退、瘢痕形成和毛细血管扩张等继发改变,甚至导致慢性放射性皮炎,远不如自行消退后的外观,且不易修复。因此,除非有经验丰富的核医学医师配合,并严格掌握适应证,否则不建议采用。

(四)手术治疗

手术治疗主要用于以下两种情况:①血管瘤位于较为特殊的部位,如上下睑、外鼻或嘴唇,可能造成明显的功能障碍,如弱视、斜视、呼吸不畅或进食困难时,可考虑全部或部分切除,以改善功能;②血管瘤消退后所遗留的皮肤松弛、纤维脂肪沉积和组织器官移位,可通过手术进行整复。

(五)随访

对于增生很不明显或已进入稳定期、消退期的血管瘤,不要过于积极地进行治疗,因为自然消退所留下的是基本正常的皮肤结构,消退后甚至有时难以察觉,即使残留了松弛的表面皮肤,也易于通过后期整形得到矫正。相比之下,如果选择非特异的、损伤较大的治疗手段,不仅对缩小病灶无效,反而可能造成瘢痕或色素改变等不良后果。因此,对于不便手术或术后外观不良的消退期病灶,以及预计生长较缓慢,甚至已经接近静止的增生期血管瘤,随访是一种较理想的选择。

(陈辉　常雷　林晓曦)

第三节　葡萄酒色斑

葡萄酒色斑俗称红胎记,又称鲜红斑痣,属于先天性毛细血管畸形或微静脉畸形,发病率高达0.3%～2.1%。因手部病灶不需手术治疗,故此类患者极少见于手外科。

一、临床表现

葡萄酒色斑表现为出生时即有的红色或粉红色的皮肤斑片,压之退色,界限清楚。病灶可分布于全身各处,75%发生在面颈部,大小不等,最大甚至可累及接近一半的体表面积。随着年龄的增长,病灶颜色逐渐加深,呈紫红色或暗红色。至20～30岁时,位于面颈部的大部分病灶可发生明显增厚,并在此基础上形成众多大小不一的结节,极端者可至鸡蛋大小,或多个结节成簇状增生下垂,形成葡萄串样外观,严重影响外观(图 12-18)。但手部病灶仅会出现增厚,不会形成结节(图12-19)。

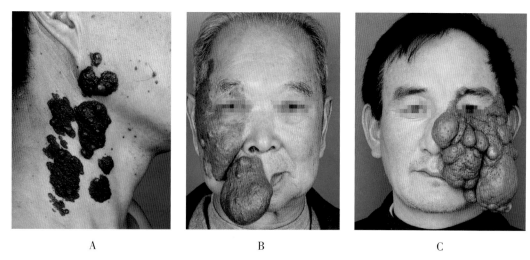

图 12-18　面颈部葡萄酒色斑形成的结节样外观

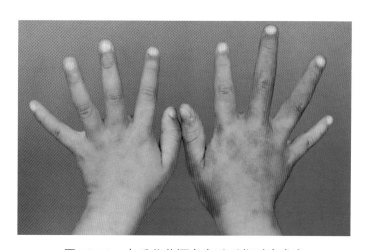

图 12-19　右手葡萄酒色斑致手指过度发育

二、发病机制

葡萄酒色斑的发病机制至今未明,目前此方面的研究仅限于组织病理学观察,初步发现病变血管的神经支配极度减少甚至缺失,血流逐渐冲击缺少神经紧张性调节的血管,从而产生病变血管的异常扩张。

三、病理特征

真皮内出现大量异常扩张的毛细血管瘤或微静脉。在增厚的病灶内不仅存在异常扩张的血管成分,还分布着大量的呈错构样改变的上皮、神经、间充质成分。

四、治疗

葡萄酒色斑的治疗至今尚无完美的方法,以往的治疗包括冷冻、人工文身、药物注射、硬化治疗、电凝固、皮肤磨削、中药敷贴、非选择性光热作用激光等,但上述方法不能特异性地破坏血管,且能损伤正常的皮肤结构,导致瘢痕形成,外观不佳。因此,基于选择性光热作用原理的激光治疗才是目前的主流。

（一）激光治疗

随着激光技术的不断发展,选择性光热作用理论革命性地出现,脉冲染料激光随之应运而生,并成为国际上葡萄酒色斑治疗的金标准。但是,虽不断改进激光的波长、脉宽,并辅以冷却装置,多次的重叠治疗,以及各种波长激光的组合,总体疗效仍只能达到20%左右的完全清除率。另外,由于激光光斑较小,难以均匀地作用于皮肤,治疗后皮肤可能呈明显的花斑状外观。因病灶常不能完全清除,深在的残留血管依然可以通过血管再生,在表浅区域出现新的血管并产生扩张,从而引起治疗后的复发(图12-20)。

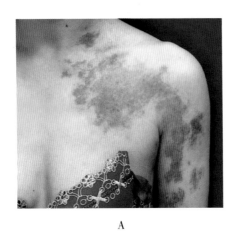 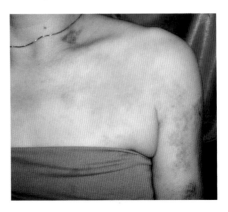

A   B

图 12-20　葡萄酒色斑的激光治疗
A. 左上肢葡萄酒色斑　B. 脉冲染料激光治疗一次后大部消退

（二）强脉冲光治疗

强脉冲光(intense pulsed light,IPL)不同于激光系统,它可以产生515～1200nm的非相干光,使用滤光片可以滤过不需要的波长的光,以治疗更深层的血管。它可减少治疗后的紫癜,对于躯干部位的大面积病灶,或对脉冲染料激光治疗耐受者,可以作为优先选择的治疗方法,但疗效尚无系统的评价。

（三）光化学治疗

20世纪70年代,光化学疗法开始用于恶性肿瘤的治疗,其机制为对肿瘤血管的光敏破坏。其原理是经静脉注射光敏剂后,使其在一定的时相内选择性地蓄积在靶组织中,此时给予一定强度的激光照射,光敏剂分子受激发后与其底物发生一系列的光化学反应,产生一些中间活性物质,包括单线态分子氧等,导致细胞内重要结构不可逆的生物学破坏。葡萄酒色斑由真皮内扩张畸形的毛细血管组成,血管内皮细胞吸收光敏剂最快,在一定时相内其浓度远高于表皮组织,在光激发下高度选择性地破坏扩张的毛细血管网的内皮细胞,使其发生变形、坏死、血栓形成,导致管腔闭锁,红斑消退,而覆盖其上的表皮不受损伤。目前使用的光源主要有铜蒸气激光(578nm)、半导体激光(637nm或532nm)等,因光斑较大(直径7～10cm),在大面积葡萄酒色斑的治疗上具有明显优势,颜色消退均匀而自然,治疗次数相对较少,对深色及轻度增厚的病灶也能取得一定的治疗效果,瘢痕的发生率低于1%。在笔者118例的研究中,27.1%的病例可达到几近完全的消退,而完全无效的病例仅占1.7%。光化学治疗对医师的经验依赖性较高,而且随着光敏剂及匹配光源的不断发展,将成为葡萄酒色斑研究及治疗发展的新方向(图12-21)。

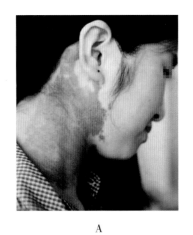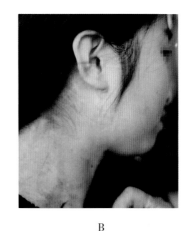

图 12-21　葡萄酒色斑的光化学治疗
A. 右颈肩部葡萄酒色斑　B. 光化学治疗两次后大部消退

（四）手术治疗

手术治疗主要用于以下病例：①接受过不恰当的治疗后遗留永久性瘢痕、色素改变和组织萎缩等继发畸形者；②未经治疗，病灶自然出现了明显的增厚和结节，无法行非手术治疗者；③葡萄酒色斑累及眼睑、鼻翼或唇部并增厚时，可导致上述结构的增生肥厚，影响视物、说话或进食，手术整复常能明显改善上述畸形。采用植皮、游离皮瓣修复常常效果不佳，因此在条件允许的情况下，首选皮肤扩张技术进行修复，成功的扩张修复可达到皮肤色泽和质地的理想匹配，并且不出现明显的瘢痕增生。

（陈辉　林晓曦　马刚）

第四节　静脉畸形

静脉畸形以往称海绵状血管瘤，是一种低流量的先天性血管畸形。发生率低，男女发生率无明显差异。大多为散发性，极少数表现出家族聚集性，为常染色体显性遗传。

一、临床表现

静脉畸形出生时即有，随身体成比例生长；部分患者出生时病灶不明显，甚至成年后才开始显现。病灶可见于全身各处，以头颈部多见，呈局限性或弥漫性生长，可累及皮肤、皮下组织，甚至深达肌肉、关节囊和骨。典型的浅表病灶呈蓝紫色，为柔软而压缩感明显的肿块，皮温不高，无震颤或搏动，病灶大小可因体位的变化而改变，当处于身体最低位时充盈至最大。在体积大和病程长的病灶中，可扪及大小不一、质地坚硬、光滑易活动的结节，为病灶内血栓机化后形成的静脉石。

头颈部静脉畸形可能导致明显的外观畸形，引起眼睑、嘴唇的变形移位，巨大病灶还可导致面部骨骼的肥大或萎缩；如病灶位于舌部、咽部或气管旁，会出现进食困难和气道阻塞。

手部或肢体静脉畸形轻微者仅局部皮肤和皮下软组织受累，严重者皮肤、皮下组织、全部手内肌或四肢肌肉可被广泛累及，但累及骨骼者罕见。病灶外观表现多样，典型者为蓝紫色的柔软包块；也可为局部大小不一的结节状突起，质地坚韧；亦可为深在包块，表面皮肤完全正常，可合并毛

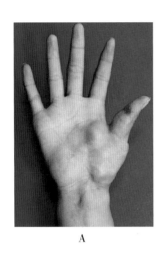
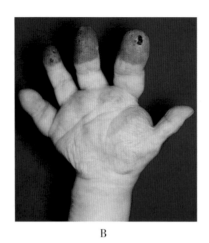
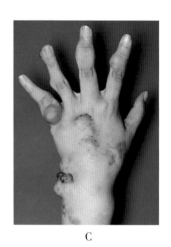

A   B   C

图 12-22   手部静脉畸形的不同外观

A. 典型的手部静脉畸形,呈蓝紫色包块,质地柔软   B. 指端呈红色,合并毛细血管畸形   C. 结节状静脉畸形,明显突起,质地坚韧

细血管畸形等(图 12-22)。

手部或肢体静脉畸形可对功能造成不同程度的影响,需引起注意。肌肉、骨膜或关节腔内的病灶出血常可引起轻重不一的疼痛,频繁的疼痛使关节长期处于保护性姿势,易致关节僵硬或强直,造成功能障碍。功能障碍的严重程度与病灶的广泛程度并无直接相关性。关节周围单一肌肉,如股四头肌远端、腓肠肌近端、肱桡肌近端的局限性病灶,若长期出血疼痛,可较早出现较严重的功能障碍。病灶如仅累及屈肌群或伸肌群,可造成肌群发育异常、肌力减退,并导致骨骼发育异常、关节脱位等;如累及全部肢体肌肉,因发育或病情进展的平衡,其功能障碍反而不明显。值得注意的是,由于治疗不当造成的医源性功能障碍亦屡见不鲜。

二、发病机制

静脉畸形属于先天性血管发育异常,散发性静脉畸形发病的分子机制仍未阐明,但家族性静脉畸形的研究近年来有所进展。1994~1995 年,在具有常染色体显性遗传特征的两个皮肤黏膜静脉畸形家族中,遗传学分析显示基因突变位于染色体 9p21。Tie2 信号途径在毛细血管床的形成过程中发挥了重要作用,上述两个静脉畸形家族均表现为编码内皮细胞 Tie2 受体激酶区域的精氨酸被色氨酸所替代,引起高度磷酸化和酪氨酸激酶受体活性增强,从而导致血管异常发育。

1999 年,国外报道了另外四个常染色体显性遗传的静脉畸形家族,其中只有一个家族与前述的两个家族具有相同的突变,其他家族的基因突变位点与染色体 9p21 无关,由此提示遗传性静脉畸形存在遗传异质性。其他的研究还包括对 Tie2 受体的配体、血管生成素 1 和血管生成素 2 的检测,这些蛋白被认为在血管的非内皮成分(包括平滑肌等)的形成中发挥重要作用。

三、病理特征

病灶由衬以内皮细胞的大量不规则管腔形成,内皮细胞无增殖特征,管腔的平滑肌层菲薄或缺如,血窦内有大量红细胞(图 12-23)。

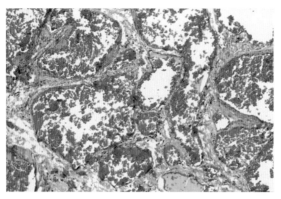

图 12-23　静脉畸形的病理切片上可见血窦内有
大量红细胞

四、肢体静脉畸形相关综合征

肢体静脉畸形通常是多种血管性病变综合征的表现之一,如 Klippel-Trenaunay 综合征(KTS)、
Maffucci 综合征(MS)及蓝色橡皮乳头样痣综合征(BRBNS)等。

(一)Klippel-Trenaunay 综合征

本综合征为先天性散发性脉管畸形,但也有家族发病的报道。典型的三联征表现为肢体的葡
萄酒色斑、静脉畸形或静脉曲张以及骨、软组织的过度发育。在皮肤病灶中,淋巴管成分亦较为常
见,与毛细血管畸形混杂,在膝关节周围形成地图样暗红色斑块,表面为大小不一的滤泡状结节,
可增厚并破溃出血。

对肢体大面积红斑的患儿,均可疑为 KTS。在生长发育过程中,患肢将逐渐增粗变长。部分患
儿因活动时出现疼痛而不愿行走或运动,导致膝关节僵硬或跟腱挛缩。MRI 为必需检查,以明确深
部病灶的范围和深度。KTS 目前尚无较为有效的治疗方法,持续弹力服加压可延缓病情进展,局部
硬化治疗有助于缓解疼痛。出现明显的关节功能障碍者,可予以手术治疗并辅以积极的功能锻炼
(图 12-24、图 12-25)。

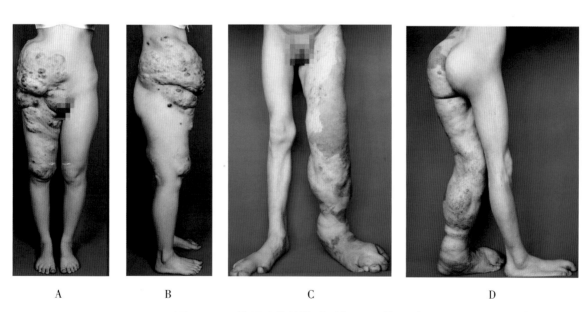

A　　　　　　　　　B　　　　　　　　　C　　　　　　　　　D

图 12-24　普通肢体静脉畸形与 KTS 的区别

A、B. 右腰、下肢巨大静脉畸形,未出现肢体过度发育,双下肢等长　C、D. 左下肢 KTS,具有静脉畸形、葡萄酒色斑
及肢体过度发育的典型三联征

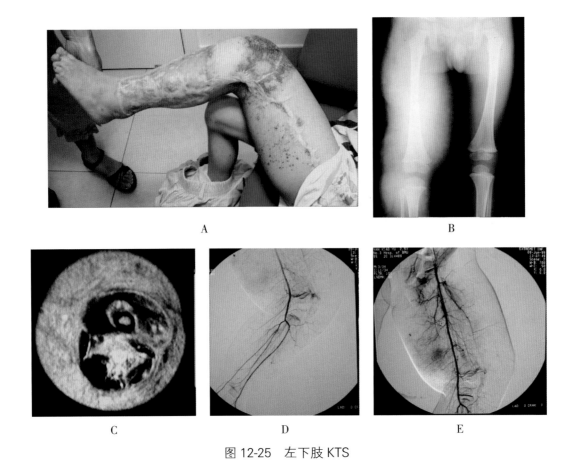

图 12-25　左下肢 KTS

A. 经外院多次手术切除,未能明显改善功能和外观　B. X 线片示左下肢骨骼明显增粗变长　C. MRI 示病灶累及全层浅筋膜及部分肌肉　D、E.　在经动脉插管的数字减影血管造影中未发现明显的动静脉瘘口,静脉畸形病灶不能被完全显示

（二）Maffucci 综合征

病灶通常在婴儿期出现,主要表现为皮下静脉畸形、四肢软骨发育异常及多发性内生软骨瘤。其诊断主要依靠临床表现,静脉畸形可见于全身各处,但最常见于四肢远端,表现为蓝紫色柔软包块,偶有触痛。但在病理上,静脉畸形与梭形细胞血管内皮瘤是混合存在的。内生软骨瘤常双侧不对称地出现,X 线片显示骨皮质膨胀变薄,呈卵圆形缺损,并可见静脉畸形内有砂粒状小钙化点。

MS 最严重的并发症包括儿童期多发性骨折、颅骨内生性软骨瘤导致的神经系统异常以及内生软骨瘤恶变(约 15% 恶变为软骨肉瘤)。静脉畸形如无症状,通常采取非手术治疗。软骨病变如适合手术治疗,须活检以排除恶变。

（三）蓝色橡皮乳头样痣综合征

BRBNS 主要表现为皮肤和消化道多发性静脉畸形,大多为散发,部分可能为常染色体显性遗传。病灶通常在出生时或儿童早期即已出现。皮肤静脉畸形最常见于躯干和上肢,可为单个,也可多达数百个,数毫米至数厘米大小,呈紫红色、蓝色甚至黑色;消化道静脉畸形易于被内镜或MRI所查到,大小不等,常为多发性,位于黏膜下层,可累及小肠至结肠末端,与体表静脉畸形的分布范围没有关联。静脉畸形也可见于其他脏器,如肝、肺、尿道、脑和肌肉(图 12-26)。

治疗主要是控制消化道的慢性出血,如有严重出血,可采取内镜电凝或手术切除。皮肤病灶如影响外观,可采取硬化或手术治疗。

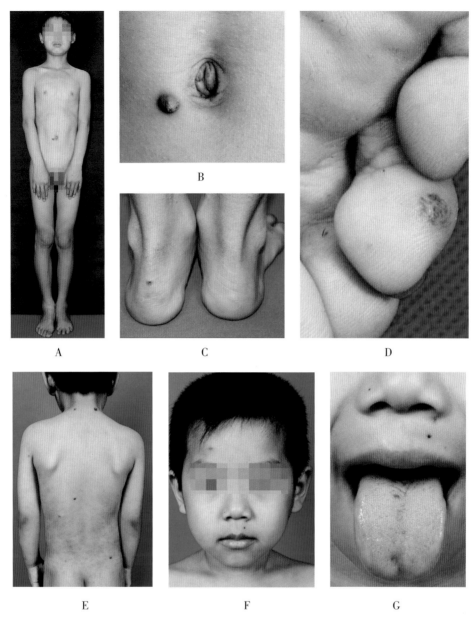

图 12-26 两例蓝色橡皮乳头样痣综合征患儿,可见分布于全身各处的蓝紫色结节

五、诊断

　　大多数患者依靠病史和临床表现即可确诊。MRI 是明确病灶范围、深度及其邻近组织结构关系的最重要的影像学检查,静脉畸形在 T1 加权像呈中等或低信号,T2 加权像呈明显高信号,增强后可见不同程度的强化(图 12-27)。静脉石和骨质侵犯通过 X 平片和 CT 可以明确(图 12-28)。经皮瘤腔穿刺造影可以良好地显示病灶及其血流动力学特征。经动脉的数字减影血管造影难以显示静脉畸形,通常不作为常规检查(图 12-29)。经皮行病灶穿刺可见暗红色回血,有助于诊断(图 12-30)。

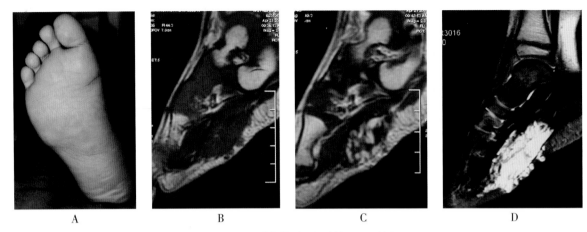

图 12-27　足底静脉畸形的 MRI 特征

A. 右足底静脉畸形　B. T1 加权像,病灶呈等信号,界限清晰　C. T1 加权像增强,可见病灶有不均匀强化　D. T2 加权像,病灶呈较均匀高信号

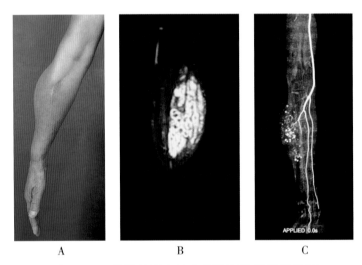

图 12-28　静脉畸形病灶内静脉石的影像学特征

A. 右上肢肌间静脉畸形　B. MRI 示在高信号病灶内,静脉石呈密集圆形低信号影　C. CT 可见病灶内高密度的多发性结石影

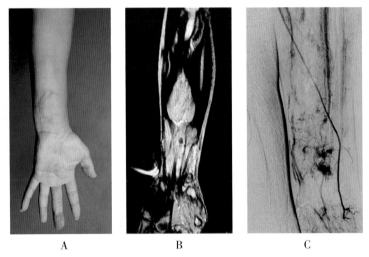

图 12-29　经动脉的数字减影血管造影不能完整显示静脉畸形病灶

A. 左上肢静脉畸形　B. MRI 示病灶位于前臂屈肌群,界限清楚,病灶显示完整　C. 数字减影血管造影仅可见片状模糊造影剂浓聚,不能显示病灶全貌

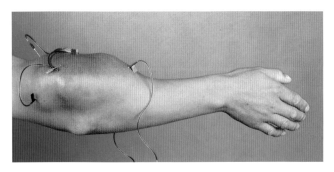

图 12-30　静脉畸形多点穿刺，均可见暗红色静脉血流出，可作为重要的诊断依据

六、治疗

手部或肢体静脉畸形除了极少数局限型病灶外，其余几乎不可能被完全根除，因此治疗时需以保全或改善功能为首要考虑，兼顾外观修复，并应该尽量避免因治疗方法选择不当导致的功能损害甚至恶化，以及外观的破坏。目前，静脉畸形国际主流的治疗是血管内治疗（硬化治疗），而手术切除需严格掌握适应证。

（一）血管内治疗

血管内治疗是指通过无水乙醇、平阳霉素、博来霉素、鱼肝油酸钠或泡沫硬化剂（如聚多卡醇、十四烷基硫酸钠）等药物（表 12-3）破坏血管内皮细胞，造成病灶血管的封闭和体积的萎缩，以实现外观和功能的改善，并且复发概率较小。但是对于广泛而弥散的病灶，可能需要相当多次的治疗，而且效果相对较差（图 12-31～图 12-35）。

表 12-3　常用硬化剂及其特性

硬化剂	特性
无水乙醇	破坏血管内皮细胞和血管壁，致大量血栓形成，疗效确切。注射时剧痛。严重不良反应发生率相对较高，极少出现过敏反应
平阳霉素	为纯化的博来霉素 A5。抑制血管内皮细胞增殖。作用温和，注射时疼痛轻微。具累积效应，避免短期大剂量使用。偶有严重过敏反应
博来霉素	抑制血管内皮细胞增殖。作用温和，注射时疼痛轻微。具累积效应。极少出现过敏反应
鱼肝油酸钠	为生物提取物，成分不稳定。损伤血管内皮细胞，促进血栓形成。注射时剧痛。如溢出血管，易致广泛组织坏死。偶有严重过敏反应
聚多卡醇	破坏细胞膜脂质双分子层，损伤细胞，促进微血栓形成。注射时疼痛较轻。制备成泡沫使用疗效更佳，但可能出现与气体栓塞相关的不良反应
十四烷基硫酸钠	分解内皮细胞间基质，使细胞脱落，促进血栓形成
乙醇胺油酸酯	损伤血管内皮细胞。黏度大，注射较困难

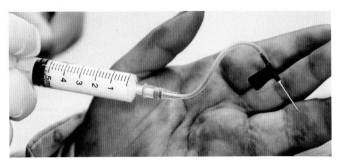

图 12-31　手部静脉畸形的血管内治疗，所用药物为制备成泡沫的聚多卡醇

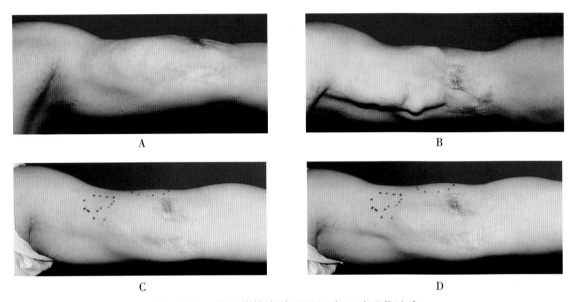

A | B

C | D

图 12-32　左上臂静脉畸形的无水乙醇硬化治疗

A. 左上臂皮下及肱二头肌内静脉畸形，呈蓝紫色膨隆包块，并可见外院不全切除后遗留的瘢痕　B. 肱二头肌收缩时，病灶被挤压，形成突出的结节　C. 无水乙醇硬化治疗 3 次后，病灶体积明显缩小，上肢功能未受影响　D. 治疗后肱二头肌收缩时，突起的结节明显减轻

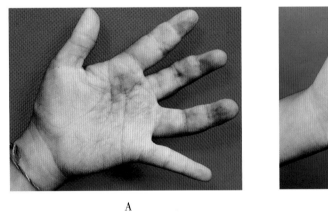
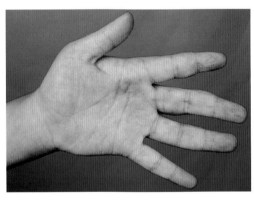

A | B

图 12-33　左手静脉畸形的无水乙醇硬化治疗

A. 左手广泛病灶，累及大鱼际、掌心及食、中、环指　B. 硬化治疗 3 次后病灶明显消退，手功能正常

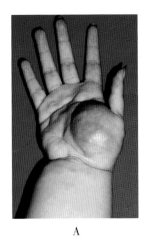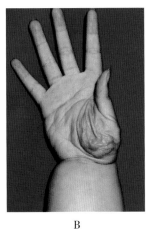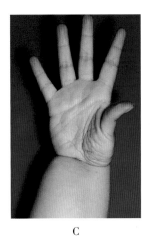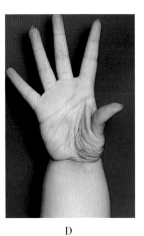

A　　　　　　　B　　　　　　　C　　　　　　　D

图 12-34　右手大鱼际静脉畸形的无水乙醇硬化治疗

A. 右手下垂,病灶明显充盈膨大　B. 右手上举,血液回流,病灶瘪缩　C. 无水乙醇硬化治疗 4 次后右手下垂,大鱼际病灶明显缩小,不再充盈,掌心处病灶因未治疗仍有充盈　D. 治疗后右手上举,因病灶大部消失,外观与下垂时无明显差异

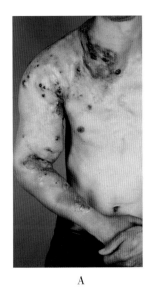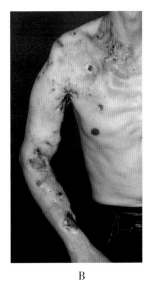

A　　　　　　　　　　B

图 12-35　右上肢巨大静脉畸形

A. 先天性右上肢静脉畸形,外院多次局部切除,因突然增大诊断为静脉畸形病灶内出血,外观明显肿胀,局部皮肤破溃出血　B. 硬化治疗 10 次后,病灶有明显萎缩,皮肤未再破溃出血

　　血管内治疗的主要不良反应包括疼痛肿胀、皮肤色素沉着、皮下硬结形成、局部组织坏死、神经损伤、过敏性休克、肺动脉痉挛、肺动脉栓塞及脑栓塞等。手或肢体静脉畸形治疗后最易出现的较严重的并发症是神经血管损伤,从而导致组织坏死或功能障碍。因此要十分熟悉解剖结构,并对病灶分布全面评估,谨慎治疗(图 12-36)。

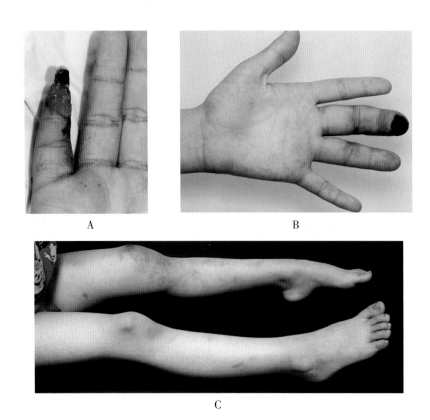

图 12-36　肢体静脉畸形硬化治疗的不良反应

A、B. 手指末节局部组织坏死　C. 左下肢腓总神经损伤,呈垂足畸形(6 个月后恢复)

（二）其他治疗

其他治疗主要包括手术、电化学、激光及患肢压迫等。手术不是手或肢体静脉畸形的理想治疗方法,因为出于功能考虑和病灶边界不清,通常难以被完全切除,残余病灶会继续出现扩张而导致复发。另外,术中出血量大,术后可能出现难以控制的大量持续渗血,持续压迫组织后导致组织坏死,最终以截指(肢)告终(图 12-37)。术后瘢痕常常较为明显,关节附近的瘢痕容易导致继发性功能障碍(图 12-38)。位于手足部的局限性突起病灶,如明显影响外观或影响行走穿鞋,可在充分评估后行手术切除(图 12-39)。

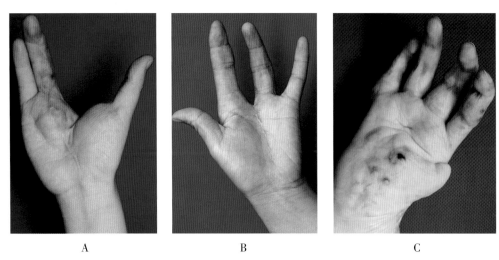

图 12-37　手指静脉畸形被截指,造成永久性功能缺失

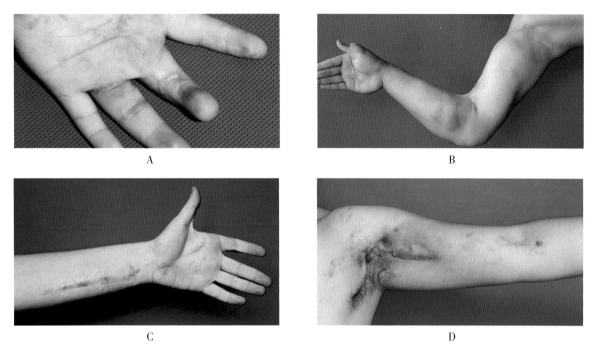

图 12-38　上肢静脉畸形的手术治疗,易造成继发性关节功能障碍及明显的瘢痕增生,且不能完全切除病灶

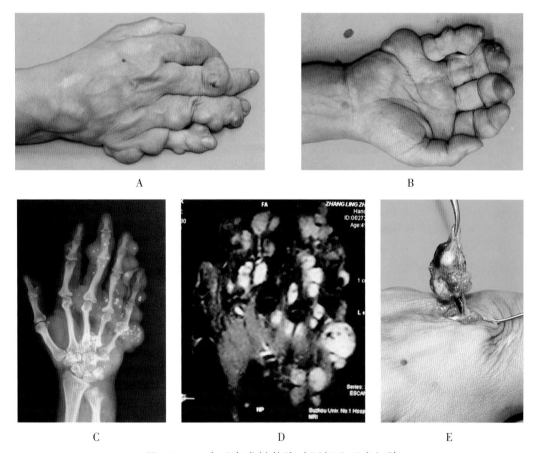

图 12-39　右手多发性静脉畸形部分手术切除

A、B. 病灶呈大小不一的多发性结节状,界限尚清,质硬　C. X 线片可见病灶内密集的静脉石影
D. MRI 示病灶中有多个圆形低信号影,为静脉石　E. 切除病灶,可见蓝紫色血窦及多个白色静脉石

　　电化学治疗是指将正电极插入病灶,利用电化学反应使病灶组织变性坏死,从而消除病灶,但是治疗效率不高,易损伤正常组织,且易残留针眼瘢痕,已渐趋淘汰。

　　皮肤或黏膜的浅表静脉畸形可采用激光治疗,长脉宽 Nd:YAG(1064nm)能取得较好的效果。

　　肢体病灶分布广泛的患者,若早期坚持穿戴弹力服,可延缓病情的进展。如幼年已有明显功能障碍,需配合科学而持续的功能锻炼,使成年后肢体障碍的程度尽可能减轻,必要时行手术治疗改善功能(图 12-40)。

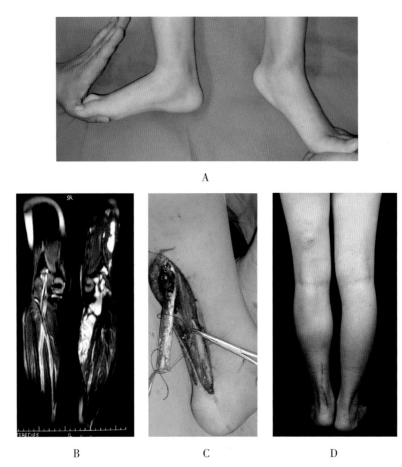

图 12-40　左下肢静脉畸形致跟腱挛缩的手术治疗
A. 术前左跟腱挛缩　B. MRI 示病灶位于大小腿后侧肌群　C. 术中可见跟腱有蓝紫色病灶　D. 术后 3 个月,挛缩有明显改善

（陈辉　林晓曦）

第五节　动静脉畸形

　　动静脉畸形以往称蔓状血管瘤,是一种高流量的先天性血管畸形,由迂曲扩张的动脉和静脉交错沟通而形成,异常的动静脉之间缺乏正常的毛细血管床。动静脉畸形发生率低,男女发生率无明显差异。

一、发病机制

　　动静脉畸形的发病机制尚不明确,可能是由于胚胎发育过程中原始血管丛中的动静脉交通未完全退化所致。这种胚胎学的理论解释了动静脉畸形在头颈部好发的现象,因为早期胚胎主要由头侧结构组成。另外,与该理论相符的临床现象是,面部动静脉畸形好发于颊部和耳部,而这两个部位在早期胚胎结构中比面部其他区域占有更多的表面积。

　　绝大多数动静脉畸形为散发性,但也有少数病例表现为家族聚集性。最近的分子遗传学研究发现,毛细血管畸形合并动静脉畸形患者的染色体 5q 上表达 p120-rasGAP33 的 RASA1 基因发生突变。虽然动静脉畸形病情进展的原因不明,但可以推测,原始存在的处于休眠状态的动静脉交通,因血流动力学改变和外伤所致的局部缺血而重新开放,可能是病情加重的原因。

二、临床表现

　　40%～60%的患者在出生时就已出现病灶,约 30%的患者在儿童期出现可见的皮损,头颈部相对好发(图 12-41)。

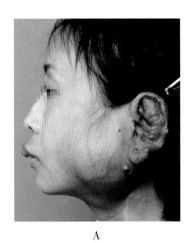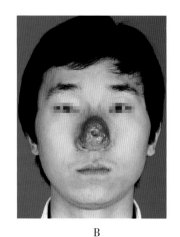

A　　　　　　　　　　　　　　　　　　B

图 12-41　动静脉畸形
A. 左耳动静脉畸形　B. 鼻部动静脉畸形

　　按照病情进展的严重程度,动静脉畸形可分为 4 期:

　　1　静止期　无症状,通常从出生时到青春期。此期病灶不明显,或仅仅表现为皮肤红斑,但皮温可升高。有些病灶可长期停留在静止期。

　　2　扩张期　通常在青春期开始,病灶进行性增大,颜色加深,侵及皮肤和深部组织,可触及搏动或震颤,并闻及血流杂音。青春期激素分泌变化、不恰当的手术切除和栓塞治疗、外伤、妊娠等,是促使静止期向扩张期进展的主要因素。

　　3　破坏期　病灶出现疼痛、自发性皮肤坏死、慢性溃疡甚至难以控制的大出血等症状,是病灶长期进展破坏的结果。

　　4　失代偿期　因长期血流动力学异常,患者出现充血性心力衰竭,严重者可致命。

　　手部动静脉畸形的临床表现多样,如肿胀、搏动、皮温高、疼痛、出血、溃疡和坏死等。瘘口明显、流量大的手部动静脉畸形的血流动力学异常可能导致心脏超负荷和充血性心力衰竭。有些患者到成年病情仍相对稳定。外伤、手术和激素可能引起血流动力学改变,从而促进病情进展。

三、诊断

　　动静脉畸形的主要诊断依据是临床表现和影像学检查。超声和彩色多普勒通常可作为初始检查,以大致了解病灶的血流动力学特征。MRI 可显示病灶的范围,其流空效应有助于明确高流量血管的存在。CT 血管造影可以显示动静脉畸形病灶的血管性成分及其与骨组织之间的关系。数字减影血管造影（digital subtraction angiography, DSA）是诊断动静脉畸形必需的影像学检查，也是选择恰当治疗方法的依据（图12-42）。

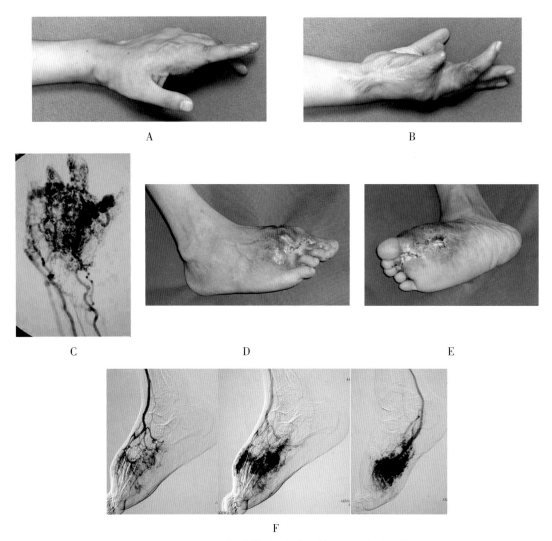

图 12-42　手足部动静脉畸形及其 DSA 造影图像

四、治疗

1　治疗方法的选择　动静脉畸形的主要治疗手段为介入栓塞治疗及手术切除，需依据病灶的大小、部位和分期来进行合理选择。

（1）对于静止期及部分扩张期患者，需行超选择性栓塞治疗，以尽可能地接近病灶，达到完全栓塞病灶的目的。

（2）对于破坏期和无法行超选择性栓塞的扩张期患者，可先行栓塞治疗，再将病灶完整切除，并行创面修复。

（3）对于无法行超选择性栓塞的静止期患者，可暂行随访观察。

（4）对于手术无法切除且无法行超选择性栓塞的病灶，仅行姑息性栓塞治疗。

2　典型病例

（1）病例一：患者女，19岁，先天性左足底红斑，逐渐增长形成红色肿块，1年前肿块破溃出血，在当地医院作部分切除植皮2次，仍逐渐加重，无法行走，入院后行手术联合介入治疗（图12-43）。

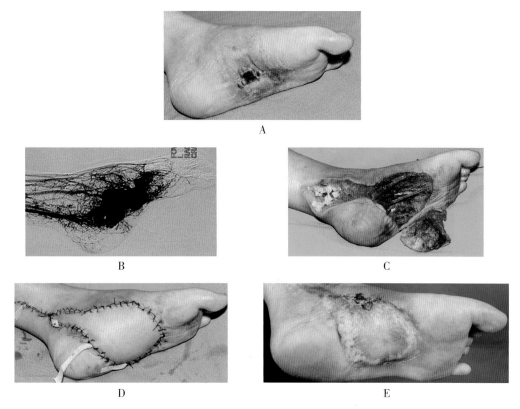

图 12-43 左足底动静脉畸形的手术联合介入治疗

A. 术前左足底病灶破溃结痂 B. DSA 示左足底大量异常血管显影,主要由胫后动脉供血 C. 术中尽可能完全切除病灶 D. 以右股前外侧游离皮瓣修复创面 E. 术后足底内侧切缘创口经久不愈,DSA 示病灶残余,但再次切除有足坏死截肢可能,行创面周缘病灶 DSA 下无水乙醇介入治疗 1 次,创面逐渐愈合

（2）病例二:患者男,38 岁,先天性臀部肿块,在当地行弹簧圈栓塞后加重,病灶频繁破溃出血,不能平坐,威胁生命,入院后行手术治疗(图 12-44)。

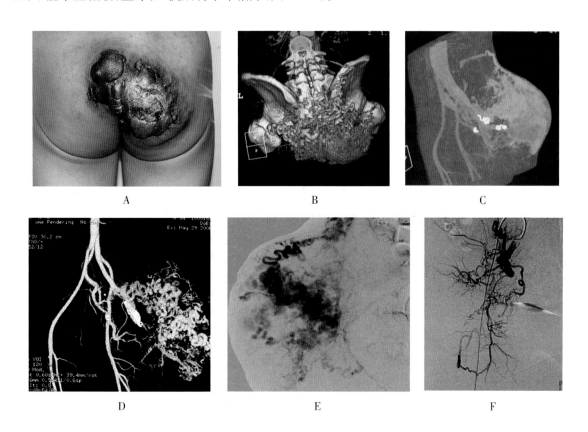

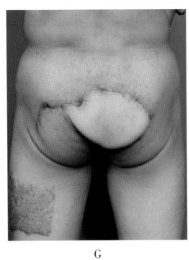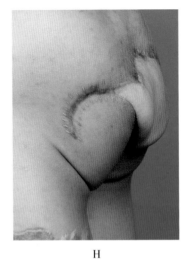

G   H

图 12-44　臀部动静脉畸形的手术治疗

A. 术前臀部病灶破溃结痂　B. CTA 显示畸形血管团与骨盆的关系　C. CTA 显示栓塞物　D. CTA 显示病灶与供血动脉的关系　E. DSA 示大量动静脉瘘口,主要由臀上和臀下动脉供血　F. 术后 DSA 示畸形血管团消失　G、H. 病灶完整切除后,行左背阔肌游离皮瓣修复,术后 3 年,皮瓣成活良好,但局部臃肿下垂,患者拒绝作进一步的外形修整

(3) 病例三:右拇指动静脉畸形的手术治疗(图 12-45)。

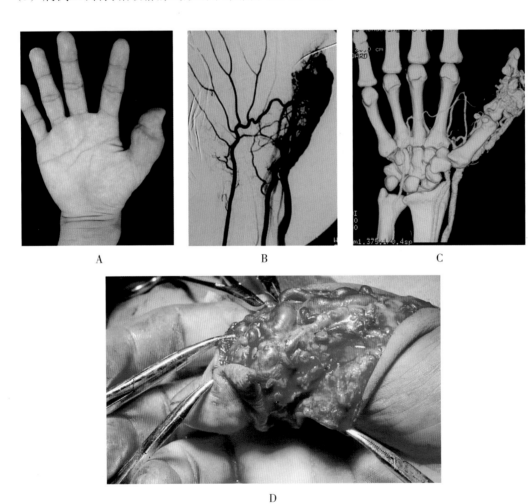

A   B   C

D

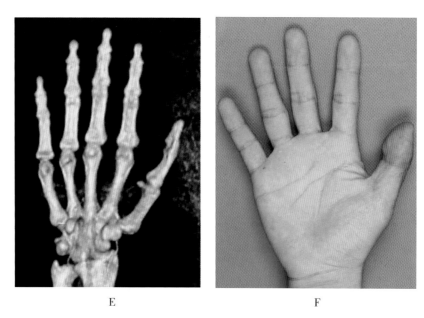

E　　　　　　　　　F

图 12-45　右拇指动静脉畸形的手术治疗

A. 术前右拇指搏动性肿块　B. DSA 示大量异常血管显影　C. CTA 显示畸形血管团　D. 术中可见大量迂曲畸形的血管　E. 术后 CTA 示无明显病灶残留　F. 术后 10 年随访拇指外观及功能良好

（4）病例四：患者男，51 岁，右上肢巨大动静脉畸形伴感染坏死，曾在外院行供血动脉结扎，术后病情进行性加重，入院后行截肢手术（图 12-46）。

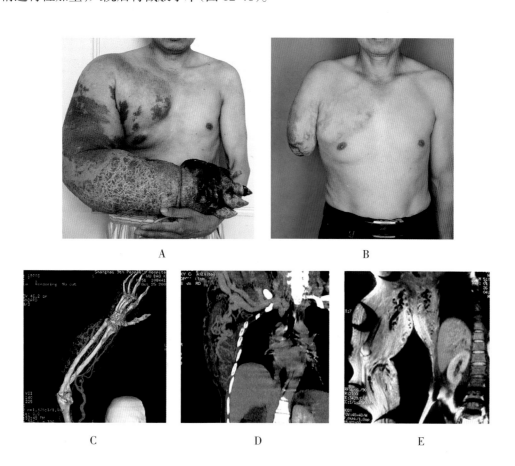

A　　　　　　　　　B

C　　　　　　D　　　　　　E

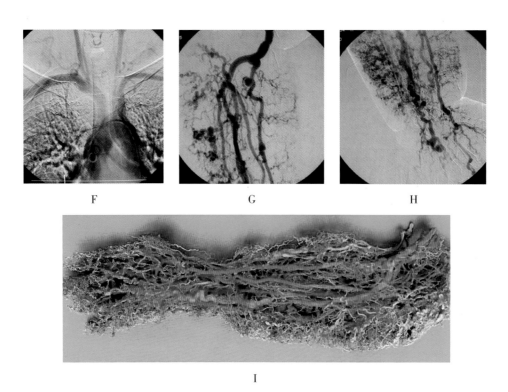

图 12-46　右上肢巨大动静脉畸形的截肢手术

A. 术前右上肢病灶外观　B. 截肢术后 7 年 8 个月,患者恢复良好,未见复发　C. CTA 显示前臂弥散性病灶　D. CTA 显示大量迂曲增粗的供血动脉　E. MRI 示右上肢大量流空影　F. 右侧锁骨下动脉明显增粗　G. DSA 显示肘关节上方病灶不明显,仅见扩张的供血动脉　H. DSA 显示前臂和手部的广泛弥散性病灶　I. 血管造影示前臂和手部大量异常增生的血管

值得注意的是,在行介入或手术治疗时,均应避免只栓塞主要供血动脉或行供血动脉的近端结扎,因其可能导致侧支循环的大量开放,进一步加重原有病情。由于栓塞材料和技术的不断进步,血管内治疗的适应证正在逐渐扩大,不仅能有效缩小病灶体积,控制疼痛、出血等症状,并能在一定程度上改善外观。

手部动静脉畸形治疗困难,因为治疗时要尽可能保护手功能,且治疗后并发症发生率高。手部动静脉畸形的治疗方式包括保守治疗、病灶切除、截肢和介入栓塞,治疗方案需由熟练掌握手术、介入技术等多学科技术的治疗团队进行综合评估,评估后治疗收益大于风险时才决定治疗。

无明显症状和病情稳定的患者可选择保守治疗,如弹力手套局部加压。

病灶切除风险较多,如术中出血难以控制、病灶难以完全切除、术后复发率高等,故需慎重。病灶残留或供血动脉结扎通常会加剧病情进展,且使后续治疗变得更为困难。并发症严重的手部动静脉畸形,如组织坏死、畸形、功能丧失或出血等,如果病灶局限于手指,截指可能是较好的选择。

血管内介入栓塞治疗可以作为独立的治疗方式,也可作为外科手术的补充。栓塞剂包括氰基丙烯酸正丁酯、无水乙醇、聚多卡醇等,其中无水乙醇是最强有力的栓塞剂,对手部动静脉畸形有明确的疗效,可达到完美的功能保留和外观改善。但该项技术操作要求极高,需由经验丰富的专科医师操作,否则易出现较严重的并发症。全身性并发症包括急性乙醇中毒、红细胞溶解、心肺衰竭等,局部并发症包括皮肤水疱、坏死和邻近神经损伤等。

(金云波　林晓曦)

第六节　淋巴管畸形

淋巴管畸形以往称淋巴管瘤,是一组以先天性淋巴管发育畸形、淋巴液循环障碍为特征的疾病,病因目前尚未明确。依据畸形淋巴管的形态学特点,通常分为微囊型淋巴管畸形和巨囊型淋巴管畸形,两种类型皆有的混合性病灶亦不少见。其分型与治疗方法的选择密切相关。

一、病理特征

淋巴管畸形主要由扩张的淋巴管组成,其大量分布于真皮浅层或黏膜,可侵犯至皮下、黏膜下甚至肌肉等处。扩张的淋巴管内衬非增殖性的内皮细胞,形成大小不等的薄壁囊腔,腔内充满淋巴液,富含淋巴细胞、红细胞及中性粒细胞等。微囊型淋巴管畸形的囊腔微小而密集,呈蜂窝状;巨囊型淋巴管畸形则由体积较大的单个或数个畸形管腔构成。

二、临床表现

淋巴管畸形多在幼儿期出现,近50%的病灶位于头颈部,一般生长缓慢。病灶可呈局限或弥散分布,可累及皮肤皮下,也可侵犯肌肉、内脏。微囊型淋巴管畸形相对常见,可见于眼睑、颈部、四肢近端、舌及口底等部位,表现为隆起的柔软包块,压缩感不明显,体位试验阴性。位于皮肤的微囊型淋巴管畸形常表现为多发的皮肤小囊泡或疣状结节,可伴皮肤角化过度,可能累及大范围皮肤;位于黏膜时可形成紫红色或暗红色粟粒状微小淋巴滤泡。巨囊型淋巴管畸形旧称囊状水瘤,好发于颈部、腋窝、腹股沟和胸壁,呈囊性肿块,具波动感,可顺着神经、血管和组织间隙延伸至口底、锁骨后,甚至达纵隔,少数生长迅速者可压迫气管及食管。手部淋巴管畸形多为微囊型。

淋巴管畸形最常见的并发症为感染和出血,出血时病灶体积突然增大,皮肤出现淤斑。位于特殊部位的淋巴管畸形若反复发生感染肿胀,可致功能障碍,如视力损害、吞咽困难等。发生于肢体的广泛的淋巴管畸形可伴发淋巴水肿,出现肤质改变及外形障碍。广泛的淋巴管畸形可伴有高蛋白血症及淋巴细胞减少。当淋巴管畸形与血管畸形合并存在时,根据血管畸形的病理特征可称为毛细血管淋巴管畸形或静脉淋巴管畸形等。

三、诊断

淋巴管畸形的诊断主要依靠体检、诊断性穿刺和影像学检查。诊断性穿刺可抽出淡黄色清亮液体(图 12-47),囊内出血或合并静脉畸形时可抽出血液。巨囊型淋巴管畸形透光试验阳性。增强MRI 是最重要的诊断和鉴别诊断方法,在 T2 加权像呈明显的高信号,但不能被强化(图 12-48)。如病灶内出血,可见明显的液-液平面。据上述特点可与婴幼儿血管瘤、静脉畸形等相鉴别。

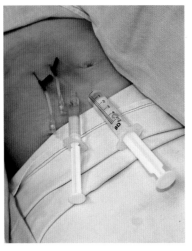

图 12-47 腹壁巨囊型淋巴管畸形,穿刺可抽出淡黄色淋巴液

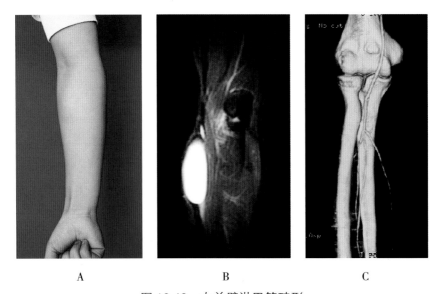

A   B   C

图 12-48 右前臂淋巴管畸形

A. 右前臂突起包块,质韧   B. MRI 示 T2 加权像病灶呈均 、界限清楚的高信号
C. CT 血管造影不能显示病灶

四、治疗

目前的治疗主要为硬化剂注射和手术切除。对于巨囊型淋巴管畸形,硬化治疗通常可以取得令人满意的效果,目前常用药物为平阳霉素和溶血性链球菌制剂,应根据病灶的部位选择合适的注射方法,避免组织坏死及损伤重要神经、腺体等。对于微囊型淋巴管畸形,硬化治疗通常不易使病灶明显萎缩,可配合实施手术切除(图 12-49)。手部微囊型淋巴管畸形难以完全切除,且易复发。如病灶位于上睑及额部,并影响睁眼,是良好的手术适应证,但多数病灶难以彻底切除。位于黏膜的淋巴滤泡可用 Nd:YAG 激光或脉冲染料激光去除。

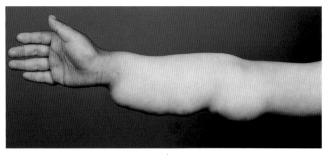

A

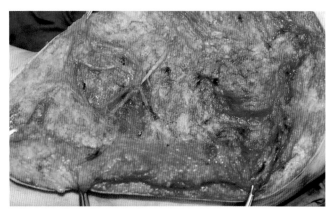

B

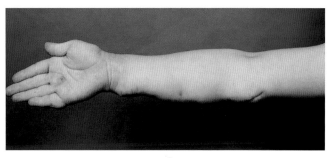

C

图 12-49　右前臂微囊型淋巴管畸形的手术治疗
A. 右前臂尺侧病灶突出　B. 术中见病灶为大量纤维结缔组织，
混杂微小淋巴管，创面有大量淋巴液渗出　C. 术后外观有明显改善

（陈辉　杨希　林晓曦）

[1] 林晓曦.血管瘤和血管畸形的研究进展、经验和展望[J].中华整形外科杂志，2011,27(3):161-165.

[2] 林晓曦.血管瘤和血管畸形的诊治进展和整形原则[J].中华口腔医学杂志,2008,43(6):333-335.

[3] Mulliken J B, Fishman S J, Burrows P E. Vascular anomalies[J]. Curr Probl Surg, 2000,37(8): 517-584.

[4] North P E, Waner M, Buckmiller L, et al. Vascular tumors of infancy and childhood: beyond capillary hemangioma[J]. Cardiovasc Pathol, 2006,15(6): 303-317.

[5] Yu Y, Fuhr J, Boye E, et al. Mesenchymal stem cells and adipogenesis in hemangioma involution[J]. Stem Cells, 2006,24(6): 1605-1612.

[6] Enjolras O, Mulliken J B. Vascular tumors and vascular malformations (new issues)

［J］. Adv Dermatol, 1997,13: 375-423.

　　［7］陈晓东,林晓曦.婴幼儿血管瘤发病机制的研究进展［J］.组织工程与重建外科杂志,2010,6(3):175-177.

　　［8］金云波,林晓曦,马刚,等.不消退型先天性血管瘤的诊断和治疗研究［J］.中华整形外科杂志,2009,25(3):189-193.

　　［9］金云波,林晓曦,陈辉,等.快速消退型先天性血管瘤的临床表现和影像学特征［J］.中华小儿外科杂志,2009,30(6):349-352.

　　［10］陈辉,林晓曦,林梅绥,等.伴 Kasabach-Merritt 现象卡波西形血管内皮瘤和丛状血管瘤的临床及病理特征［J］.中华皮肤科杂志,2009,42(10):674-676.

　　［11］金云波,林晓曦,叶肖肖,等.普萘洛尔作为严重婴幼儿血管瘤一线治疗的前瞻性研究［J］.中华整形外科杂志,2011,27(3):170-173.

　　［12］叶肖肖,林晓曦,金云波.婴幼儿血管瘤的普萘洛尔治疗［J］.中华整形外科杂志,2011,27(3):235-237.

　　［13］Jiang C, Hu X, Ma G, et al. A prospective self-controlled phase Ⅱ study of imiquimod 5% cream in the treatment of infantile hemangioma［J］. Pediatr Dermatol, 2011,28(3): 259-266.

　　［14］Greene A K, Couto R A. Oral prednisolone for infantile hemangioma: efficacy and safety using a standardized treatment protocol［J］. Plast Reconstr Surg, 2011,128(3): 743-752.

　　［15］Chen T S, Eichenfield L F, Friedlander S F. Infantile hemangiomas: an update on pathogenesis and therapy［J］. Pediatrics, 2013,131(1): 99-108.

　　［16］Kwon E K, Seefeldt M, Drolet B A. Infantile hemangiomas: an update［J］. Am J Clin Dermatol, 2013,14(2): 111-123.

　　［17］Yuan K H, Li Q, Yu W L, et al. Photodynamic therapy in treatment of port wine stain birthmarks—recent progress［J］. Photodiagnosis Photodyn Ther, 2009,6(3-4): 189-194.

　　［18］Tannous Z, Rubeiz N, Kibbi A G. Vascular anomalies: port wine stains and hemangiomas［J］. J Cutan Pathol, 2010,37(1): 88-95.

　　［19］王维,林晓曦.葡萄酒色斑的脉冲染料激光治疗现状及进展［J］.组织工程与重建外科杂志,2008,4(6):352-354.

　　［20］马刚,林晓曦,金云波,等.葡萄酒色斑的治疗进展［J］.中华医学美学美容杂志,2007,13(5):318-320.

　　［21］胡晓洁,林晓曦,金云波,等.扩张皮瓣在葡萄酒色斑切除术后面部轮廓重建中的应用［J］.组织工程与重建外科杂志,2010,6(3):155-158.

　　［22］Chen H, Lin X X, Jin Y B, et al. Patients with intralesional hemorrhage in venous malformations: diagnosis and embolosclerotherapy［J］. J Vasc Surg, 2009,49(2): 429-433; discussion 433-434.

　　［23］Jin Y B, Lin X X, Chen H, et al. Craniofacial venous malformations: magnetic resonance imaging features that predict treatment outcome［J］. J Oral Maxillofac Surg, 2009,67(11): 2388-2396.

　　［24］Chen H, Lin X X, Jin Y B, et al. Deep infantile hemangiomas and early venous malformations: differential diagnosis by 3D CT angiography［J］. Ann Plast Surg, 2010,64(6): 755-758.

　　［25］陈辉,林晓曦,金云波,等.双针法无水乙醇硬化治疗局限型上睑静脉畸形［J］.

中国美容整形外科杂志,2011,22(9):535-538.

[26] Berenguer B, Burrows P E, Zurakowski D, et al. Sclerotherapy of craniofacial venous malformations: complications and results[J]. Plast Reconstr Surg, 1999,104(1): 1-11; discussion 12-15.

[27] Kohout M P, Hansen M, Pribaz J J, et al. Arteriovenous malformations of the head and neck: natural history and management[J]. Plast Reconstr Surg, 1998,102(3): 643-654.

[28] Garzon M C, Huang J T, Enjolras O, et al. Vascular malformations: part I [J]. J Am Acad Dermatol, 2007,56(3): 353-370; quiz 371-374.

[29] Burrows P E, Mason K P. Percutaneous treatment of low flow vascular malformations [J]. J Vasc Interv Radiol, 2004,15(5): 431-445.

[30] Jin Y B, Lin X X, Chen H, et al. Auricular arteriovenous malformations: potential success of superselective ethanol embolotherapy[J]. J Vasc Interv Radiol, 2009,20(6): 736-743.

[31] 金云波,林晓曦,李伟,等.动静脉畸形的介入栓塞治疗[J].中华整形外科杂志, 2007,23(2):158-161.

[32] 金云波,林晓曦,胡晓洁,等.DSA下无水乙醇超选择性血管内治疗颅面部动静脉畸形[J].中华整形外科杂志,2009,25(6):406-411.

[33] Lu L I, Chen D J, Chen H C, et al. Arteriovenous malformation involving the thumb and hand: radical excision and reconstruction of multiple components[J]. Ann Plast Surg, 2002,49(4): 414-418.

[34] Giguere C M, Bauman N M, Sato Y, et al. Treatment of lymphangiomas with OK-432 (picibanil) sclerotherapy: a prospective multi-institutional trial[J]. Arch Otolaryngol Head Neck Surg, 2002,128(10): 1137-1144.

[35] Cordes B M, Seidel F G, Sulek M, et al. Doxycycline sclerotherapy as the primary treatment for head and neck lymphatic malformations[J]. Otolaryngol Head Neck Surg, 2007,137(6): 962-964.

第十三章
手及上肢先天性肿瘤

骨肿瘤分为原发性和继发性两类。原发性骨肿瘤的发生率为 2/10 万～3/10 万,约占全部肿瘤的2%,其中又分瘤样病变、良性和恶性。儿童期原发性骨肿瘤并不常见,多数为良性肿瘤,而在良性肿瘤中又以骨软骨瘤最多,其次为软骨瘤、骨瘤、骨化性纤维瘤等。骨软骨瘤一般在初期的 10 年内生长变大,在青春期会由于生长板的闭合而停止发展进程。一般为带蒂形或宽基部形,大小差异较大,位于长骨的软骨成骨部位,下肢骨较上肢骨多见,有对称性发生的倾向。以股骨下段及胫骨上端最常见,其次为肱骨上端、桡骨下端、胫骨下端及腓骨上端,短骨及不规则骨较少发生,偶可发生于脊柱,常涉及棘突,有时可合并其他肢体畸形。初发时患儿一般无明显症状,故往往发现于儿童期及青少年期,多因畸形而就诊,局部或多处可触及硬性无痛肿物,当肿瘤挤压周围神经、血管时,可引起疼痛和关节运动障碍。

一般而言,良性肿瘤的诊断和治疗较为简单,恶性肿瘤需要早期诊断和根治性治疗。本节将重点讨论常见先天性肿瘤的病因、病理、临床表现、诊断和治疗。

第一节 骨软骨瘤

骨软骨瘤(osteochondroma)是临床上较为常见的良性肿瘤。19 世纪初,骨软骨瘤首次被描述。据 WHO 统计,骨软骨瘤占原发性肿瘤的 19.89%,占良性肿瘤的 43.80%。骨软骨瘤是儿童期和青少年期的常见肿瘤,20 岁以前发生者占 70%～80%,男孩多见。

骨软骨瘤可分为单发性和多发性两类,单发性骨软骨瘤遗传性状不明显,常为偶发;多发性骨软骨瘤是常染色体显性遗传性疾病,因此国内普遍称为遗传性多发性骨软骨瘤(hereditary multiple exostoses,HME)。

HME 的发病率约为 1/5 万,男女发病之比约为 1.5:1,约 62% 的患者有明确的家族史。位于 8q24 和 11p11-p12 的 EXT1 和 EXT2 基因的变异与 HME 的发病密切相关,两者分别含有 11 个和 16 个外显子编码片段,44%～66% 的 HME 家族发病与 EXT1 相关,27% 的发病则与 EXT2 相关。EXT 系列基因属于肿瘤抑制基因,两者的变异或缺失如何引起软骨帽的肿瘤分化,目前仍在研究当中。

一、单发性骨软骨瘤

(一)发病部位
单发性骨软骨瘤(solitary osteochondroma)一般发生于软骨化骨的部位,常累及股骨远端、肱骨近端、胫骨近端及腓骨近端的干骺端,随生长发育远离骺板。

（二）病因

单发性骨软骨瘤的发病机制尚不清楚,生长板周围的病变和损伤也许是其发病原因。动物实验研究表明,生长板周围损伤可产生较为典型的骨样骨瘤。另有学者提出,单发性骨软骨瘤是由于发育期间骨骺软骨板分离,向骨外横行生长而形成的。还有学者认为,单发性骨软骨瘤是骨膜发育异常,移位的软骨巢继续生长,引起发育性骨骺生长缺陷所致。

（三）病理

病变呈丘状突起或为带蒂的肿物,直径介于 1～10cm 之间,表面高低不平。骨疣外形可为丘状、半圆形、菜花状或为带细蒂的长管状。

单发性骨软骨瘤为有软骨帽的骨性突起,发生在骨的外表面,它有髓腔,与基底部骨的髓腔相延续。病变分三层,最外层是纤维性的软骨膜,与基底骨的骨膜相延续;其下为软骨帽,厚度常超过2cm(随年龄增加而变薄),软骨帽内表浅的软骨细胞呈簇状分布,邻近骨移行区的软骨细胞排列成条索状,与骺板相似,并有软骨内骨化;最内层是骨。软骨结构消失,纤维带增宽,黏液样变,软骨细胞密度增加、分裂活动增强,显著的软骨细胞异型性和坏死等均提示恶变可能。如伴发骨折,局部可显示成纤维细胞反应。

（四）临床表现

单发性骨软骨瘤常见于儿童或青少年,20 岁以前发生者占 70%～80%。本病在临床上一般无自觉症状,常由患儿家长发现其关节周围逐渐增大的骨性包块前来就诊。肿瘤缓慢生长可达 30 年之久,但有时生长速度不稳定。在有症状的病例中,症状往往与病变的大小和部位有关,有些肿瘤可出现疼痛,是因为突起部位反复损伤、局部肌肉和血管神经束受压所致。

体检可触及一硬性但无压痛的包块,稍大的骨软骨瘤可触及皮下一突起。肩胛骨的骨软骨瘤常位于肩胛骨前面,关节运动时可产生疼痛和弹响;又因肩胛骨与肺重叠,故胸部 X 线摄片可误诊为肺内结节。少数患者会在儿童期或青少年期出现骨软骨瘤自发吸收的现象,以致肿瘤减小或消失,其原因可能是外伤后骨软骨瘤蒂部发生骨折,由于骨吸收活跃,使得肿瘤也被吸收;也可能是生长发育过程中骨软骨瘤逐渐被融合到增大的干骺骨之中。

单发性骨软骨瘤的并发症常见,有骨折、骨骼畸形、血管神经损伤、滑囊肿形成及恶变等。

（五）影像学检查

1　X 线检查　位于长骨干上的骨软骨瘤的 X 线特点是骨表面有一骨性突起, 与干骺相连,肿物由骨皮质和骨松质组成。由于肿瘤基底部形状不同,故可分为有蒂(茎窄,顶部较宽)和无蒂(基底宽而扁)两种。骨软骨瘤常发生于干骺端肌腱韧带附着处,其生长趋势与肌腱韧带所产生的力的方向一致,一般从干骺端向骨干方向生长。肿瘤顶端由软骨帽覆盖,其厚薄不一,薄者仅呈线状透明区,不易观察到;厚者呈菜花状致密阴影。若软骨帽薄,边界清晰,带有规则的点状钙化,为良性生长;若软骨帽厚而大,边界不清,带有不规则钙化,应注意恶变的可能(图 13-1)。

骨软骨瘤在手、足短骨与长管状骨的 X 线表现类似,应引起注意的是,指、趾末节可有小的骨软骨瘤存在,称为甲下骨疣。

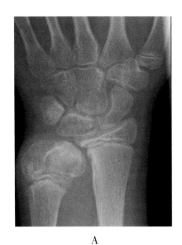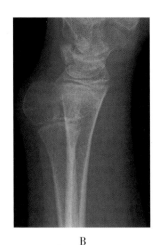

图 13-1 尺骨干骺端骨软骨瘤
A. 正位片 B. 侧位片

2 CT 或 MRI 检查 单发性骨软骨瘤表现典型,仅凭 X 线检查就可满足诊断和治疗的需要;对少数表现不典型的或解剖结构复杂部位(如肩胛骨、骨盆等)的骨软骨瘤,可采用 CT 或 MRI 明确病变位置及其与周围组织的关系。对长管状骨的骨软骨瘤,CT 检查可提供肿瘤与患骨之间的关系、病变基质的类型、钙化情况及软骨帽的厚度,有助于骨软骨瘤和骨膜软骨肉瘤的鉴别。应注意的是,不要把正常变异如肱骨髁上突(为先天性发育异常)和胫骨内髁骨软骨病(又称胫骨畸形性软骨病、胫内翻)误认为骨软骨瘤。

(六)诊断

本病的诊断除了临床表现外,主要以典型的 X 线表现来确定,少数不典型者可采用 CT 或 MRI 协助诊断。

(七)治疗

无症状或肿瘤较小、发展缓慢,不影响手指功能者,一般无须治疗,继续密切观察其变化。

儿童期骨软骨瘤的手术治疗适应证为:①肿瘤的生长速度超过预期的判断,呈进行性增大;②肿瘤压迫附近的神经血管束或覆盖的肌肉产生症状;③位于关节附近的肿瘤对关节运动产生影响。

手部指、掌骨的骨软骨瘤常导致手部畸形,较大的肿块易妨碍手指的活动功能,需手术治疗。手部单发性骨软骨瘤的治疗原则为:①肿瘤较大,导致手指畸形而影响手指功能,或压迫周围神经、血管等重要组织并引起相应症状者,均应手术切除。术中在保护手指血管、神经的情况下,必须做到骨软骨瘤纤维包膜外的分离,充分显露肿瘤,并于肿瘤基底部周围的正常骨边缘作整块切除。病理检查结果中要看到完整的骨软骨瘤的纤维包膜、软骨帽盖和骨质基底,否则易致肿瘤复发。②儿童期切除骨软骨瘤易致邻近生长板的损伤,故对于肿瘤不大(小于 2cm)、没有临床症状的单发性骨软骨瘤,不必作手术切除。③若肿瘤过大,或基底部范围广,难以彻底切除者,可将肿瘤侵及的骨段整段切除,形成的骨缺损可采用自体骨移植修复。④肿瘤切除后复发者,应根据临床和 X 线表现,必要时结合活组织检查排除恶变的可能。若肿瘤仍属良性,可再次局部切除。

二、遗传性多发性骨软骨瘤

(一)发病部位

遗传性多发性骨软骨瘤(hereditary multiple osteochondroma)又称干骺部续连症(metaphyseal aclasis)、骨软骨瘤病(osteochondromatosis)或 Ehrenfried 病。本病可累及全身所有骨骼,但颅骨和椎骨罕见,典型的发病部位是股骨、胫骨、腓骨的远近端及肱骨近端,桡、尺骨远端发病稍少。经验表明,如果膝关节周围没有外生骨疣,则遗传性多发性骨软骨瘤的诊断不能成立。与单发性骨软骨瘤相比,遗传性多发性骨软骨瘤趋向于在肩胛骨、髂骨、肋骨等处发病。

（二）病因

多发性骨软骨瘤具有遗传倾向,表现为常染色体显性遗传,若父母为本病患者,其孩子约有一半可发生本病。

（三）病理

遗传性多发性骨软骨瘤与单发性骨软骨瘤的病理形态相同,皆为有软骨帽的骨性突起,发生在骨的外表面,它有髓腔,与基底部骨的髓腔相延续。病变分为软骨膜、软骨和骨三层。

（四）临床表现

本病患者男性多于女性,男女发病之比约为 3:1,常见于儿童至 20 岁左右的年轻人。发病率不高,为单发性骨软骨瘤的 5%～10%。

遗传性多发性骨软骨瘤常呈对称性分布,病变数量不一。患儿可有 3～4 个部位发生肿瘤,但更多的是 10～15 个部位发生肿瘤,甚至可超过 100 个。肿瘤形态各异,主要集中在长骨的干骺端附近,也可发生在脊柱、肋骨、骨盆和肩胛骨等处。临床表现为肢体多处的异常突起或可触及的骨性包块。

多发性骨软骨瘤患者一般较矮,但仍在该年龄段的正常身高范围内,其各关节附近由于肿瘤的存在而显得膨隆,四肢长骨可出现骨骼短缩及弯曲畸形。

患儿可产生邻近关节的部分功能障碍,尤其是影响前臂的旋转、肘关节的屈伸、髋关节的内收和外展以及踝关节的内翻和外翻。

大多数遗传性多发性骨软骨瘤患儿具有特征性的 X 线表现,即股骨颈粗而短,并附着多个骨赘生物。遗传性多发性骨软骨瘤患者在 30 岁以后有可能继发骨软骨肉瘤,而继发性骨软骨肉瘤在儿童期是相当罕见的。

遗传性骨软骨瘤的并发症常见,除骨骼畸形外,还有骨折、血管神经损伤、滑膜囊肿等。

（五）影像学检查

多发性骨软骨瘤的 X 线征象与单发性骨软骨瘤基本相同,唯其病变广泛。遗传性多发性骨软骨瘤的特点在于可引起骨形成欠缺和骨骼畸形、腕关节逐渐出现尺偏斜、尺骨相对短缩、桡尺分离畸形等(图13-2)。CT 或 MRI 的典型表现是基底部的髓腔通入病变处。

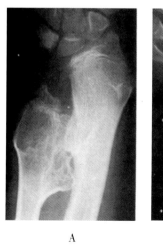 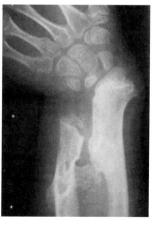 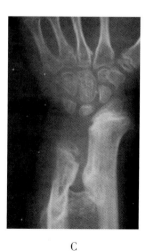

A　　　　　　　　　B　　　　　　　　　C

图 13-2　遗传性多发性骨软骨瘤并发骨骼畸形

（六）治疗

手部遗传性多发性骨软骨瘤的治疗同单发性骨软骨瘤。无症状者无须处理，如有疼痛、肢体功能障碍、骨骼发育畸形或有合并症时，应行手术治疗。骨骼畸形的矫正应待骨骼发育成熟后进行，以免引起继发畸形或畸形复发。遗传性多发性骨软骨瘤的恶变机会较大，若肿瘤在短时间内迅速增大，X 线表现有恶变征象，活组织检查证实恶变者，则应按软骨肉瘤处理，行截肢术。

（徐靖宏　陈加亮　何齐芳　朱六龙　姚建民）

第二节　内生软骨瘤

软骨瘤(chondroma)为常见的良性肿瘤，约占良性骨肿瘤的 11%，可分为内生软骨瘤(enchondroma)、骨膜软骨瘤(periosteal chondroma)和内生软骨瘤病(enchondromatosis)三类。软骨瘤为具有许多相同组织学特征的透明软骨肿瘤，但发病部位和临床特征各不相同。内生软骨瘤和骨膜软骨瘤为散发病例，而内生软骨瘤病通常出现在先天性肿瘤综合征中。

内生软骨瘤系骨内良性软骨肿瘤，侵犯单一骨骼者称单发内生软骨瘤，多数骨发生者称多发内生软骨瘤。单发者软骨病变位于髓腔内；而多发者软骨病变源于骨外膜，以后穿入髓腔。

一、单发内生软骨瘤

（一）发病部位

内生软骨瘤的分布极具特点，好发于短管状骨，2/3 位于手部。单发内生软骨瘤发生在手部者占全部内生软骨瘤的 40%～56%，手内近节指骨是最好发的部位，占手部内生软骨瘤的 40%～50%，按其发生的频率递减，依次为掌骨、中节指骨、末节指骨，拇指指骨最不常见，发生于腕骨者罕见。足部发病较少，约占全部内生软骨瘤的 6%。

（二）病因

与多数肿瘤一样，软骨瘤的确切病因尚不清楚。内生软骨瘤为发生于髓质骨的良性透明软骨瘤，大部分为孤立性，偶尔可以累及一个以上骨或同一骨的多个部位。

（三）病理

1　大体所见　肿瘤在骨内生长，使骨皮质呈膨胀性改变而变薄。内骨膜因受肿瘤侵蚀，使其边缘呈分叶状。短管状骨软骨瘤体积较小，而长管状骨软骨瘤体积较大。

2　镜下所见　内生软骨瘤由透明软骨小叶组成，其间的软骨细胞集聚在形成良好的陷窝中。典型的软骨细胞较小，胞质不清，细胞核小而圆且染色深。内生软骨瘤常有钙化区，区内细胞可表现为退行性变或坏死，有增大、不规则的丰硕细胞核。内生软骨瘤中细胞的成熟度变化较大，特别是儿童和青少年，常可见到细胞数目多，不典型的细胞核及双核细胞核增多。上述组织学特点可用来区别良性内生软骨瘤及软骨肉瘤，但不作为手、足部软骨肿瘤的诊断依据。单发内生软骨瘤如发生骨皮质侵蚀破坏及肿瘤膨胀到软组织中则是恶变的指征。

（四）临床表现

软骨瘤患者年龄分布广，5～80 岁均可发病，但大部分在 10～40 岁发病，男女发病率无明显差别。手、足部短骨内生软骨瘤的典型表现是可触及的隆起，有时有疼痛。如出现局部剧烈疼痛，应怀疑恶变可能。由于病变使小骨膨胀，皮质变薄，所以患者常因病理性骨折初诊。长骨的肿瘤常无症状，许多病例是在其他原因摄 X 线片或骨扫描时被偶然发现的。

指骨和掌骨内生软骨瘤因位置表浅，可能发生局部肿块，表面光滑，质地坚硬，有时有轻度压痛。

（五）X 线检查

指骨单发内生软骨瘤的典型 X 线表现是一个局限的、边缘整齐的、分叶状的椭圆形透亮阴影，肿瘤位于骨中心，骨皮质变薄并向外膨胀，受侵蚀的内骨膜周围有一薄层的增生硬化边缘（图13-3）。掌骨单发内生软骨瘤的 X 线特征与指骨基本相似，但其肿瘤阴影较大，偏向于骨端，骨皮质膨胀也较为显著。长骨骨干的单发内生软骨瘤在髓腔内呈中心性或偏心性生长，大小不等，以溶骨改变为主，伴有致密的钙化阴影，骨皮质边缘呈分叶状侵蚀。扁平骨或不规则骨的单发内生软骨瘤无典型的 X 线表现。

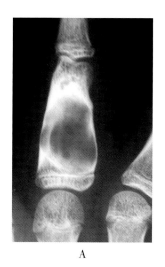
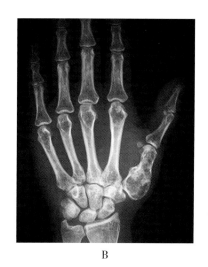

图 13-3　指骨单发内生软骨瘤
A. 右手环指有一局限的、分叶状的透亮影，骨内膜受侵蚀（前后位）
B. 左手掌骨膨胀，骨皮质变薄（前后位）

（六）治疗

内生软骨瘤的治疗原则是：①病变范围小而无症状者可暂不手术，定期严密观察；②肿瘤有增大趋势，或肿瘤范围大、畸形明显、骨质变薄等，应立即手术；③伴病理性骨折者可视情况而定，先治疗骨折，骨折愈合后再行手术，或立即手术；④畸形严重，手指完全丧失功能，多次术后仍有复发、恶变倾向者可行截指术；⑤术后复发仍为良性者，可再次手术。

手部内生软骨瘤的手术方法包括单纯刮除术、刮除植骨术、骨切除术和截指术。

1　单纯刮除术　适用于病变较小者。手术在门诊腋区神经阻滞麻醉下进行。术后可有新骨形成和病变区重建，一般无骨折、感染、复发等并发症。内镜下行单纯肿瘤刮除而不植骨是治疗手部内生软骨瘤的有效方法。

2　刮除植骨术　适用于大部分病例。手术通过指骨开窗，彻底刮除病变组织，冲洗处理骨腔后植入松质骨。植入物以自体骨为主，根据需要可取髂骨、腓骨、桡骨远端、尺骨鹰嘴；也可用骨水泥填充，但若发生组织反应则应取出。

该手术的关键是：①有分隔时须将分隔打开，彻底刮除病变组织；②刮除后进行冲洗或烧灼，清理瘤腔，防止肿瘤组织残留；③植入物应紧密填塞，不遗留残腔。

3　骨切除术　对病变范围较大、骨破坏较严重者，可行病变段指骨切除术。

4 截指术　适用于病变巨大、畸形严重、手指功能丧失、多次复发或有恶变趋势者。

手部内生软骨瘤的治疗效果良好。术后功能的评价标准为：①患指外形正常或接近正常；②患指主动活动范围为健指的80%以上；③捏物功能达到正常的80%以上；④骨愈合后X线证实无缩短、畸形、骨性关节炎或肿瘤复发。疗效评价标准为：优，具备以上4条；良，具备以上3条；中，具备以上2条；差，具备以上1条。

二、多发内生软骨瘤

本病也称软骨发育不全(dyschondroplasia)或Ollier病，系一较少见的发育异常，其发病未证明与遗传有关，男女无明显差异。Ollier病习惯上是指以单侧为主的内生软骨瘤，软骨发育不全则强调本病属于发育缺陷而不属于肿瘤范畴。本病成因不明，可能系干骺端血管吞噬钙化软骨而导致未钙化的软骨聚集。

多发内生软骨瘤合并皮肤和其他软组织散在血管瘤和静脉石者称为Maffucci综合征，该综合征患者可同时伴有内脏血管瘤、皮肤浅静脉扩张、多发色素斑和白斑病。

（一）病理

多发内生软骨瘤为干骺端内软骨细胞错构增生而成，病理特点是多个骨内含有球状或串珠状软骨。病变的分布和范围千差万别，有的局限于单侧或双侧手部，或波及一个肢体，多数发生在下肢骨骼，累及上肢骨骼时以一侧为主。

大体可见长管状骨短而弯曲，干骺端增宽。纵向劈开病灶，软骨团内有多数圆形或卵圆形灰白色区，其间有骨隔膜。组织学检查可见小软骨细胞和大空泡软骨细胞相间，排列紊乱，除细胞间的基质钙化不良外，均与单发内生软骨瘤相似。

（二）临床表现

临床症状出现较早，好发于掌骨、指骨、膝关节上下和尺、桡骨远端。病变波及手部时导致手指肿大，手畸形，功能受损。股骨和胫骨受累会产生膝内、外翻。下肢病变的数目和范围常不对称，常造成下肢不等长，3岁患儿双下肢可差2~4cm，骨成熟后平均差别可达5~15cm。下肢受累的患儿可出现跛行，前臂受累的患儿可发生上肢弯曲、旋前受限和手尺偏畸形。

（三）X线检查

X线片可见手和足部的短管状骨常扩张而呈球形，骨皮质变薄并向四周扩展，其中常有钙化（图13-4）；长管状骨则表现为干骺端纵向的透亮条纹并向骨干延伸，瘤体有斑点状钙化。肿瘤部位的骨皮质变薄，从而可发生病理性骨折。

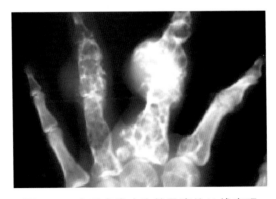

图13-4　左手多发内生软骨瘤的X线表现
食指近端指骨可见一椭圆形均质透亮区，范围局限；
中、环指可见多个囊性透亮区，边缘不规则，骨皮质
受侵蚀变薄，周围软组织受累，期间不规则钙化

（四）治疗

由于病变呈多发性，难以将每个内生软骨瘤均给予治疗。对无症状者可不治疗，但应随访观察。对有症状的病变部位，可刮除后植骨。肢体明显畸形者，可作截骨矫形。治疗方法可参考单发内生软骨瘤。

三、Maffucci 综合征

Maffucci 综合征是一种罕见的、以多发内生软骨瘤及软组织血管瘤为特点的先天性非遗传性中胚层发育不良疾病，首次描述于 1881 年。

（一）临床表现

Maffucci 综合征男女发病率相同，就诊者多为 10 岁以前儿童，但也有出生时即发现者。

Maffucci 综合征的诊断依据有以下两方面：

1　骨骼异常　病情轻者可无明显临床表现，重者可导致肢体不同程度的畸形。约20%的病例可发生软骨恶性变。手部掌骨和指骨为好发部位，只侵及手指者约占 5%，长管状骨亦可受累。多发内生软骨瘤的分布可局限于一侧或双侧上肢、一侧或双侧下肢，单侧肢体发病者约占50%。病变可造成两侧肢体长度不等或脊柱侧弯。

2　软组织病变　软组织病变和骨骼病变多数发生在相近的部位，但并不一定发生在同一个部位。软组织病变多数是海绵状血管瘤或毛细血管瘤，少数为淋巴管瘤。软组织病变可无临床症状，有时可感觉到局部轻度不适或皮肤温度升高。血管瘤可位于皮肤、皮下等处，也可位于黏膜和内脏。

（二）X 线检查

Maffucci 综合征典型的 X 线表现是干骺端中心性或偏心性的透光区，其中有不等量的钙化灶，软组织中可见静脉石（图 13-5）。Maffucci 综合征导致的骨发育不良在 X 线片可见两侧肢体不等长、不对称，尺骨缩短，下桡尺关节半脱位等。

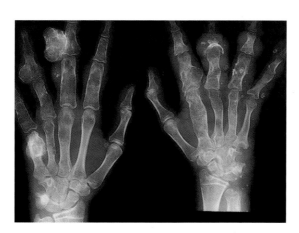

图 13-5　Maffucci 综合征的 X 线表现
骨质多发偏心性透光区，软组织内可见圆形局限钙化灶，
即为典型的静脉石

40 岁以上患者或病变广泛者，X 线发现骨皮质侵蚀及破坏，或软骨瘤内钙化影消失，或发生病理性骨折，或软组织包块增大等，均应考虑恶变的可能。

（三）治疗

治疗原则同多发内生软骨瘤。

第三节 骨骺异常

一、骨骺点状发育不良

骨骺点状发育不良(dysplasia epiphysialis punctata)又称先天性钙化性软骨发育不良或点状骨骺(stippled epiphysis),其特点是骨骼生长不良,骨骺软骨点状钙化。患者常有四肢发育异常和关节畸形,可伴有皮肤损害或心血管畸形等。

(一)病因

本病病因不明,可能与遗传有关。常染色体隐性遗传可导致本病Ⅰ型,常染色体显性遗传可导致本病Ⅱ型,前者的畸形较后者重。性染色体显性遗传则表现为男婴死亡,女婴发病。

(二)病理

全身软骨始基均有大量散在的钙化灶,且多集中于骨骺软骨靠近干骺端的部位,各钙化灶之间分布有黏液样变和囊性退化区,以后干骺部扩大,长骨短缩。

上述病理改变究竟是血管营养障碍引起的,还是软骨发育缺陷引起的尚不能肯定。骨骺软骨始基显示丰富的血管和点状黏液样变性,使透明软骨碎裂,每个软骨碎片均以血管为中心,构成一个软骨增殖、钙化,最后骨化的核心,碎片之间的裂缝相沟通,骨骺血管环与干骺端松质骨相连,骨骺板的软骨增殖和骨化则不受阻碍。

(三)临床表现

1 骨骼生长不良 通常在3岁以前发病,表现为四肢发育异常,如短肢,多指,髋、膝、肘关节挛缩,髋关节脱位等,部分有心血管畸形等。

2 特殊面貌 头小或大,前额突出,眼距增宽,鼻梁塌陷,高腭或腭裂,短颈,智力低下。

3 眼部异常 白内障、视神经萎缩或发育不良、斜视、眼球震颤等。

4 皮肤异常 鱼鳞状角化症、红皮症、毛发脱落等。

(四)X线表现

骨骺内可见到多个散在的小圆形或椭圆形、边界清晰的钙化点,直径多为数毫米,亦可融合成片,这些钙化点通常比骨骺的骨化中心出现得早。这些改变常见于下肢长骨及跗骨、腕骨等处,亦可见于其他长管状骨(图13-6)。钙化可超出骨骺的范围而累及附近的肌肉、韧带和关节滑膜,而腕骨及跗骨的软骨内则无此种变化。这些钙化点不随年龄的增长而增加,一般于3~4年后可完全消失,以后可出现骨骼畸形。

(五)诊断

1 病史 有家族发病史,询问其家族史有助于发现本病。

2 症状或体征 短肢,多指,多关节畸形,特殊容貌,白内障、视神经萎缩、斜视等眼部异常,皮肤鱼鳞角化,毛发脱落等常对本病有提示作用。

3 X线摄片 幼儿期典型的X线表现为骨骺多发性点状钙化。

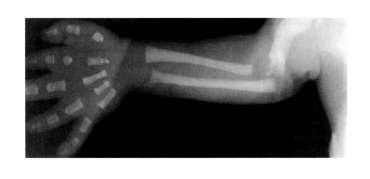 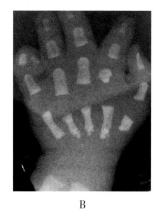

A　　　　　　　　　　　　　　　　　　B

图 13-6　骨骺点状发育不良的 X 线表现

A. 肱骨变短、弯曲,骨骺部多数散在钙化点　B. 第 1、2、4 掌骨变短、增宽,第 2 指骨变短、增宽伴点状钙化

（六）鉴别诊断

1　多发性骨骺发育不良　本病除有骨骺点状钙化以外,尚有以髋、膝关节为主的关节疼痛,无特殊面貌及白内障。

2　垂体性侏儒　本病为生长激素分泌减少造成的侏儒,表现为身体按比例缩小的匀称性矮小,无关节挛缩、白内障及皮肤病变。

3　克汀病　本病的骨骺改变与骨骺点状发育不良相似,但面部、头颅正常,无白内障、视神经萎缩或发育不良等,关节功能不受限,服用甲状腺素后症状会改善。本病的骨骺点状钙化在 2 岁后出现,钙化点较大,分布不广泛。骨骺虽然出现较晚,但其形态正常。

4　先天性关节挛缩症　本病出生后即可发现多数关节活动受限、挛缩和畸形,且 X 线片在骨骺部位无钙化点。

（七）治疗

若患儿一般情况好,下肢不等长者可在适当时期做骨骺阻滞术;畸形较重者可做截骨术给予矫正;关节挛缩较重,但关节面尚完好者可做软组织松解术、肌腱延长术或关节囊剥离术等。

（八）预后

因患儿抗感染能力弱,常在 1 岁内死亡,甚或死于胎内,少数度过儿童期者可表现出身材矮小及长骨短缩和畸形。

二、多发性骨骺发育不良

多发性骨骺发育不良（multiple epiphysial dysplasia）又称 Fairbank 病或多发性骨骺成骨不全（dysostosis epiphysealis multiplex）,是一种少见的遗传性骨骺发育不良性疾病,为常染色体显性遗传。以多数骨骺的异常骨化为特点,导致肢体生长受阻,表现为手指粗短、身材矮小、关节畸形等。男性较女性多见,发病以幼儿及少年为主。以髋、肩、踝关节多见,其次为膝、腕、肘关节。

（一）病因

染色体遗传性缺陷导致骨骺发育异常、骨化中心出现较晚和骨骺板内不规则钙化,以致长骨生长及关节发育均受到影响。因出现多个不规则骨化中心,使得骨骺增大,有时可迁延至骨干。后期骨化中心不规则融合,造成关节面不平整,导致骨关节炎。

（二）病理

病理改变为骨骺及骺板不规则,缺少骨样组织,软骨细胞排列不规则,骨小梁紊乱,多数骨骺出现异常骨化。

（三）临床表现

出生时一般无明显异常,2岁以后可逐渐出现症状。早期主诉为髋、膝、肩等关节疼痛,导致功能受限,表现为行走困难、步态不稳或呈摇摆步态。患者四肢变短,手指变粗,身材矮小,但面部、头颅发育正常,智力发育不受影响。

（四）影像学检查

多数骨骺骨化中心出现较晚,并分裂为多个,犹如桑葚般地围绕着一个主要的骨化中心。这些骨化中心最后融合为一,骨骺线也在正常时间闭合。骨骺边缘光滑,但受压后变扁平。成年后关节间隙变窄,发生早期关节退行性变。多发性骨化中心使骨端变大,胫骨、尺骨、腕骨、掌骨等均可发生相应的骨骺变化(图13-7)。随着年龄增长,骨骺的改变逐渐消失,但扁平畸形仍存在,严重者可继发退行性骨关节病。颅骨和牙齿正常。其可分为两个类型:①Ribbing型(轻型),有多发性骨骺发育异常,骨骺扁,在手部骨质侵犯较轻微;②Fairbank型(重型),骨骺小,不规则的腕骨延迟骨化,掌骨及指骨的变化明显。

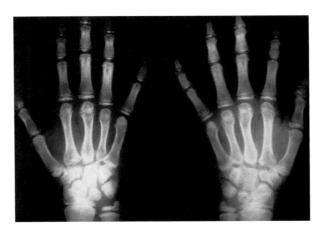

图13-7　掌骨及腕骨多发性骨骺发育不良的X线表现

（五）诊断

1　病史　有家族发病史,询问其家族史有助于发现本病。

2　症状与体征　手指粗短,四肢短,身材矮小,但面部、头颅正常。步态不稳,膝内、外翻,双下肢不等长,骨端粗大等常对本病有提示作用。

3　X线检查　可作为主要诊断依据。X线的特征性表现是骨化不规则,骨化中心的密度增加,往往呈斑点状或扁平状或桑葚状,并分裂成多个,有许多小而分散的骨化中心,围绕在大骨化中心周围。

（六）鉴别诊断

本病早期应与大骨节病鉴别,后者为地方性疾病,患者周围同类患者较多。本病晚期应与原发性增生性关节炎鉴别,后者多见于老年女性,手指关节粗大。

（七）治疗

本病有一定的自限性,但关节畸形易早发退行性关节病变。儿童期不需用外固定,更不宜手术。病变未稳定时应减少负重,选择少走、少站的职业。成人骨关节炎的治疗原则和一般骨关节炎相同。退行性关节病变严重者可选择关节置换术或关节清理术。手指运动受限者可行掌指或近指间关节囊切开松解术,以改善手指抓握功能。多发性骨骺发育异常在愈合后,骨骺的密度可恢复正常,但不规则的形态常部分地遗留下来。

（八）预后

本病对患者的一般健康无影响,但受累关节晚期均发生增生性改变。

三、Trevor 病

Trevor 病又称半肢骨骺发育不良(dysplasia epiphysealis hemimelica,DEH),是一种骨骺生长畸形,其特点为半侧肢体的一个或多个骨骺呈不对称性过度生长。本病在国内不多见,男性多于女性,男女发病之比约为 3:1。

（一）病因

本病多为散发病例,但也可能与基因突变和显性遗传有关。有研究发现,本病在一个家庭为不规则的常染色体遗传。

（二）病理

肿块与骨骺相连,两者之间无明显界限,类似骨软骨瘤,其表面有一层淡蓝色、滑润、有光泽的软骨覆盖,中间为正常的软骨钙化区,近骨骺处呈骨化不规则形态。

（三）临床表现

症状主要发生于儿童时期,一般从出生到 8 岁左右,常以膝、踝或腕关节一侧出现无痛性肿块为主诉。肿块骨样硬,无压痛,与骨骺粘连,活动性差,与皮肤无粘连,皮肤也无炎症表现。肿块位于骨骺一侧,使得该侧骨骺过度发育,产生膝内、外翻畸形。受累关节活动受限,邻近肌肉轻度萎缩。

（四）X 线检查

早期可见骨骺一侧增大,外形不规则,邻近软组织可见许多圆形或不规则的骨化中心。与增大骨骺相对的关节面不光滑,有致密现象。以后这些骨化中心与骨骺形成骨性连接。最后肿块大部分骨化,外形类似于骨软骨瘤(图 13-8)。

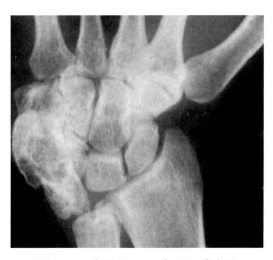

图 13-8　左腕 Trevor 病的 X 线表现

（五）诊断及鉴别诊断

根据临床表现和 X 线特点，本病诊断不困难，但应与骨软骨瘤、软骨肉瘤等相鉴别。骨软骨瘤生长于干骺部而不是骨骺。软骨肉瘤多生长迅速，有皮下静脉怒张，疼痛明显，钙化团无骨纹理，常见骨皮质破坏及骨膜下新骨形成。

（六）治疗

小儿骨塑形能力强，早期切除病变组织可使关节恢复正常。成年后，若病变较小，且无关节功能障碍者，可不作处理；肿块较大影响功能者，可将其彻底切除；关节畸形明显者，可作截骨矫正；伴发关节面不平整者，在切除肿块后常需做关节融合术。

第四节　纤维和骨纤维结构不良

一、纤维结构不良

纤维结构不良（fibrous dysplasia）又称纤维异常增殖症，是一种纤维骨组织的良性瘤样分化，是髓内的良性纤维-骨性病变。该病可分为两种类型，即单骨性纤维结构不良和多骨性纤维结构不良。单骨性好发于肋骨、股骨和胫骨，发病年龄在 10～70 岁之间，以 10～30 岁常见。多骨性较单骨性少见，且分布常为单侧性，其发病年龄较单骨性更小，2/3 的病例在 10 岁前即出现临床症状。多骨性常伴有躯干皮肤黄色或棕色色素沉着（咖啡牛奶斑）、内分泌紊乱和多骨病损的单侧性分布三联征，称为 Albright 综合征。Albright 综合征的发生是由于受累组织内 C-fos 肿瘤基因的体细胞突变，导致产生环腺苷酸的信号转导途径激活。

（一）病因

G 蛋白的激活突变已被证实存在于单骨性和多骨性纤维结构不良中，可能与其发病相关。编码 GS 蛋白（stimulatory G protein）α 亚单位的 GNAS1 基因在单骨性和多骨性纤维结构不良中被证实发生激活突变。

多骨性纤维结构不良与 McCune Albright 综合征密切相关，也与 Mazabraud 综合征（肌肉内黏液瘤）有一定关系。

（二）病理

1　大体所见　基本上表现为灰白色橡皮样质韧组织，内有散在纤细的骨小梁，使得切面具有沙砾感。骨皮质膨胀变薄。病损内可有大小不等的囊肿形成。

2　镜下所见　细胞间质中生成大量不规则混合编织骨，纤维基质呈涡轮状或层状排列，富含血管。不规则的骨样成分无骨母细胞分隔，纤维结构不良病灶内无板层样结构，而是膜内成骨形成的无组织规律的不成熟骨岛。

（三）临床表现

纤维结构不良常无自觉症状，多在 X 线检查时无意间发现。病理性骨折常发生于负重骨的病灶处，延迟愈合、不愈合常为其难治并发症。

（四）影像学检查

纤维结构不良的典型 X 线表现为长管状骨呈毛玻璃样改变，基质层呈片状改变，病损周围组织结构正常。长管状骨的病灶定位于髓内，具有清晰的边界、地图样的骨破坏、部分硬化缘等良性肿瘤表现，透光性、硬化缘和骨皮质膨胀是其特点。股骨近端的反复骨折和愈合形成典型的"牧羊人拐杖征"。一般无骨膜反应和软组织浸润，除非发生骨折（图 13-9）。ECT 对确定单发或多发病变具有意义，CT 和 MRI 可进一步明确病变范围。

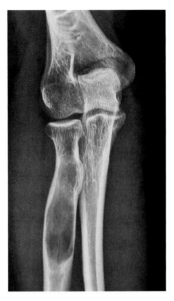

图 13-9　桡骨纤维结构不良的
X 线表现

（五）治疗

姑息性手术是纤维结构不良的唯一治疗选择，病灶刮除术、骨移植、截骨术以及内固定术均有部分效果。

若无症状或无骨折危险者可不必手术，发生病理性骨折者因可自愈常按一般骨折处理。儿童时期由于病变易复发且常扩展，植入骨可大部分被吸收，手术应慎重，最好仅限于纠正畸形的截骨术和内固定术；青春期手术成功与失败的概率相等；成人期绝大多数手术可获成功。病变广泛时，切除病变组织可能非常困难。长骨病灶刮除后松质骨和皮质骨移植与单独截骨术相比并无优势，因为植入骨长期在病灶内会被吸收。植入骨和邻近骨可被发育不良的组织所侵及，这是由于未完全切除的病灶直接扩展所致。

（六）预后

纤维结构不良的预后取决于初始骨骼病变的范围、程度以及骨外病变的程度。单骨病变常不会转变为多骨病变。大多数骨病变的大小和数量不会比发病初期增加。单骨或多骨病变在青春期常会静止，但持续存在。也有一些畸形可进一步进展，尤其是早期病变广泛者，常发生骨折、严重畸形，预后差。开始病变局限者进展缓慢，预后好，这与发病时的年龄无关。在妊娠和雌激素治疗过程中，纤维结构不良病变可被激活。

二、骨纤维结构不良

骨纤维结构不良（osteofibrous dysplasia，OFD）又称为 Kempson Campanacci 病变、皮质纤维结构不良，是良性自限性纤维-骨性病变，特征性地累及婴儿和儿童胫骨中段前面的皮质。

（一）病因

OFD 样造釉细胞瘤与骨纤维结构不良很难鉴别，提示 OFD 与造釉细胞瘤之间可能存在某种必然的联系。已证实 OFD 存在多种染色体变异，尤其是 7 号和 8 号染色体三体、fos 和 jun 原癌基因产物，其特征是不存在导致 cAMP 增加的信号转导 G 蛋白 α-亚单位突变。

（二）病理

1 大体所见 OFD 为实性病变，病灶呈灰白、灰黄或红色，质软或具沙砾感。骨膜完好，但骨皮质可变薄或消失。病变与髓质之间有明确的硬化性边缘分界。

2 镜下所见 可见不规则混合编织骨，边缘常为板层状骨及境界清楚的骨母细胞，也可有破骨细胞存在。纤维成分由梭形细胞及其产生的胶原纤维组成，基质从黏液样到中度纤维化不等。病变呈带状分布，中央为细小的骨小梁或以纤维组织为主的成分，周边以板层骨为主，后者常与周围的正常骨组织相互融合。

（三）临床表现

OFD 常见于 20 岁以下的男性，几乎都见于 10 岁以前，大多于 5 岁内发病。典型的发病部位是胫骨，以近端和中段最为常见，有时同侧腓骨也可受累；其他发病部位有尺骨和桡骨。长骨骨纤维结构不良典型的发病部位为骨干，很少侵犯干骺端。

最常见的症状为肿胀或受累骨段的无痛性变形弯曲，有时可发生病理性骨折（常为完全性骨折），可有疼痛和少量移位。

（四）影像学检查

X 线表现为骨皮质内偏心性溶骨性病变，病灶边界清楚，其周围的骨皮质有或多或少的膨胀。膨胀的骨皮质常在近髓质处被一清晰的骨硬化线包绕，髓腔变窄。溶骨灶可为单发或多发，累及胫骨全周径者少见。胫骨上多发，侵犯整个骨干的病变少见，有时可以见到沿皮质纵轴排列的多灶性或巨大融合性病灶（图 13-10）。

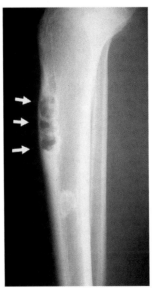

图 13-10 胫骨骨纤维结构不良的 X 线表现

（五）治疗

治疗方法的选择在很大程度上取决于患儿的年龄。手术年龄越小则复发率越高，小于 5 岁者复发率几乎为 100%，大于 15 岁者几乎无复发。另外，长骨的骨纤维结构不良在 5 岁前有自愈倾向，所以 5 岁前不应行手术治疗。5～10 岁应视情况而定，病变范围加大或骨强度减弱者可考虑手术，手术治疗以扩大刮除为主，刮除物需要做病理检查，以排除造釉细胞瘤的可能；形成假关节者可采用坚强内固定，并使用强度高的移植骨。长骨弯曲严重的病例，可于 10～12 岁后行截骨矫形术。

（六）预后

本病自然病程较长，进程缓慢，预后良好。有学者认为本病由骨发育障碍所致，并非真正的肿瘤，生长发育停止后，病变随之静止。OFD 一般在 10 岁前逐渐生长，15 岁左右开始逐渐消退并康复。少数病例可由 OFD 样造釉细胞瘤演变为典型的造釉细胞瘤。

第五节　纤维组织肿瘤

一、纤维瘤

纤维瘤(fibroma)是由成熟的纤维结缔组织构成的良性肿瘤，其组织来源为间质和实质组织，常见于体表，手部并不多见。单发者称为纤维瘤，多发者称为纤维瘤病(fibromatosis)。病因不明。

（一）病理

1　大体所见　纤维瘤为圆形或椭圆形的硬性、单发、包膜完整的良性结节或肿块，易与正常组织分离。肿瘤与周围组织之间无反应带，切开肿瘤可见白色旋转纹，肿瘤内面似瘢痕组织形态。

2　镜下所见　纤维瘤由规律的并行排列的成熟纤维细胞及纤维组成，其内新生血管少，偶可见脂肪组织。有的肿瘤内有黏液性退变灶，周围可见吞噬细胞浸润。成纤维细胞胞浆少，染色微红，核大，呈枣状，核仁核膜不清。纤维细胞核小，呈梭形。纤维主要为胶原纤维，分布于细胞之外，呈平行、错综或旋涡状排列。网状纤维和弹性纤维很少。

（二）临床表现

纤维瘤多发于皮肤、皮下、甲床等部位，亦可发生在肌膜、腱鞘、关节囊、韧带、骨膜等处，生长缓慢，一般无自觉症状。若发生在腱鞘或肌腱，可发生弹响指；若发生在指甲下，则可出现指甲变形和末节指骨压迫性萎缩。青少年手掌部发生的硬而边界不清的肿物，致使手指屈曲挛缩，称为钙化性腱膜纤维瘤。婴幼儿手指或足趾背侧或侧方的纤维瘤表面光滑，质硬，无活动性，无痛，称为婴儿指纤维瘤。

（三）分期

多数纤维瘤发现时已成为潜入状态 I 期，肿瘤可发展至 II 期，但肿物均在包膜内。X 线平片显示为单独肿块，与肌肉密度相同。核素扫描无吸收增加。动脉造影显示肿瘤周围为正常的血管影，除非肿瘤靠近大血管，否则一般不引起新血管增加。突入脂肪组织的肿瘤可在 CT 上显示出来。

（四）治疗

治疗以手术切除加植皮为主。囊外边缘切除一般较少复发，囊内切除易复发。复发的肿瘤一般不超过原肿瘤大小，但在瘢痕组织中，复发肿瘤的边缘与瘢痕组织难以鉴别，使得再次切除时变得困难，故首次手术时应切除肿瘤周围的一层健康组织，以减少复发。青少年腱膜纤维瘤有随手指生长而缩小的倾向，婴儿指纤维瘤局部使用激素软膏可缩小，因此对于青少年或婴幼儿患者，肿物较小或处于静止状态时可严密观察。

二、钙化性腱膜纤维瘤

钙化性腱膜纤维瘤（calcifying aponeurotic fibroma，CAF）是一种少见的良性软组织肿瘤。1953年，Keasbey 首次将钙化性腱膜纤维瘤描述为幼稚腱膜纤维瘤，因为认识到该病具有较宽的发病年龄范围，故又称为腱膜纤维瘤（aponeurotic fibroma）。钙化性腱膜纤维瘤多发于 10～20 岁，虽然文献报道的发病年龄范围为出生到 64 岁之间，但诊断明确的中位年龄为 12 岁。自首次报道以来，已有 150 多例相关疾病的报道。

（一）发病部位

该肿瘤的典型发病部位为手指、手掌及足底，最常见的是手掌（67%）及足底，很少有发生于背部、膝、前臂、肘及颅面部的钙化性腱膜纤维瘤的报道。本病常见于儿童及青少年，成年人不多见；好发于男性，男女发病之比约为 2:1。

（二）病理

组织病理学检查发现，钙化性腱膜纤维瘤由肥大的成纤维细胞组成，核呈圆形或卵圆形。肿瘤细胞有向周围脂肪组织及肌肉生长的趋势。肿瘤细胞围绕散在的钙化点形成栅栏样结构，偶见软骨样组织。尽管细胞密集，但其有丝分裂活性却不显著。

（三）临床表现

钙化性腱膜纤维瘤为局限性良性肿瘤，其组织结构类似于腱膜和骨骼上的腱性止点，具有纤维-软骨性外观，软骨样细胞参与病灶的钙化。钙化性腱膜纤维瘤的特征性表现是缓慢增长的无痛而固定的肿块，其直径小于 3cm，与皮肤无粘连。也有肿瘤为细长状，纵向径长 5cm 左右的病例报道。

临床检查可触及肿块，边缘不清，质地坚硬，无压痛，生长缓慢，经过一段时间的发展，可变成一个边界清楚、质地更加坚硬的小结节。在身体生长末期趋于停顿状态，从不引起重要的局部紊乱如关节活动受限等。

（四）影像学检查

X 线检查发现，肿瘤常有不同程度的点状钙化，并可见手指非特异性软组织肿胀影（图13-11）。Morii 等发现，在 MRI 的 T1 加权像上，钙化性腱膜纤维瘤显示为等信号或低强度；而在 T2 加权像上则表现为多相高信号强度，其间有较小的低强度的等信号区。钙化性腱膜纤维瘤和腱鞘巨细胞瘤通常靠近筋膜和肌腱生长，然而 MRI 对比增强后可发现，腱鞘巨细胞瘤为分叶状的、局限的、均匀增强的肿块；而钙化性腱膜纤维瘤则为边界不清的、点状钙化的异质性肿块。

（五）治疗及预后

由于病灶具有浸润性，手术通常在病灶内施行，不可能完全彻底切除，因而术后易复发。由于肿瘤在身体生长末期趋于停顿，故手术切除可适当而有限，尽可能在趋于成熟并进入静止期时施行手术，此时复发率明显降低。

钙化性腱膜纤维瘤的局部复发率超过 50%，可能是因为肿瘤有浸入周围组织生长的特点，但也有术后无复发超过 6 年的病例报道。有学者描述钙化性腱膜纤维瘤具有双向特征，在早期阶段，肿瘤呈浸润性和破坏性生长，但缺乏钙化；在晚期阶段，肿瘤细胞密集呈结节状生长，边界局限，有散在的钙化点。随着年龄的增长，细胞活性降低，胶原基质增加，可能导致肿瘤成熟。如果在肿瘤细胞成熟阶段切除肿瘤，即使肿瘤切除不完全，局部复发率也较低。钙化性腱膜纤维瘤恶变的可能性小，如果有局部复发，在明确的组织病理学检查后可作局部切除。

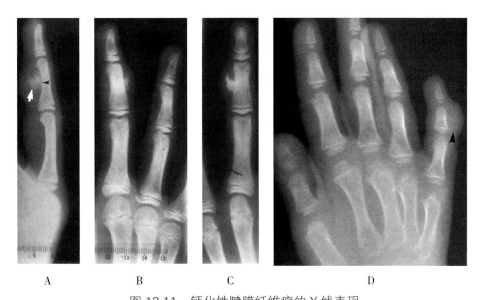

图 13-11　钙化性腱膜纤维瘤的 X 线表现

A～C. 可见钙化性软组织影(白色箭头)，轻度指骨侵蚀(黑色箭头)　D. 小指可见软组织
肿胀影，无骨侵蚀(黑色箭头)

三、婴儿纤维性错构瘤

错构瘤(hamartoma)是胚胎发育期间或稍后的身体发育过程中发生的组织异常增殖，这种先天性的异常增殖属于组织结构性缺陷。错构瘤可以孤立生长，其组织结构无功能意义和目的，这是由于其本身来源于胚胎组织，所以不会影响人体任何规律性或功能性活动。这种类似于肿瘤生长过程的错构瘤与增殖性变化相同，在成年期，常趋于停止生长并完全成熟。错构瘤属于肿瘤样畸形，仅为正常脏器组成成分的异常混合，所谓异常，是指相对含量、排列或混合程度的变化。

婴儿纤维性错构瘤(fibrous hamartoma of infancy，FHI)是一种属于胚胎发育不良或错构瘤性的良性病变。1956 年 Reye 首先报道此病，认为它是一种婴儿真皮内的纤维瘤病样肿瘤，主要发生于婴幼儿，有特征性的器官样镜下表现，即含有成纤维细胞、幼稚间叶细胞及成熟脂肪细胞三种成分。超微结构显示含有较多的肌纤维母细胞，故有学者建议将其命名为"婴儿皮下肌纤维母细胞瘤(infantile subcutaneous myofibroblastoma)"。

（一）病理

1　大体所见　肿物呈圆形或不规则形，边界不清，与周围皮下脂肪组织混杂，位于真皮或皮下。直径为 3～5cm，个别肿物的最大直径超过 10cm，也有直径达 12cm 的报道。质实，灰白发亮，其内夹杂一些小岛状黄色脂肪组织，有时脂肪组织成分较多，灰白色纤维条索不规则地横贯其间。

2　镜下所见　肿物的结构特殊，形成模糊而不规则的器官样结构：①纵横交错的纤维束，由梭形纤维细胞和胶原纤维组成；②似原始间叶细胞组成的小巢，此类细胞体积小，呈圆形、卵圆形或星形，胞质少，核深染，松散地排列成旋涡形或球形小岛，间质疏松，含有黏液样基质；③不等量的成熟脂肪组织，可以仅位于病变周边，亦可能占肿瘤的主要成分。

上述三种成分相互混杂，比例不一，彼此间有一明显界限，但纤维组织与原始间叶样小岛之间有相互过渡的现象。除此之外，也可出现程度不一的弥漫性纤维化，即幼稚间叶细胞岛及脂肪细胞可被弥漫的胶原纤维和散在的成纤维细胞替代。

（二）临床表现

本病多见于男性，男性的发病率是女性的 2 倍左右。发病年龄从新生儿至 4 岁，平均 10 个月，

2岁以内为高峰期，15%～20%在出生时即被发现。病变主要发生在腋窝，其次为上臂、大腿、腹股沟、耻骨上方、肩背部及前臂，也有报道发生于足部、头皮、肛门周围和阴囊的。肿物为真皮或皮下的肿块，体积一般较小，质地随脂肪组织或纤维组织的比例而不同，能移动，但部分病例与其下的筋膜或肌肉粘连而固定。

（三）鉴别诊断

由于肿瘤的结构成分特殊，一般诊断并不困难，但当肌纤维母细胞为主要成分时，应注意与以下肿瘤鉴别：

1　婴儿纤维瘤　可以位于皮下，同样富含胶原，但常发生于肌肉的筋膜内，缺少纤维性错构瘤的器官样结构。

2　弥漫性肌纤维瘤　为典型的呈单发或多发结节，被血管外皮细胞瘤样血管区域分割呈结节状可资鉴别。

3　钙化性腱膜纤维瘤　同样具有纤维束和丰富的胶原成分，在其生长早期很少或无钙化，易与FHI混淆。但钙化性腱膜纤维瘤常发生在儿童或年轻人，且肿瘤常位于手掌或腕部，这是重要的鉴别特征。

4　胚胎性横纹肌肉瘤　看到特征性的器官样结构及未成熟的细胞，应与胚胎性横纹肌肉瘤鉴别，以免把这种良性纤维增生性疾病误诊为恶性而导致错误的治疗。某些婴儿纤维性错构瘤可以发生在阴囊，其梭形细胞成分易误诊为胚胎性横纹肌肉瘤的幼稚部分，但是这种病变多发生在较大儿童，而且幼稚成分有明显的细胞特异性和核分裂象，呈侵袭性生长可明确鉴别。

（四）治疗及预后

治疗婴儿纤维性错构瘤一般选择局部切除，由于没有完全切除肿瘤，大约16%的病例有复发，而延期手术不会增加手术并发症的风险。婴儿纤维性错构瘤表现为良性临床过程，预后好。

第六节　神经源性肿瘤

一、神经纤维瘤

一般所指的神经纤维瘤又称孤立性神经纤维瘤（solitary neurofibroma），顾名思义，就是指没有神经纤维瘤病表现的局部单发的神经纤维瘤。由于无法对年幼时出现局部神经纤维瘤的患者和没有家族史的患者排除Ⅰ型神经纤维瘤病的诊断，因此很难得出其精确的发病率，不过，孤立性神经纤维瘤明显多于神经纤维瘤病。早在1935年，Geschikter在进行一系列相关的研究中就发现，大约90%的神经纤维瘤为单发性的，其余的属于Ⅰ型神经纤维瘤病，因此仅靠孤立的神经纤维瘤病灶，显然不能支持神经纤维瘤病的诊断。

由于色素细胞及施万细胞都起源于神经嵴，因此神经纤维瘤及神经纤维瘤病均有色素异常的表现。在组织学上，这些色素细胞与皮肤的色素细胞具有相同的染色与超微结构特征。

孤立性神经纤维瘤的男女发病率相似，多在20～30岁发病。神经纤维瘤大多分布于真皮或皮下等浅表部位，在身体各部分的分布机会均等，如头面、四肢、躯干等部位，常常表现为缓慢生长的无痛性结节或肿块，当肿块增大到一定程度，因其较为松软，往往导致局部和邻近器官的下坠移位，造成明显的畸形，也可引起一些症状和功能障碍。如神经纤维瘤发生在头皮时，表现为局部十分松软的包块;发生在面部时,多从一侧的额颞向下扩展;累及上睑者,可因上睑过于肥厚下坠而遮挡视线;累及面中部者,鼻及口唇均因此向下移位。躯干部的神经纤维瘤常位于背、腰、臀等部位,并多较大,如背负重物。

孤立性神经纤维瘤在大体标本上呈灰白色,切面光滑发亮,除紧密脆嫩的瘤组织外尚可有胶样物质,有些肿瘤瘤体内有许多大小不等的血管窦腔及稀松的蜂窝状组织,血供丰富,窦腔壁无收缩功能,出血时可能较难控制,没有神经鞘瘤那种继发性退行性变的表现。发生于主干神经上的神经纤维瘤呈梭形膨大,并可见正常的神经进出于肿块。当神经纤维瘤外存在神经外膜时,往往形成明显的包膜囊,但神经纤维瘤常常起源于较大的神经分支,并易于向软组织内生长,累及范围较局限,不形成包膜。

神经纤维瘤在组织学上的表现因其所包含的细胞、黏蛋白及胶原数量的不同而异。神经纤维瘤最为特征性的表现是核呈波浪状,深染的细长形细胞交织成束,这些细胞与胶原紧密排列,其间可见少量黏液样物质,肿瘤病灶的基质中偶见肥大细胞、淋巴细胞和极少量的黄色瘤细胞。另外,有些神经纤维瘤没有黏液样物质,均为施万细胞及较均匀的胶原组织,肿瘤内细胞排列成索状或旋涡状。最少见的神经纤维瘤瘤体内可见大量的黏液样物质,易与黏液瘤混淆,此类神经纤维瘤多发生在肢体。

神经纤维瘤的血供很丰富,还可以找到 Wagner-Meissner 小体等特征性的分化物。从神经纤维瘤中可以分离出 S-100 蛋白,但其含量不如神经鞘瘤。

二、神经纤维瘤病

神经纤维瘤病(neurofibromatosis, NF)又称 Von Recklinghausen 病,因 Von Recklinghausen 于1882 年最早阐述此类疾病而得名。现认为它是一种常染色体显性遗传性疾病,伴有骨、软组织、神经系统和皮肤组织的多种病理损害,一般在出生后不久即被发现,病程进展缓慢,青春期或妊娠期间可迅速发展。根据临床及遗传学上的差别,神经纤维瘤病可分为两种类型:Ⅰ型神经纤维瘤病(NF1),过去称为周围型神经纤维瘤病;Ⅱ型神经纤维瘤病(NF2),又称双侧听神经纤维瘤病。临床上较常见的是Ⅰ型神经纤维瘤病,较少见的是Ⅱ型神经纤维瘤病。

（一）病因及发病机制

Ⅰ型神经纤维瘤病(NF1)系常见的遗传疾病,在出生人口中的发病率为 1/3000～1/2500。Ⅰ型神经纤维瘤病属于外显率很高的常染色体显性遗传性疾病,半数患者有家族史。Ⅰ型神经纤维瘤病的发病与Ⅰ型神经纤维瘤病基因的缺失、插入和突变有关。现已清楚,该基因是一个定位于第 17号染色体长臂(17q11.2)的抑癌基因,长 300kb,编码一种作用于微管系统的神经纤维素。目前对神经纤维素的功能还未全部了解,但已知与 RAS 的 GTP 酶的活化蛋白有显著的同源性。正常情况下,神经纤维素通过与 RAS 蛋白的互相作用而调节细胞的增殖,突变的神经纤维素则失去了这种调节功能,导致不适当的细胞生长与肿瘤形成,从而引起神经纤维瘤病的各种表现。

Ⅱ型神经纤维瘤病(NF2)也是一种高外显率(95%)的常染色体显性遗传性疾病,发病率约为1/50000。Ⅱ型神经纤维瘤病的基因定位于第 22 号染色体,编码 Merlin 蛋白,与促使细胞膜与胞内基质结合的一种蛋白 moesin-ezrin-radixin 具有同源性。该病的基因突变类型多,但无明确的突变热点。近年的研究表明,其蛋白产物 Merlin 具有抑制肿瘤的功能。

（二）病理

神经纤维瘤病的组织结构特征为无结缔组织包膜,由波浪状原纤维组成,原纤维疏松排列成束,呈旋涡状或螺旋状,其间有许多梭形或椭圆形细胞核,大小均匀,色淡,无弹性纤维,有些可出现黏液样变性,胞核埋入均一的淡蓝色基质内。

（三）临床表现

Ⅰ型神经纤维瘤病在临床上有许多特征性的症状和体征,主要表现为神经系统肿瘤、皮肤咖啡牛奶斑及骨骼发育异常。

Ⅱ型神经纤维瘤病多在青春期或稍后发病,病程较长,自发病到治疗常长达数年,临床表现为耳鸣、听力丧失、眼球震颤、头昏眩晕等。听神经瘤大多发生于听神经的前庭支,其中双侧发生者基本上属于Ⅱ型神经纤维瘤病的局部表现,瘤体呈圆形,生长缓慢,有完整的包膜,与周围组织少粘连。也可有咖啡牛奶斑,但数目较Ⅰ型神经纤维瘤病少见。还易伴发其他脑神经鞘瘤。

（四）诊断和辅助诊断

神经纤维瘤病的诊断标准见表 13-1。

表 13-1　神经纤维瘤病的诊断标准

Ⅰ型神经纤维瘤病(具备以下 2 项以上)	Ⅱ型神经纤维瘤病
6 个以上咖啡牛奶斑(青春期前>5mm,青春期后>15mm)	双侧前庭神经鞘瘤
2 个或 2 个以上的任何类型的神经纤维瘤,或 1 个丛状神经纤维瘤	与 NF2 有一度相关性,且有单侧第 8 脑神经肿瘤或下列中的 1 项:
腋窝或腹股沟区雀斑样色素斑	皮肤或皮下神经纤维瘤
视神经胶质细胞瘤	丛状神经纤维瘤
特征性的骨质损害(蝶骨发育不良、胫骨假关节形成、长骨皮质菲薄)	神经胶质细胞瘤
一代血亲(父母、同胞及子女)中存在经正规标准诊断的神经纤维瘤病患者	青少年后囊下白内障
2 个或 2 个以上的虹膜错构瘤(Lisch 结节)	

CT 或 MRI 均能清楚地显示肿瘤的部位、来源,特别是 MRI 能提供较准确的诊断依据。活体组织病理检查能较快得出诊断。

（五）治疗

由于病灶数量多,散在分布,并常常累及深部组织,因此不可能靠手术切除来清除神经纤维瘤病的所有病灶,手术治疗主要是针对那些体积较大、引起疼痛等症状或有导致功能障碍趋势的瘤体。但此类病灶往往体积大,无明显界限,无包膜,血供丰富,同时要考虑正常组织的去留,因此在手术切除之前应有合理的估计及必要的准备。手术前可通过超声检查了解大血管及血窦的分布情况,粗略估计可能的出血情况;对于少数特别巨大的病灶,甚至可以通过血管造影了解交通血管情况;有条件的还可在手术前尝试经导管栓塞或电化学治疗等其他手段,以减少术中出血,同时应充分备血,以供不时之需。考虑到即使作较大部分切除之后,病灶仍偶可复发,加上直接在病灶切开,难以良好地控制出血,故可选择在周围正常的组织内切开。这类病灶切除后的修复,应结合创面大小、深浅等综合考虑,选择植皮、岛状皮瓣及游离皮瓣等,予以一期修复。如果病灶面积过大,供皮区域不足时,可以考虑切取肿瘤表面较正常的皮肤,予以回植。对于某些特殊的病例,如估计修复效果很差时,也可行部分切除术,以达到减少重量、改善外观的目的。对于经组织活检证实已有恶变的患者,应立即施行根治手术。

对于其他方面的治疗,如皮肤的咖啡牛奶斑,可接受激光选择性光热作用治疗。神经纤维瘤病合并的脊柱畸形往往较为严重,治疗比较困难,手术常需把整个脊柱固定。胫骨假关节是较为棘手的一类疾病,虽然已有的手术方法达数十种,但通常只有一半左右的患者最终能达到骨性愈合。近年来采用了以长段吻合血管的游离腓骨移植治疗先天性胫骨假关节后,骨性愈合的成功率大为增加,该法亦被认为是首选的有效方法。

（六）预后

神经纤维瘤病发生肉瘤恶变者很少。凡肿瘤体积增长迅速者,应警惕恶变的可能。如有转移多为血行性,预后不良。术后复发者较常见,因此第一次手术应非常彻底。

三、神经母细胞瘤

神经母细胞来源于原始的神经嵴细胞,类似于发育中的交感神经系统和肾上腺髓质的原基,由不同发育阶段的神经母细胞组成。

本病大多数为散发性,个别病例有家族性发生的倾向。神经母细胞瘤(neuroblastoma)是儿童期常见的恶性肿瘤,其发病率占儿童恶性肿瘤的10%～12%,仅次于白血病和脑肿瘤,大约1000个出生婴儿中可见1例;大约1/4为先天性。半数发生在5岁以前,发病的高峰年龄是1.5岁,少数病例为青少年和成年人。男女发病之比为1.22:1～1.26:1。

（一）发病部位

肿瘤发生于交感神经系统,主要位于颅底至骨盆的中线两旁。过去文献报道发生于肾上腺、腹部交感神经链、盆腔交感神经链、颈胸交感神经链者各占1/4,但近年的报道以腹膜后较多见。DeLorimier等报道212例,134例位于腹膜后,33例位于纵隔,5例位于颈部,6例位于骶部。腹膜后的肿瘤约半数来自肾上腺。此外,神经母细胞瘤也见于皮肤及软组织、小肠、子宫、阴囊、内耳、鼻腔、上下颌骨、眼底视网膜和颅后窝等处。

（二）病理

1　大体形态　为分叶状肿物,直径6～8cm,也可达15cm以上,可有薄的纤维性包膜或无包膜,向邻近组织浸润。肿物质软而脆,切面呈鱼肉样,常见广泛出血、坏死、囊性变,少数可出现钙化。

2　组织形态　主要成分是神经母细胞并显示不同程度的神经节细胞分化,根据分化程度的不同分为未分化型和低分化型。

未分化型由原始的神经母细胞组成,不见神经节细胞分化;肿瘤细胞为小圆形或卵圆形,细胞大小较一致,胞浆极少,核圆形,染色深,可见较多的核分裂象;细胞弥漫排列成片,间质很少,仅见纤细的纤维间隔将瘤组织分隔成小叶状或巢状。在低分化型中,除大部分细胞类似未分化型外,部分瘤细胞稍大,呈圆形、卵圆形、短梭形,核染色较淡,染色质分散,可见小的核仁,有些瘤细胞呈桑葚状排列,是菊形团的早期表现;随着细胞分化,瘤细胞出现纤细的细胞突起,瘤细胞呈放射状排列,形成假菊形团,中央为纤细的神经原纤维,菊形团散在分布,或在肿瘤的部分区域较密集;此外,基质内还可见到神经纤维网,由细胞突起形成。还有一些肿瘤细胞显示部分或完全的节细胞分化,表现为细胞体积大,椭圆形或多边形,胞浆较丰富,嗜酸性,核大,卵圆形,核膜明显,染色质呈泡状或散布在核膜上,核仁较明显,还可见到双核细胞。

（三）生物学指标

神经母细胞瘤中有许多生物学指标与预后相关。大多数预后因素中,年龄一直是一个重要的指标,小于18个月的儿童趋向于预后良好。重要的生物学变量有Shimada组织学分类、脱氧核糖核酸(DNA)倍性和N-MYC癌基因扩增。Shimada组织学分类根据肿瘤标本的间质数量、细胞分化程度以及有丝分裂-核碎裂指数(mitotic karyorrhexis index, MKI),将神经母细胞瘤分为预后良好或预后不良两个组织类型(表13-2)。在较大儿童,DNA指数是更重要的预后因子,DNA多倍体与婴儿的良好预后有关。N-MYC 癌基因扩增(>10 个拷贝数)与不良预后有关,3 个以下拷贝数考虑为未扩增;相反,N-MYC 癌基因表达(蛋白)不是预后指标。还有一些其他预后变量,如 Trk-A(一个编码神经营养因子受体的基因)、血清乳酸脱氢酶和血清铁蛋白、一些有预后价值的染色体异常等。

表 13-2　Shimada 组织学分类

间质表现 预后	预后良好组织类型	预后不良组织类型
间质丰富	分化型 混合型	结节型
间质缺乏 年龄<18 个月 年龄为 18~60 个月 年龄>5 岁	MKI<200/500 MKI>100/5000 分化型 无	MKI<100/5000 MKI<100/5000 未分化型 所有

(四) 临床表现

临床症状取决于患者的年龄、肿瘤部位和是否存在相关的临床综合征。80%~90%的患者尿中儿茶酚胺及其代谢产物香草扁桃酸(VMA)和高香草酸(HVA)含量升高。神经母细胞瘤并发 I 型神经纤维瘤病十分少见,但有人观察到神经母细胞瘤的皮下播散可转化为多发性神经纤维瘤或节细胞神经瘤。

1　全身症状　由于神经母细胞瘤有早期转移和扩散特点,故常常以转移瘤症状为主诉。经血道转移如骨髓、肝、颅骨、脑等远处转移的症状首先表现,故临床上常以关节痛、低热、消瘦、贫血为首诊症状,常易误诊为关节炎、贫血甚至白血病等。神经母细胞瘤的全身症状虽没有特异性,但因病程短,病变可在短期内恶化。骨骼病变常导致剧烈疼痛,有些患儿表现为因肿瘤骨转移引起的疼痛而拒绝走路。偶然情况下,进展期患儿表现为出血倾向,与骨髓大量转移引起的血小板减少以及肝脏转移导致的凝血因子生成障碍有关。婴儿 4S 期神经母细胞瘤可出现肝脏肿大和皮下多发性结节。脑部转移在大年龄儿童中表现为头痛和癫痫。

胸部平片发现只有 4%的病例发生肺部转移,这可能是纵隔淋巴结直接侵入肺部或弥漫性血源性扩散的结果,放射学表现容易与肺水肿或间质性肺炎混淆。偶然情况下,活检时发现肺部淋巴结转移。

2　肿物特征　因肿瘤起源不同而异。起源于肾上腺的,肿物位于腹膜后季肋部深面,早期为圆形,光滑,但固定、硬实,因浸润性生长迅速,很快凸出包膜外致表面不光滑,且向中线生长,并越过中线。如来自颈部神经节、神经丛,则为颈侧肿物,常早期经淋巴结转移而误诊为淋巴结结核或霍奇金病,早期出现颈交感神经压迫综合征(Horner 征)。如肿物来自盆腔直肠后骶前交感神经链,则表现为压迫直肠与膀胱的症状,可出现尿潴留、肛门括约肌松弛和大便失禁,直肠指检可见直肠后肿物,巨大肿物可压迫两侧输尿管引起肾积水,压迫髂静脉引起回流障碍而致下肢水肿。如肿物来自交感神经链,常见为胸段或第 1、2 腰椎段,常呈哑铃状生长,部分通过椎间隙向椎管内伸展,则表现为下肢无力,最后引起瘫痪。

3　腹泻　顽固性腹泻又称水样泻,为少部分神经母细胞瘤患者的特殊临床表现。肿瘤细胞分泌血管活性肠肽(vasoactive intestinal peptide,VIP),抑制肠黏膜对水分的吸收,患儿常表现为慢性水样泻、失水征,常被误诊为秋季腹泻、夏季腹泻而延误治疗。

4 转移瘤的特征 骨转移时常因固定的骨关节痛而被误诊为关节炎。但该瘤也常转移到眼眶,最引人注目的是早期表现为眼眶周围软组织充血、淤血,由于球后视神经浸润,致眼球突出,眼睑水肿,眼角皮肤淤血,又称猫眼征,因肿物压迫最后视盲。虽有时肿瘤摘除、化放疗可使猫眼征消失,但视力损害却常常是永久性的。

肝和皮下的转移瘤表现为肝脏巨大,表面光滑、硬实,同时全身多处可触及较硬的皮下活动结节,表面轻度紫蓝色,患者常因严重贫血、血小板减少、24 小时尿 VMA/HVA 显著增高而被诊断为肾母细胞瘤(nephroblastoma),这种情况下 90% 肿瘤来源于肾上腺,具有特殊的巨大瘤细胞肝内浸润及皮下结节。

(五)临床分期

1997 年国际神经母细胞瘤分期系统(INSS)对神经母细胞瘤的临床分期标准如下:

1 1 期 局限于原发区域的肿瘤,可完整切除,有或无镜下残留,同侧或对侧淋巴结有镜下转移。

2 2A 期 单侧肿瘤不能完全切除,但同侧淋巴结无镜下转移。

3 2B 期 单侧肿瘤能完全或不完全切除,但同侧淋巴结无镜下转移。

4 3 期 肿瘤侵犯超越中线,或不伴局部淋巴结转移,或单侧肿瘤有对侧淋巴结转移,或中线肿瘤有双侧淋巴结转移。

5 4 期 肿瘤扩散到远处淋巴结、骨骼和骨髓、肝及其他器官。

6 4S 期 证实原发瘤在 1 期或 2 期,而远处转移局限在肝、皮肤或骨髓,且仅限于 1 岁以内的婴儿。

(六)诊断及鉴别诊断

神经母细胞瘤为高度恶性肿瘤,转移早,往往转移症状出现了(如骨转移表现为四肢痛、关节痛、低热),而主瘤尚未出现,易被误诊为关节炎、风湿热;又因为肿瘤细胞分泌血管活性肠肽而致顽固性腹泻,易误诊为秋季腹泻、夏季热等疾病而延误诊断,因此需根据好发年龄、一些癌前症候群,结合相应的临床实验室检查及影像学检查而诊断。

神经母细胞瘤多发生于 5 岁以下的儿童,肿瘤部位与交感神经链和肾上腺髓质关系密切,主要由小圆形细胞组成,可形成假菊形团。尿中儿茶酚胺及其代谢产物增加,细胞遗传学显示 1 号染色体短臂缺失和重排,是诊断神经母细胞瘤的主要依据,但应与骨外 Ewing 肉瘤、胚胎性横纹肌肉瘤、淋巴细胞性淋巴瘤等疾病相鉴别。

(七)治疗

神经母细胞瘤是儿童期高度恶性的实体瘤,其总的生存率目前国际上还不到 70%。其治疗原则是根据患者的年龄、临床分期、血清酶状态、肿瘤细胞的病理分型以及分子生物学、遗传学特征,将其分为高危组和低危组,并选择不同的治疗方法和措施(表 13-3)。

表 13-3 神经母细胞瘤的危险因素

因素	高危组	低危组
年龄	>1 岁,特别是>2 岁	<1 岁
临床分期	INSS4 期、3 期(部分)	INSS1 期、2 期、3 期、4S 期
N-MYC 扩增	>10 个拷贝数	<10 个拷贝数,特别是<3 个拷贝数
1p36 缺失	存在	无

因素	高危组	低危组
细胞分类	UH	FH
DNA 倍性	双倍体肿瘤	多倍体肿瘤
Trk-A	不表达	高表达
(诊断时)铁蛋白	>143～150ng/ml	<143～150ng/ml
CD44	不表达	高表达

1 **外科治疗原则**

（1）低危组肿瘤：临床上首诊时多数已属晚期，如确经 B 超、CT、MRI 等诊断属于局限性肿瘤，则主张早期手术治疗后根据病理分类再选择化疗、放疗。手术主张作腹部横行大切口，充分暴露肿瘤。摘除肿瘤时尽量保护肾脏，避免对肾门血管的分离刺激，以尽量减少血管痉挛导致肾缺血所带来的肾损伤。

（2）高危组肿瘤：即晚期神经母细胞瘤，主张作三四联化疗，4～8 个疗程后，待肿瘤缩小、转移灶消失，肿瘤包膜更清楚、增厚并易于分离时，再作延期或二期手术治疗，以提高肿瘤的可切除率。

2 **放疗** 研究证明，神经母细胞瘤对 X 线存在高度敏感性，适用于 3 期以上及原发灶有残余瘤者，或椎管内的哑铃形肿瘤难以根治者，术后复发者可在手术后加放射治疗。

3 **化疗** 日本于 1985 年经过 10 年的流行病学研究之后发现存在不少晚期患者，因此日本全国统一了晚期神经母细胞瘤的化疗方案，即环磷酰胺、长春新碱、阿霉素和顺铂方案。

（徐靖宏　陈加亮）

参考文献

［1］张金哲,杨启政,刘贵麟.中华小儿外科学［M］.郑州：郑州大学出版社,2006.
［2］董蒨.小儿肿瘤外科学［M］.北京：人民卫生出版社,2009.
［3］王澍寰.临床骨科学［M］.上海：上海科学技术出版社,2005.
［4］洪光祥,裴国献.中华骨科学：手外科卷［M］.北京：人民卫生出版社,2010.
［5］张金哲.现代小儿肿瘤外科学［M］.第 2 版.北京：科学出版社,2009.
［6］林建华,杨迪生,杨建业,等.骨病与骨肿瘤［M］.上海：第二军医大学出版社,2009.
［7］冯传汉,张铁良.临床骨科学［M］.第 2 版.北京：人民卫生出版社,2004.
［8］徐万鹏,李佛保.骨与软组织肿瘤学［M］.北京：人民卫生出版社,2008.
［9］吴文娟,张英泽.骨与软组织肿瘤［M］.北京：人民卫生出版社,2009.
［10］姚振均.骨与软组织肿瘤诊断治疗学［M］.北京：人民军医出版社,2011.
［11］刘志雄,张伯勋.周围神经外科学［M］.北京：北京科学技术出版社,2004.
［12］Grosfeld J L,O'Neill J A Jr,Fonkalsrud E W,等.小儿外科［M］.吴晔明,译.第 6 版.北京：北京大学医学出版社,2009.
［13］Pollock R E,Curley S A,Ross M I,等.现代肿瘤外科治疗学［M］.郝希山,主译.北京：人民卫生出版社,2011.

手及上肢先天性畸形

［14］王炜.整形外科学［M］.杭州:浙江科学技术出版社,1999.

［15］Vogel T, Skuban T, Kirchhoff C, et al. Dysplasia epiphysealis hemimelica of the distal ulna: a case report and review of the literature［J］. Eur J Med Res, 2009,14(6): 272-276.

［16］Khoo R N, Peh W C, Guglielmi G. Clinics in diagnostic imaging (124), multiple enchondromatosis in Ollier disease［J］. Singapore Med J, 2008,49(10): 841-845; quiz 846.

［17］Casal D, Mavioso C, Mendes M M, et al. Hand involvement in Ollier disease and Maffucci syndrome: a case series［J］. Acta Reumatol Port, 2010,35(3): 375-378.

［18］D'Angelo L, Massimi L, Narducci A, et al. Ollier disease［J］. Childs Nerv Syst, 2009,25(6): 647-653.

［19］Costa J, Bogas M, Ribeiro A, et al. Multiple enchondromatosis: Ollier disease［J］. Acta Reumatol Port, 2008,33(4): 473-474.

［20］Zwenneke Flach H, Ginai A Z, Wolter Oosterhuis J. Best cases from the AFIP. Maffucci syndrome: radiologic and pathologic findings［J］. Radiographics, 2001,21(5): 1311-1316.

［21］Wester U, Brandberg G, Larsson M, et al. Chondrodysplasia punctata (CDP) with features of the tibia-metacarpal type and maternal phenytoin treatment during pregnancy［J］. Prenat Diagn, 2002,22(8): 663-668.

［22］Herman T E, Lee B C, McAlister W H. Brachytelephalangic chondrodysplasia punctata with marked cervical stenosis and cord compression: report of two cases［J］. Pediatr Radiol, 2002,32(6): 452-456.

［23］Gölles A, Stolz P, Freyschmidt J, et al. Trevor's disease (dysplasia epiphysealis hemimelica) located at the hand: case report and review of the literature［J］. Eur J Radiol, 2011,77(2): 245-248.

［24］Oestreich A E, Mitchell C S, Akeson J W. Both Trevor and Ollier disease limited to one upper extremity［J］. Skeletal Radiol, 2002,31(4): 230-234.

［25］DiCaprio M R, Enneking W F. Fibrous dysplasia: pathophysiology, evaluation, and treatment［J］. J Bone Joint Surg Am, 2005,87(8): 1848-1864.

［26］McCaffrey M, Letts M, Carpenter B, et al. Osteofibrous dysplasia: a review of the literature and presentation of an additional 3 case［J］. Am J Orthop , 2003,32(10): 479-486.

［27］Takaku M, Hashimoto I, Nakanishi H, et al. Calcifying aponeurotic fibroma of the elbow: a case report［J］. J Med Invest, 2011,58(1-2): 159-162.

［28］Kramer J M, Doscher J C, Ruvinsky M, et al. Calcifying aponeurotic fibroma with bone islands exhibiting hematopoiesis: a case report and review of the literature［J］. Oral Surg Oral Med Oral Pathol Oral Radiol Endod, 2010,109(6): 878-882.

［29］Robbin M R, Murphey M D, Temple H T, et al. Imaging of musculoskeletal fibromatosis ［J］. Radiographics, 2001,21(3): 585-600.

［30］Onak-Kandemir N, Ege-Gul A, Karadayi N. Calcifying aponeurotic fibroma: a case report［J］. Acta Orthop Traumatol Turc, 2008,42(2): 145-147.

［31］Morii T, Yoshiyama A, Morioka H, et al. Clinical significance of magnetic resonance imaging in the preoperative differential diagnosis of calcifying aponeurotic fibroma［J］. J Orthop Sci, 2008,13(3): 180-186.

[32] Cotterill S J, Pearson A D, Pritchard J, et al. Clinical prognostic factors in 1277 patients with neuroblastoma: results of the European Neuroblastoma Study Group "Survey" 1982-1992[J]. Eur J Cancer, 2000,36(7): 901-908.

手及上肢先天性畸形

第十四章
显微再造外科技术在手部先天性畸形修复中的应用

第一节 患儿和家长的心理准备

在考虑应用显微外科技术修复手部先天性畸形以前,患儿和家长要有一定的心理准备。对家长来讲,患儿已经失去一只或一双完美的手,若再考虑行足趾移植或游离皮瓣修复畸形手,患儿会再次失去完整的足趾或其他组织结构,并增添新的损伤,同时医师也不能保证显微外科手术一定成功,因此家长往往顾虑很多,也承受着巨大的压力,这种压力将不自觉地转嫁给医师,在这种情况下,很多医师会被动地选择放弃显微外科手术。因此,医师、患儿(如果可能的话)及其家长在进行显微外科手术前,要对术前、术中和术后的各种情况进行深入的探讨,并让患儿家庭作出最后的选择,医师应尊重这种选择,这一点非常关键。

作为家长,在患儿出生的一刹那看到一双不完美的手时,往往会沮丧、自责甚至愤怒,因为孩子常常是父母的希望,孩子没有了完美的手,家长感觉自己不再拥有美好的未来。这种心理表现和丧失亲人及朋友的感觉是相似的,但更为残酷的是,丧亲之痛往往是一过性的,会随着时间的流逝而淡化,但患儿家长每日都在承受着看得见的痛苦和煎熬。多数家长在带患儿看门诊时,总是会问为什么会这样,自己做错了什么,同时担心如果再生一个小孩,会不会还是这样。

一些家长能够较快地调整好心态,接受这个现实,并积极地进行治疗,但有些家长会长时间地沉浸在不良情绪之中,难以自拔。作为一名手外科医师,要善于观察一个家庭的反应,留意家长痛苦情绪的细微流露,并适时而温和地提出问题,如果有必要的话,应及时请心理医师进行干预治疗。

手是患儿探索和感知世界的窗口,随着年龄的增长,他们会逐渐认识到自己的手和正常儿童的不同。常有患儿家长描述,1～2岁时他们会长时间地看那只畸形的手;到了3～4岁,常会问自己的手为什么和其他人不一样,这对家长来说是十分痛苦的,他们不仅要面对这一无奈的现实,更担心畸形手会给孩子带来心理创伤。事实上,家长要直接而平和地回答这一问题,让孩子知道这是一个可以轻松讨论的并不需要刻意回避的问题,这样孩子就可以放松,也更容易从困境中逐渐摆脱出来。当孩子在5～6岁去幼儿园或者上学时,孩子对手畸形的认识更加深刻,即便没有同伴嘲笑他(她),也仍然感觉难过,常常把手藏起来,所以这个年龄段多数是不快乐的。有些患儿会逐渐克服这种心理,有些会变得懦弱和退缩,而有些则会采取其他方式进行弥补,这一时期家长的正确疏导十分关键。当进入中学后,患儿经历的环境更加复杂,加之青少年叛逆期的到来,一些性格内向的患儿可能会面临心理上难以调整的困难,家长此时应该给予他们帮助和疏导,鼓励他们多交朋友，而不是每天躲在家里。青少年特别注重自己身体的变化，因手畸形而担心自己的未来，是否影响和异性朋友交往，这个时期戒备心理很重，因此对手外科医师来说，对这一年龄段患儿进行手术会变得沟通困难。当这些患儿成年后，并不意味着问题的终结，因为他们将面临人生的重大抉择，如交朋友、结婚、求职等，此时他们往往考虑手术治疗以改变处境，作为外科医师应该清醒地认识到，时过境迁，新的问题会层出不穷，要让其谨慎考虑手术的必要性。

有些畸形术后效果较好，例如并指和复拇指畸形等，但有些畸形的手术效果并不一定明显，像显微外科手术，家长和患儿要为手术付出很多，还可能有明显的术后瘢痕，外形也不一定美观。对于手术究竟做与不做，时机如何选择，手外科医师要积极和家长及患儿(如果年龄足够的话)沟通，帮助他们仔细评估手术后失去与获得的东西，哪个更重要，使他们成为决策者之一。尤其是多次手术，要想办法让患儿同意和接受，否则可能使手术变得越来越困难，也会影响术后效果。令人欣喜的是，一项调查研究表明，行足趾游离移植再造手指的患儿，其对术后功能、美观度、供区外形及心理健康的表现都让人十分满意，患儿本身的满意度甚至超过了家长。

手术时机的选择是家长最关心的问题之一，不同年龄段患儿对手术的反应是不同的。1 岁前手术，对患儿的心理影响不大。1 岁后，尤其是 15 个月～3 岁，这是个充满困难的年龄段，要求父母加强引导，适时转移孩子的注意力。3～6 岁的患儿通常已能够认识到手术对他们的意义，如果和父母关系亲密，且术后镇痛效果好，他们可以较好地应付手术，所以在这个年龄段可以考虑进行显微外科手术治疗。许多患儿家长也希望孩子能在上学前完成手术，这对孩子的心理健康也是有益的。如果年龄再大，患儿可能会因为这样或那样的原因不愿意接受手术治疗。复杂的显微再植手术应该避免在青春期进行，因为这个时期是青少年心理和生理快速变化的时期，他们的心理还不够成熟和稳定，手术常常引起他们内心的恐慌、对死亡的恐惧甚至对术后自己身体的陌生和厌恶。试想，成人对手术也往往有恐惧感，孩子又何尝不是如此呢，所以家长在围术期要充分发挥积极作用，将各种可预知的伤害降到最小，把患儿对医院和手术的恐惧降到最小。

在以往的治疗过程中，医师和家长往往更多地强调手术对手功能和外形的改善，但却忽略了手术对儿童心理成长带来的影响。在此过程中，家长的作用是最大的，如家长的心态调整得好，孩子的心理往往能较健康地成长；如果家长的心态没有调整好，手术对孩子的心理可能会造成负面影响，即便手术效果是好的。因此，当医师接诊患儿时，不要仅局限于对手的观察，还要注意观察患儿的整个状态、家长的心态和其家庭的状况，必要时可以请心理医师进行干预，这样手术后才会达到一个好的治疗效果。

第二节　游离组织移植治疗手畸形

目前看来，对各个年龄段的患者，游离组织移植治疗手畸形都是可行和可靠的，虽然有一定的风险，但对于上肢来讲，失败率还是比较低的。传统的治疗技术，如带蒂皮瓣和扩张器等，常需多阶段治疗，而显微外科作为一种成熟的技术，可根据需要灵活选择，如带骨骺的骨骼和关节游离移植，经吻合血管后能保持原有的生长能力，常可一次性可靠地解决问题。植皮等手术往往限制患儿相应部位的生长发育，而游离皮瓣几乎没有这方面的副作用，它可以伴随患儿的生长发育，为后期的各种重建手术打下良好的软组织基础。此外，儿童的再生能力很强，尤其是在神经方面，无论是神经直接修复还是移植手术，均可获得较好的效果，即便无法进行神经修复手术，最终也可获得较好的感觉恢复,这是成人手术所无法比拟的。因此,游离组织移植对儿童来讲是有很多益处的。小儿的显微外科手术和成人略有不同,长时间的麻醉更容易出现问题,血管吻合也更加困难,因此应该由经验丰富的显微外科医师来主刀。但成功的显微外科手术并不意味着一次可以解决所有的问题,有时需要进行二期皮瓣修薄、瘢痕整形、被覆盖组织的再修复等,因此术前要和患儿(尤其是5岁以上的患儿)及其父母进行充分细致的沟通(包括手术失败将要面对的问题),以取得患儿的理解和信任,这样才能避免患儿在后续治疗中的对抗和逃避。在条件允许的情况下,医师应尽可能一次完成所需手术,以减少对患儿身体和心理上的伤害。在患儿出生后的前几个月不主张进行显微外科手术,通常考虑在学龄前完成,这是多数手外科医师长期临床观察并全面衡量后得出的结论。在对手术效果的评估上,以往多从功能的角度考虑,实际上,美观的外形和功能对于儿童心理的健康成长都是至关重要的,因此,作为一名专业的手外科医师,要尽最大的努力去改善外形,以期获得一双美丽的手。

第三节　游离组织瓣的应用

对于小儿手部先天性畸形的治疗,最常用的游离组织(皮)瓣主要有背阔肌(皮)瓣、前锯肌(皮)瓣、股薄肌(皮)瓣、腹股沟皮瓣、臂外侧皮瓣、腓骨瓣和足趾等。肌瓣可用于覆盖伴有组织缺损的创面,有填充无效腔、控制感染和改善外观等作用。如果只是应用肌肉瓣移植,需在肌肉表面行断层皮片移植以闭合创口。如行肌皮瓣游离移植进行功能重建,则对手术团队提出了更高的要求,包括供区的选择、起止点的设计、张力的调节、神经血管的高质量吻合、血液循环的良好平衡及术后的康复等,都是至关重要的,而且肌肉瓣本身的生长能力欠佳,对这点要有心理准备。肌皮瓣的选择通常需要遵循如下原则:①如果影响供区肢体和躯干的功能,一定要谨慎考虑;②如皮瓣采用的血管是肢体的主要血管,一定要谨慎选择,尤其是先天性畸形的上肢,前臂的桡、尺动脉可能是其唯一的血供来源,一旦采用,可能会造成肢体坏死。

在小儿手部先天性畸形中,游离组织瓣主要用于第1指蹼挛缩和手掌背侧的整形修复等。第1指蹼挛缩(如拇指发育不良伴指蹼挛缩等)常可采用食指背皮瓣局部转位来修复,可达到加宽指蹼空间、改善手功能的目的。但在一些畸形严重的手,如连指手套样畸形等,需要大量的皮肤软组织加宽第1指蹼,局部的皮瓣转移往往不能满足要求,也可考虑用前臂逆行岛状皮瓣来加宽指蹼,但带蒂皮瓣的末端血供往往不可靠,切取的形状和面积也受到限制。游离皮瓣可以克服这些缺点,在供区可充分切取所需的皮肤软组织,受区也不增加额外瘢痕,皮瓣本身的血供可靠,常可一次性解决问题,如腹股沟皮瓣和臂外侧游离皮瓣都可以考虑用来加宽第1指蹼。修复手掌背部的传统皮瓣主要有带蒂的腹股沟皮瓣、桡动脉和尺动脉逆行岛状皮瓣、骨间背侧动脉逆行岛状皮瓣以及尺动脉腕上支逆行岛状皮瓣等。一般来讲,尽量不使用前臂皮瓣,因为这样不仅会遗留明显的瘢痕,而且在某些情况下会影响前臂和手的血供。而臂外侧下部皮瓣和腹股沟游离皮瓣都是较好的选择,若创面较大或者伴有组织缺损,则可考虑选择背阔肌游离皮瓣进行修复。从供区损伤的角度讲,腹股沟游离皮瓣最为理想,供区损伤轻微,位置隐蔽。而臂外侧下部游离皮瓣切取时常伴有皮神经的损伤,所以不作为首选。

第四节 常见的游离组织瓣

一、背阔肌(皮)瓣

背阔肌(皮)瓣既可以用于填充组织缺损覆盖创面,也可用于带蒂(血管化)肌肉移植重建肢体功能。背阔肌(皮)瓣切取容易,蒂部恒定,可切取面积大,肌肉厚实有力,这点深受手外科医师的喜欢;缺点是供区有大的瘢痕,如只是切取肌瓣,常需要自体皮片移植覆盖肌瓣。基于该皮瓣的血管解剖特点,可以设计成双蒂进行移植修复。患儿通常取侧卧位,但有些医师也可在仰卧位下完成切取。侧卧位有引起臂丛神经麻痹的可能性,所以要尽量缩短此体位的手术时间,每小时将手术侧肢体放置在身体侧方 5 分钟以防引起瘫痪。至于是否切取背阔肌皮瓣或者单纯的肌瓣,要根据受区的条件和需要确定。如切取肌皮瓣,皮肤部分可设计在靠近侧中轴线的位置,皮瓣的 50% 超越肌肉边界通常不会引起血供问题,这种设计可使皮瓣供区的瘢痕被上肢所掩盖。应首先寻找和定位背阔肌的前缘,胸背神经血管束通常在其前缘内侧 2~3cm,当用拉钩将背阔肌和前锯肌分开时,可见神经血管束及其进入背阔肌的位置(男性和儿童常在乳头线水平),此时可沿着神经血管束向上追溯。一般来说,对于血管蒂的追溯不必达到腋动脉水平,因为这样做并不能明显增加血管蒂的长度,且会破坏未来肩胛皮瓣的切取。如果不需要携带肌肉的胸背神经,可以在显微镜下将运动神经支尽量保留,只获取血管蒂,这样可以最大限度地保留剩余背阔肌的运动功能。肌(皮)瓣切取后,要尽最大努力直接缝合,如张力过大可设计局部旋转皮瓣覆盖解决,因为植皮会使此区域外形难看,且给护理工作带来很大的麻烦。术后常规引流 3~5 天预防血肿形成,直至患者可以活动(图14-1、图 14-2)。

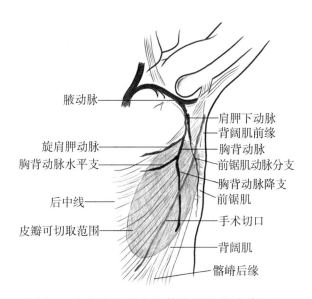

图 14-1 胸背动脉通常在旋肩胛动脉发出后于背阔肌深面进入肌组织。肌(皮)瓣常设计在背阔肌的前下部分,当不含皮瓣时,手术切口平行于肌肉前缘并向后方 2~3cm

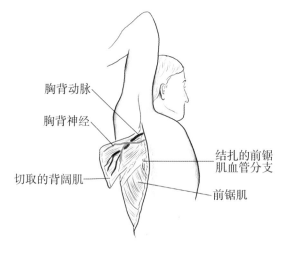

图 14-2 肌瓣的远端、前缘及后缘已经分离出来,结扎至前锯肌的血管分支可以使胸背动脉向近端分离

二、臂外侧下部皮瓣

臂外侧下部皮瓣的血管来源于肱深动脉的后侧降支,走行在上臂外侧肌间隔远 1/3 处,解剖投影从三角肌结节至肱骨外上髁。此皮瓣起始处含脂肪较多,远端含脂肪少,故由起点到肱骨外上髁,皮瓣越来越薄。必要的时候,可根据修复需要连带切取肱骨外上髁附近骨瓣、部分肌组织和少许肱三头肌肌腱。皮瓣的切取通常是由后向前,沿着肱三头肌的肌膜下进行的。至外侧肌间隔,向后牵拉肱三头肌,可以看见皮瓣的血管,再从前向后,在同样的层面下切取皮瓣至肌间隔位置。皮瓣远端在伸肌腱周膜以浅切取。当皮瓣的三个方向都已经切好时,由远及近在骨膜浅层面切取包含皮瓣血管的肌间隔,向近端追溯,血管蒂的最大切取长度可达 6cm。在分离蒂的过程中,先看到前臂的皮神经,再向近端分离才见到桡神经,在牵拉组织时要注意对桡神经的保护。如可能,皮瓣供区尽量直接缝合;若张力大,可应用游离皮片移植覆盖创面。这个皮瓣的优点在于解剖层次清楚,血供可靠,可切取面积灵活(小可达 $10cm^2$,大可延伸至前臂近端 12cm 范围内),血管蒂长度足够;因为皮瓣远侧部薄,修复后外形易于接受。由于此皮瓣是轴型供血,因此可设计成狭长的薄皮瓣,再经过组合后覆盖创面,供区可以直接缝合。这个皮瓣的颜色和质地与手部接近,因此修复手背部和虎口等部位比较合适。此外,有学者提出前臂外侧皮神经可包含在皮瓣内,与受区感觉神经吻合,从而改善皮瓣的感觉;或者可以考虑作为血管化的神经移植。但有学者提出反对意见,认为前臂皮神经的感觉也很重要,不应该牺牲前臂外侧的感觉功能。实际上,此皮瓣内含有的臂后侧皮神经可以用来与受区神经吻合,以获得皮瓣的感觉。

此皮瓣的缺点是供区不易直接闭合,若植皮则瘢痕明显;如将皮神经包含在皮瓣中,可造成前臂桡侧大部分感觉麻木。对于皮瓣的具体切取方法,相关论著和文章很多,此处不再详述。注意,皮瓣越小,设计和切取时要越发精细,对术者的要求也越高。如需要在臂外侧下部切取微型游离皮瓣,最为容易和可靠的位置是肱骨外上髁处,此处血管解剖恒定(图 14-3~图 14-10)。

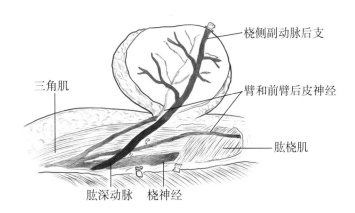

图 14-3　含有桡侧副动脉后支及臂和前臂后皮神经的皮瓣设计

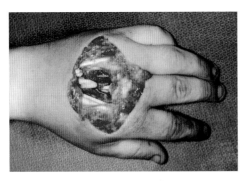

图 14-4　手背创伤合并第 3 掌骨缺损

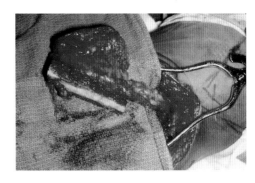

图 14-5　包含部分骨瓣的臂外侧下部游离骨皮瓣

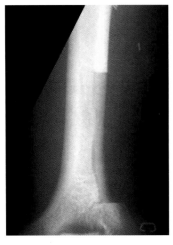

图 14-6　X 线可见肱骨下部切除的骨瓣

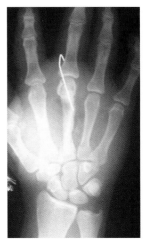

图 14-7　骨瓣用于桥接修复掌骨缺损，皮瓣用于覆盖软组织缺损

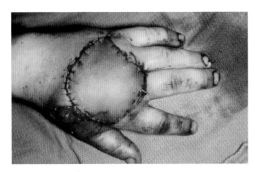

图 14-8　骨皮瓣修复术后即刻

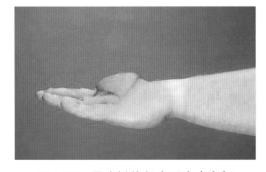

图 14-9　骨皮瓣修复术后愈合良好

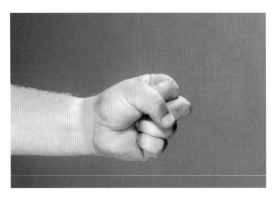

图 14-10　骨皮瓣修复术后功能良好

三、腹股沟皮瓣

　　腹股沟皮瓣通常是以旋髂浅血管为蒂设计的狭长皮瓣,此皮瓣并非完美,缺点是血管偏细,吻合困难,解剖存在一定的变异(出现率达96%);其动脉压力没有其他知名血管高,血液循环量不一定够,血管蒂长度有限,皮瓣内缺乏合适的皮神经以供吻合等。对于儿童来说,这个皮瓣有一个最大的优点,就是位置隐蔽,对供区影响很小。在超级显微外科和穿支皮瓣发展的今天,显微外科技术和耐心不应该阻碍我们的脚步,我们更应该有理由重视这个皮瓣。对儿童而言,这个皮瓣不臃肿,通常能在腹股沟的屈纹区域内获得,但应注意避开阴部区域,以免将来患儿发育成熟生长阴毛使外观丑陋。

　　在皮瓣的具体设计上,小的游离皮瓣是比较好的选择,可从股动脉起至缝匠肌内侧缘左右,也可根据情况延长到髂前上棘以外区域。由于旋髂浅血管纤细,存在解剖变异,因此在切取前,一部分学者主张对蒂部血管进行探查辨别,再进一步切取皮瓣。但有些学者反对这样做,认为没有必要,在该区域几乎总是存在这样一组血管,过分探查反而会破坏皮瓣的血供,可以直接由外侧向内侧切取皮瓣。通常,旋髂浅动脉发自股动脉后,在腹股沟韧带向下一到两指(患儿手指)宽的距离,平行于韧带走向髂前上棘。股外侧皮神经通常在腹股沟韧带下或其下1cm穿过至髂前上棘内侧,与旋髂浅血管相交叉,在切取皮瓣时注意勿损伤此神经,否则将引起顽固性的神经痛。切取皮瓣时以旋髂浅血管为中轴线,按实际需求放大20%切取,再根据需要进行修剪。当由外侧向内侧掀起皮瓣,遇到股外侧皮神经时应仔细分离,避免损伤。在经过缝匠肌时,旋髂浅动脉在肌肉外缘浅出深筋膜,并有分支进入肌组织,予以结扎,并携带肌膜,同时注意皮瓣彻底止血,否则术后出血可能会压迫血管蒂,造成手术失败。在显微镜下,可以追溯血管蒂至股动脉分支处,在此过程中,仔细结扎血管的肌肉分支,然后根据需要获取血管蒂。通常选取蒂内侧的伴行静脉进行吻合,皮瓣内的浅表静脉虽口径较大,但往往不是皮瓣内静脉网的回流属支,故不予选取。此皮瓣的血管蒂虽然较为细小,但当修复虎口时,和桡动脉鼻烟窝处的背侧深支口径匹配良好。切取的皮瓣可以适当去脂进行修薄,尤其是皮瓣的周边部分,在修薄中间部分时要特别小心,以免损伤血管,注意不要去除深筋膜和皮肤之间的脂肪组织(图14-11、图14-12)。

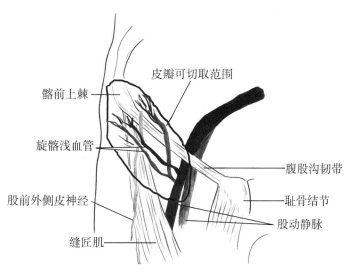

图 14-11　皮瓣以旋髂浅血管的缝匠肌穿支为中心进行设计。
皮瓣内可见股前外侧皮神经经过,予以保留,勿损伤

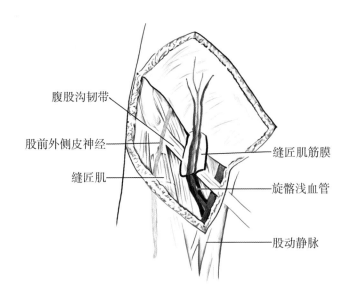

腹股沟韧带

股前外侧皮神经

缝匠肌

缝匠肌筋膜

旋髂浅血管

股动静脉

图 14-12　分离皮瓣,包含部分缝匠肌肌膜,皮神经
保留在原位

第五节　血管化骨移植

　　吻合血管的骨移植修复大段骨缺损时将以类似骨折的愈合方式愈合,且较传统的骨移植方法愈合快,术后康复锻炼早,功能恢复满意。此外,血管化骨移植还可以保留骨骺,从而保留了骨纵向生长发育的能力。对于儿童,在进行血管化骨移植前要反复权衡,即传统的骨移植是否能达到类似的治疗效果,骨延长技术是否能代替血管化骨移植,如能,则不要考虑血管化骨移植。在传统的骨移植治疗手部先天性畸形中,最常用的是趾骨移植治疗短指并指畸形,整个趾骨连同完整的骨膜和骺板植入短指的末端。目前学者们认为此手术要在患儿 18 个月前进行,超过这个年龄段,非血管化骨移植的成活率和生长能力都会下降。因此,当小儿年龄较大,不太适合非血管化骨移植的时候,可以考虑血管化骨移植这项技术。对于前臂先天性假关节、肿瘤切除及创伤后的大段骨缺损,如采用传统的骨移植技术,则有生长替代缓慢、外固定时间过长及瘢痕明显等诸多问题,这时血管化的管状骨移植是一个可以选择的方案。

　　腓骨因其结构和外形适合于修复骨干,是目前最为常用的血管化骨移植供区,也是广为应用的成熟外科技术。通常取腓骨中间的 1/3,长度可达 26~30cm,也可连同皮肤设计成骨皮瓣。腓骨干的血供主要由骨膜、腓动脉以及位于骨干中段的髓内动脉组成,临床上以胫后动脉发出的腓动脉为蒂设计腓骨瓣。腓骨表面的皮肤血供主要来源于腓肠肌腓侧的穿支血管,腓动脉穿支通常在外踝和腓骨头之间的连线上,如要设计成骨皮瓣,切开深筋膜时要沿着血管穿支排列走行的方向仔细观察,在术前最好能应用三维超声定位血管的位置和走向,因为个体之间变异较大,术中可以在直视下根据穿支的具体情况调整皮瓣的设计。如切取骨皮瓣,注意不能破坏腓骨伸肌和比目鱼肌肌间隔附近的皮肤穿支,通常先从前面切割游离好腓骨瓣及腓动脉后,再从后方切取皮瓣并保护好腓动脉的穿支,余同腓骨瓣的切取方法。切取腓骨瓣时通常采用外侧入路,其相对于后侧入路更加容易操作。腓骨长肌为一宽的腱性组织,在腓骨长肌之后可见一条脂肪组织,是腓骨长肌和比目鱼肌肌间隙的定位标志,很容易鉴别。钝性分离此肌间隙,通常可见皮肤穿支在比目鱼肌前部或者腓骨长短肌和比目鱼肌肌间隔处浅出,可追踪这些血管至腓骨后面。在分离腓骨的过程中要注意保护腓骨前的腓浅神经和腓深神经。保留腓骨远段 7～8cm 长度,对于儿童要取髂骨块融合远端的胫腓骨间隙,以防止踝关节不稳定和发育性踝关节外翻。切断腓骨时,要注意保护腓骨后面的腓血管束。当切断腓骨瓣两端、旋转骨瓣后可清晰看见腓骨后血管蒂的走行情况。小心切断骨间膜,注意区别腓动静脉和胫前动静脉。当靠近近端切取血管蒂时注意不要损伤腓总神经。血管蒂通常不长,但对于上肢的修复手术,多数情况下已经足够。单纯取腓骨瓣时也可以先截断腓骨,再旋转腓骨,这样更容易显露腓动静脉。如取骨皮瓣,供区要以皮片移植覆盖,直接缝合可能会造成张力过高及骨筋膜室综合征(图 14-13～图 14-19)。

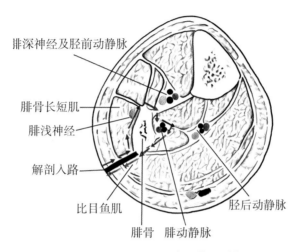

图 14-13　腓骨瓣切取入路及范围(横切面)

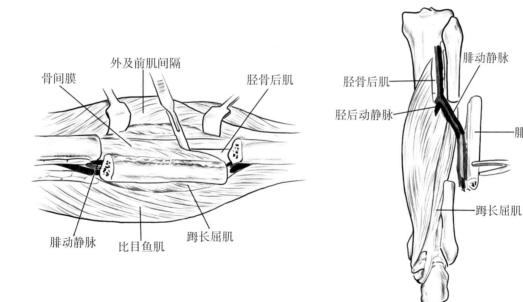

图 14-14　从外侧入路获取腓骨瓣,注意保护腓神经和胫前动静脉。当腓骨的远近端被切断后,腓动脉的远端被结扎,此时可切断腓骨内侧的肌间隔

图 14-15　腓骨周围的肌组织被彻底游离,其中血管蒂可带有部分肌组织,以免损伤腓动静脉

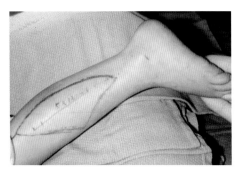

图 14-16　带有皮瓣的腓骨皮瓣设计

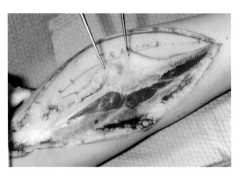

图 14-17　皮瓣由前向后切开,分离肌间隔进入

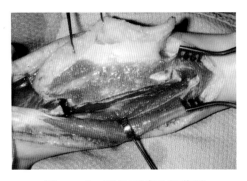

图 14-18　腓骨两端已经截断

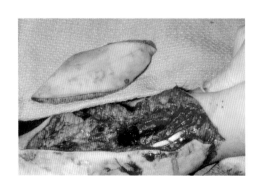

图 14-19　骨皮瓣切取后

第六节　功能性肌肉游离移植

　　肌肉的主要功能是收缩并产生力量,其作用的大小与其长度密切相关。在考虑功能性肌肉游离移植时,供区肌肉的形态学类型十分关键,如带状肌收缩可产生较大的滑动距离、羽状肌收缩能产生较大的力量等。功能性肌肉游离移植有其特殊的指征,只有在传统的肌肉转位等方法不适用的前提下才考虑此技术,同时要有合适的运动神经可供一期吻合。对于小儿来说,功能性肌肉游离移植主要用于特殊情况下的产瘫及肱骨髁上骨折引起的沃克曼缺血性肌挛缩的治疗。如产瘫患儿屈肘功能障碍者其肩功能往往也较差,此时若行背阔肌或者胸大肌移位重建屈肘功能,必然使肩关节的功能更差,在这种情况下功能性肌肉游离移植是个可以选择的方案,受区的运动神经可以通过肋间神经或者其他神经转位来提供。在考虑功能性肌肉游离移植时要注意以下几个方面:①供区的术后外观可以接受;②肌肉要有足够的长度和宽度,这样才能产生足够的力量和滑动距离;③受区有一期可供吻合的运动神经和血管。功能性肌肉游离移植尚处在探索之中,虽然有些医院的功能性肌肉游离移植已取得不错的效果,但下结论还为时过早。通常有三个供区的肌肉——股薄肌、背阔肌和腓肠肌可以考虑移植。功能性肌肉游离移植通常用来恢复手指的屈曲、肘关节的屈伸和肩的外展等功能。

一、股薄肌

　　股薄肌最适合作为功能性肌肉游离移植的供区,其位于大腿内侧,可以同时在肌肉近侧半携带一皮岛进行移植,皮岛的血管穿支和肌肉的血管蒂大约在同一水平且较为恒定。对于多数患来说,大腿内侧的脂肪较厚,如带皮瓣则显得很臃肿,因此更喜欢单纯的功能性肌肉游离移植加皮片覆盖肌肉。股薄肌的起止点是腱膜性和腱性的,长度足够,跨度大,通常有12～15cm的功能性收缩距离,血管神经蒂的长度也足够,适合与受区血管吻合。此外,股薄肌的主要功能是维持行走时的身体平衡,因具有同类功能的肌肉较多,故切取后对供区功能的影响小,瘢痕也不明显,因此股薄肌无疑是最为理想的选择。但要注意一点,股薄肌上携带的皮瓣血供往往不够可靠,尤其是下1/3,这可能与其血管网进入皮肤的穿支较少有关。股薄肌以腱膜的形式起于耻骨体和部分坐骨支,走行在大收肌的后方,上2/3是肌腹,下1/3变成长肌腱,在膝关节的后内侧止于胫骨上端内侧面。股薄肌由闭孔神经(L2/L3)支配,该神经(为运动神经)可以分成两束,每束都独立支配一部分肌束,对构建拇指和其他手指独立的屈曲功能很有帮助。伴行的闭孔血管主要供应近端肌肉(神经在血管近端进入肌组织);另一个主要血供来源是股深动脉的分支,走行在长短收肌之间,主要供应肌肉的远端血供。进行功能性肌肉游离移植时受区要具备一定的条件,首先,骨结构要稳定可靠,肘、腕、手等关节具有接近正常的活动范围;其次,在肌腱滑行的预计部位,即股薄肌的远1/2有良好的软组织覆盖和健康的滑动接口;第三,手部要有良好的感觉功能;第四,最为重要的是要有完好的运动神经及动静脉可供吻接,神经与肌肉间的距离越短越好,这样就可以缩短神经再生的时间。

患者取仰卧位,下肢外展,可以在耻骨前下方触摸到长收肌的肌腱,此点和股骨内侧髁长收肌结节的连线即为长收肌后缘,也是股薄肌的前缘。谨记,长收肌是寻找股薄肌的重要定位标志,大隐静脉也常走行在股薄肌的前界。此连线可以作为切取股薄肌的手术入路或者肌皮瓣皮岛的前缘(皮瓣设计在大腿上2/3并注意保护至皮肤的穿支血管),术中注意勿和长收肌及缝匠肌相混淆。在近端切取肌皮瓣时,向前分离可找到闭孔神经血管束,牵拉长收肌,可见闭孔神经和股深动脉的分支由外侧向内侧斜行进入股薄肌,投影位置约在大腿上1/4处。通常血管蒂最长可取6～8cm,其中动脉外径为1.5～2mm。在血管起始处血管丛众多,要仔细分离,同时注意保护好伴行静脉。至股薄肌的运动神经可小心分离逆向追溯至闭孔附近,然后予以切断。当蒂部准备好后,可在股薄肌的外侧向下分离。在切取肌肉前,要用缝线标记肌肉的长度。在髋关节外展位和膝关节伸直位,每隔5cm缝合标记线,以便受区调节张力时参考。切断肌肉前还要准备好受区的起止点及可供吻合的神经血管束。切取起点时,在耻骨下支、耻骨体和坐骨下支骨膜以浅小心分离,获取腱膜及腱周组织;终点处切断肌腱时要保护好腱周膜和肌肉移行处的肌膜,这些滑动结构对防止术后粘连非常重要。

手术过程中尽量减少肌肉的缺血时间非常重要,在切取肌肉前通常放松止血带,让血液灌流半小时以上,以减少肌肉的缺血时间。临床实践表明,3小时以内的缺血时间尚在允许范围之内。在受区修复好肌肉的起止点后开始吻接神经和血管,通常使用10-0或者11-0显微缝线。神经和血管的修复必须是完美的,即血管吻合后不能发生血栓,万一发生栓塞要立即探查,否则将引起灾难性的后果;神经的吻合最好精确到束膜缝合,神经内绝不能含有纤维化组织。以移植修复前臂为例,股薄肌显得略长,通常用不吸收线将起点缝合到肱骨的髁上嵴,将受区的肌腱编织缝合到股薄肌肌腱的肌肉部分上进行调整,重新将肌腹的标志点间距拉伸到5cm。吻接血管是容易的,无论是端端吻合还是端侧吻合。当血管长度不足时,可以预先通过静脉移植的方式解决;若口径不匹配,可以通过Tsai医师等发明的方法予以解决。手术完成时要保证肌腱被完好的皮肤软组织或者皮瓣所覆盖,同时移植肌肉没有承受额外的张力。术后屈曲位(移植肌肉松弛的位置)外固定,外辅料包扎并开窗,卧床休息5～7天,患肢轻微抬高,注意液体的出入量,保证环境温暖,灌注充足,必要时给予抗凝治疗方案。制动3周后逐渐开始进行理疗和康复锻炼,康复期通常为6～12个月。通常在术后2～4个月,肌肉再次获得神经支配,应该有可以触摸的肌肉收缩,这时应该鼓励患者进行主动的肌肉收缩锻炼,以使肌腱滑动良好和克服粘连,并获得最大的肌力。多篇文献报道,术后2~3年,大多数患者的肌力可以恢复到正常的20%左右,最好的可恢复到正常的50%,成人的恢复效果好于儿童(图14-20~图14-22)。

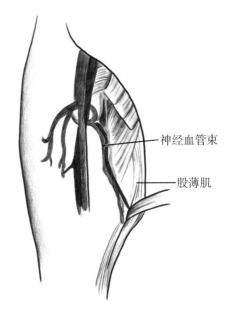

图 14-20　股薄肌的主要神经血管蒂由大腿上 1/4 处进入肌组织,由旋股动脉的内侧分支和闭孔神经的前支组成

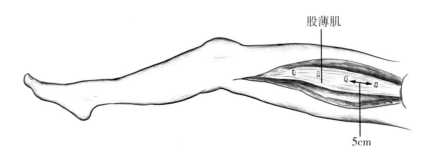

图 14-21　股薄肌移植前其长度(5cm)用标记线予以确认

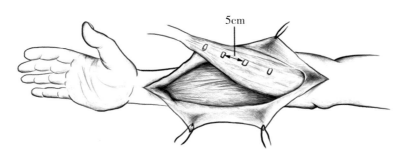

图 14-22　股薄肌移植后其近端予以缝合固定,牵拉肌组织,使其恢复原有长度(5cm)的标记点,再予以固定

二、背阔肌

对于大范围的软组织缺损及功能障碍情况,可以考虑功能性背阔肌游离移植。该肌肉力量足够,切取容易,可以携带较长的神经血管蒂,携带皮瓣时血供稳定可靠,供区瘢痕不明显,切取后对上肢功能的影响不明显。但该肌肉瓣也有明显的缺点,为扁平肌类型,肌纤维长度不等,肌瓣臃肿,起点处没有明显的腱膜,移植构建缝合困难,也没有可供滑动的长肌腱。综合衡量,此肌瓣不作为首选。

三、腓肠肌

有些医师提出用腓肠肌进行功能性肌肉游离移植,并获得了较好的效果。该肌肉的优点很多,如起点腱膜明显,肌组织强健有力,每一半有单一的神经血管蒂,可以和其上的皮瓣一起获取;缺点是供区小腿如处理不好,外形较难看。

综合来看,在儿童时期选择游离组织修复上肢,一是期待这个年龄段修复可以获得较好的功能,二是其成功率和成人相比未见明显差异。但要成功地完成儿童的显微外科手术,就要想好解决哪些功能、随着患儿的发育供区和受区的外形是否令人满意、医院科室是否具备开展的条件(如专业的护理团队和小儿麻醉医师)、术后的镇痛及未来的二期手术等。游离组织瓣修复的主要并发症仍然是组织瓣全部或者部分坏死,儿童的显微外科手术对于整个医疗团队提出了更高的要求,要想尽一切办法避免组织瓣血液循环不良,并摸索出一套适合于小儿的手术技巧,这样才能达到治疗目的。

第七节　足趾游离移植

足趾游离移植在显微外科历史上占据着重要的一页,时至今日,其具体方法已经衍生出很多,但在儿童先天性畸形领域,尤其是缺指和短指畸形,该方法并未广泛应用,主要是因为医师、家长及患儿本身对该手术的理解不同。关于适应证问题,目前主要用于治疗手纵向和横向发育不良等引起的拇指和手指缺失及失能,成功率一般在95%以上。对于横向发育不良畸形,近端的组织结构,即骨骼、神经、血管、肌肉、肌腱等基本正常,足趾游离移植后可以重建所需功能;而对于纵向发育不良畸形,近端的组织结构往往发育很差或者缺失,需要从邻近的指列转移所需组织进行构建修复。足趾游离移植重建拇指是主要的适应证,此外还可重建拇指以外的其他手指,常见的是中指和环指,治疗的最终目标是建立较为完整的抓持功能,包括侧捏、三指捏及抓持较大物体的能力。有些患儿或者家长对手的美观有较高要求,有时医师会考虑足趾或者部分足趾移植重建手指,但目前一般不主张行一只脚的多趾移植,这样会造成供区的外观很差。第2足趾移植后的足部外观是最容易接受的,因此第2足趾游离移植相对常用。在移植的年龄问题上说法不一,要根据具体情况具体分析,如双侧手发育不良,可适当晚些;如单侧手发育不良,要早些,否则随着患儿的发育,缺陷手的功能会被正常手所替代,即便再行足趾移植治疗,也会使手术效果大打折扣。既往的研究资料表明,2～5岁可能是一个较好的手术年龄段,此时组织结构尤其是血管进一步发育,显微外科操作成功率更高,同时这个年龄段的儿童能够较好地配合康复锻炼,并且拥有较大的上肢力量可以进行练习,因此常可获得较好的术后功能。

当再造的手只有两个手指时只能像钳子一样持物,外形也不甚美观,是否还有再植手指的必要呢?如果患者有进一步的再造意愿,也要看拇指的腕掌关节是否有一个良好的活动范围,如没有一个良好的腕掌关节,即使增加再植手指也不能明显改善手功能。如果残存拇指的腕掌关节良好,可以做环转运动,但拇指列发育不良,可以采取趾骨游离移植(18 个月以前)或者骨延长术来加强和延长拇指列,尺侧列手指行足趾游离移植再造,重建对指等持物功能。相反的,如果拇指列缺乏运动能力(僵硬的拇指),可以考虑将拇指列转移到尺侧,而将足趾再植到拇指位置,利用转移足趾的关节来增强手的持物功能。

当考虑行足趾游离移植重建手功能时,一定要目标明确,设计精细,最终能达到增强手功能的目的,这样的手术才是值得考虑的。要有两个队伍进行手术,分别解剖手和足的各种组织结构。先确认手部可供利用的血管、神经和肌腱至关重要,至于利用足趾的哪些结构及如何获取,要根据术中所见畸形手的具体情况而定,这和有些显微外科手术两支队伍同时进行是有区别的。通常在手的腕背侧设计横行切口,这样切开后神经、肌腱、血管等结构可以一目了然,术后瘢痕也不明显。对于伸肌腱,通常选取滑动距离最长的;当需要再增加一根肌腱使再植手指具有独立运动功能时,选取食指或者小指的固有伸肌腱较为合适。掌侧切口设计成顺皮纹的 Z 形切口,依次辨别神经、肌腱和血管,必要时可在腕管水平予以鉴别。除了和掌侧动脉吻合移植足趾外,也可考虑在鼻烟窝处与桡动脉深支进行吻合。足趾的获取技巧已经很成熟,在畸形手的移植修复中,要根据手部情况决定切取的组织结构、范围及方式。

以第 2 足趾移植为例,常设计 V 形切口,血管的寻找由远及近,先探查第 1 趾蹼处,确定第 1 和第 2 趾背动脉,向近端找到共同起点及跖背动脉和足底穿支,根据血管口径和走行确定使用哪支血管。可能情况下优先使用跖背动脉,然后向近端追溯。静脉多选用动脉的伴行静脉,回流相对可靠。如果需保留一根伸肌腱,选择能有效伸趾间关节的那根。胫前神经的分支通常靠近跖背动脉,也一并保留在移植趾内。趾腹侧的趾神经需在神经内分离后于近端切取才能获得足够的长度。屈肌腱在跖趾关节腱鞘以近牵拉后根据需要切取。骨的切断平面根据受区需要,可在跖骨水平、跖趾关节水平或者近节趾骨水平,通常在跖趾关节处离断。移植后骨组织的固定方法很多,单根纵向克氏针固定对骺板损伤小,操作简单,因小儿骨组织愈合很快,固定作用已经足够;也可选用双股钢丝交叉固定并避开骨骺。固定好骨骼后,先修复伸肌腱,通常在腕关节水平附近修复。如果条件允许,则修复两根伸肌腱,第二根用食指或者小指的固有伸肌腱修复,可以增加手指的单独活动能力。缝合肌腱时要让伸肌腱有一定的张力,这样才能充分发挥肌腱的作用。屈肌腱的修复相对困难,屈肌系统往往发育不良,有效滑动距离不足,影响再植以后的手功能。屈肌腱采用 Tsai 的 6 股线圈缝合方法牢固可靠,屈肌腱的张力不必太大,日后可自行调节,通常修复一条深屈肌腱已经足够。神经在显微镜下尽可能吻接多根,因为良好的神经分布可获得更好的手功能。关于血管的吻合方法和技巧已经论述很多,这里不再讲述。

对于移植的组织结构,要考虑到它的生长发育问题,如骨骼中没有骺板,移植部分的骨组织将不会纵向生长,这点对于儿童要考虑清楚。另外,要尽量减少移植趾的热缺血时间,骺板对缺血是敏感的,缺血时间长将影响移植趾的发育。皮肤缝合通常选用可吸收线,并尽量做到小边距、少缝合。如闭合创口有张力,可取薄的断层皮片覆盖创口。术后 24 小时的观察和护理尤为重要,可给予镇静剂和持续区域麻醉镇痛。术后 4 周可以拔除钢针,配以外固定夹板,通常白天拿掉外固定装置在父母的指导下进行主动和被动的功能锻炼,夜间佩戴保护。移植足趾的最终运动范围是不可预知的, 通常被动运动范围要大于主动运动范围,DIP 通常只有很小的主动运动范围;PIP 缺乏伸的能力,最终常表现为固定的屈曲畸形。肌腱粘连松解术对改善移植足趾的功能几乎是没有作用的。

在大多数情况下,移植足趾通过扮演一个固定的支撑物而发挥手的抓持功能。移植足趾是否具有一定的生长能力,这取决于手术技巧、缺血时间、血供的稳定、骨的接合方式、神经的再生情况、是否存在感染等多种因素。不过,移植足趾最终可融入手的功能单位并发挥很好的作用(图 14-23、图14-24)。

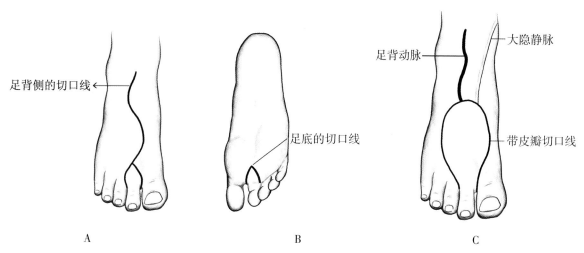

图 14-23　第 2 足趾游离移植的手术设计

A. 足背侧的切口线及切取范围　B. 足底的切口线及切取范围　C. 第 2 足趾包含部分足背皮瓣时的切口线及切取范围

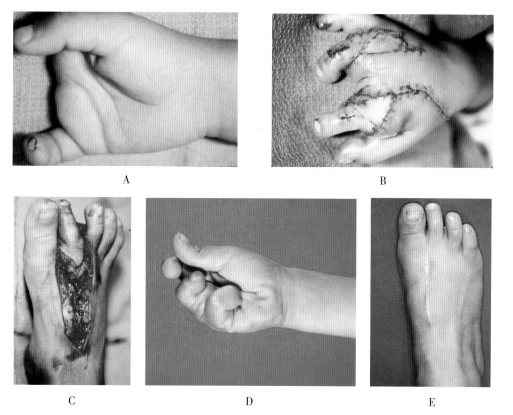

图 14-24　先天性食中环指缺失及小指发育不良,双侧第 2 足趾游离移植重建食指和环指

A. 术前手外形　B. 术后即刻　C. 第 2 足趾切取范围　D. 术后手功能恢复良好　E. 足部供区瘢痕不明显,外形尚好

(Tsu-Min Tsai　Huey Y. Tien　韩冬)

参考文献

［1］ Wolfe S W, Hotchkiss R N, Pederson W C, et al. Green's operative hand surgery ［M］. 6th ed. New York: Churchill Livingstone, 2011.

［2］ Turker T, Tsai T M, Thirkannad S. Size discrepancy in vessels during microvascular anastomosis: two techniques to overcome this problem［J］. Hand Surg, 2012, 17(3): 413-417.

［3］ Galpern D W, Tsai T M. Multiple toe transfer and sensory free flap use after a traumatic amputation of multiple digits. Surgery done in a single setting: a case study［J］. Microsurgery, 2011, 31(6): 484-489.

［4］ Gill R S, Lim B H, Shatford R A, et al. A comparative analysis of the six-strand double-loop flexor tendon repair and three other techniques: a human cadaveric study［J］. J Hand Surg Am, 1999, 24(6): 1315-1322.

［5］ Bellew M, Haworth J, Kay S P. Toe to hand transfer in children: ten year follow up of psychological aspects［J］. J Plast Reconstr Aesthet Surg, 2011, 64(6): 766-775.

［6］ Jones N F, Hansen S L, Bates S J. Toe-to-hand transfers for congenital anomalies of the hand［J］. Hand Clin, 2007, 23(1): 129-136.

［7］ Canale S T, Beaty J H. Campbell's operative orthopaedics［M］. 12th ed. London: Mosby, 2012.

第十五章
手部先天性畸形的遗传学研究和整复治疗进展

第一节　手部先天性畸形发病机制、病因研究的最新进展

一、上肢的胚胎发育

肢芽是由中胚层的间充质或中胚层心及其外表的一层外胚层构成，是上肢发育的初始阶段。肢芽的发育是各种信号分子机制在三维空间中渐变的结果，这三个轴分别是近-远方向（proximo-distal）、前-后方向（antero-posterior）和腹-背方向（dorso-ventral），与肢体形态相对应的分别是肩-手指方向、拇指-小指方向和手背-手掌方向。为了保证肢芽的正确发育生长，有三类特殊细胞群是至关重要的，它们是位于肢芽外侧的顶端外胚层嵴（apical ectodermal ridge，AER）、位于肢芽内侧的中胚层的进展区（progress zone，PZ）、位于肢芽后侧的极化活性区（zone of polarizing activity，ZPA）。这些区域的细胞产生的信号分子决定了邻近细胞的生长方向，从而维持了上肢的正常生长发育（图15-1、图15-2）。

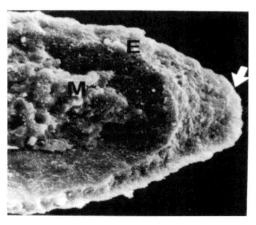

图 15-1　肢芽的电镜结构（箭头处为顶端外胚层嵴）

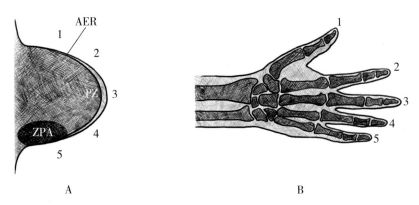

图 15-2　肢芽中的 AER、PZ、ZPA 细胞群,1~5 分别表示 5 个手指发育的区域

在从近端向远端的发育过程中,肢体的形成受到胚胎侧盘和体节中胚层的双重影响。胚胎的两侧肢芽形成后不久,来自邻近体节侧面边缘的细胞入侵肢芽,形成了肢体的肌肉、神经和血管。肢芽逐渐生长,各种骨骼元素在纵轴上排列。不同的信号中心从三个方向控制着肢体的生长和形成(图 15-3)。肢体近远轴的生长受到来自被覆的外胚层的控制,它在其末梢尖端形成了特殊的上皮结构——AER。实验中,不同时间去除 AER 可导致不同程度的断肢畸形。

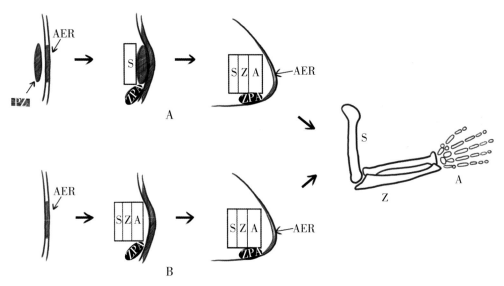

图 15-3　肢芽发育的两种可能模式

A. 中胚层间叶细胞先离开进展区(PZ)再分化,先后形成肢体的近端(S)、中段(Z)和远端(A)　B. 早期中胚层间叶细胞先分化,形成肢体的近端(S)、中段(Z)和远端(A),然后增殖生长成完整的上肢

肢体前后部的形成受极化活性区(ZPA)的调控,ZPA 由肢芽后部边缘的间叶细胞组成。ZPA 的主要功能是决定手指的数量和结构。研究证实,音猬因子(SHH)信号通路通过控制 Gli3 的抑制物和激活物的平衡来调控其目的基因,为 ZPA 调控的关键性通路。

除 AER 以外的外胚层调控肢体腹背部的形成,包括上肢肌肉、肌腱和指甲。研究表明,肢芽的背部由基因 WNT7a 和 LMX1 控制,而腹部由基因 En1 控制。

二、手部先天性畸形分子机制的研究进展

AER、ZPA、PZ 三者构成肢芽的主要结构,对于肢体的形成和分化至关重要。目前已知调控肢芽生长的关键因子包括 SHH 信号分子、WNT 信号分子、成纤维细胞生长因子(fibroblast growth factor,

FGF）、成骨蛋白（bone morphogenetic protein，BMP）和 homeobox（HOX）相关蛋白等。最近的研究主要集中在以下几个方面。

（一）WNT 信号通路

WNT 信号通路是广泛存在于多细胞真核生物中的一条高度保守的信号通路，在胚胎肢体发育过程中起到重要作用。WNT 信号通路包括经典信号通路和非经典信号通路，在经典 WNT 信号通路中，配体蛋白与细胞表面的 Frizzled 受体家族结合，激活细胞膜相关 WNT 受体复合物的关键成分散乱蛋白（dishevelled，DSH），DSH 与 Frizzled 受体分离并抑制下游蛋白质复合物，包括 Axin、GSK-3 与 APC 蛋白。Axin/GSK-3/APC 复合体可促进细胞内信号分子 β-catenin 的降解。当 β-catenin 降解复合物被抑制后，胞浆内的 β-catenin 得以稳定存在，部分 β-catenin 进入细胞核与 Tcf/Lef 转录因子家族作用并促进特定基因的表达（图 15-4）。

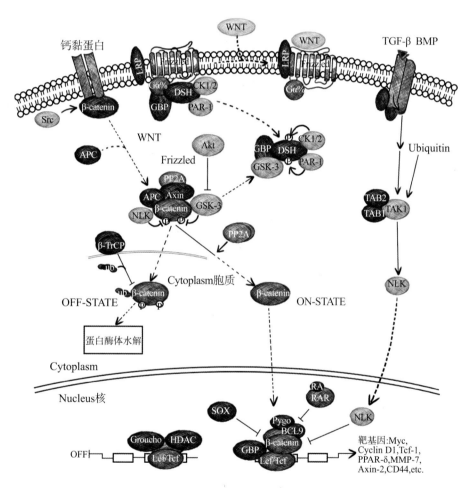

图 15-4　经典 WNT 信号通路

R-spondins 是结合 WNT/β-catenin 细胞表面受体并启动该信号通路的分泌性配体，其功能缺陷将导致严重的胚胎肢体发育不良。R-spondins 家族的四种蛋白（Rspo1～4）分别由 Rspo1～4 基因编码。目前有研究发现，Rspo2 的纯合突变将导致前肢指骨、指甲结构的缺陷以及手指形态的异常，而 Rspo3 和 Rspo2 同时突变将导致更加严重的断肢畸形。

哺乳动物有四种 Tcf/Lef 因子，即 Tcf1（Tcf7）、Tcf3（Tcf7L1）、Tcf4（Tcf712）和 Lef1，它们有几乎相同的 DNA 结合域，可以结合到同一序列（A/TA/TCAAAG）上，从而调控目的基因的转录。β-catenin 进入细胞核后结合 Tcf/Lef，并使其转录抑制作用变为转录激活作用。目前研究发现，Tcf3 主要作为一种转录抑制剂而起作用,并且这种作用不需要与 β-catenin 结合,如果 Tcf3 缺陷将导致 WNT 信号过度表达从而引起多指畸形;然而,Tcf3 与 β-catenin 结合后,其转录抑制作用消失,并且在原肠胚形成后对肢体生长以及后侧手指的形成至关重要。

Kremen1(Krm1)和 Kremen2(Krm2)是 Dickkopf1(Dkk1,WNT/β-catenin 信号通路的抑制因子)的跨膜共同受体。哺乳动物的 Kremen 蛋白作为 WNT 的调控因子,起信号开关的作用,包含 Krm、Dkk 和 Lrp5/6(WNT 蛋白的共同受体)的三元复合物的形成抑制了 WNT/β-相关信号通路。近年来有研究发现,Krm 双突变表现出 WNT 信号通路增强,伴随 AER 扩大以及上肢后侧手指畸形,同时骨体积及骨形成参数(bone formation parameters)增大;Krm1(-/-)Krm2(-/-)Dkk1(+/-)三突变则表现出肢体后部多指畸形。

此外,在目前已发现的 WNT 蛋白中,除了一部分可以产生导致内源 β-catenin 信号外,另有一些不产生 β-catenin 积累的信号,包括 WNT5a、WNT11 在内的多种 WNT 蛋白则通过其他方式转导信号,称为非经典 WNT 信号。不同于经典信号,非经典 WNT 信号通路通过多条分支调节细胞极性以及细胞内 Ca^{2+} 的功能。最近有研究显示,肢体骨骼发育过程中,WNT5a 结合跨膜蛋白受体 ROR2 激活平面细胞极性(planar cell polarity,PCP)通路而促进骨骼发育,一种编码 PCP 通路的基因 Vang12 突变会引起严重的指骨缺失,而 WNT5a 和 ROR2 突变是 B1 型短指畸形(BDB1)和 Robinow 综合征(Robinow syndrome)的直接诱因。

（二）Hedgehog 信号通路

SHH 属于细胞间信号蛋白 Hedgehog(Hh)家族,通过剂量依赖性作用调控细胞生长,在上肢尤其是手指的生长、形成和形态发生中扮演重要角色。Hh 的许多信号机制在不同物种之间高度保守。Hedgehog 蛋白合成后,N-末端在自身催化下断裂,同时 C-末端与胆固醇共价结合,以一种活性形式分泌到细胞外。Hedgehog 蛋白结合到其受体 Patched(Ptc,通常和 7 次跨膜蛋白 Smo 形成一种复合物,由此阻止下游的信号途径)上,释放受体结合蛋白 Smo,由此激活转录因子 Ci/Gli、丝氨酸/苏氨酸蛋白激酶 Fused(Fu)、Fu 抑制剂(SuFu)、类运动蛋白 Costal-2(Cos2)、蛋白激酶 A(protein kinase A, PKA)等下游信号,产生一系列生物效应(图 15-5)。其中 Ci/Gli、Fu 起正调控作用,Cos2、PKA 起负调控作用。Gli 蛋白家族成员是较大的多功能的转录因子,属于 C2H2 型锌指结构蛋白。

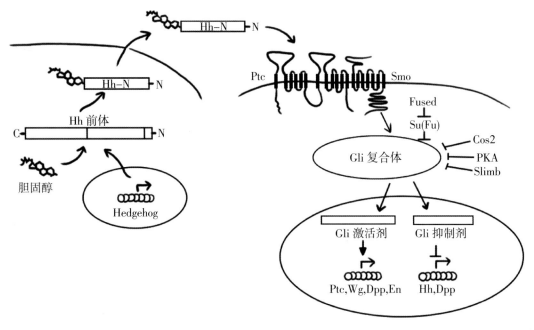

图 15-5　Hedgehog 信号通路

研究发现,在肢芽发育过程中,SHH 的空间表达范围只限制在 ZPA 范围之内,这种表达模式受其上游的顺式调控元件 ZRS 的远程控制,这种调控机制表现为,在 ZPA 内部区域,ZRS 通过与 GABPα/ETS1 结合促进 SHH 表达;而在 ZPA 外部区域,ZRS 通过与 ETV4/ETV5 结合抑制 SHH 表达。在许多上肢骨骼畸形患者中常发现 ZRS 序列的点突变,包括前轴多指畸形 2(PPD2)、三节拇指多指并指畸形(TPTPS)、Ⅳ型并指畸形(SD4)等,其原因在于这种点突变使 SHH 在肢芽前部表达异常,从而导致SHH 对肢芽发育的调控发生紊乱。另有研究表明,SHH 编码序列的上游存在一段高度保守的序列——MFCS1,包含调控 SHH 表达的顺式作用元件,其功能是限制SHH 只在 ZPA 处表达;当 MFCS1 发生突变时,突变体与核不均一核糖核蛋白 U(hnRNP U)的亲和力显著增强,进而影响 SHH 的表达,引起多指畸形。另外,尽管一直认为 SHH 信号途径只在 ZPA 中表达,但另有研究表明,Hh 信号途径在外胚层 AER 中同样存在并调控其生长,敲除 AER 中的 Smo 将严重影响上肢手指的形成,导致多余的软骨骨化。

Gli 锌指蛋白是 Hh 信号通路中的细胞内转录因子,SHH 激活 Gli 因子后可促进目的基因的表达。在哺乳动物中,Gli2 和 Gli3 在肢芽前-后轴的形成过程中起关键作用。最近的研究显示,Gli3 可直接限制调控细胞 G(1)期向 S 期过渡的因子(诸如 cdk6)的表达,从而约束前侧手盘(hand plate)手指前体细胞(digit progenitors)进入 S 期,同时通过在时空上抑制 Gremlin1(BMP 的对抗因子)来促进增殖的前体细胞向软骨分化,从而保证了正常手指的结构和数量。如果 Gli3 发生突变,将会引起轴前、轴后多指畸形,Pallister-Hall 综合征或 Greig 头-多指-并指畸形等先天性发育不良。有学者发现 Zic3(一种神经胶质瘤相关的致癌基因同系物超家族成员)能够调节 Gli3 和 SHH 的表达水平,进而调控肢体手指的数量,在 Gli3 突变鼠中抑制 Zic3 的表达将会明显改善畸形的程度。此外,近年来又发现一种新的负性调控因子 Tulp3(tubby-like protein 3),这种蛋白最初在神经系统发育中被发现,后来证实Tulp3 可以和 SHH 途径下游的 Gli3 相互作用,从而抑制 Hh 信号的强度。缺乏 Tulp3 的动物有神经管缺陷和多指畸形,原因在于其抑制作用消失而导致异常的 Hh 信号增强。

纤毛(cilia)是一种高度保守的微管结构细胞器,从细胞表面投射到中心体。纤毛的主要功能在于介导细胞运动和感应功能,诸如光、气体、蛋白配体等。最近的研究证实,在肢芽的生长过程中,纤毛还通过调控定位于其中的 Gli 转录因子的加工来介导 SHH 信号的转换过程。研究人员发现 Meckel-Gruber 综合征(伴有多指畸形)正是由于 Mks1(del64-323)基因发生突变,纤毛不能定位在中心粒上,扰乱了平面细胞的极性以及 Hh 信号降低引起的。此外,Ift172 基因编码的产物是介导纤毛内转运蛋白(intraflagellar transport,IFT)复合体的一部分,有研究发现,Ift172 基因突变会导致纤毛生成障碍以及 SHH 信号的减弱,导致严重的多指畸形。另外,Ⅰ型口-面-指综合征(oro-facial-digital typeⅠ,OFDⅠ)一直被认为是由于 Ofd1 基因缺陷导致纤毛形成障碍所引起,但最近的研究表明,Ofd1 基因缺陷导致的严重多指畸形伴有前-后轴手指缺失和长骨缩短与纤毛形成障碍并无明确关系,主要是与 SHH 信号的逐渐减弱以及 Gli3 活性减弱相关,而肢体延伸的缺陷是由于IHH 信号缺陷和软骨内骨形成时的骨化障碍所致。

(三)Tp63 基因

Tp63 基因是维持 AER 生长的必需因子之一,现已明确,Tp63 突变是引起先天性缺指(趾)-外胚层发育不良-唇腭裂综合征(ectrodactyly-ectodermal dysplasia-cleft lip/palate syndrome,EEC syndrome)或肢体-乳房综合征(limb-mammary syndrome,LMS)的分子学基础,这种突变导致 Tp63 的 DNA 结合区域高度保守氨基酸被替换,影响了 DNA 结合的特异性和亲和力,从而引起间质细胞增殖减少,凋亡增加。此外,还有研究发现,P-钙黏蛋白(P-cadherin)基因(CDH3)是 Tp63 的转录目的基因,对头发毛囊的形成以及人类肢芽的 AER 生长有关键性作用。

（四）Homeobox 基因

同位序列 homeobox（或称同源异型盒）是同源异型基因中都具有的保守基序，拥有 homeobox 的基因称为 homeobox 基因，统称 homeobox 基因家族，这些基因几乎都和发育调节有关。人类 homeobox 基因家族包含四组 39 个基因（HOXA-HOXD），它们在肢芽发育时决定肢体形态和成骨结构的特性。其中，HOXD13 对于肢体末梢的形成至关重要，但其控制生长过程的机制一直不清楚。近年来的研究显示，HOXD13 在涉及肢体前-后轴形成时结合到 Hand2 位点上，在涉及肢体近-远轴形成时结合到 Meis1 和 Meis2 位点上，在涉及骨骼形成时结合到 Sfrp1、Barx1 和 Fbn1 位点上，此外还结合到 Dach1、Bmp2、Bmp4 基因的 Emx2 位点上，HOXD13 的错误表达改变了以上大部分基因的表达，从而导致并指多指畸形（synpolydactyly，SPD）。HOXA 基因突变被认为是手-足-生殖器综合征（hand-foot-genital syndrome）的主要诱因，最近有学者测定，这种突变主要是在染色体 7p15～p15.3 区（包含 HOXA 基因及相邻的发育基因）有 5.6Mb 长度的序列缺失，从而导致 HOXA13 剂量不足，影响了胚胎正常的生长发育。

（五）T-box 基因

T-box（TBX）基因家族属于发育调控相关的转录因子家族，有 20 多个成员，其共同特征是编码具有高度保守的 N 末端 DNA 结合区（T 区）的转录因子，具有重要的发育调控功能，在脊椎和非脊椎动物胚胎的形态和组织发生中发挥着重要作用。最近有研究发现，TBX 5 基因突变将会导致间叶细胞凋亡相关基因（bad、bax、bcl2）和细胞周期相关基因（cdk2、pcna、p27 和 p57）的转录水平显著增高，使胚胎细胞凋亡增强而造成 Holt-Oram 综合征等先天性畸形。此外，TBX 基因也是有些药物如白术、维 A 酸的作用目标，这些药物通过降低其表达导致尺侧手指缺失、肱骨和桡骨缩短、尺骨-乳房综合征、先天性短肢等畸形。

（六）Twist1 基因

Twist1 基因是一种含基本螺旋环螺旋结构（basic helix-loop-helix，bHLH）的转录因子，它以二聚体的形式结合到 Nde1 E-box 元件上，激活或抑制其目的基因。人类 Twist1 基因杂合性突变导致的一些疾病包括 Saethre-Chotzen 综合征［真性尖头畸形伴并指（趾）畸形］。研究发现，Twist1 关键残基磷酸化改变了其形成活性二聚体的能力，此外，Twist1 二聚体的 DNA 结合力可通过一种顺式作用元件依赖性行为而受到影响。这样的变化虽微小但很复杂，因为它们不仅直接影响 Twist1 的转录过程，还间接影响任何 bHLH 因子（能和 Twist1 形成二聚体的因子）的转录结果。此外，Twist1 还涉及上皮-间质转化（epithelial-mesenchymal transition，EMT）和肿瘤细胞转移过程，相关机制还有待进一步阐明。

（七）姐妹染色体粘连相关蛋白

Esco2 是一种乙酰转移酶，为姐妹染色体粘连所必需。这种粘连由一种叫做 cohesin 的多亚基复合体（通过细胞周期蛋白 NIPBL 定位于染色体）所介导。在 Esco2 的乙酰化作用下，cohesin 与染色体的结合在 S 期是稳定的。浓眉-小头-短肢综合征（Cornelia de Lange syndrome，CdLS）和 Robertson 综合征（RBS，反射性虹膜麻痹）都由姐妹染色体粘连所需的蛋白突变所造成，CdLS 是由 NIPBL 或 cohesin 亚基 SMC1A、SMC3 的杂合突变所引起，RBS 是由 Esco2 的纯合突变引起。然而，这两种综合征的表现却不同，原因是 cohesin 的不同下游基因受到影响，cohesin 的下游基因 Rad21 表现出了明显的转录因子富集；而 Esco2 调控的下游基因（Esco2 通过 cohesin 调控下游基因，但不是 Rad21）主要涉及细胞周期或凋亡，高水平的细胞凋亡产生了 Esco2 缺失的形态、类似 RBS 的特征、有丝分裂缺陷、面部畸形和截肢畸形。此外，还有研究发现，Esco2 以一种非依赖乙酰转移酶的方式抑制了 Notch（一种细胞分化的抑制信号）蛋白的转录活性，从而促进了细胞分化；若 Esco2 过度表达，则会促进 P19 胚胎性癌细胞和 C17.2 神经前体细胞神经元分化。

（八）其他

此外，一些手部先天性畸形和相关综合征还可能由特定的分子机制异常所造成，这些综合征包括：

1　Coffin-Siris 综合征　Coffin-Siris 综合征（Coffin-Siris syndrome，CSS）又称第五指综合征，是由 ARID1B 基因表达不足所致。

2　Adams-Oliver 综合征　Adams-Oliver 综合征（Adams-Oliver syndrome, AOS）又称肢头皮和颅骨缺失缺陷、先天性头皮缺损伴肢远侧截断畸形，是由于编码一种非典型的胍核苷酸交换因子（guanidine exchange factor，GEF）的 DOCK6 基因缩短突变，导致细胞中肌动蛋白细胞骨架无法形成。

3　Mesomelia-synostoses 综合征　Mesomelia-synostoses 综合征（Mesomelia-synostoses syndrome，MSS）又称肢中部缩短、远端骨性联结及重复的先天性畸形，是由染色体 8q13 有一个 582～738kb 的缺失所引起，缺失的序列中有两个基因 SULF1 和 SLCO5A1，分别对人类骨骼发育和心脑发育具有重要作用。

4　Spondylocarpotarsal synostosis 综合征　Spondylocarpotarsal synostosis 综合征（Spondylocarpotarsal synostosis syndrome），即短身材，椎骨、腕骨和跗骨融合，是由于编码肌动蛋白 B（filamin B）的 FLNB 基因无义突变，导致细胞质中缺乏肌动蛋白 B，肌动蛋白 B 是一种多能细胞质蛋白，在骨骼形成时起关键作用。

Wong 等发现 BMP 是一种分泌性信号蛋白，其作用是调控 AER 的功能以及发育中的肢体的指间程序性细胞凋亡，这种作用是由 Smad1/Smad5 共同调控的，Smad1/Smad5 双突变表现出发育中的肢体的组织细胞凋亡减少，从而导致并指畸形。

Pontual 等发现编码 miR-17-92 多顺反子 miRNA 的 MIR17HG 基因缺失除了引起耳聋外，还会导致小头、矮身材和手指畸形，说明 miR-17-92 对生长和骨骼发育也具有调控作用。

Klopocki 等在常染色体显性遗传性短指畸形 E（brachydactyly type E，BDE）患者的基因组中检测到了一个大约 900kb 的缺失，其中包含 PTHLH 基因［编码甲状旁腺激素相关蛋白（parathyroid hormone-related protein，PTHRP）］。PTHRP 促进软骨细胞增殖和肥厚性分化，小鼠 PTHRP 的失活会导致短指及身材矮小。在进一步的实验中，他们明确了 BDE 的 PTHLH 中包含了两个错义突变（L44P、L60P），一个无终止突变［X178WextX（＊）54］和一个无义突变（K120X），错义突变 L60P 是导致 PTHLH 功能丧失的主要原因。

黏多糖透明质酸是细胞外基质的重要组分，通过与细胞表面受体相互作用直接影响细胞的行为。Matsumoto 等条件性灭活透明质酸合成酶 2（Has2）的基因，发现突变体肢体的骨骼、关节囊严重畸形，造成严重的肢体短缩、多指等畸形。

细胞色素 P450 氧化还原酶（P450 oxidoreductase，POR）是所有的微粒体细胞色素 P450 酶的专性电子供体，能催化很多外源性和内源性化合物的新陈代谢，包括维 A 酸、胆固醇以及多不饱和酸等。POR 的点突变最近在 Antley-Bixler-like 综合征中被发现，导致骨骼畸形。Schmidt 等敲除了鼠肢芽间质细胞中的 POR，结果发现鼠胚胎的前肢和后肢出现缩短、骨骼变薄以及关节融合，且前肢出现得更早。在进一步的研究中，他们发现 POR 缺失的胚胎中维 A 酸过量而胆固醇缺乏，从而引起肢体生长、细胞凋亡和骨骼分离等改变。

三、手部先天性畸形的病因研究进展

先天性上肢畸形的病因非常复杂,大致可分为遗传因素和环境因素两大类。遗传因素包括染色体异常和基因突变,相关机制的最新研究进展前已述及。环境因素即致畸因子(teratogen),其在胚胎期内最易引起先天性畸形,常见的包括:①生物因素;②物理因素,如电离辐射等;③化学因素,如沙利度胺、维A酸等;④其他因素,如缺氧、母体糖尿病、慢性乙醇中毒、营养素缺乏等,都可导致胎儿畸形。目前的研究主要集中在以下方面。

(一)沙利度胺

沙利度胺(thalidomide)俗称反应停,曾作为一种镇静剂被用来缓解早孕反应,但在1957～1961年间导致德国和欧洲的几千名儿童产生无肢、短肢等畸形。此事件也推动了对先天性畸形的病因及病理研究,但其致畸机制至今仍未完全明确,抗血管再生和氧化应激被认为是两大主要机制。

最近研究发现,沙利度胺的主要靶点是cereblon蛋白。cereblon蛋白能催化一种含有DDB1、Cul4A和Roc1的E3泛素连接酶(E3 ubiquitin ligase)复合体,这种复合体对于成纤维细胞生长因子8(fibroblast growth factor 8,FGF8,一种肢体发育的关键调控因子)的表达至关重要。沙利度胺与野生型cereblon结合后抑制了E3泛素连接酶复合体的功能,从而下调FGF8的表达,导致肌动蛋白细胞骨架改变和胰岛素信号上调,脉管系统发育以及炎症反应途径则下调,干扰了胚胎形态的调控过程,引起缺肢(无肢)、肢体弯曲、多指、并指和短指等多种畸形。Knobloch等发现,沙利度胺抑制了肢芽中redox敏感的转录因子NF-kB的活性,改变了FGF和Bmps的平衡,使其趋向于凋亡前Bmps,通过Bmps保护了活性PTEN(phosphatase and tensin homolog deleted on chromosome ten,一种抑癌基因产物)免受蛋白酶的降解,抑制了WNT/β-相关蛋白和Akt依赖性细胞生存信号,使半胱天冬酶依赖的细胞凋亡被内部的Fas凋亡受体途径激活,从而大大减少了软骨前体细胞的数量,造成骨形成不良,导致断肢畸形。

(二)维A酸

维A酸(retinoic acid,RA)是体内维生素A的代谢中间产物,主要影响骨的生长,并有促进上皮细胞增生、分化、角质溶解等作用。RA是胚胎肢体正常发育所必需的一种物质,过多或过少都会引起肢体畸形。有研究表明,缺失RDH10(一种胚胎时期合成维生素A的主要酶)的胚胎会产生上肢发育障碍、指间组织退化不良。RA过多导致畸形的机制还不明确,目前认为RA可能通过直接或间接修饰一个已经改变的HOX基因表达而产生作用,还可能是通过促进热休克蛋白(heat shock proteins,HSPs)的表达来对肢体的生长产生影响。最近发现,唑类抗真菌药会改变RA的代谢而导致肢体畸形;而CYP26酶可降解RA,防止致畸。

(三)镉

镉(cadmium,Cd)是一种重金属,胚胎时期的镉暴露将增加前肢缺指畸形的发生率。研究发现,孕妇镉暴露会显著上调胎盘葡萄糖调节蛋白78(glucose regulated protein 78,GRP78,一种内质网伴侣蛋白)的表达,使胎盘PERK信号通路中的eIF2α发生磷酸化以及CHOP水平升高,从而增强了细胞内质网应激,抑制胎盘细胞生长并促进其凋亡。这些结果提示活性氧簇介导的内质网应激可能参与Cd诱导的对胎盘和胚胎生长的影响当中。而抗氧化剂能作为药物用来保护Cd诱导的胚胎畸形和生长限制。还有研究发现,CdCl(2)诱导的凋亡在间质细胞中是p53(一种抑癌基因)依赖性的,在AER中是p53非依赖性的,这种作用和p53基因表达的剂量无关。

（四）丙戊酸

丙戊酸(valproic acid, VPA)是一种广泛使用的抗惊厥药, 孕后头 3 个月使用 VPA 会使胎儿先天性畸形的风险上升, 包括心脏畸形、面部畸形、骨骼肢体畸形, 但其机制仍不明, 可能和氧化应激有关。最近有研究显示, 用 VPA 处理体外培养的胚胎, 其胞内活性氧簇(reactive oxygen species, ROS)显著升高, 而加入过氧化物酶可减弱 VPA 诱导的 ROS 形成和凋亡。还有研究表明, VPA 导致畸形的原因可能是其抑制组蛋白脱乙酰基酶(histone deacetylase)的活性, 从而改变相关基因的表达; 也可能是抑制体内叶酸的活性, 因为叶酸缺乏将导致 AER 的生长缺陷。

（五）氯环利嗪

氯环利嗪(chlorcyclizine)会导致胚胎出现腭裂、高腭弓、小鼻、小颌、高头、缺指或短指以及小肢等畸形, 而组胺 H1 可对抗这种作用。

（六）胆固醇

胆固醇是合成甾类激素和胆汁酸的前体, 对于 Hh 信号蛋白的合成很关键, 因此胆固醇对胚胎发育也是重要的。出生后, 胆固醇可由人体内部合成或外部摄入来得到, 但出生前只能内部合成, 因此引起胎儿胆固醇合成异常的因素都会导致发育障碍, 如肢体缺陷综合征（limb defects syndrome）。

（七）缺氧

缺氧通常由血管损伤引起, 可影响细胞表面离子交换的正常运行, 导致渗透失衡、自由基增多、细胞凋亡增加, 长此以往血红蛋白 F(hemoglobin F, HbF)减少, 最终导致组织坏死, 对胚胎的生长发育产生严重影响。导致胚胎缺氧的药物有米索前列醇、肾上腺素、钾通道阻滞剂、苯妥英钠、可卡因、羟基脲等, 它们引起缺氧的机制各不相同。米索前列醇会引起胚胎血管形成不良, 导致胎儿血液循环障碍; 可卡因、米索前列醇以及严重休克会引起子宫动脉暂时性痉挛; 钾通道阻滞剂会引起严重的心率减缓和心律失常, 影响心脏射血功能, 随后导致组织缺氧, 这种危害在苯妥英钠参与时会得到加强。此外, 在遗传性血小板增多症患者中, 促血小板生成素(thrombopoietin, TPO)增多会严重影响胚胎血管生成, 导致先天性肢体横向发育障碍。羟基脲(hydroxyurea, HU)会诱导细胞产生 ROS, ROS 与多不饱和脂质双分子膜反应产生 4-羟基-2-壬烯醛(4-hydroxy-2-nonenal, 4-HNE), 后者可以降低 3-磷酸甘油醛脱氢酶(GAPDH)、谷氨酸-草酰乙酸转氨酶 2 和醛缩酶 1、A 同工酶(三种涉及能量代谢的酶)的活性, 导致细胞能量产生减少。此外, HU 还诱导胚胎 GAPDH 核内的转位, 这种核内转位会以 P53 依赖性途径启动细胞凋亡, 最终导致胎儿多种畸形。

（八）电离辐射

电离辐射被认为是胚胎的强烈致畸因素, 目前有研究表明, 在电离辐射暴露的胚胎中, 前凋亡基因 Bax 过度表达, 表现出线粒体介导细胞的凋亡。同时, MKK3 和 MKK7(应激性 MAP 酶家族成员)也被发现有过度表达, 后者通过 p38 和 JNK 通路的激活来参与射线诱导的凋亡。此外, 电离辐射引起的畸形儿还有明显的端粒缩短, 羊水检测发现炎症反应细胞因子水平明显增高。可见, 电离辐射后早期有凋亡、炎症、应激和 DNA 损伤, 可引起羊水细胞因子水平增高和端粒缩短, 导致上肢畸形。

（徐靖宏　王洋）

第二节　手部先天性畸形的整复治疗进展

手部先天性畸形种类繁多，变异大，常合并有其他部位畸形，情况十分复杂，其治疗方法一直都不十分满意。在此按照下述分类概述其主要的治疗原则。

一、形成不良

先天性形成不良主要表现为肢体的局部或整体缺失，因而需要通过一定的方法再造缺陷的部位。由于组织工程尚处于研究中，目前很难制造一个可用于移植的人工组织，因此在当前有限的医疗技术下，常采用自体或异体移植再造缺损部位，但自体骨移植常常受制于取材部位的副反应以及可利用的骨来源有限。脚趾或近端腓骨移植再造的手指有生长潜力，但是相关的技术还不够完善，并且失败的风险很大。而异体移植带来了很大的排斥问题，术后患者可能需要终身进行抗免疫排斥治疗。

纵向形成不良，比如桡侧缺陷，通常采用截骨术和肌腱转移修复手术来提高患肢的功能。此外，骨骼延长术和组织移植术已经被用来替换缺失的骨、关节或肌肉。最近的一项长期随访研究结果发现，采用单骨前臂手术可在避免行自体骨移植术的情况下有效改善患肢的长期功能。在横向形成不良中，最近有学者尝试用自体髂骨生长板移植治疗先天性腕关节横向缺陷，获得了良好的功能效果。在先天性中央型分裂手畸形的治疗中，Oberlin 等采用反拇指化手术方法修复食指的功能，并从手背部转移皮瓣修复缺损，从而避免损伤手掌神经血管网，被证实是一种更加安全的手术方法。

二、过度形成

对过度形成畸形常常通过去除多余的组织而获得令人满意的治疗效果，有时还需要进行一些额外的手术，比如肌腱重新排列、矫正性截骨来重新对齐残存的手指。关节融合术可减少多指畸形中多余的骨和关节。复拇指畸形通常采用 Bilhaut-Cloquet 法及其改良术式合并两个较小的拇指，再造一个稳定的、正常大小的拇指。

三、分化不良

先天性分化不良，比如蹼指畸形（纵向）、并指畸形（横向）以及腕骨融合（混合），往往需要进行分离手术，但这些患者常常伴有不完整的或畸形的骨骼、关节和肌肉，因而需要额外的修复手术。

骨融合可以定义为由于关节发育不完善而形成的固定的不可活动的关节，由于我们不可能再造一个完全正常的可以滑动的关节，因此只能分离关节接合的部位，即通过制造一个假关节来增加其活动性。由于围绕在假关节周围的软组织是不完整的，所以人造的假关节有再度融合、不稳定以及运动不完全等缺点，有时需要用截骨来获得更加有功能的形态。在软组织分化不良中，如先天性屈指畸形，相应的软组织（不正常的皮肤、黏膜、韧带或肌腱）如无明显的功能就将其切除。

在 Apert 综合征并指畸形中，Piza-Katzer 等在分离并指手术后随即在两指之间垫上一块硅橡胶片，2～3 周后待新生的血管组织长出时再拆除橡胶片，用全厚皮片覆盖缺口。这种方法使原来治疗 Apert 综合征并指畸形的多项手术合并起来一次达到效果，大大减少了手术的次数。

四、过度分化

过度分化的治疗原则是切除多余组织,加固剩余结构,比如先天性关节脱位往往需要通过一定的方法去除关节处的多余组织,同时固定关节直到关节稳定。当关节有发育不良或半脱位时,由于这个关节趋向于发展成早期骨关节炎或者完全脱位,就要尝试通过关节内或关节外截骨的方式来创造一个更加稳定的关节;当无法复位时,就只能通过关节成形或融合术来改善其功能。

五、生长不良

生长不良的肢体表现为某一部分形态较小而功能接近正常,从理论上来说只需要再扩大一点即可,然而在当前的各种治疗方法下,要把患肢扩大到正常水平是很困难的。当所要增加的长度在1～2cm时,可以行截骨术以及牵引条件下移植支撑骨内固定术;当所要增加的长度超过2cm时,则只能行外固定牵引逐渐拉长,但这些方法的疗效尚不十分满意。

足趾移植治疗先天性短指畸形通常采用手背部纵行或弧形切口,术后往往会导致手掌部软组织挛缩而影响功能恢复。最近,Donald Sammut 等尝试采用手掌面的 V-Y 切口缝合移植趾修复短指畸形,增加了手掌面软组织的长度,降低了组织张力,从而降低了术后屈曲挛缩的发生率。

六、过度生长

过度生长的情况诸如神经纤维瘤、血管瘤、淋巴管瘤或动静脉畸形,有时合并骨骼、关节、肌肉和韧带的畸形,治疗目标就是切除或压缩畸形的部位,包括正常和不正常的组织,以减少长度或体积,并维持与正常相似的功能和外观。但是要将患肢缩小到正常形态是十分困难的,术后常会发生组织坏死。

七、结构异常

系统性结构异常的主要治疗目标是延长生存期,预防畸形继续发展。在激素或酶缺陷引起的系统性结构异常中,替代治疗可以达到治疗目标。大多数情况下,这类疾病的病因尚不清楚,如果畸形非常明显以至于影响日常的行走或生活,可通过对症治疗来改善生活,诸如支撑、固定或手术方法。局限性结构异常用单纯的畸形矫正手术就可以达到长期的治疗目标,比如在先天性中节指骨重度弯曲的治疗中,Ali 等报道采用闭合楔形截骨术充分纠正了弯曲的骨畸形,同时修复了手指的大部分功能及外观,达到了良好的效果。

尽管目前的各种治疗方法已经覆盖了几乎所有的上肢先天性畸形,但总体的治疗效果仍不十分满意。随着对上肢生长发育的遗传及分子机制探索的不断深入,我们对这类出生缺陷的认识将不断提高,治疗方法也将不断完善。相信在不久的将来,我们能够更加有效地预防、治愈这类疾病。

(徐靖宏　王洋　姚建民)

［1］Neufeld S, Rosin J M, Ambasta A, et al. A conditional allele of Rspo3 reveals redundant function of R-spondins during mouse limb development［J］. Genesis, 2012,50(10): 741-749.

［2］Wu C I, Hoffman J A, Shy B R, et al. Function of WNT/β-catenin in counteracting Tcf3 repression through the Tcf3-β-catenin interaction［J］. Development, 2012,139(12): 2118-2129.

［3］Wang B, Sinha T, Jiao K, et al. Disruption of PCP signaling causes limb morphogenesis and skeletal defects and may underlie Robinow syndrome and brachydactyly type B［J］. Hum Mol Genet, 2011,20(2): 271-285.

［4］Person A D, Beiraghi S, Sieben C M, et al. WNT5a mutations in patients with autosomal dominant Robinow syndrome［J］. Dev Dyn, 2010,239(1): 327-337.

［5］Lettice L A, Williamson I, Wiltshire J H, et al. Opposing functions of the ETS factor family define Shh spatial expression in limb buds and underlie polydactyly［J］. Dev Cell, 2012,22(2): 459-467.

［6］Bouldin C M, Gritli-Linde A, Ahn S, et al. Shh pathway activation is present and required within the vertebrate limb bud apical ectodermal ridge for normal autopod patterning［J］. Proc Natl Acad Sci USA, 2010,107(12): 5489-5494.

［7］Lopez-Rios J, Speziale D, Robay D, et al. Gli3 constrains digit number by controlling both progenitor proliferation and BMP-dependent exit to chondrogenesis［J］. Dev Cell, 2012,22(4): 837-848.

［8］Quinn M E, Haaning A, Ware S M. Preaxial polydactyly caused by Gli3 haploinsufficiency is rescued by Zic3 loss of function in mice［J］. Hum Mol Genet, 2012,21 (8): 1888-1896.

［9］Cui C, Chatterjee B, Francis D, et al. Disruption of Mks1 localization to the mother centriole causes cilia defects and developmental malformations in Meckel-Gruber syndrome ［J］. Dis Model Mech, 2011,4(1): 43-56.

［10］Howard P W, Howard T L, Maurer R A. Generation of mice with a conditional allele for Ift172［J］. Transgenic Res, 2010,19(1): 121-126.

［11］Friedland-Little J M, Hoffmann A D, Ocbina P J, et al. A novel murine allele of intraflagellar transport protein 172 causes a syndrome including VACTERL-like features with hydrocephalus［J］. Hum Mol Genet, 2011,20(19): 3725-3737.

［12］Bimonte S, De Angelis A, Quagliata L, et al. Ofd1 is required in limb bud patterning and endochondral bone development［J］. Dev Biol, 2011,349(2): 179-191.

［13］Yin W, Ye X, Shi L, et al. TP63 gene mutations in Chinese P63 syndrome patients ［J］. J Dent Res, 2010,89(8): 813-817.

［14］Jun K R, Seo E J, Lee J O, et al. Molecular cytogenetic and clinical characterization of a patient with a 5.6-Mb deletion in 7p15 including HOXA cluster［J］. Am J Med Genet A, 2011,155A(3): 642-647.

［15］Lu J, Tsai T, Choo S, et al. Induction of apoptosis and inhibition of cell growth by TBX5 knockdown contribute to dysmorphogenesis in Zebrafish embryos［J］. J Biomed Sci, 2011,18: 73.

［16］Tang L Y, Li L, Borchert A, et al. Molecular studies of the congenital malformation induced by Largehead Atractylodes Rhizome, the most commonly used Chinese medicine for threatened miscarriage[J]. Mol Hum Reprod, 2012, 18(12): 585-592.

[17] Ballim R D, Mendelsohn C, Papaioannou V E, et al. The ulnar-mammary syndrome gene, TBX3, is a direct target of the retinoic acid signaling pathway, which regulates its expression during mouse limb development[J]. Mol Biol Cell, 2012, 23(12): 2362-2372.

[18] Qin Q, Xu Y, He T, et al. Normal and disease-related biological functions of Twist1 and underlying molecular mechanisms[J]. Cell Res, 2012, 22(1): 90-106.

[19] Mönnich M, Kuriger Z, Print C G, et al. A zebrafish model of Roberts syndrome reveals that Esco2 depletion interferes with development by disrupting the cell cycle[J]. PLoS One, 2011, 6(5): e20051.

[20] Leem Y E, Choi H K, Jung S Y, et al. Esco2 promotes neuronal differentiation by repressing notch signaling[J]. Cell Signal, 2011, 23(11): 1876-1884.

[21] Santen G W, Aten E, Sun Y, et al. Mutations in SWI/SNF chromatin remodeling complex gene ARID1B cause Coffin-Siris syndrome[J]. Nat Genet, 2012, 44(4): 379-380.

[22] Shaheen R, Faqeih E, Sunker A, et al. Recessive mutations in DOCK6, encoding the guanidine nucleotide exchange factor DOCK6, lead to abnormal actin cytoskeleton organization and Adams-Oliver syndrome[J]. Am J Hum Genet, 2011, 89(2): 328-333.

[23] Isidor B, Pichon O, Redon R, et al. Mesomelia-synostoses syndrome results from deletion of SULF1 and SLCO5A1 genes at 8q13[J]. Am J Hum Genet, 2010, 87(1): 95-100.

[24] Wong Y L, Behringer R R, Kwan K M. Smad1/Smad5 signaling in limb ectoderm functions redundantly and is required for interdigital programmed cell death[J]. Dev Biol, 2012, 363(1): 247-257.

[25] De Pontual L, Yao E, Callier P, et al. Germline deletion of the miR-17-92 cluster causes skeletal and growth defects in humans[J]. Nat Genet, 2011, 43(10): 1026-1030.

[26] Klopocki E, Hennig B P, Dathe K, et al. Deletion and point mutations of PTHLH cause brachydactyly type E[J]. Am J Hum Genet, 2010, 86(3): 434-439.

[27] Ito T, Handa H. Deciphering the mystery of thalidomide teratogenicity[J]. Congenit Anom (Kyoto), 2012, 52(1): 1-7.

[28] Ema M, Ise R, Kato H, et al. Fetal malformations and early embryonic gene expression response in cynomolgus monkeys maternally exposed to thalidomide[J]. Reprod Toxicol, 2010, 29(1): 49-56.

[29] Knobloch J, Jungck D, Koch A. Apoptosis induction by thalidomide: critical for limb teratogenicity but therapeutic potential in idiopathic pulmonary fibrosis?[J]. Curr Mol Pharmacol, 2011, 4(1): 26-61.

[30] Cunningham T J, Chatzi C, Sandell L L, et al. Rdh10 mutants deficient in limb field retinoic acid signaling exhibit normal limb patterning but display interdigital webbing [J]. Dev Dyn, 2011, 240(5): 1142-1150.

[31] Zhu Y, Zhou H, Zhu J, et al. Gene expression of Hsp70, Hsp90, and Hsp110 families in normal and abnormal embryonic development of mouse forelimbs[J]. Drug Chem Toxicol, 2012, 35(4): 432-444.

[32] Giavini E, Menegola E. Are azole fungicides a teratogenic risk for human conceptus? [J]. Toxicol Lett, 2010, 198(2): 106-111.

[33] Pennimpede T, Cameron D A, MacLean G A, et al. The role of CYP26 enzymes in defining appropriate retinoic acid exposure during embryogenesis[J]. Birth Defects Res A

Clin Mol Teratol, 2010,88(10): 883-894.

[34] Wang Z, Wang H, Xu Z M, et al. Cadmium-induced teratogenicity: association with ROS-mediated endoplasmic reticulum stress in placenta[J]. Toxicol Appl Pharmacol, 2012,259(2): 236-247.

[35] MacKinnon Y, Kapron C M. Reduction in cadmium-induced toxicity and c-Jun N-terminal kinase activation by glutathione in cultured mouse embryonic cells[J]. Birth Defects Res A Clin Mol Teratol, 2010,88(9): 707-714.

[36] Elsaid A F, Koriem K M, Collins M D. Sensitivity to cadmium-chloride-induced forelimb ectrodactyly is independent of the p53 gene-dosage in the C57BL/6J mouse[J]. Birth Defects Res A Clin Mol Teratol, 2010,88(4): 223-227.

[37] Tung E W, Winn L M. Valproic acid increases formation of reactive oxygen species and induces apoptosis in postimplantation embryos: a role for oxidative stress in valproic acid-induced neural tube defects[J]. Mol Pharmacol, 2011,80(6): 979-987.

[38] Campos E C, Cavieres M F. Evaluation of embryotoxicity of misoprostol using the whole embryo culture assay[J]. Rev Med Chil, 2011,139(5): 613-617.

[39] Schlisser A E, Yan J, Hales B F. Teratogen-induced oxidative stress targets glyceraldehyde-3-phosphate dehydrogenase in the organogenesis stage mouse embryo[J]. Toxicol Sci, 2010,118(2): 686-695.

[40] Enright B P, Gu Y Z, Snyder R D, et al. Effects of the histamine H1 antagonist chlorcyclizine on rat fetal palate development[J]. Birth Defects Res B Dev Reprod Toxicol, 2010,89(6): 474-484.

[41] Porter F D, Herman G E. Malformation syndromes caused by disorders of cholesterol synthesis[J]. J Lipid Res, 2011, 52(1): 6-34.

[42] Chung M S. Congenital differences of the upper extremity: classification and treatment principles[J]. Clin Orthop Surg, 2011,3(3): 172-177.

[43] Sénès F M, Catena N. Correction of forearm deformities in congenital ulnar club hand: one-bone forearm[J]. J Hand Surg Am, 2012,37(1): 159-164.

[44] Deroussen F, Gouron R, Juvet-Segarra M, et al. Use of an iliac crest growth plate for the development of a neo-articulation for congenital transverse deficiencies at the wrist[J]. J Hand Surg Am, 2012,37(10): 2061-2067.

[45] Tonkin M A. Thumb duplication: concepts and techniques[J]. Clin Orthop Surg, 2012,4(1): 1-17.

[46] Sammut D, Garagnani L. A palmar approach for insertion of a free, nonvascularized phalangeal transfer[J]. Tech Hand Up Extrem Surg, 2012,16(2): 114-117.

致　谢

在《手及上肢先天性畸形》一书的编写过程中，主编多次与美国著名手外科中心的教授们取得联系，美国 Kleinert Kutz 手外科中心的 Tsai 教授和 Tien 教授热情参与我们的编著工作并对有关章节进行了修改和增补。我们很高兴有美国同行参加本书的编著工作，现将他们的概况介绍如下。

美国 Kleinert Kutz 手外科中心成立至今已有 50 余载，拥有一大批知名的手外科医师和科研学者。该中心目前是世界上最大的手外科医师培训基地之一，从 1960 年至今，已有来自 58 个国家的 1200 多名医师在这里接受过手外科专业技能培训。该中心在 Kentucky 州的 Louisville 市和 Lexington 市、Indiana 州的 New Albany 市拥有医疗基地，为美国及来自世界各地的患者提供上肢的综合医疗服务。50 多年来，Kleinert Kutz 手外科中心进行了全美前 7 个异体手移植、世界上最早一批手再植，游离组织移植重建工作一直走在世界前沿，周围神经血供的研究工作获得国家级荣誉，第一个报道了指动脉修复、双侧上臂再植、双侧前臂再植和血管化骨骺移植，成功地创建了一套屈肌腱修复和康复技巧。

Tsu-Min Tsai, MD 是著名的手外科和显微外科专家，在显微外科和手外科领域，曾经为第一个登上月球的宇航员阿姆斯特朗成功进行过断指再植手术。Dr. Tsai 于 1961 年毕业于中国台湾大学，接受了中国台湾大学医院和 Louisville 大学医院的培训。Dr. Tsai 于 1970～1975 年在台北市和平医院担任外科主任，1976 年在 Kleinert Kutz 手外科中心接受培训，目前是 Louisville 大学医院骨科临床教授、美国重建显微外科协会会员、国际重建显微外科协会会员、美国手外科协会正式会员。Dr. Tsai 一直致力于手外科和显微外科领域的临床及科研工作，共发表了 130 多篇论文。

Huey Y. Tien, MD 是著名的手外科和显微外科专家，治疗了众多来自世界各地的腕关节及臂丛神经损伤患者。Dr. Tien 于 1986 年毕业于中国台湾中山医学院，在中国台湾桃园总医院完成了骨科住院医师培训及在 Louisville 大学医院完成了住院医师培训，并于最后一年担任住院总医师，之后在 Kleinert Kutz 手外科中心接受了手外科专科培训，目前是 Louisville 大学医院临床副教授、美国手外科协会正式会员、国际内固定（AO）协会会员，并担任 Kleinert Kutz 手外科中心医师培训部主任。

在此也感谢上海交通大学医学院附属第九人民医院整复外科医师韩冬在 Kleinert Kutz 手外科中心学习期间为完成本书相关章节所付出的努力，并感谢中国医科大学解剖教研室副教授邸菁参与相关章节的绘图工作。

徐靖宏

2014 年 7 月